护理实践与护理技能

主编　徐凤杰　郝园园　陈　萃　王　卉

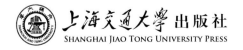

上海交通大学出版社

SHANGHAI JIAO TONG UNIVERSITY PRESS

内容提要

本书重点围绕护理技能和护理实践展开介绍。首先介绍了基础护理技术，包括静脉输液、静脉输血、凝血因子制品输注、中心静脉置管术等内容；接着介绍了消毒供应中心护理；然后讲述了心内科护理、消化内科护理、口腔颌面外科护理、普外科护理、泌尿外科护理、骨科护理等方面的内容；最后简单讲解了麻醉科护理、介入护理、社区护理、血站护理。本书内容丰富，实用性强，适合各级医院的临床护理人员参考使用。

图书在版编目（CIP）数据

护理实践与护理技能 / 徐凤杰等主编. --上海：
上海交通大学出版社，2021.12
ISBN 978-7-313-26203-5

Ⅰ. ①护… Ⅱ. ①徐… Ⅲ. ①护理学 Ⅳ. ①R47

中国版本图书馆CIP数据核字（2021）第278854号

护理实践与护理技能
HULI SHIJIAN YU HULI JINENG

主　　编：徐凤杰　郝园园　陈　萃　王　卉
出版发行：上海交通大学出版社　　　　　　　　　地　　址：上海市番禺路951号
邮政编码：200030　　　　　　　　　　　　　　　电　　话：021-64071208
印　　制：广东虎彩云印刷有限公司
开　　本：787mm×1092mm　1/16　　　　　　　　经　　销：全国新华书店
字　　数：634千字　　　　　　　　　　　　　　　印　　张：24.75
版　　次：2023年1月第1版　　　　　　　　　　　插　　页：2
书　　号：ISBN 978-7-313-26203-5　　　　　　　印　　次：2023年1月第1次印刷
定　　价：198.00元

编委会

◎ **主　编**

徐凤杰　郝园园　陈　萃　王　卉

◎ **副主编**

付玉娟　武欢欢　胡　漫　张营营

◎ **编　委**（按姓氏笔画排序）

王　卉（山东省济南市口腔医院）

石礼梅（山东省滕州市西岗中心卫生院）

付玉娟（贵州医科大学附属口腔医院）

张营营（山东中医药大学附属医院）

陈　萃（山东省聊城市茌平区人民医院）

武欢欢（甘肃省白银市红十字中心血站）

郝园园（山东省枣庄市立医院）

胡　漫（贵州省安顺市通用医疗三〇二医院）

徐凤杰（山东省济宁市汶上县中医院）

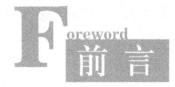

前言

护理学是一门独立学科,是以自然科学和社会科学理论为基础,研究维护、促进、恢复人类健康的护理理论、知识、技能及其发展规律的综合性应用科学。护理工作是医疗工作的重要组成部分,在当今竞争日趋激烈的医疗市场中,护理质量的好坏直接反映了医疗水平的高低,常言道"三分治疗,七分护理",这句话虽然并不十分准确,但却反映了护理工作的重要作用和地位。护理人员通过对患者细心的观察及时发现病情变化,采取有效的护理措施使患者转危为安;通过与医师密切配合,运用科学合理的护理程序加速患者康复,这种以患者为中心、全心全意为患者服务的精神,体现出了护理工作者高尚的职业道德,受到了社会各界的尊敬。因此,护士被誉为"白衣天使"。

随着现代科技的发展,护理学的发展突飞猛进,护理学新理论、新技术、新方法不断出现且广泛应用于临床实践,作为与医师并肩作战的临床一线护理工作者,必须不断提高自身的专业能力和临床技术操作水平,包括:熟练掌握临床常见疾病的病因、发病机制、临床表现和护理观察要点,了解临床常见疾病的护理诊断要点、护理目标及常规护理措施,等等。尤其是刚进入临床工作的基层护士,将护理理论知识转化为实践能力,提高临床护理操作技能是第一要务。为此我们编写了《护理实践与护理技能》一书。

本书首先介绍了基础护理技术,包括静脉输液、静脉输血、凝血因子制品输注、中心静脉置管术等基本操作技能;接着简单介绍了消毒供应中心护理;然后重点讲述心内科护理;消化内科护理、口腔颌面外科护理、普外科护理、泌尿外科护理、骨科护理等方面的内容,涉及原发性高血压、肝硬化、口腔颌面部肿瘤、胃十二指肠溃疡等疾病;最后讲解了麻醉科护理、介入护理、社区护理及血站护理。本书内容丰富,思路明晰,理论与实践相结合,且重在临床实践;篇幅安排合理,文笔流畅,精简易懂,对广大临床护理工作人员有一定的参考价值。

在本书的编写过程中,各位编者虽秉持科学严谨的学术态度,但由于写作风格各异,再加上编写时间仓促,书中难免存在不完美之处,望读者指正。

《护理实践与护理技能》编委会

2021 年 6 月

Contents 目 录

第一章 基础护理技术

第一节 静脉输液

静脉输液是将大量无菌溶液或药物直接输入静脉的治疗方法。常用静脉主要有四肢浅静脉、头皮静脉、锁骨下静脉和颈外静脉(常用于进行中心静脉插管)。静脉留置针输液法可保护静脉,减少反复穿刺造成的痛苦和血管损伤,保持静脉通道畅通,利于抢救和治疗,现在临床已得到广泛应用。

一、目的

(1)补充水分及电解质,预防和纠正水、电解质及酸碱平衡紊乱。

(2)增加循环血量,改善微循环,维持血压及微循环灌注量。

(3)供给营养物质,促进组织修复,增加体重,维持正氮平衡。

(4)输入药物,治疗疾病。

二、方法

以成人静脉留置针输液法为例。

(一)操作前护理

1.指导患者

让患者了解给药计划,向患者及家属解释静脉输液的目的、方法、注意事项及配合要点。

2.患者准备

评估患者病情、治疗情况、意识状态、穿刺部位的皮肤及血管状况、自理能力及肢体活动能力,嘱患者排空膀胱,协助患者摆好舒服的体位。

3.用物准备

注射盘、药液及无菌溶液、注射器、输液器、留置针、无菌敷贴、肝素帽、封管液、输液瓶签、输液记录单、注射用小垫枕及垫巾、止血带、弯盘、透明胶布、输液架,必要时备输液泵、医嘱单、手消

1

毒液,医疗垃圾桶(袋)、生活垃圾桶(袋)、锐器盒。

(二)操作过程

(1)两人核对并检查药物,严格执行查对制度。检查药液有效期,确保瓶盖无松动、瓶身无裂痕;确保药液无混浊、沉淀及絮状物等;核对药液瓶签(药名、浓度、剂量和时间)、给药时间和给药方法。

(2)按照无菌技术操作原则抽吸药液,加入无菌溶液瓶内。

(3)正确填写输液瓶签,并贴于输液瓶上。注意输液瓶签不可覆盖原有的标签。

(4)检查输液器有效期及包装,关闭调节器;取出输液器,与无菌溶液瓶连接。

(5)携用物至患者床旁,核对患者身份,再次查对药液并消毒双手。

(6)输液管排气:①将输液瓶挂于输液架上;倒置茂菲氏滴管,使输液瓶内液体流出,待茂菲氏滴管内液体至 1/2～2/3 时,关闭调节器,迅速正置茂菲氏滴管,再次打开调节器,使液面缓慢下降,直至排出输液管内气体,再次关闭调节器;将输液管末端放入输液器包装内,置于注射盘中备用。②打开静脉留置针及肝素帽外包装;将肝素帽对接在留置针侧管上;将输液器与肝素帽连接。③打开调节器,排气;关闭调节器,将留置针放回留置针包装内备用。

(7)静脉穿刺:①将小垫枕及垫巾置于穿刺肢体下,在穿刺点上方 8～10 cm 处扎紧止血带,确认穿刺静脉。②松开止血带,常规消毒穿刺部位皮肤,消毒范围直径>5 cm,待干,备胶布及透明胶带,并在透明胶带上写上日期和时间。③再次扎紧止血带;二次常规消毒;穿刺前二次核对患者信息和药品信息。④取下留置针针套,旋转松动外套管,右手拇指与食指夹住两翼,再次排气于弯盘。⑤嘱患者握拳,绷紧皮肤,固定静脉,右手持留置针,使针头与皮肤呈15°～30°进针,见回血后放平针翼,沿静脉走行再继续进针 0.2 cm。⑥左手持 Y 接口,右手后撤针芯约0.5 cm,持针翼将针芯与外套管一起送入静脉内。⑦左手固定两翼,右手迅速将针芯抽出,放于锐器收集盒中。

(8)松开止血带,嘱患者松拳,打开调节器;用无菌透明敷贴对留置针管作密闭式固定,用注明日期和时间的透明胶带固定三叉接口处,再用胶布固定插入肝素帽内的输液器针头及输液管处。

(9)根据患者年龄、病情及药液的性质调节输液滴速。通常情况下,成人每分钟 40～60 滴,儿童每分钟 20～40 滴。

(10)再次核对患者床号、姓名、药物名称、浓度、剂量、给药时间和给药方法。

(11)撤去穿刺用物,整理床单位,协助患者取舒适体位;将呼叫器放于患者易取处;整理用物;消毒双手,记录输液开始时间、滴入药物种类、滴速、患者的全身及局部状况。

(12)输液完毕:关闭调节器,拔出输液器针头;常规消毒肝素帽的胶塞;用注射器向肝素帽内注入封管液。

(13)再次输液:常规消毒肝素帽胶塞;将静脉输液针头插入肝素帽内完成输液。

(14)拔除留置针:揭除透明胶带及无菌敷贴;用干棉签轻压穿刺点上方;快速拔针;局部按压1～2 分钟(至无出血为止);协助患者适当活动穿刺肢体,并协助患者取舒适体位,整理床单位;清理用物;消毒双手,记录输液结束的时间、液体和药物滴入总量、患者全身和局部反应等。

(三)操作后护理

(1)密切观察患者进针位置是否有渗血、肿胀及疼痛。

(2)耐心听取患者主诉,询问有无胸痛、胸闷、肢体麻木及发热等症状。

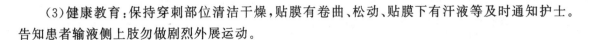

（3）健康教育：保持穿刺部位清洁干燥,贴膜有卷曲、松动、贴膜下有汗液等及时通知护士。告知患者输液侧上肢勿做剧烈外展运动。

三、注意事项

（1）严格执行查对制度和无菌技术操作原则,预防感染及差错事故的发生。

（2）根据病情需要安排输液顺序,并根据治疗原则,按急、缓及药物半衰期等情况合理分配药物;注意药物的配伍禁忌,对于刺激性或特殊药物,应在确认针头已刺入静脉内时再输入。

（3）对需要长期输液的患者,要注意保护和合理使用静脉,一般从远端小静脉开始穿刺（抢救时可例外）。

（4）静脉穿刺前要排尽输液管及针头内的空气,输液结束前要及时更换输液瓶或拔针,严防造成肺动脉空气栓塞,引起死亡。

（5）严格控制输液速度。对有心、肺、肾疾病的患者,老年患者,婴幼儿及输注高渗、含钾或升压药液的患者,要适当减慢输液速度;对严重脱水,心肺功能良好者可适当加快输液速度。

（6）输液过程中要加强巡视,注意观察液体滴入是否通畅;针头或输液管有无漏液;针头有无脱出、阻塞或移位;输液管有无扭曲、受压;局部皮肤有无肿胀或疼痛等;应密切观察患者有无输液反应,如患者出现心悸、畏寒、持续性咳嗽等情况,应立即减慢或停止输液,并及时处理。每次观察巡视后,应做好记录。

（7）留置针常用的封管液有无菌生理盐水和稀释肝素溶液;在封管时应边推注边退针,直至针头完全退出为止,确保正压封管。

（8）对于需要 24 小时持续输液的患者,应每天更换输液器。

（9）小儿头皮静脉输液按小儿静脉注射法进行穿刺,穿刺过程中应注意固定患儿头部,防止针头滑脱。

（徐凤杰）

第二节　静　脉　输　血

静脉输血是将全血或成分血如血浆、红细胞、白细胞或血小板等通过静脉输入体内的方法。静脉输血有直接输血法和间接输血法两种。直接输血法是将供血者的血液抽出后立即输给患者的方法,适用于无库存血而患者又急需输血及婴幼儿需少量输血时。间接输血法是将抽出的血液按静脉输液法输给患者的方法。

一、适应证

（1）各种原因引起的大出血。

（2）贫血或低蛋白血症。

（3）严重感染。

（4）凝血功能障碍。

二、禁忌证

(1)急性肺水肿、肺栓塞、恶性高血压。

(2)充血性心力衰竭、肾功能极度衰竭。

(3)真性红细胞增多症。

(4)对输血有变态反应者。

三、输血原则

(1)输血前必须做血型鉴定及交叉配血试验。

(2)无论是输全血还是输成分血,均应选用同型血液输注。

(3)如需再次输血者,必须重新做交叉配血试验,以排除机体已产生抗体的情况。

四、血液制品种类

(一)全血

主要包括新鲜血和库存血。

(二)成分血

主要包括红细胞(浓缩红细胞、洗涤红细胞、红细胞悬液)、白细胞浓缩悬液、血小板浓缩悬液、血浆(新鲜血浆、保存血浆、冰冻血浆、干燥血浆)和其他血液制品(清蛋白液、纤维蛋白原、抗血友病球蛋白浓缩剂)。

五、操作方法

以间接输血法为例。

(一)操作前准备

(1)向患者及家属解释静脉输血的目的、方法、注意事项及配合要点。签署知情同意书。

(2)评估患者病情、治疗情况、血型、输血史及过敏史、心理状态及对输血相关知识的了解程度、穿刺部位皮肤和血管状况。

(3)用物准备血液制品(根据医嘱准备)、生理盐水、无菌手套、输血卡、一次性输血器,其他用物同成人静脉留置针输液法。

(二)操作步骤

(1)根据医嘱,两人核对血液制品,严格执行三查八对制度。三查:血液的有效期、血液的质量及血液的包装是否完好。八对:核对患者床号、姓名、住院号、血袋/瓶号(储血号)、血型、交叉配血试验的结果、血液的种类和血量。

(2)按静脉输液法建立静脉通道,输入少量生理盐水,冲洗输血器管道。

(3)将储血袋内的血液轻轻摇匀。避免血液的剧烈震荡,防止破坏红细胞。

(4)戴无菌手套,打开储血袋封口,常规消毒开口处塑料管,将输血器针头从生理盐水瓶上拔出,插入储血袋的输血接口,缓慢将储血袋倒挂于输液架上。

(5)调节滴速,开始时输入的速度宜慢,一般每分钟不超过20滴。观察15分钟左右,无不良反应后再根据病情及年龄调节滴速,成人一般每分钟40~60滴。

(6)操作后查对。

（7）撤去穿刺用物，整理床单位，协助患者取舒适体位；将呼叫器放于患者易取处，告知患者如有不适及时用呼叫器通知；整理用物；消毒双手，记录输血开始时间、滴速、患者全身及局部状况等。

（8）输血完毕后的处理：①换输少量生理盐水，待输血器内血液全部输入体内再拔针，以保证输血量准确；②用干棉签轻压穿刺点上方，快速拔针，局部按压1～2分钟（至无出血为止），协助患者取舒适体位，整理床单位；③用剪刀将输血器针头剪下放入锐器收集盒中，将输血器放入医疗垃圾桶中，将储血袋送至输血科保留24小时；④消毒双手，记录输血时间、种类、血量、血型、血袋号（储血号）、有无输血反应等。

六、注意事项

（1）严格遵守查对制度和无菌技术操作原则。输血前，由两名医务人员再次进行查对，避免差错事故的发生。

（2）输血前后和两袋血之间需要滴注少量生理盐水，以防发生不良反应。

（3）储血袋内不可加入其他药品，如钙剂、酸性及碱性药品、高渗或低渗液体，以防血液凝集或溶解。

（4）输血过程中加强巡视，观察有无输血反应，并询问患者有无任何不适。一旦出现输血反应，应立即停止输血，并进行处理。常见的输血反应包括发热反应、变态反应、溶血反应、循环负荷过重、有出血倾向、枸橼酸钠中毒反应等。

（5）严格掌控输血速度，对年老体弱、严重贫血、心衰患者应谨慎，滴速宜慢。

（6）储血袋送至输血科保留24小时，以备患者在输血后发生输血反应时分析原因。

（陈　萃）

第三节　凝血因子制品输注

对发生凝血功能障碍的患者，应及时给予凝血因子制品输注，以改善患者凝血功能，预防和控制出血，降低关节、组织和脏器功能受损的程度。应根据患者凝血因子基础值、出血严重程度、出血部位、是否有抑制物等因素制订治疗方案。护士正确执行医嘱。

融化后的凝血因子制品如因子Ⅷ最不稳定，很容易丧失活性，要用输血器以患者可耐受的最快速度输入；未能及时输注用的凝血因子制品不宜在室温下放置过久，不宜放4℃冰箱，也不宜再冰冻。输注过程中护士应密切关注患者有无输血反应，发现异常要及时处理。

一、操作目的

将凝血因子制品通过静脉输入体内，改善患者凝血功能，预防和控制出血。

二、适应证

发生凝血功能障碍的患者。

三、操作过程

(一)评估

(1)患者的年龄、病情、穿刺部位的皮肤、血管状况及肢体活动度。

(2)患者的输血史及过敏史。

(3)患者的心理状态及合作程度。

(二)准备工作

(1)签署凝血因子使用知情同意书。

(2)向患者介绍使用凝血因子的目的及使用中、使用后的注意事项。

(3)护士洗手、戴口罩、戴帽子,必要时戴手套。

(4)患者排尿,取舒适体位。

(5)环境清洁,温度适宜。

(6)常规检查:包括肝功能、肾功能,输血全套,血凝常规检查等。

(7)备好输液用物。

(三)操作过程

(1)凭治疗申请单领取凝血因子制剂。

(2)领药后双人核对床号、姓名、住院号、凝血因子剂量等。

(3)建立静脉通路,使用一次性输血管,用生理盐水连接冲管、排气。

(4)双人核对,将凝血因子制剂轻轻摇匀后按无菌操作原则进行输注。

(5)滴速至每分钟 60 滴,于 1 小时内输完,以保证凝血因子的作用。

(6)输注过程中每隔 5 分钟轻轻混匀凝血因子制剂。

(7)输注结束连接生理盐水冲洗管路,观察患者有无不良反应。

(四)操作后护理

(1)耐心听取患者主诉,询问有无胸痛、胸闷、肢体麻木及发热等症状。

(2)记录输入凝血因子的种类及剂量。

(武欢欢)

第四节　中心静脉置管术

中心静脉导管(central venous catheter,CVC)是经过皮肤直接自颈内静脉、锁骨下静脉和股静脉等进行穿刺,沿血管走向直至腔静脉的插管。中心静脉因其管径粗、血流速度快、血流量大、插入导管长度相对较短、穿刺成功率高、不受输入液体浓度与酸碱度的限制,以及输入的液体很快被血液稀释,而不引起对血管壁的刺激损伤等优点,已被临床广泛使用。

一、操作目的

为保证中心静脉导管通畅,避免感染发生,进行导管维护。通过科学维护,预防局部感染,保持导管通畅,保证导管正常使用。

二、操作流程

(一)准备

1.个人准备

医师洗手、戴口罩,测量患者生命体征。

2.准备用物

经外周静脉穿刺中心静脉导管(PICC)换药包、肝素帽/无针输液器、酒精棉片 1 张、10 mL 生理盐水、2～3 mL 肝素盐水、快速手消毒剂。

(二)评估

(1)患者的病情、治疗、合作程度。

(2)穿刺点有无红肿、渗血、渗液、肉芽肿、湿疹等。

(3)观察导管外露长度,判断其是否脱出或进入体内。

(4)敷贴有无卷边、松动、潮湿、污染、脱落,是否到期。

(三)操作步骤

(1)协助患者取舒适体位。

(2)暴露穿刺部位,撕除旧的敷料。

(3)洗手,打开换药包。

(4)清洁脱脂(酒精棉棒以穿刺点为中心,但需避开穿刺点和导管,直径20 cm,由内向外擦拭3遍)。

(5)消毒(碘伏棉棒以穿刺点为中心,直径 20 cm,由内向外用力摩擦消毒3遍,自然待干)。

(6)洗手,戴无菌手套。

(7)固定。

(8)脱手套,用快速手消毒剂洗手。

(9)更换肝素帽/无针输液器。

(10)冲管、封管(5～10 mL 生理盐水脉冲式冲管,2～3 mL 肝素盐水正压封管)。

(11)胶布横向桥式固定连接器、肝素帽。

(四)常见的严重并发症

(1)血肿引起窒息。

(2)误伤前腹壁和膀胱。

(3)血胸、气胸。

(4)心脏压塞。

(5)气血栓塞。

(6)呼吸骤停猝死。

三、操作后观察

每天需关注置管局部情况。

(1)穿刺点的情况(有无红肿、渗血、渗液等)。

(2)置管局部皮肤情况(有无红肿,皮疹,患者有无瘙痒、疼痛等不适症状)。

(3)敷贴(是否卷边、有无破损、标注时间是否过期等)。

(4)倾听患者主诉。

(5)观察缝针处有无松脱、渗血,缝线松脱则重新缝合固定。

(武欢欢)

第五节 口腔护理

患者在疾病发展过程中常伴有发热、脱水等症状,使口腔唾液浓缩、变稠,口腔黏膜清洁作用丧失,自洁能力下降,细菌迅速繁殖并分解糖类,使堆积于齿缘软垢及嵌塞于牙间隙和龋齿内的食物发酵腐败,产生吲哚、硫氢基和氨类物质等,引起口腔肿胀、溃疡、糜烂。我们在临床护理工作中深刻体会到做好患者的口腔护理,不仅能够保持口腔的清洁,消除口腔异味,使患者感到舒适,增进患者食欲,而且能增加患者抗病能力,可预防和减少口腔并发症的发生。因此,患者用药期间护士应密切关注其口腔黏膜情况,积极采取措施,减少口腔疾病的发生。

一、操作目的

(1)保持口腔清洁,预防或减少口腔感染的发生。

(2)观察口腔内的变化,提供病情变化的信息。

(3)减少患者不适。

二、操作步骤

(一)评估

(1)时段:入院时、化疗期间、中性粒细胞缺乏期。

(2)顺序:口唇、口角、齿龈、双颊、上颚、舌面、舌下、咽部。

(二)操作前护理

1.患者准备

确保患者生命体征稳定,了解操作的目的,方法。

2.用物准备

一次性弯盘、水杯、pH 试纸、石蜡油、棉棒、漱口液、一次性垫布、电筒等。

(三)操作方法

1.小化疗

牙龈器冲洗剂,晨起,睡前含漱 3 分钟,碳酸氢钠,制霉菌素饭前、饭后含漱。

2.大剂量化疗

牙龈炎冲洗剂,碳酸氢钠,制霉菌素在睡前、晨起、进食前后、用药前后半小时交替含漱,每次 3～5 分钟,每次 2～3 口。

3.大剂量甲氨蝶呤

亚叶酸钙稀释液含漱并吞咽,每天分 3～4 次,每次 3 口,第 1、2 含漱后吐掉,第 3 口吞下。

(四)操作后护理

(1)协助患者取舒适卧位。

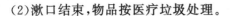

（2）漱口结束,物品按医疗垃圾处理。

三、口腔感染的临床表现及处理

(一)临床表现

牙龈增生、肿胀、触痛,也可蔓延到咽部、扁桃体等部位,口腔局部黏膜显苍白或充血,伴有疼痛性的隆起或破溃。

(二)常用口腔护理液的用途

1.饱和生理盐水

缓解口腔黏膜水肿。

2.4%碳酸氢钠漱口液

改变口腔 pH 值,使口腔成碱性环境预防真菌感染。

3.制霉菌素漱口液

用制霉菌素 5 片研磨成粉后用生理盐水化开,可用于预防和治疗口腔真菌感染。

4.亚叶酸钙漱口液

大剂量甲氨蝶呤化疗患者由于甲氨蝶呤阻断二氢叶酸还原酶易导致 DNA 合成障碍,使口腔黏膜严重破坏,继发黏膜炎,故除常规口腔护理外,要加用亚叶酸钙漱口液含漱及吞服。

5.贝复济

促进上皮细胞增生和黏膜组织修复。

6.口腔溃疡糊

可使口腔黏膜表面麻醉,缓解疼痛,保护创面。

7.牙龈炎冲洗器

广谱抗细菌和病毒。

8.碘伏液

碘和表面活性剂结合而成的水溶液,对细菌、真菌、病毒、原虫有广谱杀菌作用并能持续较长时间。

(三)漱口方法

教会患者正确的漱口方法:漱口液含在口中流动震荡、冲击,同时用舌在齿、颊、腭各方面搅动,使漱口液充分和口腔黏膜接触。漱口时间不应<3 分钟。

(四)常见口腔问题的处理方法

1.口腔黏膜水肿

饭后半小时使用饱和生理盐水含漱 3~5 分钟,紫草泡水饮用。

2.口腔出血

齿龈渗血者使用无菌棉球或可吸收性明胶海绵局部压迫止血,或用 2%碘甘油涂于齿龈边缘处,有消炎止痛和止血作用。去甲肾上腺素稀释液、云南白药对口腔出血均有效。对口腔黏膜及舌部有多个血泡者,口腔护理动作应轻柔,用冰水和冰盐水漱口可使血管收缩,从而减少出血。严重出血、血小板较低者应及时输入血小板悬液。

3.口腔溃疡

（1）破溃表浅者,用含 0.25%有效碘的无痛碘棉球湿敷、贝复济局部喷涂、口腔溃疡糊局部涂抹,微波照射每天 2 次。

(2)破溃深者用2%过氧化氢溶液清洁溃疡周围皮肤后,用生理盐水清洁溃疡部位,用含0.25%有效碘的无痛碘棉球湿敷,每天2～3次,康复新液棉球湿敷每天2～3次、贝复济局部喷涂、口腔溃疡糊局部涂抹,微波照射每天2～3次。

4.口腔疱疹

阿昔洛韦软膏局部涂抹,每天3次,遵医嘱静脉注射或口服抗病毒药;0.25%有效碘的无痛碘湿敷每天2次。

5.口腔透明小水泡

阿昔洛韦0.25 g加入生理盐水250 mL稀释后分次漱口,遵医嘱静脉注射或口服抗病毒药。

6.牙龈红肿

碘甘油棉球局部湿敷每天2～3次、替硝唑漱口液漱口。

7.舌苔白膜或者舌苔发黑厚腻

用棉棒蘸取制霉菌素漱口液轻刮舌苔,取两性霉素B 25 mg用5%葡萄糖注射液10 mL化开后浸湿小纱布,分次咀嚼,5～10分钟后吐掉。

（王　卉）

第六节　胃肠道减压

胃肠道减压是利用负压吸引的原理,将胃管自口腔或鼻腔插入,通过胃管将积聚于胃肠道内的气体及液体吸出,对胃肠道梗阻患者可减低胃肠道内的压力和膨胀程度,对胃肠道穿孔患者可防止胃肠内容物经破口继续漏入腹腔,并有利于胃肠吻合术后吻合口的愈合。其适用范围很广,常用于急性胃扩张、肠梗阻、胃肠穿孔修补或部分切除术及胆道或胰腺手术后。

一、适应证

(1)适用于单纯性及麻痹性肠梗阻,解除肠内压力。

(2)腹部较大手术前做胃肠减压,减少并发症。

(3)胃、食管、肠道手术后的患者。

(4)胃部疾病需要排出胃内容物。

(5)胃、十二指肠穿孔。

二、禁忌证

(1)活动性上消化道出血。

(2)食管阻塞或静脉曲张。

(3)极度衰弱。

(4)食管或胃腐蚀性损伤。

三、操作前准备

(1)明确操作目的。

（2）物品准备：治疗卡、治疗盘、治疗碗内盛生理盐水或凉开水、治疗巾、一次性12/14号胃管、20 mL注射器、液状石蜡、纱布、棉签、胶布、镊子、止血钳、弯盘、压舌板、听诊器、胃肠减压器。

（3）患者准备：操作前告知患者胃肠减压的目的，正确认识胃肠减压技术的重要性及必要性，消除患者思想上的恐惧心理，使其主动配合操作。

四、操作过程

（1）体位：配合患者取半坐位或坐位，无法坐起者取右侧卧位，昏迷患者取去枕平卧位，头向后仰，将治疗巾围于患者颔下，放置弯盘，接患者唾液或者呕吐物。

（2）测量胃管插入长度并标记，用液状石蜡润滑胃管前端，持镊子夹住胃管前端从一侧鼻孔轻轻插入。

（3）插入胃管达咽喉部时（10～15 cm），对清醒患者，嘱其做吞咽动作，对于昏迷患者，护士左手将其头托起，使下颔靠近胸骨柄，缓缓将胃管插至预定长度。

（4）确认胃管是否在胃内：在胃管末端连接注射器抽吸，抽出胃液，说明胃管留置成功。

（5）胃管连接胃肠减压吸引器的吸引管，持续吸引。

五、操作后护理

（1）胃肠减压期间应禁食、禁饮，一般应停服药物。如需胃内注药，则注药后应夹管并暂停减压0.5～1小时。适当补液，加强营养，维持水、电解质的平衡。

（2）妥善固定胃管：固定要牢固，防止移位或脱出，尤其是外科手术后胃肠减压，胃管一般置于胃肠吻合的远端，一旦胃管脱出，应及时报告医师，切勿再次下管。因下管时可能损伤吻合口而引起吻合口瘘。

（3）保持胃管通畅维持有效负压，每隔2～4小时用生理盐水10～20 mL冲洗胃管1次，以保持管腔通畅。

（4）观察引流液颜色、性质和量，并记录24小时引流液总量。观察胃液颜色，有助于判断胃内有无出血情况，一般胃肠手术后24小时内，胃液多呈暗红色，2～3天后逐渐减少。若有鲜红色液体吸出，说明术后有出血，应停止胃肠减压，并通知医师。引流装置每天应更换1次。

（5）加强口腔护理预防口腔和呼吸道感染，必要时给予雾化吸入，以保持口腔和呼吸道的湿润及通畅。

（6）观察胃肠减压后的肠功能恢复情况，并鼓励患者于术后12小时在床上翻身，有利于胃肠功能恢复。

（7）拔管通常在术后48～72小时，肠鸣音恢复，肛门排气后可拔除胃管。拔胃管时，先将吸引装置与胃管分离，捏紧胃管末端，嘱患者吸气并屏气，迅速拔出，以减少刺激，防止患者误吸。擦净鼻孔及面部胶布痕迹，妥善处理胃肠减压装置。

（8）长期胃肠减压者，普通胃管每周更换1次，硅胶胃管每月更换1次，从另一侧鼻孔插入。

（武欢欢）

第七节 灌 肠

灌肠法是将一定量的液体由肛门经直肠灌入结肠,以帮助患者清洁肠道、排便、排气或由肠道供给药物或营养,达到确定诊断和治疗目的的方法。根据灌肠的目的,分为保留灌肠和不保留灌肠;根据灌入的液体量,将不保留灌肠分为大量不保留灌肠和小量不保留灌肠。如为了达到清洁肠道的目的,而反复使用大量不保留灌肠,则为清洁灌肠。

一、适应证

(1)各种原因引起的便秘及肠胀气。
(2)结肠、直肠及大手术前的准备。
(3)高热降温。
(4)分娩前准备。

二、禁忌证

(1)急腹症和胃肠道出血。
(2)肠道手术。
(3)肠伤寒。
(4)严重心脑血管疾病。

三、操作方法

(一)操作前准备

(1)操作者衣帽整洁,修剪指甲,洗手,戴口罩。酌情关闭门窗,用屏风遮挡患者,保持合适的室温,确保光线充足或有足够的照明。

(2)评估患者的年龄、病情、临床诊断、意识状态、心理状况、排便情况、配合能力。向患者及家属解释灌肠的目的、操作方法、注意事项及配合要点。

(3)用物准备:一次性灌肠器包(内有灌肠筒、引流管、肛管一套,垫巾,孔巾,肥皂冻1包,纸巾数张,手套)、弯盘、水温计、输液架、医嘱单、手消毒液、便器及便巾、生活垃圾桶(袋)、医疗垃圾桶(袋)。

(二)操作步骤

以大量不保留灌肠为例。

(1)携用物至患者床旁,核对患者身份;协助患者取左侧卧位,双膝屈曲,脱裤至膝部,臀部移至床沿(不能自控排便的患者可取仰卧位,臀下垫便盆),盖好被子,暴露臀部;操作者消毒双手。

(2)检查灌肠器包并打开,取出垫巾铺在患者臀下,孔巾铺在患者臀部,暴露肛门,置弯盘于患者臀部旁边,备好纸巾。

(3)取出灌肠筒,关闭开关;将灌肠液倒入灌肠筒中,挂灌肠筒于输液架上,筒内液面高于肛门 40~60 cm;戴手套,润滑肛管前端,排尽管内气体。

（4）左手垫纸巾分开臀部，暴露肛门，嘱患者深呼吸，右手将肛管轻轻插入直肠7～10 cm（小儿插入深度4～7 cm），固定肛管。

（5）打开开关，使液体缓缓流入；灌入过程中密切观察筒内液面下降速度和患者的情况；待灌肠液即将流尽时夹管，用纸巾包裹肛管轻轻拔出；擦净肛门，脱下手套，消毒双手。

（6）协助患者取舒适卧位，嘱其尽量保留5～10分钟后再排便；对不能下床的患者给予便盆，协助能下床的患者上厕所排便。

（7）清理用物；根据需要留取样本送检；协助患者取舒适体位，整理床单位；消毒双手，记录灌肠的结果。

四、注意事项

（一）特殊情况
肝性脑病患者禁用肥皂水灌肠；充血性心力衰竭和水钠潴留患者禁用生理盐水灌肠。

（二）准确选用灌肠溶液
（1）大量不保留灌肠常用的灌肠溶液为0.1％～0.2％的肥皂液，生理盐水。成人每次用量为500～1 000 mL，小儿200～500 mL。溶液温度一般为39～41 ℃，降温时为28～32 ℃，中暑患者灌肠溶液温度为4 ℃。

（2）小量不保留灌肠常用"1、2、3"溶液（50％硫酸镁30 mL、甘油60 mL、温开水90 mL），溶液温度通常为38 ℃；液面距肛门通常不超过30 cm；灌注溶液后，嘱患者保留10～20分钟。

（3）保留灌肠常用10％水合氯醛及各种抗生素溶液，溶液量一般不超过200 mL，温度通常为38 ℃；慢性细菌性痢疾患者取左侧卧位，阿米巴痢疾患者取右侧卧位；灌注溶液前在臀下垫治疗巾，使臀部抬高10 cm；排气后将肛管插入肛门15～20 cm；再注入温开水5～10 mL，嘱患者尽量保留药液1小时以上。降温灌肠时溶液要保留30分钟，排便后30分钟测量体温并记录。

（4）灌肠时，灌肠溶液流速和压力适宜。患者如有腹胀或便意时，应嘱患者做深呼吸，以减轻不适。伤寒患者灌肠时溶液不得超过500 mL，压力要低，液面不得超过肛门30 cm。

（5）灌肠过程中，随时观察患者病情变化，如发现脉速、面色苍白、出冷汗、剧烈腹痛、心慌气急时，应立即停止灌肠并及时采取急救措施。

（付玉娟）

第八节　肛周护理

患者抵抗力和免疫力急剧下降时，肛门作为机体消化道排泄物的出口，括约肌形成皱褶的特殊解剖结构，为细菌的藏匿提供了有利条件。因此肛周是感染的高发部位，部分患者可发生脓肿、败血症等严重情况。床位护士应每天观察患者排便及肛周情况，做好患者的宣教工作，加强肛周护理，预防和减少肛周感染的发生。

一、操作目的

预防和减少肛周感染。

13

二、操作方法

(一)步骤

(1)坐浴水配制。取温开水 2 000 mL 于盆内,加入 5% 碘伏 5 mL 或消炎坐浴散 1 份,温度 40~45 ℃为宜。

(2)将坐浴盆放在坐浴凳上。协助患者下床,指导患者身体前倾,趴在床边,将臀部浸入坐浴水中,坐浴 15~30 分钟。

(3)指导其尽量分开肛门,并反复做收缩-放松盆底肌动作。

(4)坐浴过程中严密观察病情,如若患者发生眩晕、心悸等不适,立即停止坐浴,卧床休息。

(二)处理

(1)干毛巾擦拭肛周,更换清洁衣裤,卧床休息。

(2)盆、毛巾清洁晾干备用。

三、常见肛周问题的护理方法

(一)肛周发红、触痛

每天评估肛周情况,予无痛碘纱布湿敷肛周每天 2 次,每次 20~30 分钟;微波照射每天 2 次,每次 20 分钟,疼痛明显时加入 2% 利多卡因 5 mL 局部湿敷。

(二)肛周脓肿

每天评估肛周情况,予无痛碘纱布湿敷肛周 20~30 分钟;微波照射每天 2 次,每次 20 分钟。

(三)肛周破溃

每天评估,予贝复济加无痛碘湿敷每天 2 次,每次 20~30 分钟;卵磷脂局部涂抹,微波照射每天 2 次,每次 20 分钟。

(四)肛周内外痔

无痛碘纱布湿敷,每天 2 次,每次 20~30 分钟,马应龙痔疮膏局部涂抹。

(徐凤杰)

第二章　消毒供应中心护理

第一节　回收、分类

一、回收

(一)目的
对重复使用的医疗器械、器具和物品进行集中回收处理,防止污染扩散,减轻临床负担。

(二)操作规程
1.工作人员着装

穿隔离衣,戴网帽、口罩。

2.回收工具

密闭回收车、密封回收容器或贮物袋,密闭回收车要有污车标记。车上备有手套和快速手消毒液。回收工具存放在标示明确,固定的存放区域。

3.回收

(1)使用科室包括门诊、病区和手术室,应将重复使用的污染诊疗器械、器具和物品直接放置于密封的容器或贮物袋中,并注明科室、物品名称、数量。

(2)沾染较多血液和污物的器械应在使用科室进行简单冲洗,如手术器械、阴道窥镜、直肠窥镜,来不及处理的采用保湿液保湿并且密封储存。

(3)消毒供应中心回收人员每天定时回收,回收时与使用科室负责人员当面点清已封存好的物品名称、数量,并做好登记,双方签字。在诊疗场所不再对污染的诊疗器械、器具和物品进行拆封清点,以减少对环境的污染。

(4)回收时,污染器械应放在有盖的容器中或使用密封专用车。精密器械应单独放置在容器中运送,防止损坏。

(5)被朊病毒、气性坏疽及突发原因不明的传染病病原体污染的诊疗器械、器具和物品,使用者应用双层黄色胶袋密封,胶袋外标明科室、传染病名称、器具数量,由消毒供应中心单独回收处理。

(6)在回收过程中,应尽量缩短回收时间,防止有机污染物的干涸,降低清洗难度。

(7)保障运输过程中装载物不会发生掉落等意外,任何的撞击对手术器械都会造成一定的伤害,同时也会出现污染的问题。

(8)维护装载物的安全性,任何人不得私自打开/拆开密封容器。也就是说负责运送的操作人员对内装物品不具数量的责任,如容器在运送途中有打开过的迹象,责任就在运送人员,而如果封存完整则问题就出在临床或消毒供应中心两者上。

(9)使用后的医疗废弃物和材料,不得进入消毒供应中心处理或转运。

(10)回收人员将回收污染器械物品通过消毒供应中心污物接收口与接收分类人员交接,无误后整理、清洗、消毒回收工具。

4.回收工具的处理

回收车、容器等用具,每次使用后用消毒液擦拭消毒,清水冲洗后擦干备用。消毒液通常使用含氯消毒剂擦拭消毒。

(三)质量标准

(1)按规定的时间到科室对被污染的、可重复使用的医疗器械器具和物品进行回收。

(2)与科室责任人做好交接登记,包括日期、时间、科室、物品名称、数量,交与接人员同时签全名。

(3)不在科室内清点数目,直接把科室移交的被封存的污染物品放入密封污物车或密封容器中。分类清楚,摆放整齐,运输途中无丢失、拆封、器械损坏。

(4)严格遵守消毒隔离原则,不得污染环境及工作人员,包括消毒供应中心到科室之间途经的场所、通道、电梯、门等,携带快速手消毒液。

(5)做好个人防护,回收人员必须戴口罩、戴手套,不得徒手操作。

(四)注意事项

(1)回收科室物品时,与科室主管人员当面交接,并认真做好每项登记。

(2)采用密封回收方式,不得将污染液体外漏,以防污染环境。

(3)消毒供应中心回收人员将回收的物品送到去污区及时清点数目,发现与登记不符按规定时间与科室联系,要求科室增补或记账赔偿。

二、分类

(一)目的

将回收后的污染器械、器具、物品进行接收、清点、检查和分类,保证物品数量准确、结构完整,同时防止器械在清洗过程中被损坏、洗不干净,以及工作人员被锐器刺伤。

(二)操作规程

(1)工作人员着装:穿隔离衣、戴圆帽、戴口罩、戴手套、穿防护鞋。

(2)在消毒供应中心的去污区,回收人员与接收分类人员对回收的诊疗器械、器具和物品进行清点数目、检查其结构的完好性,并做好登记,包括:日期、科室、物品名称、数量、清点人员签字。发现问题立即与相关科室联系。

(3)根据器械物品材质、结构、污染程度、污染物性质、精密程度等进行分类处理。根据器械的材质可分为金属、橡胶、玻璃等,根据形状可分为尖锐器械、单管腔类器械,套管腔类器械、轴节器械、盆、盘、瓶等。各种分类的物品应放置在不同的容器或清洗装置上,注明标记防止混乱。

(4)根据器械、物品的材质、结构、污染程度,选择清洗的方式,如手工清洗、超声清洗机清洗、全自动消毒清洗机清洗。

(5)标有"特殊感染"的器械,按国家规定选择处理方法。

(6)一些专科器械可根据使用科室的要求,进行特别处理。

(三)质量标准

(1)数目清点及时准确,器械、器具、物品结构完好。

(2)分类清晰、摆放整齐。

(3)选择清洗方法正确。

(四)注意事项

(1)做好接收分类前的准备工作。将各类清洗容器、篮筐、清洗架等摆放在分类操作台上或周围,便于分类时物品有序摆放,操作便捷。

(2)尖锐器械摆放方向一致,避免清洗时人员被刺伤。

(3)对缺失、损坏的器械,在与科室及时沟通的同时要与护士长请领补充,以保证器械数量,使无菌物品正常供应。

(4)做好自身防护,严格按要求着装,手套破损时及时更换。

(王 卉)

第二节 清洗、消毒、保养干燥

一、清洗

(一)目的

去除医疗器械、器具、物品上的污物(如微生物、颗粒异物、其他有害污染物),使物品灭菌前其污染量降低到可以接受的水平。

(二)操作规程

根据器械、器具、物品的材质、结构、污染程度、污染物性质、精密程度等选择手工清洗、机械清洗。机械清洗包括自动清洗、消毒器清洗和超声清洗机清洗。不同的清洗方式应遵循相应的工作流程。

1.工作人员着装

戴网帽、口罩、眼罩或面罩,戴手套,穿防水功能的隔离衣或防水围裙及工作鞋。

2.物品准备

(1)清洁剂:碱性清洁剂,pH≥7.5,对各种有机物有较好的去除作用,对金属腐蚀性小,不会加快返锈的现象。中性清洁剂:pH 6.5～7.5,对金属无腐蚀。酸性清洁剂:pH≤6.5,对无机固体粒子有较好的溶解去除作用,对金属物品的腐蚀性小。酶清洁剂:含酶的清洁剂,有较强的去污能力,能快速分解蛋白质等多种有机污染物。根据物品的性质及污染程度,选择适宜的清洁剂。不得使用去污粉。

（2）手工清洗用具：棉签，用于擦拭穿刺针针座内部。不同型号的管腔绒刷，用于管腔器械的刷洗。手握式尼龙刷，用于带轴节、咬齿器械的刷洗。禁止使用钢丝球，以防损坏器械。

（3）除垢除锈剂，用于去除器械上的锈迹或污垢。

3.机械清洗流程

（1）将待清洗器械、物品有序摆放在清洗架上，打开轴节，能拆卸的拆至最小结构，进入清洗机。

（2）检查清洗酶、润滑剂液面是否在吸管口之上，吸引管是否通畅和完好。检查电、蒸汽、自来水压力、蒸馏水制水机工作状况是否满足清洗机工作需要。

（3）根据需要选择清洗程序进行清洗。

（4）清洗过程注意观察机器运行情况并做好记录。如有故障，可根据报警提示原因及时处理。

（5）机械清洗程序。①冲洗：使用流动水去除器械、器具和物品表面污物；②洗涤：使用含有化学清洗剂的清洗用水，去除器械、器具和物品污染物；③漂洗：用流动水冲洗器械、器具和物品上的残留物；④终末漂洗：用软水、纯化水或蒸馏水对漂洗后的器械、器具和物品进行最终的处理。

（6）进入消毒程序。

4.手工清洗流程

（1）工作人员洗手戴手套、穿专用鞋、防水罩衣，戴圆帽、口罩、面罩。

（2）将器械分类。

（3）将器械在流动自来水下冲洗。

（4）器械浸泡在规定配比浓度的多酶清洗液中5～10分钟。

（5）各种穿刺针座用棉签处理，有水垢、锈迹的用除垢除锈剂处理。

（6）自来水清洗（管腔用高压水枪冲洗）。

（7）进入消毒程序。

近年来，大量实验证明，物品的清洗质量直接影响灭菌质量，生物膜、有机物污垢均可阻碍灭菌因子的穿透，从而影响灭菌效果，造成医院内感染恶性事件的发生。所以清洗是消毒供应中心工作的一项重要环节。

（三）质量标准

（1）工作人员着装须符合要求和分区规定。

（2）环境清洁，地面无杂物、无水迹，垃圾分类处理。

（3）备用物品摆放整齐，保持台面、设备清洁。

（4）正确选择处置方式（机洗/手工清洗）。

（5）清洁剂浓度配制符合要求并做好记录，器械分类浸泡过面。

（6）每批次监测清洗消毒器的物理参数及运转情况并记录。

（7）维护清洗消毒器运转正常、腔体机面无锈迹，清洗程序选择正确。

（8）机洗器械摆放整齐、有轴节器械充分打开。

（9）保证金属类器械表面光亮，齿牙处无血迹、无锈迹、无污渍。

（10）橡胶类干爽，管内壁干净、无血迹。

（11）按要求进行清洗，制水设备的维修、保养并有记录。

(四)注意事项

(1)清洗组应做好个人防护工作,防护用具包括:帽子、面罩、口罩、防水罩袍、防护胶鞋、双层手套。清洗过程中,不慎污水溅入眼睛,立即用洗眼器彻底清洗眼睛,防止感染或化学试剂对眼睛的损伤。

(2)清洗时应保证待清洗器械的轴节全部打开,以保证清洗效果。

(3)手工清洗时应使用软毛刷,在水面下清洗,以防气溶胶对人体的危害。

(4)当使用自动清洗机时,每层摆放数量应最小化,能拆卸的器械拆卸到最小单位。

(5)管道器械应配合管道刷和气枪、水枪清洗。

(6)超声波清洗器(台式)适用于精密、复杂器械的洗涤。超声清洗时间宜3～5分钟,可根据器械污染情况适当延长清洗时间,不宜超过10分钟。

(7)清洗亚光手术器械禁用除锈除垢剂浸泡,以免破坏器械表面镀层而变色。应用清洗酶浸泡,严格掌握浸泡时间和浓度。

二、消毒

(一)目的

通过物理或化学方法,进一步降低清洗后器械、器具和物品的生物负荷,消除和杀灭致病菌,达到无害化的安全水平。

(二)操作规程

清洗后的器械、器具和物品应进行消毒处理。根据器械、器具、物品的材质及消毒后用途,选择消毒方式。消毒可分为物理消毒和化学消毒。物理消毒包括机械热力消毒、煮沸消毒,化学消毒应选择取得卫计委颁发卫生许可批件的安全、低毒、高效的消毒剂。

1.物理消毒

(1)机械热力消毒方法的温度、时间应参照下表的要求。此流程一般经过清洗程序后自动转入消毒程序,无需人工操作,但要密切观察机器运行参数。温度和时间达到表2-1的规定标准。

(2)煮沸消毒,将清洗后清洁的耐湿热的器械、物品放入盛有软水的加热容器中煮沸,有效消毒时间从水沸腾开始计算并保持连续煮沸。在水中加入1％～2％碳酸氢钠,可提高水沸点5℃,有灭菌防腐作用。一般在水沸后再煮5～15分钟即可达到消毒目的,可杀死细菌繁殖体、真菌、立克次氏体、螺旋体和病毒。水温100℃,时间≥30分钟,即可杀死细菌芽孢达到高水平消毒。

表2-1 湿热消毒的温度与时间

温度(℃)	消毒时间(分钟)	温度(℃)	消毒时间(分钟)
90	≥1	75	≥30
80	≥10	70	≥100

2.化学消毒

(1)按要求着装。

(2)根据选用的化学消毒剂使用说明配制消毒液。消毒供应中心常用的化学消毒剂,一般为高水平消毒剂和中度水平消毒剂。高水平消毒剂包括:2％戊二醛,浸泡20～90分钟,主要用于内窥镜的消毒;0.2％过氧乙酸,浸泡10分钟,或0.08％过氧乙酸,浸泡25分钟,主要用于手工清洗器械的消毒处理。中水平消毒剂包括:500～1 000 ppm(百万分之一)含氯消毒剂,浸泡10～

30 分钟,主要用于手工清洗器械的消毒;250～500 ppm 含氯消毒剂用于操作台面、车、储物架等物品消毒。75%乙醇,用于台面、手的消毒。0.5%碘伏,用于皮肤损伤时的消毒。2%三效热原灭活剂,浸泡 1 小时以上,主要用于器械的消毒和去热原。

(3)将清洗达标的器械、物品浸泡在消毒液面以下,记录时间。

(4)达到浸泡规定的时间后进行自来水彻底冲洗,去离子水再次冲洗后进入干燥程序。

(三)质量标准

(1)消毒后直接使用的诊疗器械、器具和物品,湿热消毒温度应≥90 ℃,时间≥5 分钟,或 A0 值≥3 000;消毒后继续灭菌处理的,其湿热消毒温度应≥90 ℃,时间≥1 分钟,或 A0 值≥600。

(2)在全自动或半自动清洗消毒器工作运行中要密切观察各项参数并有记录,以保证消毒质量。

(3)煮沸消毒每次消毒物品的锅次、器械名称、数量、水沸腾时间、停止煮沸时间有记录。

(4)化学消毒剂配制浓度、浸泡时间有记录,可测试浓度的,将测试结果留档。消毒剂在有效期内使用。

(四)注意事项

严格按照器械、物品的材质要求选择消毒方式。

1.物理消毒

(1)煮沸消毒时,器械、物品浸没在水面以下,煮沸时容器要加盖。

(2)水沸腾开始计时后,中途不增加其他物品。

(3)防止烫伤。

2.化学消毒

(1)配置化学消毒剂时要注意安全防护,戴手套、口罩和眼罩。

(2)正确选择和使用消毒剂,严格按照产品使用说明书配置消毒剂浓度,测试消毒剂浓度达到有效浓度标准时方可使用。

(3)消毒剂现用现配,浸泡消毒时一定要加盖。

(4)使用对金属器械有强腐蚀作用的消毒剂时,按产品要求加放抗腐蚀剂,并严格控制浸泡时间,以免损坏器械。

(5)亚光金属器械禁止使用强腐蚀性消毒剂,以防破坏表面镀层而变色。

三、保养干燥

(一)目的

防止器械表面及轴节腐蚀生锈、藏污纳垢,保证各种灭菌方法的灭菌质量,延长器械的使用寿命。

(二)操作规程

清洗消毒后的器械应及时干燥处理。保养干燥目前也有机械和手工两种方式,如经济条件允许应首选机械保养干燥。消毒后直接使用的物品,应机械干燥,不允许使用手工干燥或自然干燥方法,以防止细菌污染。

1.机械器械保养干燥

保养液应该使用水溶性润滑剂,以利于灭菌因子穿透,保证灭菌效果。其流程如下。

(1)根据选用的水溶性润滑剂的产品使用说明书,调节全自动或半自动清洗消毒器抽吸润滑

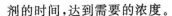

剂的时间,达到需要的浓度。

(2)根据器械的材质选择适宜的干燥温度,金属类干燥温度 70～90 ℃,需时间为 20～30 分钟;塑胶类干燥温度 65～75 ℃,防止温度过高造成器械变形、材质老化等问题,一般烘干所需时间约需要 40 分钟。

(3)机器根据设定的干燥时间结束程序自动开门。

2.手工器械保养干燥

(1)根据选用的水溶性润滑剂的产品使用说明书配置润滑剂浓度。

(2)将器械浸泡在润滑剂液面以下,浸泡时间按照产品说明书的要求。

(3)捞出器械,用低纤维絮擦布擦干。穿刺套管针及手术吸引头等管腔器械可用高压气枪或 95％的酒精干燥,软式内窥镜等器械和物品根据厂商说明书和指导手册也可选用 95％的酒精处理,保证腔内彻底干燥。

(三)质量标准

(1)器械、物品干燥无水迹。

(2)器械有光泽,无锈迹(润滑剂浓度过低易生锈)。

(3)器械表面无白斑、花纹(出现此现象可能是润滑剂浓度过高或水质不达标所致)。

(4)操作台面用 500 mg/L 的含氯消毒剂擦拭 2 次/天。

(5)低纤维絮擦布一用一清洗、消毒、干燥备用。

(四)注意事项

(1)禁止使用石蜡油(液状石蜡)作为润滑剂保养。石蜡油为非水溶性油剂,阻碍水蒸气等灭菌因子的穿透,影响灭菌效果。

(2)消毒后直接使用的器械、物品禁止采用手工干燥处理,以防在擦拭过程中再次污染。

(3)不使用容易脱落棉纤维的棉布类擦布,如纱布等。避免影响器械洁净度,造成微粒污染。

(4)不允许采用自然干燥方法进行器材干燥。

(王 卉)

第三节 检查、制作、包装

一、检查

(一)目的

保证器械物品的清洗、消毒、干燥质量,以及器械物品的功能完好,便于临床科室使用。

(二)操作规程

(1)物品准备:设备设施(应备带光源的放大镜、带光源的包布检查操作台)、棉签、纱布等。

(2)着装:戴圆帽、口罩,穿专用鞋,戴手套。

(3)器械检查:在打开光源的放大镜下逐个查看器械,如刀子、剪子、各种钳子表面、轴节、齿牙是否光亮、洁净,用棉签检查穿刺针座内部是否清洁。用纱布检查管腔器械腔体内部是否洁净,擦拭器械表面观察是否有油污。

(4)将检查出的有污渍、锈迹的器械进行登记,并由传递窗传回去污区,重新浸泡、去污、除锈、清洗处理,按登记数目及时索要,保证临床供应数目相对恒定。

(5)检查有轴节松动的器械,将轴节螺钉拧紧。穿刺针尖有钩、不锋利的可在磨石上修复。检查剪刀是否锋利,尖部完好。

(6)将不能修复的损坏器械进行登记,交护士长报损并以旧换新。

(7)检查合规的器械进入包装程序。

(8)敷料检查:将各种敷料如包布、手术中单、手术衣等单张放在打开光源的包布检查操作台上检查,检查是否有小的破洞、棉布纱织密度是否均匀、清洁、干燥。检查手术衣带子是否齐全、牢固,袖口松紧是否适度。洗手衣腰带、橡皮带、扣子是否整齐牢固。

(9)将不合规的手术敷料挑拣并登记数量,以备到总务处报损,领取新敷料。护士长补充当天检出的敷料,保证临床和手术室无菌物品的供应。

(10)检查质量合规的敷料进入包装程序。

(三)质量标准

1.日常检查有记录

其意义有二,首先便于器械物品流通时的查找,保证器械物品数量的恒定,满足临床工作需要;其次,为管理者提供数据资料,便于管理者发现问题,保证器械物品清洗、消毒质量,使灭菌合格率达100%。

2.每周定期抽查有记录

记录内容包括:检查时间、检查内容、检查者、责任人、出现的问题、原因分析、整改措施。

3.每月定期总结有记录

记录整月出现的问题整改后的效果,对屡次出现而本科室采取积极措施不能解决的问题,报有关职能部门请求帮助解决。

(四)注意事项

(1)有效应用带光源放大镜和操作台,使其保持功能完好。

(2)各项检查记录要翔实,不能流于形式,对工作确实起到督促指导作用,以保证工作质量。

(3)定期进行清洗、消毒等各个环节质量标准的培训学习,对检查中发现的问题及时组织讨论,查找原因,提高消毒供应中心全员的责任心和业务水平。

二、制作

(一)目的

根据临床各个科室的工作特点和需要,制作出不同规格、数量、材质的无菌物品。

(二)操作规程

制作过程是消毒供应中心一项细致而严谨的工作。把好这一关,不但能满足临床工作需要,提高临床科室对消毒供应中心的满意度,而且能降低消耗,避免浪费。需要制作的物品种类繁多,大体可遵循如下原则。

(1)明确物品的用途。

(2)明确物品制作的标准。

(3)物品、原料准备。

(4)制作后、包装前检查核对(此项工作需双人进行)相关信息。

(5)放置灭菌检测用品(生物或化学指示物)。

(6)进入包装流程。

(三)质量标准

(1)用物准备齐全,做到省时省力。

(2)物品制作符合制作标准。

(3)器械、物品数量和功能满足临床科室需要。

(4)例行节约原则,无浪费。

(四)注意事项

(1)敷料类、器械包类分室制作,以防棉絮污染。

(2)临床科室的特殊需求,要与科室护士长或使用者充分沟通并得到其认可后制作。

(3)定期随访临床科室使用情况,根据反馈信息及时调整制作方法。

三、包装

(一)目的

需要灭菌的物品,避免灭菌后遭受外界污染,需要进行打包处理。

(二)操作规程

1.包装材料的准备

根据包装工艺和消毒工艺的需要选择包装材料的材质、规格。无菌包装材料包括医用皱纹纸、纸塑包装袋、棉布、医用无纺布等。

(1)医用皱纹纸。有多种规格型号,用于包装各种诊疗器械及小型手术器械,为一次使用包装材料,造价贵,抗拉扯性差。

(2)纸塑包装袋。用于各种器械和敷料的包装,需要封口机封口包装。为一次性使用包装材料,造价贵,对灭菌方式有要求,高温高压蒸汽灭菌的有效期相对低温灭菌短,适用于低温灭菌。

(3)棉布。用于各种器械、敷料的包装。要求在140支纱/平方英寸以上,为非漂白棉布。初次使用应使用90 ℃水反复去浆洗涤,防止带浆消毒后变硬、变色。严禁使用漂白剂、柔顺剂,防止对棉纱的损伤和化学物品的残留。棉质包布可重复使用,价格低廉,其适用于高温高压蒸汽灭菌,皱褶性、柔顺性强,抗拉扯性强。但需要记录使用次数,每次使用前要检查其质量完好状态。当出现小的破洞、断纱、致密度降低(使用30~50次后)时,其阻菌效果降低,应检出报废。

(4)医用无纺布。用于各种器械、敷料的包装。其皱褶性、柔顺性强,抗拉扯性次于棉布。阻菌性强,适用于高温高压蒸汽灭菌和指定低温灭菌的包装。为一次性使用包装材料,造价贵。

(5)包装材料的规格根据需要包装的物品大小制定。

2.包装

(1)打器械包和敷料包的方法通常采用信封式折叠或包裹式折叠,这样打开外包装平铺在器械台上,形成了一个无菌界面,有利于无菌操作。这种打包方法适用于布类、纸类和无纺布类包装材料。①信封式包装折叠方法:内层包装,将内外双层包布平铺在打包台上,将器械托盘沿包布对角线放置包布中央,将离身体近的一角折向器械托盘,将角尖向上反折,将有侧一角折向器械,角尖向上反折,重复左侧,将对侧一角盖向器械,此角尖端折叠塞入包内,外留置角尖约 5 cm

长度。外层包布的包装方法同内层。用封包胶带粘贴两道封严包裹,在一侧封包胶带上粘贴5 cm长带有化学指示剂的胶带。并贴上标有科室、名称、包装者、失效日期的标示卡。②包裹式包装折叠方法:内层包装,将内外双层包布平铺在打包台上,将器械托盘沿包布边缘平行的十字线放置包布中央,将身体近侧一端盖到器械托盘上,向上反折 10 cm,将对侧一端盖到器械托盘上,包裹严密,边缘再向上反折 10 cm,将左右两侧分别折叠包裹严密。外层包布的包装方法同内层。用封包胶带粘贴两道封严包裹,在一侧封包胶带上粘贴 5 cm 长带有化学指示剂的胶带。并贴上标有科室、名称、包装者、失效日期的标示卡。

(2)用包装袋包装的物品,应根据所包装物品的大小选择不同规格的包装袋,剪所需要的长度,装好物品,尖锐物品应包裹尖端,以免穿破包装袋。包装袋内放化学指示卡,能透过包装材料看到指示卡变色的包外不再贴化学指示标签。用医用封口机封口。在封口外缘注明科室、名称、包装者、失效日期。

(三)质量标准

(1)包装材料符合要求。有生产许可证、营业执照、卫生检验报告。

(2)物品齐全。

(3)体积、重量不超标。用下排气式压力蒸汽灭菌器灭菌,灭菌包体积不超过 30 cm×30 cm×25 cm,预真空或脉动真空压力灭菌器灭菌,灭菌包体积不超过 30 cm×30 cm×50 cm,敷料包重量不超过 5 kg。金属器械包重量不超过 7 kg。

(4)标示清楚。包外注明无菌包名称、科室、包装者、失效日期。

(5)植入性器械包内中央放置生物灭菌监测指示剂或五类化学指示卡或称爬行卡,其他可放普通化学指示卡以监测灭菌效果。

(6)准确的有效期。布类和医用皱纹纸类包装材料包装的物品有效期为 1 周,其他根据包装材料使用说明而定。

(7)清洁后的物品应在 4 小时内进行灭菌处理。

(8)包布干燥无破洞,一用一清洗。

(9)封口应严密。

(四)注意事项

(1)手术器械应进行双层包装,即包装两次。

(2)手术器械筐或托盘上垫吸水巾。

(3)手术器械码放两层时中间放吸水巾,有利于器械的干燥。

(4)纸塑包装袋封口和压边宽度不少于 6 mm。

(5)新的棉布包装必须彻底洗涤脱浆后使用,否则变硬、变黄呈地图状。每次使用后要清洗。

(6)化学气体低温灭菌应使用一次性包装材料。

(7)等离子气体低温灭菌使用专用的一次性包装材料。

(王 卉)

第四节　灭菌、储存、发放

一、灭菌

(一)目的
通过压力蒸汽或气体等灭菌方法对需要灭菌的物品进行处理,使其达到无菌状态。

(二)操作规程
压力蒸汽灭菌器。

1.灭菌操作前灭菌器的准备

(1)清洁灭菌器体腔,保证排气口滤网清洁。

(2)检查门框与橡胶垫圈有无损坏、是否平整、门的锁扣是否灵活、有效。

(3)检查压力表、温度表是否在零位。

(4)由灭菌器体腔排气口倒入 500 mL 水,检查有无阻塞。

(5)检查蒸汽、水源、电源情况及管道有无漏气、漏水情况。打开压缩机电源、水源、蒸汽、压缩机,蒸气压力达到 0.3～0.5 MPa,水源压力 0.15～0.30 MPa,压缩气体压力≥0.4 MPa 等运行条件符合设备要求。

(6)检查与设备相连接的记录或打印装置处于备用状态。

(7)进行灭菌器预热,当夹层压力≥0.2 MPa 时,则表示预热完成。排尽冷凝水,特别是冬天,冷凝水是导致湿包的主要原因。

(8)预真空压力蒸汽灭菌器做 B-D 试验,以测试灭菌器真空系统的有效性,B-D 测试合格后方可使用。

具体操作如下:①待灭菌器预热之后,由消毒员将 B-D 测试包平放于排气孔上方约 10 cm 处,关闭灭菌器门,启动 B-D 运行程序(标准的 B-D 测试程序即 121 ℃、15 分钟或 134 ℃、3.5 分钟)。②B-D 程序运行结束,即在 B-D 测试纸上注明 B-D 测试的日期、灭菌锅编号、测试条件及操作者姓名或工号。③查看 B-D 测试结果。查看 B-D 测试纸变色是否均匀,而非变黑的程度。B-D 测试纸变色均匀则为 B-D 测试成功,即可开始运行灭菌程序;否则 B-D 测试失败,查找失败原因予以处理后,连续进行 3 次 B-D 测试,均合格后方可使用。④B-D 测试资料需留存 3 年以上。

标准 B-D 测试包的制作方法如下:①100％脱脂纯棉布折叠成长 30±2 cm、宽 25±2 cm、高 25～28 cm 大小的布包,将专门的 B-D 测试纸放入布包中心位置;所使用的纯棉布必须一用一清洗。②测试包的重量为 4 kg+5％(欧洲标准为 7 kg;美国标准为 4 kg)。

标准 B-D 包与一次性 B-D 包的区别如下:①标准 B-D 包需每次打包,费时费力;打包所用材料多次洗涤,洗涤剂的残留影响到测试的稳定性;受人为因素影响大,打包的松紧程度不同会影响到测试的结果。②一次性 B-D 包使用简便,受人为及环境因素影响小,但成本较高。③模拟 B-D 测试装置,使用简便,包装小,灭菌难度可控,但处于发展阶段。

2.灭菌物品装载

装载前检查灭菌包外标志内容,并注明灭菌器编号、灭菌批次、灭菌日期及失效日期。

具体装载要求如下。

(1)装载时应使用专用灭菌架或篮筐装载灭菌物品,物品不可堆放,容器上下均有一定的空间,灭菌包之间间隔距离≥2.5 cm(物品之间至少有足够的空间可以插入伸直的手),以利灭菌介质的穿透,避免空气滞留、液体积聚,避免湿包产生。

(2)灭菌物品不能接触灭菌器的内壁及门,以防吸入冷凝水。

(3)应将同类材质的器械、器具和物品,置于同一批次进行灭菌。若纺织类物品与金属类物品混装时,纺织类物品应放置于灭菌架上层竖放,且装载应比较宽松;金属类则置于灭菌架下层平放;底部无孔的盘、碗、盆等物品应斜放,且开口方向一致;纸袋、纸塑袋亦应斜放。

(4)预真空灭菌器的装载量不得超过柜室容积的90%,下排气灭菌器的装载量不能超过柜室容积的80%,同时预真空和脉动真空压力蒸汽灭菌器的装载量亦分别不得小于柜室容积的10%和5%,以防止"小装量效应"残留空气影响灭菌效果。

(5)各个储槽的筛孔需完全打开。

(6)易碎物品需轻拿轻放,轻柔操作。

(7)将批量监测随同已装载好的灭菌物品一同推入灭菌器内,批量监测放置在灭菌柜腔内下部、排气孔上方。

3.灭菌器工作运行中

(1)关闭密封门,根据被灭菌物品的性质选择灭菌程序,检查灭菌参数是否正确,启动运行程序。如根据蒸汽供给的压力,判断灭菌所能达到的最高温度,选择采用温度132~134 ℃,压力205.8 kPa,灭菌维持时间4分钟;或温度121 ℃,压力102.9 kPa,灭菌维持时间20~30分钟。目前多数灭菌器采用电脑自动控制程序,当温度达不到132 ℃时自动转入121 ℃灭菌程序。

(2)灭菌过程中,操作人员必须密切观察设备运行时仪表和显示屏的压力、温度、时间、运行曲线等物理参数,如有异常,及时处理。

(3)每批次灭菌物品按要求做好登记工作:灭菌日期、灭菌器编号、批次号、装载的主要物品、灭菌程序号、主要运行参数、操作员签名或工号,便于物品的跟踪、追溯。

4.无菌物品卸载

(1)灭菌程序结束后,从灭菌器中拉出灭菌器柜架或容器,放于无菌保持区或交通量小的地方,直至冷却至室温,冷却时间应≥30分钟,防止湿包产生。

(2)灭菌质量确认。检查每批次的化学批量监测或生物批量监测是否合格;对每个灭菌包进行目测,检查包外的化学指示标签及化学指示胶带是否合格,检查有无湿包现象,湿包或无菌包掉落地上均应视为污染包,污染包应重新进入污染物品处理程序,不得烘烤。

(三)质量标准

(1)物品装载正确:①包与包之间留有空间符合要求。②各种材质物品摆放位置、方式符合要求。③在灭菌器柜室内物品的摆放符合要求,避免接触门或侧壁,以防湿包。④有筛孔的容器必须把筛孔打开,其开口的平面与水平面垂直。

(2)按《消毒技术规范》要求每天完成灭菌设备检查内容。

(3)灭菌包规格、重量符合标准。装载容量符合要求,容量不能超出限定的最大值或低于最小值。

（4）灭菌包外应有标志，内容包括物品名称、检查打包者姓名或编号、灭菌器编号、批次号、灭菌日期和失效日期。

（5）每天灭菌前必须进行 B-D 检测，检测结果合格方可使用，B-D 检测图整理存档，保留3年。

（6）根据灭菌物品的性能，所能耐受的温度和压力确定灭菌方式。凡能耐受高温、高压的医疗用品采用压力蒸汽灭菌。油剂、粉剂采用干热灭菌。不耐高温的精密仪器、塑料制品等采用低温灭菌。

（7）选择正确的灭菌程序。根据灭菌物品的材质如器械、敷料等选择相应的灭菌程序。

（8）选择正确的灭菌参数，每锅次灭菌的温度、压力、灭菌时间等物理参数要有记录。

（9）严格执行灭菌与非灭菌物品分开放置。

（10）每周每台灭菌器进行生物检测1次，结果登记并存档保留3年。

（11）对每批次进行化学指示卡检测，检测结果有记录并存档保留3年。

（12）植入性器械每批次有生物检测合格后方可发放，急诊手术有5类化学指示卡 PCD 批量检测合格后可临时发放并做好登记以备召回。

（13）无菌物品合格率达100％。确认灭菌合格后，批量监测物品存档并做好登记。

（14）按要求做好设备的维护和保养，并有记录。

（四）注意事项

（1）开放式的储槽不应用于灭菌物品的包装。

（2）严格执行安全操作，消毒员经过培训合格，持证上岗。

（3）排冷凝水阀门开放大小要适当，过大蒸汽大量释放造成浪费，过小冷凝水不能排尽，造成湿包，灭菌失败。

（4）灭菌器运行过程中，消毒员不得离开设备，应密切观察各个物理参数和机器运行情况，出现漏气、漏水情况及时解决。

（5）灭菌结束，开门操作时身体避开灭菌器的门，以防热蒸汽烫伤。

（6）待冷却的灭菌架应挂有防烫伤标示牌，卸载时戴防护手套，防止烫伤。

（7）压力蒸汽灭菌器不能用于凡士林等油类和粉剂的灭菌，不能用于液体的灭菌。

二、储存

（一）目的

灭菌物品在适宜温度、湿度的独立空间集中保存，在有效期内保持无菌状态。

（二）操作规程

1.空间要求

无菌物品应存放在消毒供应中心洁净度最高的区域，尽管卫计委对无菌物品存放区未做净化要求，但对其空气流向及压强梯度做了明确规定：空气流向由洁到污；无菌物品存放区为洁净区，其气压应保持相对正压。湿度低于70％，温度低于24 ℃。目前有些医院消毒供应中心的无菌物品存放区与消毒间无菌物品出口区域连通，其弊病是造成无菌物品储存区域温度、湿度超标。无菌物品存放间与灭菌间的无菌物品出口区域应设屏障。

2.无菌物品储存架准备

无菌物品的储存架最好选用可移动、各层挡板为镂空的不锈钢架子，优点是根据灭菌日期排

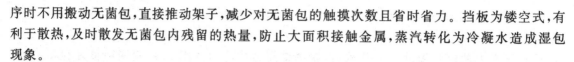

序时不用搬动无菌包,直接推动架子,减少对无菌包的触摸次数且省时省力。挡板为镂空式,有利于散热,及时散发无菌包内残留的热量,防止大面积接触金属,蒸汽转化为冷凝水造成湿包现象。

3.无菌物品有序存放

无菌物品品种名称标示醒目且位置固定。根据灭菌时间的先后顺序固定排列,先灭菌的物品先发放,后灭菌的物品后发放。库存无菌物品基数有备案,每天或每班次物品查对有记录。

4.及时增补

根据临床需要的无菌物品情况,及时增补,以满足临床使用。

(三)质量标准

(1)进入无菌物品存放区按要求着装。

(2)无菌物品存放区不得有未灭菌或标示不清物品存放。

(3)外购的一次性使用无菌物品,须先去掉外包装方可进入无菌物品存放区。

(4)室内温度保持在 24℃以下,湿度在 70%以下。

(5)存放间每月监测一次:空气细菌数≤200 cfu/m³;物体表面数<5 cfu/cm²;工作人员手细菌数<5 cfu/cm²;灭菌后物品及一次性无菌医疗器具不得检出任何种类微生物及热原体。

(6)物品存放离地 20~25 cm、离顶 50 cm、离墙 5 cm。

(7)无菌包包装完整,手感干燥,化学指示剂变色均匀,湿包视为污染包应重新清洗灭菌。

(8)无菌包一经拆开,虽未使用,但应重新包装灭菌,无过期物品存放,物品放置部位标示清楚醒目,并按灭菌日期有序存放,先人先发,后人后发。

(9)凡出无菌室的物品应视为污染,应重新灭菌。

(四)注意事项

环境的温度、湿度达到标准时,使用纺织品材料包装的无菌物品有效期宜为 14 天;未达到环境标准时,有效期宜为 7 天。医用一次性纸袋包装的无菌物品,有效期宜为 1 个月;使用一次性医用皱纹纸、医用无纺布包装的无菌物品,有效期宜为 6 个月;使用一次性纸塑袋包装的无菌物品,有效期宜为 6 个月。硬质容器包装的无菌物品,有效期宜为 6 个月。

三、发放

(一)目的

根据临床需要,将无菌物品安全、及时运送到使用科室。

(二)操作规程

(1)与临床科室联系,确定各科室需要的无菌物品名称、数量。并记录在无菌物品下送登记本上。根据本院工作量进行分组,按省时省力的原则分配各组负责的科室。

(2)准备下送工具。无菌物品下送工具应根据工作量采用封闭的下送车或封闭的整理箱等。下送工具每天进行有效消毒处理,并存放在固定的清洁区域内。

(3)于无菌物品发放窗口领取并清点下送无菌物品。

(4)发放车上应备有下送物品登记本,科室意见反馈本。与科室负责治疗室工作人员认真交接,并在物品登记本上双方签字。定期征求科室意见,并将科室意见反馈给护士长。

(三)质量标准

(1)运送工具定点存放标示清楚。

(2)无菌物品下送车或容器不得接触污染物品,污车、洁车严格区分,并分别定点放置。每次使用后彻底清洗、消毒,擦干备用。

(3)严格查对无菌物品的名称、数量、灭菌日期、失效期、包装的完整性、灭菌合格标示及使用科室。

(4)物品数目登记完善准确;下发物品账目清楚。

(5)及时准确地将消毒物品送到临床科室。

(6)对科室意见有记录,并有相应整改措施和评价。

(四)注意事项

发放无菌物品后剩余物品不得返回无菌物品存放区,按污染物品重新处理。

(王 卉)

第五节 微 波 消 毒

波长为 0.001~1.000 m,频率为 300~300 000 MHz 的电磁波称为微波。物质吸收微波所能产生的热效应可用于加热,在加热、干燥和食品加工中,人们发现微波具有杀菌的效能,于是又被逐渐用于消毒和灭菌领域。近年来,微波消毒技术发展很快,在医院和卫生防疫消毒中已有较广泛的应用。

一、微波的发生及特性

微波是一种波长短而频率较高的电磁波。磁控管产生微波的原理是使电子在相互垂直的电场和磁场中运动,激发高频振荡而产生微波。磁控管的功率可以做得很大,能量由谐振腔直接引出,而无须再经过放大。现代磁控管一般分为两类:一类是产生脉冲微波的磁控管,其最大输出功率峰值可达 10 000 kW,另一类是产生连续微波的磁控管,如微波干扰及医学上使用的磁控管,其最大输出功率峰值可达 10 kW。用于消毒的微波的频率为 2 450 MHz 及 915 MHz,由磁控管发生,能使物品发热,热使微生物死亡。微波频率高、功率大,使物体发热时,内外同时发热且不需传导,故所需时间短,微波消毒的主要特点如下。

(一)作用快速

微波对生物体的作用就是电磁波能量转换的过程,速度极快,可在 10^{-9} 秒之内完成,加热快速、均匀,热力穿透只需几秒至数分钟,不需要空气与其他介质的传导。用于快速杀菌时是其他因子无法比拟的。

(二)对微生物没有选择性

微波对生物体的作用快速而且不具选择性,所以其杀菌具有广谱性,可以杀灭各种微生物及原虫。

(三)节能

微波的穿透性强,瞬时即可穿透到物体内部,能量损失少,能量转换效率高,便于进行自动化流水线式生产杀菌。

（四）对不同介质的穿透性不同

对有机物、水、陶瓷、玻璃、塑料等穿透性强，而对绝大部分金属则穿透性差，反射较多。

（五）环保、无毒害

微波消毒比较环保、无毒害、无残留物、不污染环境，也不会形成环境高温。还可对包装好的，较厚的或是导热差的物品进行处理。

二、微波消毒的研究与应用

（一）医疗护理器材的消毒与灭菌

微波的消毒灭菌技术是在微波加热干燥的基础上发展而来的，这一技术首先是在食品加工业得到推广应用，随着科技的发展，微波的应用越来越广泛。现在微波除用于医院和卫生防疫消毒以外，还广泛用于干燥、筛选及物理、化工等行业。但是微波消毒目前仍处于探索研究阶段，许多实验的目的主要是探索微波消毒的作用机制。目前使用较多的有以下几种。

1.微波牙钻消毒器

目前市场上，已有通过国家正式批准生产的牙钻涡轮机头专用微波消毒装置，WBY型微波牙钻消毒器为产品之一，多年临床使用证明，该消毒器有消毒速度快，效果可靠，不损坏牙钻，操作简单等优点。

2.微波快速灭菌器

型号为 WXD-650A 的微波快速灭菌器是获得国家正式批准的医疗器械微波专用灭菌设备，该设备灭菌快速，5 分钟内可杀灭包括细菌芽孢在内的各种微生物，效果可靠，可重复使用，小型灵活，适用范围广，特别适合用于需重复消毒、灭菌的小型手术用品，它可用于金属类、玻璃陶瓷类、塑料橡胶类材料的灭菌。

3.眼科器材的专用消毒器

眼科器械小而精细、要求高，消毒后要求不残留任何有刺激性的物质，目前眼科器械消毒手段不多，越来越多的眼科器械、仿人工替代品、角膜接触镜（又称隐形眼镜）等物品的消毒开始使用微波消毒。

4.口腔科根管消毒

有学者将 WB-200 型电脑微波口腔治疗仪用于口腔急、慢性根尖周炎及牙髓坏死患者根管的治疗，微波消毒组治愈率 95.2%、好转率 3.1%、无效率 1.8%，常规组分别为 90.0%、5.0%、5.0%，统计学处理显示，两者差别显著。

5.微波消毒化验单

用载体定量法将菌片置于单层干布袋和保鲜袋内，用 675W 微波照射 5 分钟，杀菌效果与双层湿布袋基本一致，照射 8 分钟，对前两种袋内的大肠埃希菌、金黄色葡萄球菌、枯草杆菌黑色变种芽孢平均杀灭率均达到 99.73%～99.89%，而双层湿布包达到 100%。有研究报道，利用家用微波炉对人工染菌的化验单进行消毒，结果以 10 张为一本，800W 照射 5 分钟，以 50 张为一本，照射 7 分钟，均可完全杀灭大肠埃希菌、金黄色葡萄球菌和铜绿假单胞菌，但不能完全杀灭芽孢；以 50 张为一本，800W 照射 7 分钟可以杀灭细菌繁殖体，但不能杀灭芽孢。

6.微波消毒医用矿物油

医用矿物油类物质及油纱条的灭菌因受其本身特性的影响，仍是医院消毒灭菌的一个难题。常用的干热灭菌和压力蒸汽灭菌都存在一些弊端，而且灭菌效果不理想。采用载体定性杀菌试验方法,观察了微波灭菌器对液状石蜡和凡士林油膏及油纱布条的杀菌效果。结果液状石蜡和凡士林油膏经 650 W 微波灭菌器照射 20 分钟和 25 分钟,可全部杀灭嗜热脂肪杆菌芽孢;分别照射 25 分钟和 30 分钟,可全部杀灭枯草杆菌黑色变种芽孢,但对凡士林油纱布条照射 50 分钟,仍不能全部杀灭枯草杆菌黑色变种芽孢,试验证明,微波照射对液状石蜡和凡士林油膏可达到灭菌效果。

(二)食品与餐具的消毒

由于微波消毒快捷、方便、干净、效果可靠,将微波应用于食品与餐具消毒的报道亦较多。将 250 mL 酱油置玻璃烧杯中,经微波照射 10 分钟即达到消毒要求。有学者将细菌总数为 312×10^6 CFU/g 的塑料袋装咖喱牛肉置微波炉中照射 40 分钟,菌量减少至 413×10^2 CFU/g。市售豆腐皮细菌污染较严重,当用 650 W 功率微波照射 300 g 市售豆腐皮 5 分钟,可使之达到卫生标准。用微波对牛奶进行消毒处理,亦取得了较好的效果。用微波炉加热牛奶至煮沸,可将铜绿假单胞菌、分枝杆菌、脊髓灰质炎病毒等全部杀灭;但白色念珠菌仍有存活。用 700 W 功率微波对餐茶具,如奶瓶、陶瓷碗及竹筷等照射 3 分钟,可将污染的大肠埃希菌全部杀灭,将自然菌杀灭 99.17% 以上;照射 5 分钟,可将 HBsAg 的抗原性破坏。专用于餐具和饮具的 WX-1 微波消毒柜,所用微波频率为 2 450 MHz,柜室容积为 480 mm×520 mm×640 mm。用该微波消毒柜,将染有枯草杆菌黑色变种(ATCC9372)芽孢、金黄色葡萄球菌(ATCC6538)、嗜热脂肪杆菌芽孢及短小芽孢杆菌(E601 及 ATCC27142)的菌片放置于成捆的冰糕棍及冰糕包装纸中,经照射 20 分钟,可达到灭菌要求。

(三)衣服的消毒

用不同频率的微波对染有蜡状杆菌(4001 株)芽孢的较大的棉布包(16 cm×32 cm×40 cm)进行消毒,当微波功率为 3 kW 时,杀灭 99.99% 芽孢,2 450 MHz 频率微波需照射 8 分钟,而 915 MHz 者则仅需 5 分钟。微波的杀菌作用随需穿透物品厚度的增加而降低。如将蜡状杆菌芽孢菌片置于含水率为 30% 的棉布包的第 6、34 和 61 层,用 2 450 MHz 频率(3 kW)微波照射 2 分钟,其杀灭率依次为 99.06%、98.08% 和 91.57%。关于照射时间长短对杀菌效果影响的试验证明,用 2 450 MHz 频率(3 kW)微波处理,当照射时间由 1 分钟增加至 2 分钟、3 分钟、4 分钟时,布包内菌片上的残存芽孢的对数值由 3.8 依次降为 1.4、0.7 和 0。在一定条件下,微波的杀菌效果可随输出功率的增加而提高。当输出功率由 116 kW 增至 216 kW 和 316 kW 时,布包内菌片上的残存蜡状杆菌芽孢的对数值依次为 3.0、1.5 和 0。将蜡状杆菌芽孢菌片置于含水率分别为 0、20%、30%、45% 的棉布包中,用 450 MHz(3 kW)微波照射 2 分钟。结果,残存芽孢数的对数值依次为 3.31、2.39、1.51 和 2.62。该结果表明,当含水率在 30% 左右时最好,至 45% 其杀菌效果反而有所降低。用家用微波炉,以 650 W 微波照射 8 分钟,可完全杀灭放置于 20 cm×20 cm×20 cm 衣物包(带有少量水分)中的枯草杆菌黑色变种芽孢。

(四)废弃物等的消毒

用传送带连续照射装置对医院内废物,包括动物尸体及组织、生物培养物、棉签,以及患者的血、尿、粪便样本和排泄物等进行微波处理。结果证明,该装置可有效的杀灭废弃物中的病原微生物。为此,有学者建议在医院内,可用这种装置代替焚烧炉。在德国(1991),污泥的农业使用有专门法规,如培育牧草用的污泥,必须不含致病微生物。传送带式微波处理为杀灭其中病原微生物的方法之一。用微波-高温压力蒸汽处理医疗废物,效果理想。处理流程见图 2-1。

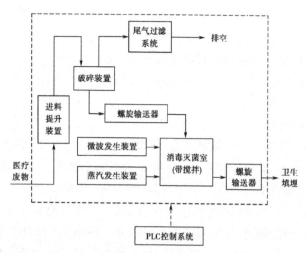

图 2-1 微波高温高压处理医疗废物流程

(五)固体培养基的灭菌

金龟子绿僵菌是一种昆虫病原真菌,在农林害虫生物防治中应用广泛。为了大批量培养绿僵菌,其培养基的灭菌工作十分重要。目前常用的灭菌方法是传统的压力蒸汽灭菌法,但存在灭菌时间长,不能实现流水作业等缺点。微波灭菌具有灭菌时间短、操作简便,以及对营养破坏小等特点。

为探讨微波对金龟子绿僵菌固体培养基的灭菌效果及其影响因素,用家用微波炉、载体定量法对农业用绿僵菌固体培养基灭菌效果进行了实验室观察,结果随着负载量的增大,杀菌速度降低。负载量为 200 g 以下时,微波处理 3 分钟,全部无菌生长。负载量为 250 g 时,微波照射 4 分钟,存活菌数仍达 100 CFU/g,试验证明,随着微波处理时间的延长,灭菌效果增强。以 100 g 固体培养基加 60 g 水的比例经微波处理效果比较好,灭菌处理 3 分钟均能达到灭菌目的。微波对绿僵菌固体培养基灭菌最佳工艺为:100 g 的固体培养基加 60 g 水,浸润 3 小时,在 800 W 的微波功率处理 3 分钟,可达到灭菌效果。

三、影响微波消毒的因素

(一)输出功率与照射时间

在一定条件下,微波输出功率大,电场强,分子运动加剧,加热速度快,消毒效果就好。

(二)负载量的影响

不同重量敷料包为负载,分别在上、中、下层布放枯草杆菌芽孢菌片,经 2 450 MHz、3 kW 照射 13 分钟,结果 4.25~5.25 kg 者,杀灭率为 99.9%;5.5 kg 者,杀灭率为 99.5%;6.0 kg 者,杀灭率为 94.9%。

(三)其他因素

包装方法、灭菌材料含湿量、协同剂等因素对微波杀菌效果的影响也是大家所认同的,这些因素在利用微波消毒时应根据现场情况酌情考虑。

四、微波的防护

微波过量照射对人体产生的影响,可以通过个体防护而减轻,并加以利用,因此在使用微波时需要采取的防护措施如下。

(一)微波辐射的吸收和减少微波辐射的泄漏

当调试微波机时,需要安装功率吸收天线,吸收微波能量,使其不向空间发射。设置微波屏障需采用吸收设施,如铺设吸收材料,阻挡微波扩散。做好微波消毒机的密封工作,减少辐射泄漏。

(二)合理配置工作环境

根据微波发射有方向性的特点,工作地点应置于辐射强度最小的部位,尽量避免在辐射束的前方进行工作,并在工作地点采取屏蔽措施,工作环境的电磁强度和功率密度,不要超过国家规定的卫生标准,对防护设备应定期检查维修。

(三)个人防护

针对作业人员操作时的环境采取防护措施。可穿戴喷涂金属或金属丝织成的屏障防护服和防护眼镜。对作业人员每隔1~2年进行一次体格检查,重点观察眼晶状体的变化,其次为心血管系统,外周血常规及男性生殖功能,及早发现微波对人体健康危害的征象,只要及时采取有效的措施,作业人员的安全是可以得到保障的。

（王　卉）

第六节　超声波消毒

近20年来,人们一直在努力寻找一种更迅速、更便宜而又能克服高温(饱和蒸汽或干热)消毒灭菌方法和化学消毒法的弱点的消毒方法,超声波消毒就是其中的一种。随着超声波的使用越来越广泛,人们对其安全性产生了担忧。事实上,临床实践证明,即使以超过临床使用数倍的剂量也难以观察到其对人体的损伤,现在普遍认为,强度<20 mW/cm² 的超声波对人体无害,但对大功率超声波照射还是应注意防护。

一、超声波的本质与特性

超声波和声波一样,也是由振动在弹性介质中的传播过程形成的,超声波是一种特殊的声波,它的声振频率超过了正常人听觉的最高限额,达到20 000 Hz以上,所以人听不到超声波。

超声波具有声波的一切特性,它可以在固体、液体和气体中传播。超声波在介质中的传播速度除与温度、压强及媒介的密度等有关外,还与声源的振动频率有关。在媒介中传播时,其强度随传播距离的增长而减弱。超声波也具有光的特性。可发生辐射和衍射等现象,波长越长,其衍射现象越明显。但由于超声波的波长仅有几毫米,所以超声波的衍射现象并不明显。高频超声波也可以聚焦和定向发射,经聚焦而定向发射的超声波的声压和声强可以很大,能贯穿液体或固体。

二、超声波消毒的研究与应用

(一)超声波的单独杀菌效果

用2.6 kHz的超声波进行微生物杀灭实验,发现某些细菌对超声波是敏感的,如大肠埃希菌、巨大芽孢杆菌、铜绿假单胞菌等可被超声波完全破坏。此外,超声波还可使烟草花叶病毒、脊髓灰质炎病毒、狂犬病毒、流行性乙型脑炎病毒和天花病毒等失去活性。但超声波对葡萄球菌、链球菌等效力较小,对白喉毒素则完全无作用。

(二)超声波与其他消毒方法的协同作用

虽然超声波对微生物的作用在理论上已获得较为满意的解释。但是,在实际应用上还存在一些问题。例如,超声波对水、空气的消毒效果较差,很难达到消毒作用,而要获得具有消毒价值的超声波,必须首先具有高频率、高强度的超声波波源,这样,不仅在经济上费用较大,而且与所得到的实际效果相比是不经济的。因此,人们用超声波与其他消毒方法协同作用的方式,来提高其对微生物的杀灭效果。例如,超声波与紫外线结合,对细菌的杀灭率增加;超声波与热协同,能明显提高对链球菌的杀灭率;超声波与化学消毒剂合用,即声化学消毒,对芽孢的杀灭效果明显增强。

1.超声波与戊二醛的协同消毒作用

据报道,单独使用戊二醛完全杀灭芽孢,要数小时,在一定温度下戊二醛与超声波协同可将杀灭时间缩短为原来的 $1/2\sim1/12$。如果事先将菌悬液经超声波处理,则它对戊二醛的抵抗力是一样的。将戊二醛与超声波协同作用,才能提高戊二醛对芽孢的杀灭能力(表2-2)。

表2-2 超声波与戊二醛协同杀菌效果

戊二醛含量(%)	温度(℃)	超声波频率(kHz)	完全杀灭芽孢所需时间(分钟)
1	55	无超声波	60
1	55	20	5
2	25	无超声波	180
2	25	250	30

2.超声波与环氧乙烷的协同消毒作用

有学者用频率为 30.4 kHz,强度为 2.3 W/cm² 的连续性超声波与浓度 125 mg/L 的环氧乙烷协同,在 50 ℃恒温,相对湿度 40% 的条件下对枯草杆菌芽孢进行消毒,作用 40 分钟可使芽孢的杀灭率超过 99.99%,如果单用超声波时只能使芽孢的菌落数大约减少 50%。因此认为环氧乙烷与超声波协同作用的效果比单独使用环氧乙烷或超声波消毒效果好,而且还认为用上述频率与强度的超声波,在上述的温度与相对湿度的条件下,与环氧乙烷协同消毒是最理想的条件。环氧乙烷与超声波协同消毒在不同药物浓度、不同温度条件及不同作用时间的条件下消毒效果有所不同。环氧乙烷与超声波协同消毒在相同药物浓度、相同温度时,超声波照射时间越长,杀菌率越高;在相同药物浓度、相同照射时间下,温度越高,杀菌率越高;而在相同照射时间、相同温度下,药物浓度越高,杀菌率也越高。

3.超声波与环氧丙烷的协同消毒作用

有报道,在 10 ℃,相对湿度为 40% 的条件下,暴露时间为 120 分钟时,不同强度的超声波与环氧丙烷协同消毒的结果不同,在环氧丙烷浓度为 500 mg/L,作用时间为 120 分钟时,用强度为 1.6 W/cm² 的超声波与环氧丙烷协同作用,可完全杀灭细菌芽孢。在相同条件下,单独使用环氧丙烷后,不能完全杀灭。而且,在超声波与环氧丙烷协同消毒时,存活芽孢数是随声强的增加而呈指数下降。

4.超声波与强氧化高电位酸性水协同杀菌

强氧化高电位酸性水是一种无毒无不良气味的杀菌水,技术指标是:氧化还原电位(ORP)值≥1100 MV,pH≤2.7,有效氯≤60 mg/L。如单独使用超声波处理10分钟,对大肠埃希菌杀灭率为89.9%;单独使用强氧化高电位酸性水作用30秒,对大肠埃希菌杀灭率为100%;超声波与氧化水协同作用15秒,杀灭率亦达到100%。单用超声波处理10分钟、单独用强氧化高电位酸性水作用1.5分钟,可将悬液内HBsAg阳性血清的抗原性完全灭活,两者协同作用仅需30秒即可达到完全灭活。

5.超声波与其他消毒液的协同杀菌作用

试验表明,用超声波(10 W/cm²)与多种消毒液对芽孢的杀灭均有协同作用,特别是对一些原来没有杀芽孢作用的消毒剂,如氯己定、苯扎溴铵、醛醇合剂等,这种协同作用不仅对悬液中的芽孢有效,对浸于液体中的载体表面上的芽孢也有同样效果。有学者等报道,超声波可加强过氧化氢的杀菌作用,使其杀芽孢时间从25分钟以上缩短到10~15分钟。

有研究人员用超声波与臭氧协同消毒污水,有明显增效作用,可能是因为超声波:①增加臭氧溶解量;②打碎细菌团块和外围有机物;③降低液体表面张力;④促进氧的分散,形成小气泡,增加接触面积;⑤加强氧化还原作用。声化学消毒的主要机制是由于超声波快速而连续性的压缩与松弛作用,使化学消毒剂的分子打破细菌外层屏障,加速化学消毒剂对细菌的渗透,细菌则被进入体内的化学消毒剂的化学反应杀死。超声波本身对这种化学杀菌反应是没有作用的,但它能加速化学消毒剂在菌体内的扩散。在声化学消毒中,超声波的振幅与频率最为重要。

（三）超声波的破碎作用

利用高强度超声波照射菌液,由于液体的对流作用,整个容器中的细菌都能被破坏(图2-2)。超声波的破碎作用应用于生物研究中,能提高从器官组织或其他生物学基质中分离病毒及其他生物活性物质(如维生素、细菌毒素等)的阳性率。

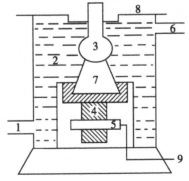

1.冷却水进口;2.冷却水;3.处理容器;4.换能器;5.高频线圈;
6.冷却水出口;7.增幅杆;8.固定容器装置;9.电源输入

图 2-2　超声波细胞破碎器结构示意图

三、影响超声波消毒效果的因素

超声波的消毒效果受到多种因素的影响,常见的有超声波的频率、强度、照射时间、媒质的性质、细菌的浓度等。

(一)超声波频率

在一定频率范围内,超声波频率高,能量大,则杀菌效果好,反之,低频率超声波效果较差。但超声波频率太高则不易产生空化作用,杀菌效果反而降低。

(二)超声波的强度

利用高强度超声波处理菌液,由于液体的对流作用,整个容器中的细菌都能被破坏。据报道,当驱动功率为 50 W 时,容器底部的振幅为 10.5 μm,对 50 mL 含有大肠埃希菌的水作用 10~15 分钟后,细菌 100% 破碎。驱动功率增加,作用时间减少。

(三)作用时间和菌液浓度

超声波消毒的消毒效果与其作用时间成正比,作用时间越长,消毒效果越好。作用时间相同时,菌液浓度高比浓度低时消毒效果差,但差别不大。有人用大肠埃希菌试验,发现 30 mL 浓度为 3×10^6 CFU/mL 的菌液需作用 40 分钟,若浓度为 2×10^7 CFU/mL 则需作用 80 分钟。15 mL 浓度为 4.5×10^6 CFU/mL 的菌液只需作用 20 分钟即可杀死。另有人用大肠埃希菌、金黄色葡萄球菌、枯草杆菌、铜绿假单胞菌试验发现,随超声波作用时间的延长,其杀灭率皆明显提高,而且在较低强度的超声波作用下以铜绿假单胞菌提高最快,经统计学处理发现,铜绿假单胞菌、枯草杆菌的杀灭率和超声波作用时间之间的相关系数有统计学意义。

(四)盛装菌液容器

Davis 用不锈钢管作容器,管长从 25 cm 不断缩短,内盛 50% 酵母液 5 mL,用 26 kHz 的超声波作用一定时间,结果发现,细菌破碎的百分数与容器长度有关,在 10~25 cm 之间,出现 2 个波峰和 2 个波谷,两波峰或两波谷间相距约 8 cm。从理论上说盛装容器长度以相当于波长的一半的倍数为最好。

(五)菌液容量

由于超声波在透入媒质的过程中不断将能量传给媒质,自身随着传播距离的增长而逐渐减弱。因此,随着被处理菌悬液的菌液容量的增大,细菌被破坏的百分数降低。Davis 用 500 W/cm^2 的超声波对 43.5% 的酵母菌液作用 2 分钟,结果发现,容量越大,细菌被破坏的百分数越低。此外被处理菌悬液中出现驻波时,细菌常聚集在波节处,在该处的细菌承受的机械张力不大,破碎率也最低。因此,最好使被处理液中不出现驻波,即被处理菌悬液的深度最好短于超声波在该菌悬液中波长的一半。

(六)媒质

一般微生物被洗去附着的有机物后,对超声波更敏感,另外,钙离子的存在,pH 值的降低也能提高其敏感性。

(王 卉)

第七节　紫外线消毒

紫外线(ultraviolet ray,简称 UV)属电磁波辐射,而非电离辐射(图 2-3),根据其波长范围分为 3 个波段:A 波段(波长为 400~315 nm)、B 波段(315~280 nm)、C 波段(280~100 nm),是一种不可见光。杀菌力较强的波段为 280~250 nm,通常紫外线杀菌灯采用的波长为 253.7 nm,广谱杀菌效果比较明显。

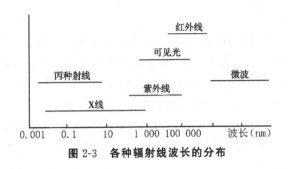

图 2-3 各种辐射线波长的分布

一、紫外线的发生与特性

(一)紫外线的发生

目前用于消毒的紫外线杀菌灯多为低压汞灯,它所产生的紫外线波长 95% 为 253.7 nm。用于消毒的紫外线灯分为普通型紫外线灯和低臭氧紫外线灯,低臭氧紫外线灯因能阻挡 184.9 nm 波长的紫外线向外辐射,减少臭氧的产生,所以目前医院多选择低臭氧紫外线灯。

(二)紫外线灯消毒特性

紫外线灯的杀菌特性有以下几点。

(1)杀菌谱广。紫外线可以杀灭各种微生物,包括细菌繁殖体、细菌芽孢、结核分枝杆菌、真菌、病毒和立克次体。

(2)不同微生物对紫外线的抵抗力差异较大,由强到弱依次为真菌孢子>细菌芽孢>抗酸杆菌>病毒>细菌繁殖体。

(3)穿透力弱。紫外线属于电磁辐射,穿透力极弱,绝大多数物质不能穿透,因此使用受到限制;在空气中可受尘粒与湿度的影响,当空气中含有尘粒 800～900 个/cm³,杀菌效力可降低 20%～30%,相对湿度由 33% 增至 56% 时,杀菌效能可减少到 1/3。在液体中的穿透力随深度增加而降低,小、中杂质对穿透力的影响更大,溶解的糖类、盐类、有机物都可大大降低紫外线的穿透力。酒类、果汁、蛋清等溶液只需0.1～0.5 mm 即可阻留 90% 以上的紫外线。

(4)杀菌效果与照射剂量有关。杀菌效果直接取决于照射剂量(照射强度和照射时间)。

(5)在不同介质中紫外线杀菌效果不同。

(6)杀灭效果受物体表面因素影响。紫外线大多是用来进行表面消毒的,粗糙的表面不适宜用紫外线消毒,当表面有血迹、痰迹等污染物质时,消毒效果亦不理想。

(7)协同消毒作用。有报道,某些化学物质可与紫外线起协同消毒作用,如紫外线与醇类化合物可产生协同杀菌作用,经乙醇湿润过的紫外线口镜消毒器可将杀芽孢时间由 60 分钟缩短为 30 分钟,污染有 HBsAg 的玻璃片经3%过氧化氢溶液湿润后,再经紫外线照射 30 分钟即可完全灭活,而紫外线或过氧化氢单独灭活上述芽孢菌都需要 60 分钟左右。

二、紫外线消毒装置

(一)紫外线杀菌灯分类

紫外线灯管根据外形可分为直管、H 形管、U 形管;根据使用目的不同被分别制成高强度紫外线消毒器、紫外线消毒箱、紫外线消毒风筒、移动式紫外线消毒车、便携式紫外线灯等。

(二)杀菌灯装置

1.高强度紫外线灯消毒器

高强度的紫外线灯是专门研制出的 H 形热阴极低压汞紫外线灯,它在距离照射表面很近时,照射强度可达 $5\ 000\ \mu W/cm^2$ 以上,5 秒内可杀灭物体表面污染的各种细菌、真菌、病毒,对细菌芽孢的杀灭率可达 99.9% 以上,目前国内生产的有 9 W、11 W 等小型 H 形紫外线灯,在 3 cm 的近距离照射,其辐射强度可达到 $5\ 000\sim12\ 000\ \mu W/cm^2$。该灯具适用于光滑平面物体的快速消毒,如工作台面、桌面及一些大型设备的表面等。有学者报道,多功能动态杀菌机内,在常温常湿和有人存在情况下,对自然菌的消除率在 59%~83% 之间,最高可达 86%。

2.紫外线消毒风筒

在有光滑金属内表面的圆桶内安装高强度紫外线灯具,在圆桶一端装上风扇,进入风量为 $25\sim30\ m^3/min$,开启紫外线灯使室内空气不断经过紫外线照射,不间断地杀灭空气中的微生物,以达到净化空气的目的,适合有人存在的环境消毒。

3.移动式紫外线消毒车

有立式和卧式两种,该车装备有紫外线灯管 2 支、控制开关和移动轮,机动性强。适合于不经常使用或临时需要消毒的表面和空气的消毒。

4.循环风空气净化(洁净)器

现在市场上有很多种类的空气净化器,这些净化器大多由几种消毒因素组合而成,紫外线在其中起着非常重要的杀菌作用,而且还具有能在各种动态场所进行空气消毒的显著特点。某公司生产的 MKG 空气洁净器,就是由过滤器、静电场、紫外线、空气负离子等消毒因素和进、出风系统组成。连续消毒 45 分钟,可使空气中喷染的金黄色葡萄球菌和大肠埃希菌的杀灭率达到 99.90% 以上,对枯草杆菌黑色变种芽孢的杀灭率达到 99.00% 以上。朱伯光等研制了动态空气消毒器(图 2-4),由循环箱体、风机、低臭氧紫外线灯、初效和中效过滤器、程控系统等组成。结果在 $60\ m^3$ 房间,静态开启 30 分钟,可使自然菌下降 80%,60 分钟下降 90%,动态环境下可保持空气在 Ⅱ 类环境水平。但循环风空气净化器内可能存在未被破坏的细菌,重复使用的净化器内可能存在定植菌,进而造成空气二次污染。

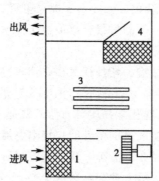

图 2-4 动态空气消毒器结构示意图
1、4.初、中效过滤器;2.轴流抽风机;3.紫外线灯管

5.高臭氧紫外线消毒柜

高臭氧紫外线消毒柜是一种以高臭氧、紫外线为杀菌因子的食具消毒柜。在实验室用载体定量灭活法进行检测,在环境温度 20~25 ℃,相对湿度 50%~70% 的条件下,开机 4 分钟,柜内

紫外线辐射强度为 1 400～1 600 μW/cm^2,臭氧浓度 40.0 mg/m^3,消毒作用 60 分钟加上烘干 45 分钟,对玻片上脊髓灰质炎病毒的平均灭活对数值≥4.0。以臭氧和紫外线为杀菌因子的食具消毒柜,工作时臭氧浓度为 53.6 mg/L,紫外线辐照值为 675～819 μW/cm^2,只消毒或只烘干均达不到消毒效果,只有两者协同作用 90 分钟,才可达到杀灭对数值＞5.0。

三、影响紫外线消毒效果的因素

与紫外线消毒效果有关的因素很多,概括起来可分为两类:影响紫外线辐射强度、照射剂量的因素和微生物方面的因素。

(一)影响紫外线辐射强度和照射剂量的因素

1.电压

紫外线光源的辐射强度明显受到电压的影响,同一个紫外线光源,当电压不足时,辐射强度明显下降。

2.距离

紫外线灯的辐射强度随灯管距离的增加而降低,辐射强度与距离成反比。

3.温度

消毒环境的温度对紫外线消毒效果的影响是通过影响紫外线光源的辐射强度来实现的。一般,紫外线光源在 40 ℃时的辐射强度最强,温度降低时,紫外线的输出减少,温度再升高时,辐射的紫外线因吸收增多,输出也减少。因此,过高或过低的温度对紫外线的消毒都不利,杀菌试验证明,5～37 ℃范围内,温度对紫外线的杀菌效果影响不大。

4.相对湿度

当进行空气紫外线消毒时,空气的相对湿度对消毒效果有影响,RH 过高时,空气中的水分增多,可以阻挡紫外线,因此用紫外线消毒空气时,要求相对湿度最好在 60％以下。

5.照射时间

紫外线的消毒效果与照射剂量呈指数关系,照射剂量为照射时间和辐照强度的乘积,所以要杀灭率达到一定程度,必须保证足够的照射剂量,在光源达到要求的情况下,可以通过保证足够的时间来达到要求剂量。

6.有机物的保护

有机物对消毒效果有明显影响,当微生物被有机物保护时,需要加大照射剂量,因为有机物可以影响紫外线对微生物的穿透,并且可以吸收紫外线。

7.悬浮物的类型

紫外线是一种低能量的电磁辐射,其能量仅有 6 eV,穿透力很弱,空气尘埃能吸收紫外线而降低杀菌率,当空气中每立方厘米含有尘粒 800～900 个,杀菌效能可降低 20％～30％。如枯草杆菌芽孢在灰尘中悬浮比在气溶胶中悬浮时,对紫外线照射有更大的抗性。

8.紫外线反射器的使用

为了更有效地对被辐照表面进行消毒,必须使用对波长为 253.7 nm 的紫外线具有高反射率的反射罩,反射罩的使用,还可以避免操作者受紫外线的直接照射。

(二)微生物方面的因素

1.微生物的类型

紫外线对细菌、病毒、真菌、芽孢、衣原体等均有杀灭作用,不同微生物对紫外线照射的敏感性不同。细菌芽孢对紫外线的抗性比繁殖体细胞大，革兰氏阴性杆菌最易被紫外线杀死，紧接着依次为葡萄球菌属、链球菌属和细菌芽孢，真菌孢子抗性最强。抗酸杆菌的抗力，较白色葡萄球菌、铜绿假单胞菌、肠炎沙门菌等要强 3～4 个对数级。即使在抗酸杆菌中，不同种类对紫外线的抗性亦不相同。

根据抗力大致可将微生物分为 3 类：高抗性的有真菌孢子、枯草杆菌黑色变种芽孢、耐辐射微球菌等；中度抗性的有鼠伤寒沙门菌、酵母菌等；低抗性的有大肠埃希菌、金黄色葡萄球菌、普通变形杆菌等。

2.微生物的数量

微生物的数量越多，需要产生相同致死作用的紫外线照射剂量也就越大，因此，消毒污染严重的物品需要延长照射时间，加大照射剂量。

四、紫外线消毒应用

(一)空气消毒

紫外线的最佳用途是对空气消毒，也是空气消毒的最简便方法。紫外线对空气的消毒方式主要有 3 种。

1.固定式照射

紫外线灯固定在天花板上的方法有以下几种：①将紫外线灯直接固定在天花板上，离地约 2.5 m；②固定吊装在天花板或墙壁上，离地约 2.5 m，上有反光罩，往上方向的紫外线也可被反射下来；③安装在墙壁上，使紫外线照射在与水平面呈 3°～80°角范围内；④将紫外线灯管固定在天花板上，下有反光罩，这样使上部空气受到紫外线的直接照射，而当上下层空气对流交换时，整个空气都会被消毒(图 2-5)。

通常灯管距地面 1.8～2.2 m 的高度比较适宜，这个高度可使人的呼吸带受到最高辐射强度有效照射，使用中的 30 W 紫外线灯在垂直 1 m 处辐照强度应高于 70 μW/cm²（新灯管＞90 μW/cm²），每立方米分配功率不少于 1.5 μW/cm²，最常用的直接照射法时间应不少于30 分钟。有学者报道，60 m³ 烧伤病房，住患者 2～3 人，悬吊 3 支 30 W 无臭氧石英紫外线灯，辐照度值＞90 μW/cm²，直接照射 30 分钟，可使烧伤病房空气达到 Ⅱ 类标准（空气细菌总数≤200 CFU/cm³）的合格率为 70%，60 分钟合格率达到 80%。

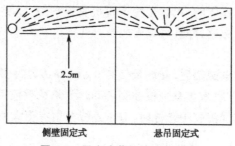

2.5m

侧壁固定式　　　　悬吊固定式

图 2-5　固定式紫外线空气消毒

2.移动式照射

移动式照射法主要是利用其机动性，即可对某一局部或物体表面进行照射，也可对整个房间的空气进行照射。

3.间接照射

间接照射是指利用紫外线灯制成各种空气消毒器,通过空气的不断循环达到空气消毒的目的。

(二)污染物体表面消毒

1.室内表面的消毒

紫外线用于室内表面的消毒主要是医院的病房、产房、婴儿室、监护病房、换药室等场所,某些食品加工业的操作间也比较常用。一般较难达到卫生学要求,必要时可以在灯管上加反射罩或更换高强度灯管,提高消毒效果。

2.设备表面的消毒

用高强度紫外线消毒器进行近距离照射可以对平坦光滑表面进行消毒。如便携式紫外线消毒器可以在近距离表面 3 cm 以内进行移动式照射,每处停留 5 秒,对表面细菌杀灭率可达99.99%。

3.特殊器械消毒的应用

针对某些特殊器械专门设计制造的紫外线消毒器,近几年已开发使用。如紫外线口镜消毒器,内装3支高强度紫外线灯管,采用高反射镜和载物台,一次可放 30 多支口镜,消毒 30 分钟可灭活 HBsAg。紫外线票据消毒器可用于医院化验单、纸币和其他医疗文件的消毒。

(三)饮用水和污水的消毒

紫外线消毒技术正以迅猛发展的态势出现在各种类型的水消毒领域,许多大型水厂和污水处理厂开始使用紫外线消毒技术和装置。紫外线用于水消毒,具有杀菌力强,不残留对人体有害有毒物质和安装维修便捷等特点。目前,紫外线水消毒技术已在许多国家得到推广和使用。按紫外线灯管与水是否接触,紫外线消毒装置分为灯管内置式和外置式两类。目前正在使用和开发的大多数紫外线消毒技术均为灯管内置式装置。

紫外线用于水的消毒有饮用水的消毒和污水的消毒。饮用水的消毒是将紫外线灯管固定在水面上,水的深度应<2 cm,当水流缓慢时,水中的微生物被杀灭。另一种方法是制成套管式的紫外线灯(图 2-6),水从灯管周围流过时,起到杀菌作用。国内现已研制出纯水消毒器,使用特殊的石英套管,能确保在正常水温下灯管最优紫外输出。每分钟处理水量 5.7 L,每小时 342 L。

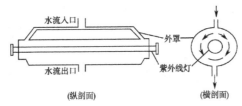

水流入口　外罩　水流出口　紫外线灯

(纵剖面)　(横剖面)

图 2-6　套管式紫外线灯水消毒

(四)食具消毒

餐具保洁柜以臭氧和紫外线为杀菌因子。实验室载体定量杀菌试验,启动保洁柜 60 分钟,对侧立于柜内碗架上左、中、右 3 点瓷碗内表面玻片上大肠埃希菌的平均杀灭率分别为 99.89%、99.99%、99.98%,对金黄色葡萄球菌的平均杀灭率为 99.87%、99.98%、99.96%,但是启动保洁柜 180 分钟,对平铺于保洁柜底部碗、碟内的玻片 HBsAg 的抗原性不能完全破坏。

五、消毒效果的监测

紫外线灯具随着使用时间的延长,辐射强度不断衰减,杀菌效果亦会受到诸多因素的影响,因此对紫外线灯做经常性监测是确保其有效使用的重要措施,监测分为物理监测、生物监测两种,在卫计委的《消毒技术规范》里均有较详细说明。

(一)物理监测

物理监测器材是利用紫外线特异敏感元件制成的紫外线辐射照度计,直接测定辐照度值,间接确定紫外线的杀菌能力,国家消毒技术规范将其列入测试仪器系列。

仪器组成:由受光器、信号传输系统、信号放大电路、指示仪(或液晶显示板)等部件组成。测试原理:当光敏元件受到照射时,光信号转变成电信号,通过信号传输放大器由仪表指示出读值或转变成数字信号,在显示窗口显示出来。测试前先开紫外线灯 5 分钟,打开仪器后稳定 5 分钟再读数。

(二)生物监测

生物监测是通过测定紫外线对特定表面污染菌的杀灭率来确定紫外线灯的杀菌强度。方法是:先在无菌表面画出染菌面积 5 cm×5 cm,要求对照组回收菌量达到 $5×10^5$ ~ $5×10^6$ CFU/cm² 。打开紫外线灯后 5 分钟,待其辐射稳定后移至待消毒表面的垂直上方 1 m 处,消毒至预定时间后采样并做活菌培养计数,计算杀菌率,以评价杀菌效果。

(王 卉)

第八节 等离子体消毒

等离子体消毒技术是消毒学领域近年来出现的一项新的物理消毒灭菌技术,等离子体灭菌技术创始于 20 世纪 60 年代。美国首先对等离子体杀灭微生物的效果进行了研究,有学者对卤素类气体等离子体进行杀灭微生物研究,结果证明,等离子体具有很强的杀菌作用,并于 1968 年研制出等离子体灭菌设备。现已有不少关于等离子体灭菌技术的研究报道和专利产品。等离子体灭菌是继甲醛、环氧乙烷、戊二醛等低温灭菌技术之后,又一新的低温灭菌技术,它克服了其他化学灭菌方法时间长、有毒性的缺点,这一技术在国内发展比较快,国内生产厂家已经有不少产品上市,主要用于一些不耐高温的精密医疗仪器,如纤维内镜和其他畏热材料的灭菌,现已在工业、农业、医学等领域被广泛使用。

一、基本概念

等离子体是指高度电离的电子云,等离子体的生成是某些气体或其他汽化物质在强电磁场作用下,形成气体电子云放电,电离气体而产生的,是在物质固态、液态、气态基础上,提出的物质第四态,即等离子体状态,它是由电子、离子和中子等组合而成的带电状态云状物质,据分析还含有分子、激发态原子、亚稳态原子、自由基等粒子,以及紫外线、γ 射线、β 粒子等,其中的自由基、单态氧、紫外线等都具有很强的杀菌作用(图 2-7)。等离子体在宇宙中普遍存在,如星云、太阳火焰、地球极光等。人工制造的等离子体是通过极度高温或强烈电场、磁场激发等使某些气体产生等离子体状态,在等离子体状态下,物质发生一系列物理和化学变化,如电子交换、电子能量转换、分子碰撞、化学解离和重组等,根据激发形式不同,等离子体可在交直流电弧光激发下产生,高频、超高频激光、微波等都可以激发产生等离子体。

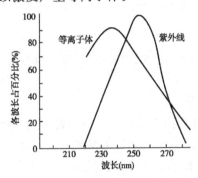

图 2-7　等离子体灭菌与紫外线杀菌所产生的紫外线波长比较

二、物理性质

等离子体是物质存在的一种形式,因而具有自己特定的物质属性。

(一)存在形式

等离子体是一种电离气体云,这是等离子体的客观存在形式即所谓的物质第四态。随着温度的升高,物质由固态变成液态,进而变成气态;但这并未使物质分子发生质的变化,当继续向气体施加能量时,分子中原子获得足够的能量,开始分离成自由电子、离子及其他粒子,形成了一种新的物态体系即等离子体。

(二)存在时间(寿命)

气体分子吸收足够的能量,价电子由低能轨道跃迁到高能轨道成为激发态,这时各种粒子都是不稳定的。在气体分子的辉光放电过程中,空间电子弛豫时间从 10^{-10} 秒到 10^{-2} 秒。若要使等离子体保持稳定,维持气体云浓度,需不断施加能量。

(三)等离子体温度与浓度

等离子体中各种粒子的存在都是短时间的,且没有热平衡,所以电子温度与气体温度相差很大。电子温度受其产生过程和真空度的影响,放电真空度下降,功率不变,电子温度下降。等离子体浓度随输入功率的增加而增加,可以通过控制真空度、电磁场强度来维持等离子体浓度。

(四)空间特性

由于正离子与电子的空间电荷互相抵消,使等离子体在宏观上呈现电中性,但只有在特定的空间尺度上电中性才成立。德拜长度是描述等离子体空间特性的一个重要参量,用 λD 表示。德拜长度是等离子体中电中性成立的最小空间尺度,也可以说德拜长度是等离子体中因热运动或其他扰动导致电荷分离的最大允许空间尺度限度。

(五)粒子温度

等离子体中不同粒子的温度是不一样的。如果将电子温度设为 Te,离子温度设为 Ti,则依据粒子的温度可将等离子体分为两大类,即热平衡等离子体和非热平衡等离子体。当 Te=Ti 时,为热平衡等离子体,二者的温度都高,这很难达到。当 Te>Ti 时为非热平衡等离子体。电子温度达 104 K 以上,而原子和离子之类的重粒子温度可低至 300～500 K,等离子体的宏观温度取决于重粒子的温度,这类等离子体也叫低温等离子体(low temperature plasma,LTP),其宏观温度并不高,接近室温。

三、等离子体灭菌设备

等离子体灭菌设备的基本组成:电源、激发源、气源、传输系统和灭菌腔等。等离子体装置因激发源不同有如下几种类型。

(一)激光等离子体灭菌装置

以激光作为激发源激发气体产生等离子体。激光源发出的激光通过一个棱镜后发生折射,经过透镜聚焦在灭菌腔内,激发腔体内气体产生等离子体。由于激光能量高,在等离子体成分里含紫外线、γ射线、β射线及软 X 线等杀菌成分比较多。但这种装置腔体小,距离实用相差较远,加之产生的等离子体温度高,目前尚未投入使用。

(二)微波等离子体灭菌装置

微波等离子体是一种非平衡态低温等离子体。微波与激光耦合等离子体是灭菌应用研究较多的类型。微波等离子体具有以下特点:①电离分解度高,成分比较丰富;②电子温度与气体温度比值大,即电子温度高而底衬材料温度低;③可以在高气压下维持等离子体浓度;④属于静态等离子体,无噪声。

(三)高频等离子体灭菌装置

此类装置采用高频电磁场作为激发源,利用这种装置产生等离子体的程序是先将灭菌腔内抽成真空,然后通入气体再施加能量,激发产生等离子体对腔内物品进行灭菌(图 2-8)。

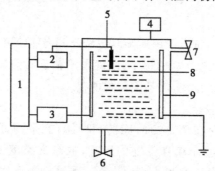

1.高频电源;2.温控;3.放电控制;4.腔体;5.温度计;
6.真空系统;7.进气;8.等离子体;9.电极

图 2-8　高频等离子体灭菌装置

四、等离子体的杀菌作用

(一)普通气体等离子体消毒

非热放电等离子体 NTP-8T 型净化器放电功率为 40 W,风机量为 800 m³/h,在 84 m³ 室内运行 60 分钟,可使空气中的悬浮颗粒下降 83%,自然菌下降 97%;用直接暴露法大气压辉光放电等离子体作用 30 秒,对大肠埃希菌和金黄色葡萄球菌杀灭率分别为 99.91% 和 99.99%,间接暴露法大气压辉光放电等离子体作用 120 秒,对以上两种细菌杀灭率分别为 99.97% 和 99.99%。

（二）协同杀菌作用

Fensmeyer 等将激光与微波耦合，以激光产生等离子体，靠微波能维持其浓度，获得良好的杀菌效果。作者在两者耦合设备条件下，观察不同功率产生的等离子体对 10 mL 玻璃瓶内污染的枯草杆菌芽孢杀灭效果。结果证明，200 W 耦合等离子体杀灭细菌芽孢 D_{10} 值为 2.2 秒，500 W 则 D_{10} 值降到 0.3 秒。

（三）消毒剂等离子体消毒

研究发现，将某些消毒剂汽化作为等离子体基础气体可显示出更强的杀菌作用。Boueher 用多种醛类化合物分别混入氧气、氩气和氮气，激发产生混合气体等离子体，观察其对污染在专用瓷杯上的枯草杆菌芽孢的杀灭作用。结果证明，混合气体等离子体的杀菌作用比单一气体更好。结果显示，在氧气、氩气和氮气中分别混入甲醛、丙二醛、丁二醛、戊二醛、羟基乙醛和苯甲醛等，激发产生混合等离子体，其中甲醛、丁二醛和戊二醛明显比单一气体杀菌效果好。这些气体等离子体虽然具有良好的杀菌作用，但由于作用温度偏高，不适合于怕热器材的灭菌。

近年来，等离子体灭菌技术获得了很大发展，Johnson 公司研制成了低温等离子体灭菌装置，采用过氧化氢气体作为基础气体在高频电场激发下产生低温过氧化氢等离子体，经过低温过氧化氢等离子体（Sterrad 装置）一个灭菌周期的处理（50～75 分钟），可完全达到灭菌要求。

五、灭菌影响因素

等离子体气体消毒剂对微生物的杀灭效果受很多因素的影响，具体如下。

（一）激发源功率

不同功率的电磁场产生的等离子体的数量可能不同，对微生物的杀灭效果也有所不同。有研究人员等对此做过研究，结果证明不同功率的高频电磁场所产生的氧气等离子体对两种细菌芽孢的杀灭效果有明显区别，完全杀灭枯草杆菌黑色变种芽孢在 50 W 功率时需 60 分钟，在 200 W 功率时则只需 5 分钟。所以等离子体的杀菌效果与激发源功率有直接关系，功率增加 3 倍，作用时间缩短 10 倍以上。

（二）激发源种类

如用激光作激发源，激光功率可以很高。输送激光能量在 $2 \times 10^5 \sim 2 \times 10^8$ W，但所产生的等离子体在腔底部的直径仅 1 mm，高度 10 mm，维持时间不到 5 μs。若要维持等离子体只能加快激光脉冲次数，因为杀菌效果与单位时间内激光脉冲数有直接关系。Tensmeyer 等把激光与微波耦合，以激光激发等离子体，用微波能维持，获得良好的效果。将 2450 MHz 的微波源与激光设备耦合，在 200 W 和 500 W 条件下，观察对 10 mL 玻璃瓶内污染的枯草杆菌芽孢杀灭效果，耦合等离子体杀芽孢效果明显改善，速度加快，功率 200 W 时，D_{10} 值为 2.2 秒，500 W 时，D_{10} 值为 0.3。故不同的激发源产生的等离子体的杀菌效果不同。

（三）加入的消毒剂气体种类

在等离子体杀菌作用研究中发现，把某些消毒剂汽化加入载气流中，以混合气体进入反应腔，这种混合气体等离子体可以增强杀菌效果。不同气体作为底气发生的等离子体的灭菌效果也不同。用氧气、二氧化碳、氮气、氩气等离子体分别处理污染多聚体，结果发现，用氧气和二氧化碳等离子体处理 15 分钟后多聚体为无菌，用氩气和氮气等离子体处理后在同样条件下，仅70％的样品为无菌，延长到 30 分钟，功率提高后灭菌效果并未提高。有学者利用等离子体-臭氧对空气中微生物进行联合消毒的效果研究,结果显示,等离子体-臭氧对空气中的金黄色葡萄球菌作用 1 分钟,杀灭率为 99.99％,作用 10 分钟杀灭率为 100％;对白色念珠菌作用 6 分钟可全部杀灭;对枯草杆菌黑色变种芽孢作用 15 分钟,杀灭率达到 99.90％以上,30 分钟可全部杀灭。在菌液中加入 10％小牛血清,对灭菌效果无明显影响。

(四)有机物的影响

有研究等离子体灭菌器对放入其腔体内的物体的灭菌效果受有机物影响,发现 10％的血清和 0.65％的氯化钠使效果减弱。有报道称氯化钠和蛋白均会影响等离子体灭菌器的效果。发现研究表明,5％的血清对低温等离子体灭菌器的效果无明显影响,但 10％的血清会使效果降低。因此,研究者建议等离子体不能用于被血清和氯化钠污染的器械的灭菌,尤其是狭窄腔体如内镜的灭菌,如要使用,应先将器械清洗干净。

六、等离子体的应用

研究发明等离子体灭菌技术目的之一就是要克服环氧乙烷和戊二醛等低温灭菌技术所存在的缺点。其突出特点是作用快速、杀菌效果可靠、作用温度低、清洁而无残留毒性。目前,等离子体灭菌技术已在许多国家得到应用,主要用于怕热医疗器材的消毒灭菌。

(一)医疗卫生方面的运用

1.内镜的灭菌

要求用环氧乙烷或戊二醛来实现对无菌内镜的彻底灭菌是不现实的,10 小时以上的作用时间和残留毒性的去除就使临床难以接受。低温过氧化氢等离子体灭菌技术能在 45～75 分钟范围内实现对怕热的内镜达到灭菌要求,真正满足无毒、快速和灭菌彻底的要求。

2.怕热器材、设备的灭菌

某些直接进入人体内的高分子材料对灭菌方法要求极高,既怕湿亦不可有毒,如心脏外科材料、一些人工器官及某些需置入体内的医疗用品。这些器材都可以用低温等离子体进行灭菌处理。

3.各种金属器械、玻璃器械和陶瓷制品的灭菌

现在使用的低温过氧化氢等离子体灭菌装置可用于各种外科器械的灭菌处理,某些玻璃和陶瓷器材也可以用等离子体进行灭菌。试验证明,外科使用的电线、电极、电池等特殊器材均可用等离子体灭菌处理。

4.空气消毒

某等离子体空气消毒机,在 20℃、相对湿度 60％的条件下开启,在 20 m³ 的试验室内,作用 30 分钟,对白色念珠菌的消除率为 99.96％,作用 60 分钟时达 99.98％。

5.生物材料表面的清洁和消毒

生物材料表面的清洁和消毒在电子制造业和表面科学中使用较多,使用非沉积气体的等离子体辐射作用进行表面清洁已有多年。等离子体处理用于去除表面的接触污染,消除溅射留下的残渣,减少表面吸附等。

(二)食品加工工业中的应用

随着食品加工业的大规模发展,人们在期望食品安全性的同时,对食品的营养性需求也在不断扩大。特别是常规的高温压力蒸汽灭菌造成的各种营养元素的损失已经引起人们的普遍关注。实践证明,应用低温等离子体技术来杀灭食品本身及加工过程中污染的细菌,很少会影响到产品的鲜度、风味和滋味。

1.用于食品表面的消毒

蔬菜、水果在种植、加工、运输过程中,因与外界接触表面经常附着具有传染性的病原微生物,其中包括国际标准中严格限制的一项微生物指标——大肠埃希菌($E.coli$)。利用微波激发氩气等离子体,证实了等离子体不仅能够杀灭物体表面的大肠埃希菌,而且通过改变各个等离子体处理参数,找到了影响该微生物杀灭率的条件。而美国自20世纪90年代起,利用等离子体对食品表面进行杀菌消毒就获得了美国食品和药物监督管理局(FDA)的批准,并且很快应用于商业。实践证明,各类食品表面的大肠埃希菌经空气等离子体20秒~90分钟的处理,细菌总数可下降2~7个对数值。日本学者开发的组合大气压下等离子体发生器,可将待消毒产品置于反应器腔体内,使其表面直接受到活性粒子的轰击以达到杀菌消毒目的。如使用RER反应器(2000),则可以使这些物料在远程等离子体(至少距等离子体发生中心20 cm)的范围内被空气强制对流,被迫沿着迂回的通道流经3个或更多折返,这使得待消毒产品可以不与等离子体直接接触,在一定意义上克服了某些领域不能应用该技术的限制,为该技术的应用开辟了更为广阔的前景。

2.用于液体食品的消毒

液体食品属于一类特殊的食品。通过向液体中鼓泡(通入空气和纯氧),同时将电场直接作用于液体与气体的混合态而成功地杀灭了大肠埃希菌和沙门菌。基于这一原理设计出的低温等离子体反应器在实际生产操作中可以根据微生物指标要求采用串联方式用多个反应单元对产品进行消毒,实验表明,杀菌效果随着反应器数量的增加而提高。利用该技术对牛奶与橙汁进行消毒,细菌总数下降了5个对数值。可见,用低温等离子体对液体食品杀菌消毒的研究,为更多的液体食品如苹果酒、啤酒、去离子水、液态全蛋、番茄汁等的杀菌消毒提供了新的思路。

3.用于小包装食品的消毒

小包装食品在食品保质期内一般不会发生霉变,但有时也不排除因包装材料的阻氧性能和透气性能改变而引起的微生物污染,为确保产品的货架寿命,提高产品的安全性,仍需要对已包装食品进行消毒。尽管对于等离子体活性粒子(包括激发原子、分子及紫外光子)能否透过包装材料的问题尚存在异议,但研究表明利用射频激发的氧气等离子体能够对包装袋内的产品进行消毒。之后,相继有工作者利用过氧化氢等离子体实现了对纸包装、塑料及锡箔包装食品的消毒。

七、使用注意事项

(一)灭菌注意事项

使用等离子体灭菌技术必须注意:①灭菌物品必须清洁干燥,带有水分湿气的物品易造成灭菌失败。②能吸收水分和气体的物品不可用常规等离子体进行灭菌,因其可吸收进入灭菌腔内的气体或药物,影响等离子体质量,如亚麻制品、棉纤维制品、手术缝合线、纸张等。③带有<3 mm细孔的长管道或死角的器械的灭菌效果难以保证,主要是等离子体穿透不到管腔内从而影响灭菌效果;器械长度>400 mm亦不能用Sterrad系列灭菌器处理,因为其灭菌腔容积受限;各种液体均不能用Sterrad系列灭菌器处理。④灭菌物品必须用专门的包装材料和容器包装。⑤使用等离子体灭菌时可在灭菌包内放化学指示剂和生物指示剂,以便进行灭菌效果监测,化学指示剂可与过氧化氢反应指示其穿透情况,生物指示剂为嗜热脂肪杆菌芽孢。

(二)注意安全操作规则

虽然等离子体中的某些成分如 γ 射线、β 粒子、紫外线等都可能对人体造成损害,但等离子体灭菌装置采用绝缘传输系统,灭菌腔门的内衬及垫圈材料均可吸收各种光子和射线,无外露现象。只要操作者严格执行操作规程,不会对操作人员构成危害。

(王 卉)

第三章 心内科护理

第一节 原发性高血压

原发性高血压的病因复杂,不是单个因素引起,与遗传因素有密切关系,是环境因素与遗传因素相互作用的结果。要诊断高血压,必须根据患者与血压对照规定的高血压标准,在未服降压药的情况下,测两次或两次以上非同日多次重复的血压所得的平均值为依据,偶然测得一次血压增高不能诊断为高血压,必须重复和进一步观察。测得高血压时,要做相应的检查以排除继发性高血压,若患者是继发性高血压,未明确病因即当成原发性高血压而长期给予降压治疗,不但疗效差,而且原发性高血压严重发作常可危及生命。

一、一般表现

原发性高血压通常起病缓慢,早期常无症状,可以多年自觉无症状而偶于体格检查时发现血压升高,少数患者则在发生心、脑、肾等并发症后才被发现。高血压患者可有头痛、眩晕、气急、疲劳、心悸、耳鸣等症状,但并不一定与血压水平呈正比。患者往往是在得知患有高血压后才注意到。

高血压病初期只是在精神紧张、情绪波动后血压暂时升高,随后可恢复正常,以后血压升高逐渐趋于明显而持久,但一天之内白昼与夜间血压水平仍可有明显的差异。

高血压病后期的临床表现常与心、脑、肾功能不全或器官并发症有关。

二、实验室检查

(1)为了原发性高血压的诊断、了解靶器官(主要指心、脑、肾、血管)的功能状态并指导正确选择药物治疗,必须进行下列实验室检查:血常规、尿常规、肾功能、血尿酸、脂质、糖、电解质、心电图、胸部 X 线和眼底检查。早期患者上述检查可无特殊异常,后期高血压患者可出现尿蛋白增多及尿常规异常,肾功能减退,胸部 X 线可见主动脉弓迂曲延长、左心室增大,心电图可见左心室肥大劳损。部分患者可伴有血清总胆固醇、甘油三酯、低密度脂蛋白胆固醇的增高和高密度脂蛋白胆固醇的降低,亦常有血糖或尿酸水平增高。目前认为,上述生化异常可能与原发性高血压的发病机制有一定的内在联系。

(2)眼底检查有助于对高血压严重程度的了解,眼底分级法标准如下:Ⅰ级,视网膜动脉变细、反光增强;Ⅱ级,视网膜动脉狭窄、动静脉交叉压迫;Ⅲ级,上述血管病变基础上有眼底出血、棉絮状渗出;Ⅳ级,上述基础上出现视盘水肿。大多数患者仅为Ⅰ、Ⅱ级变化。

(3)动态血压监测(ABPM)与通常血压测量不同,动态血压监测是由仪器自动定时测量血压,可每隔15~30分钟自动测压(时间间隔可调节),连续24小时或更长。可测定白昼与夜间各时间段血压的平均值和离散度,能较敏感、客观地反映实际血压水平。

正常人血压呈明显的昼夜波动,动态血压曲线呈双峰一谷,即夜间血压最低,清晨起床活动后血压迅速升高,在上午6~10时及下午4~8时各有一高峰,继之缓慢下降。中、轻度高血压患者血压昼夜波动曲线与正常类似,但血压水平较高。早晨血压升高可伴有血儿茶酚胺浓度升高,血小板聚集增加及纤溶活性增高会变化,可能与早晨较多发生心脑血管急性事件有关。

血压变异性和血压昼夜节律与靶器官损害及预后有较密切的关系,即伴明显靶器官损害或严重高血压患者其血压的昼夜节律可消失。

目前尚无统一的动态血压正常值,但可参照采用以下正常上限标准:24小时平均血压值<17.33/10.66 kPa,白昼均值<18/11.33 kPa,夜间<16.66/10 kPa。夜间血压均值比白昼降低>10%,如降低不及10%,可认为血压昼夜节律消失。

动态血压监测可用于诊断"白大衣性高血压",即在诊所内血压升高,而诊所外血压正常;判断高血压的严重程度,了解其血压变异性和血压昼夜节律;指导降压治疗和评价降压药物疗效;诊断发作性高血压或低血压。

三、原发性高血压危险度的分层

原发性高血压的严重程度并不单纯与血压升高的水平有关,必须结合患者总的心血管疾病危险因素及合并的靶器官损害作全面的评价,治疗目标及预后判断也必须以此为基础。心血管疾病危险因素包括吸烟、高脂血症、糖尿病、年龄>60岁的男性或绝经后女性、心血管疾病家族史(发病年龄女性<65岁,男性<55岁)。靶器官损害及合并的临床疾病包括心脏疾病(左心室肥大、心绞痛、心肌梗死、既往曾接受冠状动脉旁路手术、心力衰竭),脑血管疾病(脑卒中或短暂性脑缺血发作),肾脏疾病(蛋白尿或血肌酐升高),周围动脉疾病,高血压视网膜病变(大于等于Ⅲ级)。危险度的分层是把血压水平及危险因素及合并的器官受损情况相结合分为低、中、高和极高危险组。治疗时不仅要考虑降压,还要考虑危险因素及靶器官损害的预防及逆转。

低度危险组:高血压1级,不伴有上列危险因素,治疗以改善生活方式为主,如6个月后无效,再给药物治疗。

中度危险组:高血压1级伴12个危险因素或高血压2级不伴有或伴有不超过2个危险因素者。治疗除改善生活方式外,给予药物治疗。

高度危险组:高血压1~2级伴至少3个危险因素者,必须药物治疗。

极高危险组:高血压3级或高血压1~2级伴靶器官损害及相关的临床疾病者(包括糖尿病),必须尽快给予强化治疗。

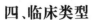

四、临床类型

原发性高血压大多起病及进展均缓慢,病程可长达十余年至数十年,症状轻微,逐渐导致靶器官损害。但少数患者可表现为急进重危病症,或具特殊表现而构成不同的临床类型。

(一)高血压急症

高血压急症是指高血压患者血压显著或急剧地升高(收缩压＞26.7 kPa,舒张压＞17.3 kPa),常同时伴有心、脑、肾及视网膜等靶器官功能损害的一种严重危及生命的临床综合征,其舒张压＞18.67～20 kPa 和(或)收缩压＞29.33 kPa,无论有无症状,也应视为高血压急症。高血压急症包括高血压脑病、高血压危象、急进型高血压、恶性高血压,高血压合并颅内出血、急性冠状动脉功能不全、急性左心衰竭、主动脉夹层血肿,以及子痫、嗜铬细胞瘤危象等。

(二)恶性高血压

1％～5％的中、重度高血压患者可发展为恶性高血压,其发病机制尚不清楚,可能与不及时治疗或治疗不当有关。病理上以肾小动脉纤维样坏死为突出特征。临床特点:①发病较急骤;多见于中、青年;②血压显著升高,舒张压持续＞17.33 kPa。③头痛、视力模糊、眼底出血、渗出和视盘水肿。④肾脏损害突出,表现为持续蛋白尿、血尿及管型尿,并可伴肾功能不全。⑤进展迅速,如不给予及时治疗,预后不佳,可死于肾衰竭、脑卒中或心力衰竭。

(三)高血压危重症

1.高血压危象

在高血压病程中,由于周围血管阻力的突然上升,血压明显升高,出现头痛、烦躁、眩晕、恶心、呕吐、心悸、气急及视力模糊等症状。伴靶器官病变者可出现心绞痛、肺水肿或高血压脑病。血压以收缩压显著升高为主,也可伴舒张压升高。发作一般历时短暂、控制血压后病情可迅速好转,但易复发。危象发作时交感神经活动亢进,血中儿茶酚胺升高。

2.高血压脑病

高血压脑病是指在高血压病程中发生急性脑血液循环障碍,引起脑水肿和颅内压增高而产生的临床征象。发生机制可能为过高的血压突破了脑血管的自身调节机制,导致脑灌注过多,液体渗入脑血管周围组织,引起脑水肿。临床表现有严重头痛、呕吐、神志改变,较轻者可仅有烦躁、意识模糊,严重者可发生抽搐、昏迷。

(四)急进型高血压

急进型高血压占高血压患者中1％～8％,多见于年轻人,男性居多。临床特点:①收缩压、舒张压均持续升高,舒张压常持续≥17.3 kPa,很少有波动。②症状多而明显进行性加重,有一些患者高血压是缓慢病程,但后突然迅速发展,血压显著升高。③出现严重的内脏器官的损害,常在1～2年内发生心、脑、肾靶器官损害和视网膜病变,出现脑卒中、心肌梗死、心力衰竭、尿毒症及视网膜病变(眼底Ⅲ级以上改变)。

(五)缓进型高血压

这种类型占95％以上,临床上又称之为良性高血压。因其起病隐匿,病情发展缓慢,病程较长,可达数十年,多见于中老年人。临床表现:①早期可无任何明显症状,仅有轻度头痛或不适,休息之后可自行缓解。偶测血压时才发现高血压。②逐渐发展,患者表现为头痛、头晕、失眠、乏力、记忆力减退症状,血压也随着病情发展是逐步升高并趋向持续性,波动幅度也随之减小并伴随着心、脑、肾等器官的器质性损害。

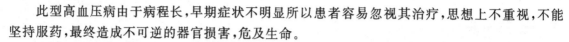

此型高血压病由于病程长,早期症状不明显所以患者容易忽视其治疗,思想上不重视,不能坚持服药,最终造成不可逆的器官损害,危及生命。

(六)老年人高血压

年龄超过 60 岁且达到高血压诊断标准者即为老年人高血压。临床特点:①半数以上以收缩压为主,即单纯收缩期高血压,此与老年人大动脉弹性减退、顺应性下降有关,使脉压增大。流行病学资料显示,单纯收缩压的升高也是心血管病致死的重要危险因素。②部分老年人高血压是由中年原发性高血压延续而来,属收缩压和舒张压均增高的混合型。③老年人高血压患者心、脑、肾器官常有不同程度损害,靶器官并发症如脑卒中、心力衰竭、心肌梗死和肾功能不全较为常见。④老年人压力感受器敏感性减退;对血压的调节功能降低、易造成血压波动及直立性低血压,尤其在使用降压药物治疗时要密切观察。老年人选用高血压药物时宜选用平和、缓慢的制剂,如利尿剂和长效钙拮抗剂及血管紧张素转换酶抑制剂(ACEI)等;常规给予抗凝剂治疗;定期测量血压以予调整剂量。

(七)难治性高血压

难治性高血压又称顽固性或有抵抗性的高血压。临床特点:①治疗前血压≥24/15.32 kPa,经过充分的、合理的、联合应用 3 种药物(包括利尿剂),血压仍不能降至 21.33/7.5 kPa 以下。②治疗前血压<24/15.33 kPa,而适当的三联药物治疗仍不能达到:小于 18.66/12 kPa,则被认为是难治性高血压。③对于老年单纯收缩期高血压,如治疗前收缩压>26.66 kPa,经三联治疗,收缩压不能降至 22.66 kPa 以下,或治疗前收缩压 21.33~26.66 kPa,而治疗后不能降至 21.33 kPa 以下及至少降低 1.33 kPa,亦称为难治性高血压。充分合理的治疗应包括至少 3 种不同药理作用的药物,包括利尿剂并加之以下两种:β 受体阻滞剂,直接的血管扩张药,钙通道阻滞剂或 ACEI。应当说明的是,并不是所有严重的高血压都是难治性高血压,也不是难治性高血压都是严重高血压。

诊断难治性高血压应排除假性高血压及白大衣高血压,并排除继发性高血压,如嗜铬细胞瘤、原发性醛固酮增多症、肾血管性高血压等;中年或老年患者过去有效的治疗以后变得无效,则强烈提示肾动脉硬化及狭窄,肾动脉造影可确定诊断肾血管再建术可能是降低血压的唯一有效方法。

难治性高血压的主要原因可能有以下几种:①患者的依从性不好,即患者没有按医师的医嘱服药,这可能是最主要的原因。依从性不好的原因可能是药物方案复杂或服药次数频繁,患者未认识到控制好血压的重要性,药物费用及不良反应等。②患者食盐量过高(>5 g/d),或继续饮酒,体重控制不理想。应特别注意来自加工食品中的盐,如咸菜、罐头、腊肉、香肠、酱油、酱制品、咸鱼、成豆制品等,应劝说患者戒烟、减肥,肥胖者减少热量摄入量。③医师不愿使用利尿药或使用多种作用机制相同的药物。④药物相互作用,如阿司匹林或非甾体抗炎药因抑制前列腺素合成而干扰高血压的控制,拟交感神经胺类可使血压升高,麻黄素、口服避孕药、雄性激素、过多的甲状腺素、糖皮质激素等可使血压升高或加剧原先的高血压;考来烯胺可妨碍抗高血压药物的肠道吸收。三环类抗忧郁药,苯异丙胺、抗组织胺、单胺氧化酶抑制剂及可卡因干扰胍乙啶的药理作用。

(八)儿童高血压

关于儿童高血压的诊断标准尚未统一。如 WHO 规定:13 岁以上正常上限为18.66/12 kPa,13 岁以下则为 18/11.33 kPa。《实用儿科学》中规定:8 岁以下舒张压>10.66 kPa,8 岁以上

＞12 kPa;或收缩压＞16 kPa 与舒张压＞10.66 kPa 为高血压。儿童血压测量方法与成年人有所不同:①舒张压以 Korotloff 第四音为准。②根据美国心脏病协会规定,使用袖带的宽度为1 岁以下为 2.5,1～4 岁为 5～6,5～8 岁为 8～9,成人为 12.5,否则将会低估或高估血压的高度。诊断儿童高血压应十分慎重,特别是轻度高血压者应加强随访。一经确诊为儿童高血压后,首先除外继发性高血压。继发性高血压中最常见的病因是肾脏疾病,其次是肾动脉血栓、肾动脉狭窄、先天性肾动脉异常、主动脉缩窄、嗜铬细胞瘤等。

临床特点:①5%的患者有高血压的家族史。②早期一般无明显症状,部分患者可有头痛,尤在剧烈运动时易发生。③超体重肥胖者达 50%。④平素心动过速,心前区搏动明显,呈现高动力循环状态。⑤尿儿茶酚胺水平升高,尿缓激肽水平降低,血浆肾素活性轻度升高,交感神经活性增高。⑥对高血压的耐受力强,一般不引起心、肾、脑及眼底的损害。

(九)青少年高血压

青少年时期高血压的研究已越来越被人们重视。大量调查发现,青少年原发性高血压起源于儿童期,并认为青少年高血压与成人高血压及并发症有密切关系,同儿童期高血压病因相似,常见于继发性高血压,在青春期继发性高血压病例中,肾脏疾病仍然是主要的病因。大量的调查发现青少年血压与年龄有直接相关,青少年高血压诊断标准在不同时间(每次间隔 3 个月以上)3 次测量坐位血压,收缩压和(或)舒张压高于 95 百分位以上可诊断为高血压。见下表 3-1。

表 3-1　我国青少年年龄血压百分位值

年龄(岁)	男性/P95	女性/P95
1～12	128/81	119/82
13～15	133/84	124/81
16～18	136/89	127/82

(十)精神紧张性高血压

交感神经系统在发病中起着重要作用。交感神经系统活性增强可导致:①血浆容量减少,血小板聚集,因而易诱发血栓形成。②激活肾素-血管紧张素系统,再加上儿茶酚胺的作用,引起左室肥厚的血管肥厚,肥厚的血管更易引起血管痉挛。③副交感神经系统活性较低和交感神经系统活性增强,是易引起心律失常,心动过速的因素。④降低骨骼肌对胰岛素的敏感性,其主要机制为在紧急情况下,交感神经系统活性增高引起血管收缩,导致运输到肌肉的葡萄糖减少;去甲肾上腺素刺激 β 受体也可引起胰岛素耐受,持续的交感神经系统还可以造成肌肉纤维类型由胰岛素耐受性慢收缩纤维转变成胰岛素耐受性快收缩纤维,这些变化可致血浆胰岛素浓度水平升高,并促进动脉粥样硬化。

(十一)白大衣性高血压

白大衣性高血压(WCH)是指在诊疗单位内血压升高,但在诊疗单位外血压正常。有人估计,在高血压患者中,有 20%～30%为白大衣高血压,故近年来提出患者自我血压监测(HBPM)。HBPM 有下列好处:①能更全面更准确地反应患者的血压。②没有"白大衣效应"。③提高患者服药治疗和改变生活方式的顺从性。④无观察者的偏倚现象。自测血压可使用水银柱血压计,亦可使用动态血压监测(ABPM)的方法进行判断。有人认为"白大衣高血压"也应予以重视,它可能是早期高血压的表现之一。我国目前的参考诊断标难为 WCH 患者诊室收缩压＞21.33 kPa 和(或)舒张压＞12 kPa 并且白昼动态血压收缩压＜18 kPa,舒张压＜10.66 kPa,这还需要经过临床的验证和评价。

"白大衣性高血压"多见于女性、年轻人、体型瘦及诊所血压升高、病程较短者。在这类患者中,规律性的反复出现的应激方式,如上班工作,不会引起血压升高。ABPM 有助于诊断"白大衣性高血压"。其确切的自然史与预后还不很清楚。

(十二)应激状态

偏快的心率是处于应激状态的一个标志,心动过速是交感神经活性增高的一个可靠指标,同时也是心血管病死亡率的一个独立危险因素。心率增快与血压升高、胆固醇升高、甘油三酯升高、体重指数升高、胰岛素抵抗、血糖升高、高密度脂蛋白胆固醇降低等密切相关。

(十三)夜间高血压

24 小时动态血压监测发现部分患者的血压正常节律消失,夜间收缩压或舒张压的降低小于日间血压平均值的 10%,甚至夜间血压反高于日间血压。夜间高血压常见于某些继发性高血压(如嗜铬细胞瘤、原发性醛固酮增多症、肾性高血压)、恶性高血压和合并心肌梗死、脑卒中的原发性高血压。夜间高血压的产生机制与神经内分泌正常节律障碍、夜间上呼吸道阻塞、换气过低和睡眠觉醒有关,其主要症状是响而不规则的大鼾、夜间呼吸暂停及日间疲乏和嗜睡。这种患者常伴有超重、易发生脑卒中、心肌梗死、心律失常和猝死。

(十四)肥胖型高血压

肥胖者易患高血压,其发病因素是多方面的,伴随的危险因素越多,则预后越差。本型高血压患者心功能、肾功能、脑功能、肺功能均较无肥胖者更易受损害,且合并糖尿病、高脂血症、高尿酸血症者多,患冠心病、心力衰竭、肾功能障碍者明显增加。

(十五)夜间低血压性高血压

夜间低血压性高血压是指日间为高血压(特别是老年收缩期性高血压),夜间血压过度降低,即夜间较日间血压低超过 20%。其发病机制与血压调节异常、血压节律改变有关。该型高血压易发生腔隙性脑梗死,可能与夜间脑供血不足、高凝状态有关。治疗应注意避免睡前使用降压药(尤其是能使夜间血压明显降低的药物)。

(十六)顽固性高血压

顽固性高血压是指高血压患者服用 3 种以上的不同作用机制的全剂量降压药物,测量血压仍不能控制在 18.66/12.66 kPa 以下或舒张压(DBP)≥13.33 kPa,老年患者血压仍≥21.33/12 kPa,或收缩压(SBP)不能降至 18.66 kPa 以下。顽固性高血压的原因:①治疗不当。应采用不同机制的降压药物联合应用。②对药物的不耐受。由于降压药物引起不良反应而中断用药,常不服药或间断服药,造成顺应性差。③继发性高血压。当患者血压明显升高并对多种治疗药物呈抵抗状态的,应考虑排除继发因素。常见肾动脉狭窄、肾动脉粥样斑块形成、肾上腺疾病等。④精神因素。工作繁忙造成白天血压升高,夜间睡眠时血压正常。⑤过度摄入钠。尤其在高血压人群中,盐敏感性高血压者约占 50%,例如,老年患者和肾功能减退者,盐摄入量过高更易发生顽固性高血压,而低钠饮食可改善其对药物的抵抗性。

五、护理评估

(一)病史

应注意询问患者有无高血压家族史,个性特征,职业,人际关系,环境中有无引发本病的应激因素,生活与饮食习惯,烟酒嗜好,有无肥胖、心脏病、肾脏病、糖尿病、高脂血症、痛风、支气管哮

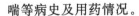

喘等病史及用药情况。

(二)身体状况

高血压病根据起病和病情进展缓急分为缓进型和急进型两类,前者多见,后占高血压病的1%～5%。

1.一般表现

缓进型原发性高血压起病隐匿,病程进展缓慢,早期多无症状,偶在体格检查时发现血压升高,少数患者在发生心、脑、肾等并发症后才被发现。高血压患者可在精神紧张、情绪激动或劳累后有头晕、头痛、眼花、耳鸣、失眠、乏力、注意力不集中等症状,但症状与血压增高程度并不一定一致。

患者血压随季节、昼夜、情绪等因素有较大波动,表现为冬季较夏季高、清晨较夜间高、激动时较平静时高等特点。体检时可听到主动脉瓣区第二心音亢进、主动脉瓣区收缩期杂音,少数患者在颈部或腹部可听到血管杂音。长期持续高血压可有左心室肥厚。

高血压病早期血压仅暂时升高,去除原因和休息后可恢复,称为波动性高血压阶段。随病情进展,血压呈持久增高,并有脏器受损表现。

2.并发症

主要表现心、脑、肾等重要器官发生器质性损害和功能性障碍。

(1)心脏:血压长期升高,增加了左心室的负担。左室因代偿而心肌肥厚,继而扩张,形成高血压性心脏病。在心功能代偿期,除有劳累性心悸外,其他症状不明显。心功能失代偿时,则表现为心力衰竭。由于高血压后期可并发动脉粥样硬化,故部分患者可并发冠心病,发生心绞痛、心肌梗死。

(2)脑:重要的脑血管病变表现有一时性(间歇性)脑血管痉挛。高血压可使脑组织缺血,产生头痛、一时性失语、失明、肢体活动不灵或偏瘫。可持续数分钟至数天,一般在24小时内恢复。脑出血:一般在紧张的体力或脑力劳动时容易发生,如情绪激动、搬重物等时突然发生。其临床表现因出血部位不同而异,最常见的部位在脑基底节豆状核,故常损及内囊,又称内囊出血。其主要表现为突然摔倒,迅速昏迷,头、眼转向出血病灶的同侧,出血病灶对侧的"三偏"症状,即偏瘫、偏身感觉障碍和同侧偏盲。呼吸深沉而有鼾声,大小便失禁。瘫痪肢体开始完全弛缓,腱反射常引不出。数天后瘫痪肢体肌张力增高,反射亢进,出现病理反射。脑动脉血栓形成:多在休息睡眠时发生,常先有头晕、失语、肢体麻木等症状,然后逐渐发生偏瘫,一般无昏迷。随病情进展,可发生昏迷甚至死亡。上述脑血管病变的表现,中医统称为"中风"或"卒中",现代医学统称为"脑血管意外"。高血压脑病是指脑小动脉发生持久而严重的痉挛、脑循环发生急性障碍,导致脑水肿和颅内压增高,可发生于急进型或严重的缓进型高血压病患者。表现血压持续升高,常超过 26.7/16.0 kPa(200/120 mmHg)、剧烈头痛、恶心、呕吐、眩晕、抽搐、视力模糊、意识障碍,直至昏迷。发作可短至数分钟,长者可达数小时或数天。

(3)肾:长期高血压可致肾小动脉硬化,当肾功能代偿时,临床上无明显肾功能不全表现。当肾功能转入失代偿期时,可出现多尿、夜尿增多、口渴、多饮,提示肾浓缩功能降低,尿比重固定在 1.010 左右,称为等渗尿。当肾功能衰退时,可发展为尿毒症,血中肌酐、尿素氮增高。

(4)眼底视网膜血管改变:目前我国采用 Keith-Wegener4 级眼底分级法。Ⅰ级,视网膜动脉变细;Ⅱ级,视网膜动脉狭窄,动脉交叉压迫;Ⅲ级,眼底出血或棉絮状渗出;Ⅳ级,视盘水肿。眼底的改变可反映高血压的严重程度。

3.急进型高血压病

急进型高血压占高血压病的 1‰ 左右,可由缓进型突然转变而来,也可起病即为急进型。多见于青年和中年。基本的临床表现与缓进型高血压病相似,但各种症状更为突出,具有病情严重、发展迅速、肾功能急剧恶化和视网膜病变(眼底出血、渗出、视盘水肿)等特点。血压显著增高,舒张压持续在17.3～18.6 kPa(130～140 mmHg)或更高,常于数月或 1～2 年内出现严重的心、脑、肾损害、最后常为尿毒症死亡,也可死于急性脑血管疾病或心力衰竭。经治疗后,少数病情亦可转稳定。

高血压危象:是指短期内血压急剧升高的严重临床表现。它是在高血压的基础上,交感神经亢进致周围小动脉强烈痉挛,这是血压进一步升高的结果,常表现为剧烈头痛、神志改变、恶心、呕吐、心悸、呼吸困难等。收缩压可高达 34.7 kPa(260 mmHg),舒张压 16 kPa(120 mmHg)以上。

(三)实验室及其他检查

1.尿常规检查

可阴性或有少量蛋白和红细胞,急进型高血压患者尿中常有大量蛋白、红细胞和管型,肾功能减退时尿比重降低,尿浓缩和稀释功能减退,血中肌酐和尿素氮增高。

2.X 线检查

轻者主动脉迂曲延长或扩张、并发高血压性心脏病时,左心室增大,心脏呈靴形样改变。

3.超声波检查

心脏受累时,二维超声显示:早期左心室壁搏动增强,第Ⅱ期多见室间隔肥厚,继则左心室后型肥厚;左心房轻度扩大;超声多普勒于二尖瓣上可测出舒张期血流速度减慢,舒张末期速度增快。

4.心电图和心向量图检查

心脏受累的患者又可见左心室增厚或兼有劳损,P 波可增宽或有切凹,P 环振幅增大,特别是终末向量电力更为明显。偶有心房颤动或其他心律失常。

5.血浆肾素活性和血管紧张素Ⅱ浓度测定

二者可增高,正常或降低。

6.血浆心钠素浓度测定

心钠素浓度降低。

六、护理目标

(1)头痛减轻或消失。

(2)焦虑减轻或消失。

(3)血压维持在正常水平,未发生意外伤害。

(4)能建立良好的生活方式,合理膳食。

七、护理措施

(一)一般护理

(1)头痛、眩晕、视力模糊的患者应卧床休息,抬高床头,保证充足的睡眠。指导患者使用放松技术,如缓慢呼吸、心理训练、音乐治疗等,避免精神紧张、情绪激动和焦虑,保持情绪平稳。保持病室安静,减少声光刺激和探视,护理操作动作要轻巧并集中进行,尽量不打扰患者。对因焦虑而影响睡眠的患者遵医嘱应用镇静剂。

(2)有氧运动可降压减肥、改善脏器功能、提高活动耐力、减轻胰岛素抵抗,指导轻症患者选择适当的运动,如慢跑、健身操、骑自行车、游泳等(避免竞技性、力量型的运动),一般每周 3～5 次,每次 30～40 分钟,出现头晕、心慌、气短、极度疲乏等症状时应立即停止运动。

(3)合理膳食,每天摄钠量不超过 6 g,减少热量、胆固醇、脂肪摄入,适当增加蛋白质,多吃蔬菜、水果,摄入足量的钾、镁、钙,避免过饱,戒烟酒及刺激性的饮料,可以降低血压,减轻体重,防止高血脂和动脉硬化,防止便秘,减轻心脏负荷。

(二)病情观察与护理

(1)注意神志、血压、心率、尿量、呼吸频率等生命体征的变化,每天定时测量并记录血压。血压持续升高时,密切注意有无剧烈头痛、呕吐、心动过速、抽搐等高血压脑病和高血压危象的征象。出现上述现象时应给予氧气吸入,建立静脉通路,通知病危,准备各种抢救物品及急救药物,详细书写特别护理记录单;配合医师采取紧急抢救措施、快速降压、制止抽搐,以防脑血管疾病的发生。

(2)注意用药及观察:高血压患者服药后应注意观察服药反应,并根据病情轻重、血压的变化决定用药剂量与次数,详细做好记录。若有心、脑、肾严重并发症,则药物降压不宜过快,否则供血不足易发生危险。血压变化大时,要立即报告医师予以及时处理。要告诉患者按时服药及观察,忌乱用药或随意增减剂量与擅自停药。用降压药期间要经常测量血压并做好记录,以提供治疗参考,注意起床动作要缓慢,防止直立性低血压引起摔倒。用利尿剂降压时注意记录出入量,排尿多的患者应注意补充含钾高的食物和饮料,如玉米面、海带、蘑菇、枣、桃、香蕉、橘子汁等。用普萘洛尔药物要逐渐减量、停药,避免突然停用引起心绞痛发作。

(3)患者如出现肢体麻木,活动欠灵,或言语含糊不清时,应警惕高血压并发脑血管疾病。对已有高血压心脏病者,要注意有无呼吸困难、水肿等心力衰竭表现;同时检查心率、心律有无失常的发生。观察尿量及尿的化验变化,以发现肾脏是否受累。发现上述并发症时,要协助医师做好相应的治疗及护理工作。

(4)患者发生高血压急症时,应迅速准确按医嘱给予降压药、脱水剂及镇静药物,注意观察药物疗效及不良反应,严格按药物剂量调节滴速,以免血压骤降引起意外。

(5)出现脑血管疾病意外、心力衰竭、肾衰竭者,给予相应抢救配合。

八、健康教育

(1)向患者提供有关本病的治疗知识,注意休息和睡眠,避免劳累。

(2)同患者共同讨论改变生活方式的重要性,低盐、低脂、低胆固醇、低热量饮食,禁烟、禁酒及禁刺激性饮料。肥胖者节制饮食。

(3)教会患者进行自我心理平衡调整,自我控制活动量,保持良好的情绪,学会劳逸适度,懂得愤怒会使舒张压升高,恐惧焦虑会使收缩压升高的道理,并竭力避免。

(4)定期、准确、及时服药,定期复查。

(5)保持排便通畅,规律的性生活,避免婚外性行为。

(6)教会患者怎样测量血压及记录。让患者掌握药物的作用及不良反应,告诉患者不能突然停药。

(7)指导患者适当地进行运动,可增加患者的健康和松弛紧张的情绪,增高高密度脂蛋白胆固醇(HDL-C)。推荐做渐进式的有氧运动,如散步、慢跑;也可打太极拳、练气功;避免举高重物及做等长运动(如举重、哑铃)。

(郝园园)

第二节 心律失常

正常心律起源于窦房结,并沿正常房室传导系统顺序激动心房和心室,频率为60~100次/分(成人),节律基本规则。心律失常是指心脏冲动的起源、频率、节律、传导速度和传导顺序等异常。

一、分类

心律失常按其发生机制分为冲动形成异常和冲动传导异常两大类。

(一)冲动形成异常

1.窦性心律失常

(1)窦性心动过速。

(2)窦性心动过缓。

(3)窦性心律不齐。

(4)窦性停搏等。

2.异位心律

(1)主动性异位心律:①期前收缩(房性、房室交界区性、室性)。②阵发性心动过速(房性、房室交界区性、室性)。③心房扑动、心房颤动。④心室扑动、心室颤动。

(2)被动性异位心律:①逸搏(房性、房室交界区性、室性)。②逸搏心律(房性、房室交界区性、室性)。

(二)冲动传导异常

1.生理性

干扰及房室分离。

2.病理性

(1)窦房传导阻滞。

(2)房内传导阻滞。

(3)房室传导阻滞。

(4)室内传导阻滞(左、右束支及左束支分支传导阻滞)。

3.房室间传导途径异常

预激综合征。此外,临床上依据心律失常发作时心率的快慢分为快速性心律失常和缓慢性心律失常。

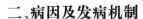

二、病因及发病机制

(一)生理因素

健康人均可发生心律失常,特别是窦性心律失常和期前收缩等。情绪激动、精神紧张、过度疲劳、大量吸烟、饮酒、喝浓茶或咖啡等常为诱发因素。

(二)器质性心脏病

各种器质性心脏病是引发心律失常的最常见原因,以冠心病、心肌病、心肌炎、风湿性心脏病多见,尤其发生心力衰竭或心肌梗死时。

(三)非心源性疾病

除心脏病外,其他系统的严重疾病,均可引发心律失常,如急性脑血管病、甲状腺功能亢进、慢性阻塞性肺病等。

(四)其他

电解质紊乱(低钾血症、低钙血症、高钾血症等)、药物作用(洋地黄、肾上腺素等)、心脏手术或心导管检查、中暑、电击伤等均可引发心律失常。

心律失常发生的基本原理是由于多种原因引起心肌细胞的自律性、兴奋性、传导性改变,导致心脏冲动形成异常、冲动传导异常,或两者兼而有之。

三、诊断要点

通过病史、体征可以做出初步判定。确定心律失常的类型主要依靠心电图,某些心律失常尚需做心电生理检查。

(一)病史

心律失常的诊断应从详尽采集病史入手,让患者客观描述发生心悸等症状时的感受。症状的严重程度取决于心律失常对血流动力学的影响,轻者可无症状或出现心悸、头晕;严重者可诱发心绞痛、心力衰竭、晕厥甚至猝死,增加心血管病死亡的危险性。

(二)体格检查

包括心脏视诊、触诊、叩诊、听诊的全面检查,并注意检查患者的神志、血压、脉搏频率及节律。

(三)辅助检查

心电图是诊断心律失常最重要的一项无创性检查技术。应记录多导联心电图,并记录能清楚显示P波导联的心电图长条以备分析,通常选择Ⅱ或V_1导联。其他辅助诊断的检查还有动态心电图、运动试验和食管心电图等。临床心电生理检查,如食管心房调搏检查、心室内心电生理检查对明确心律失常的发病机制、治疗、预后均有很大帮助。

四、各种心律失常的概念、临床意义及心电图特点

(一)窦性心律失常

正常心脏起搏点位于窦房结,由窦房结发出冲动引起的心律称窦性心律,成人频率为60~100次/分。正常窦性心律的心电图特点(图3-1)为:①P波在Ⅰ、Ⅱ、aVF导联直立,aVR导联倒置。②PR间期0.12~0.20秒。③PP间期之差<0.12秒。窦性心律的频率可因年龄、性别、体力活动等不同有显著差异。

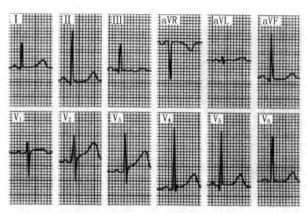

图 3-1　正常心电图

1.窦性心动过速

(1)成人窦性心律的频率超过 100 次/分,称为窦性心动过速,其心率的增快和减慢是逐渐改变的。

(2)心电图特点(图 3-2)为窦性心律,PP 间期<0.60 秒,成人频率大多在 100~180 次/分。

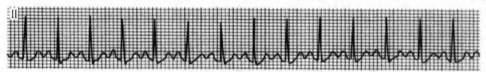

图 3-2　窦性心动过速

(3)窦性心动过速一般不需特殊治疗。治疗主要针对原发病和去除诱因,必要时可应用 β 受体阻滞剂(如普萘洛尔)或镇静剂(如地西泮)。

2.窦性心动过缓

(1)成人窦性心律的频率低于 60 次/分,称为窦性心动过缓。

(2)心电图特点(图 3-3)为窦性心律,PP 间期>1.0 秒。常伴窦性心律不齐,即 PP 间期之差>0.12 秒。

(3)无症状的窦性心动过缓通常无需治疗。因心率过慢出现头晕、乏力等心排血量不足症状时,可用阿托品、异丙肾上腺素等药物,必要时需行心脏起搏治疗。

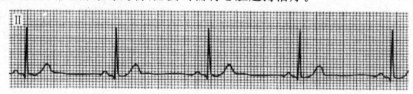

图 3-3　窦性心动过缓

3.窦性停搏

(1)窦性停搏是指窦房结冲动形成暂停或中断,导致心房及心室活动相应暂停的现象,又称窦性静止。

(2)心电图特点(图 3-4)为一个或多个 PP 间期显著延长,而长 PP 间期与窦性心律的基本 PP 间期之间无倍数关系,其后可出现交界性或室性逸搏或逸搏心律。

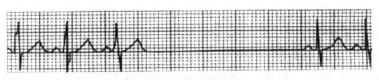

图 3-4 窦性停搏

(3)窦性停搏可由迷走神经张力增高或洋地黄、胺碘酮、钾盐、乙酰胆碱等药物,高钾血症、心肌炎、心肌病、冠心病等引起。临床症状轻重不一,轻者无症状或偶尔出现心搏暂停,重者可发生阿-斯综合征甚至死亡。

4.病态窦房结综合征

(1)病态窦房结综合征(SSS),简称病窦综合征。由窦房结及其邻近组织病变引起的窦房结起搏功能和(或)窦房结传导功能障碍,从而产生多种心律失常的综合表现。

(2)病窦综合征常见病因为冠心病、心肌病、心肌炎,亦可见于结缔组织病、代谢性疾病及家族性遗传性疾病等,少数病因不明。主要临床表现为心动过缓所致脑、心、肾等脏器供血不足症状,尤以脑供血不足症状为主。轻者表现为头晕、心悸、乏力、记忆力减退等,重者可发生短暂晕厥或阿-斯综合征。部分患者合并短阵室上性快速性心律失常发作(慢-快综合征),进而可出现心悸、心绞痛或心力衰竭。

(3)心电图特点(图 3-5)为:①持续而显著的窦性心动过缓(<50 次/分)。②窦性停搏或(和)窦房传导阻滞。③窦房传导阻滞与房室传导阻滞并存。④心动过缓-心动过速综合征,又称慢-快综合征,是指心动过缓与房性快速性心律失常(如房性心动过速、心房扑动、心房颤动)交替发作,房室交界区性逸搏心律。

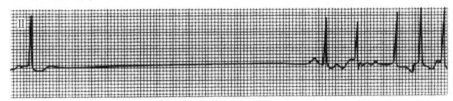

图 3-5 病态窦房结综合征(慢-快综合征)

(4)积极治疗原发疾病。无症状者,不必给予治疗,仅定期随访观察;反复出现严重症状及心电图大于 3 秒长间歇者宜首选安装人工心脏起搏器。慢-快综合征应用起搏器治疗后,患者仍有心动过速发作,则可同时用药物控制快速性心律失常发作。

(二)期前收缩

期前收缩又称过早搏动,简称早搏。期前收缩是指窦房结以外的异位起搏点发出的过早冲动引起的心脏搏动。根据异位起搏点的部位不同可分为房性、房室交界性和室性。早搏可偶发或频发,如每个窦性搏动后出现一个早搏,称为二联律;每两个窦性搏动后出现一个早搏,称三联律。在同一导联上如室性早搏的形态不同,称为多源性室性早搏。

期前收缩可见于健康人,其发生与情绪激动、过度疲劳、过量饮酒或吸烟、饮浓茶、咖啡等有关。冠心病急性心肌梗死、风湿性心瓣膜病、心肌病、心肌炎等各种心脏病常可引起。此外,药物毒性作用、电解质紊乱、心脏手术或心导管检查均可引起期前收缩。

1.临床意义

偶发的期前收缩一般无症状,部分患者可有漏跳的感觉。频发的期前收缩由于影响心排血量,可引起头痛、乏力、晕厥等;原有心脏病者可诱发或加重心绞痛或心力衰竭。听诊心律不规则,期前收缩的第一心音增强,第二心音减弱或消失。脉搏触诊可发现脉搏脱落。

2.心电图特点

(1)房性期前收缩(图 3-6)提前出现的房性异位 P 波,其形态与同导联窦性 P 波不同;PR 间期>0.12 秒;P 波后的 QRS 波群有 3 种可能:①与窦性心律的 QRS 波群相同。②因室内差异性传导出现宽大畸形的 QRS 波群。③提前出现的 P 波后无 QRS 波群,称为未下传的房性期前收缩;多数为不完全性代偿间歇(即期前收缩前后窦性 P 波之间的时限常短于 2 个窦性 PP 间期)。

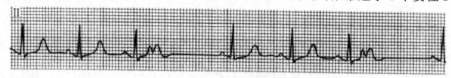

图 3-6 房性期前收缩

(2)房室交界区性期前收缩(图 3-7):提前出现的 QRS 波群,其形态与同导联窦性心律 QRS 波群相同,或因室内差异性传导而变形;逆行 P 波(Ⅰ、Ⅱ、aVF 导联倒置,aVR 导联直立)有 3 种可能:①P 波位于 QRS 波群之前,PR 间期<0.12 秒。②P 波位于 QRS 波群之后,RP 间期<0.20 秒。③P 波埋于 QRS 波群中,QRS 波群之前后均看不见 P 波;多数为完全性代偿间期(即期前收缩前后窦性 P 波之间的时限等于 2 个窦性 PP 间期)。

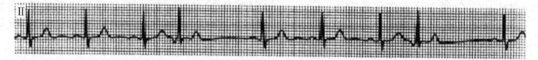

图 3-7 房室交界性期前收缩

(3)室性期前收缩(图 3-8):①提前出现的 QRS 波群宽大畸形,时限>0.12 秒。②QRS 波群前无相关的 P 波。③T 波方向与 QRS 波群主波方向相反。④多数为完全性代偿间歇。

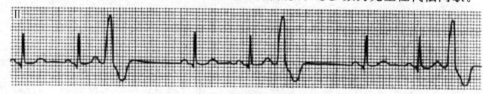

图 3-8 室性期前收缩

3.治疗要点

(1)病因治疗:积极治疗原发病,解除诱因。如改善心肌供血,控制心肌炎症,纠正电解质紊乱,避免情绪激动或过度疲劳等。

(2)药物治疗:无明显自觉症状或偶发的期前收缩者,一般无需抗心律失常药物治疗,可酌情使用镇静剂,如地西泮等。如频繁发作,症状明显或有器质性心脏病者,必须积极治疗。根据期前收缩的类型选用不同的药物。房性期前收缩、交界性期前收缩可选用维拉帕米、普罗帕酮、莫雷帕酮或 β 受体阻滞剂等药物。室性期前收缩选用 β 受体阻滞剂、美西律、普罗帕酮、莫雷西嗪等药物。

(3)其他:急性心肌梗死早期发生的室性期前收缩可选用利多卡因;洋地黄中毒引起的室性期前收缩者首选苯妥英钠。

(三)阵发性心动过速

阵发性心动过速是一种阵发性快速而规律的异位心律,是由 3 个或 3 个以上连续发生的期前收缩形成,根据异位起搏点的部位不同可分为房性、房室交界性和室性阵发性心动过速。由于房性、房室交界性和阵发性心动过速在临床上难以区别,故统称为阵发性室上性心动过速(PSVT)。阵发性室上性心动过速常见于无器质性心脏病者,其发作与体位改变、情绪激动、过度疲劳、烟酒过量等有关。阵发性室性心动过速多见于心肌病变广泛而严重的患者,如冠心病发生急性心肌梗死时;其次是心肌病、心肌炎、二尖瓣脱垂、心瓣膜病等。

1.临床意义

(1)阵发性室上性心动过速突然发作、突然终止,持续时间长短不一。发作时患者常有心悸、焦虑、紧张、乏力,甚至诱发心绞痛、心功能不全、晕厥或休克。症状轻重取决于发作时的心率、持续时间和有无心脏病变等。听诊,心律规则,心率 150~250 次/分,心尖部第一心音强度不变。

(2)阵发性室性心动过速症状轻重取决于室速发作的频率、持续时间、有无器质性心脏病及心功能状况。非持续性室速(发作时间<30 秒)患者通常无症状或仅有心悸;持续性室速患者常伴明显血流动力学障碍与心肌缺血,可出现低血压、晕厥、心绞痛、休克或急性肺水肿。听诊心律略不规则,心率常在100~250 次/分。如发生完全性房室分离,则第一心音强度不一致。

2.心电图特点

(1)阵发性室上性心动过速(图 3-9):①3 个或 3 个以上连续而迅速的室上性期前收缩,频率范围达150~250 次/分,节律规则。②P 波不易分辨。③绝大多数患者 QRS 波群形态与时限正常。

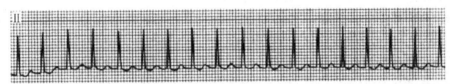

图 3-9 阵发性室上性心动过速

(2)阵发性室性心动过速(图 3-10):①3 个或 3 个以上连续而迅速的室性期前收缩,频率范围达100~250 次/分,节律较规则或稍有不齐。②QRS 波群形态畸形,时限>0.12 秒,有继发ST-T 改变。③如有 P 波,则 P 波与 QRS 波无关,且其频率比 QRS 频率缓慢。④常可见心室夺获与室性融合波。

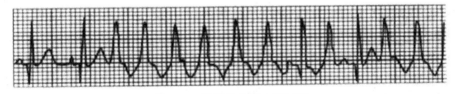

图 3-10 阵发性室性心动过速

3.治疗要点

(1)阵发性室上性心动过速。急性发作时治疗:①刺激迷走神经。可起到减慢心率、终止发作的作用。方法包括刺激悬垂诱发恶心、呕吐;深吸气后屏气,再用力做呼气动作(Valsalva 动作);颈动脉窦按摩等。上述方法可重复多次使用。②药物终止发作。当刺激迷走神经无效时,可采用维拉帕米或三磷酸腺苷(ATP)静脉注射。

预防复发:除避免诱因外,发作频繁者可选用地高辛、长效钙通道阻滞剂、长效普萘洛尔等药物。

对于反复发作或药物治疗无效者,可考虑施行射频消融术。该方法具有安全、迅速、有效且能治愈心动过速的优点,可作为预防发作的首选方法。

(2)阵发性室性心动过速:由于室速多发生于器质性心脏病者,往往导致血流动力学障碍,甚至发展为室颤,应严密观察予以紧急处理,终止其发作。

一般遵循的原则是:无器质性心脏病者发生的非持续性室速,如无症状,无需进行治疗;持续性室速发作,无论有无器质性心脏病,均应给予治疗;有器质性心脏病的非持续性室速亦应考虑治疗。药物首选利多卡因,静脉注射 100 mg,有效后可予静脉滴注维持。其他药物,如普罗帕酮、胺碘酮也有疗效。如使用上述药物无法终止发作,且患者已出现低血压、休克、脑血流灌注不足等危险表现,应立即给予同步直流电复律。

(四)扑动与颤动

当自发性异位搏动的频率超过阵发性心动过速的范围时,形成扑动或颤动。根据异位起搏点的部位不同可分为心房扑动(简称房扑)与心房颤动(简称房颤);心室扑动(简称室扑)与心室颤动(简称室颤)。房颤是成人最常见的心律失常之一,远较房扑多见,二者发病率之比为 10:1~20:1,绝大多数见于各种器质性心脏病,其中以风湿性心瓣膜病最为常见。室扑与室颤是最严重的致命性心律失常,室扑多为室颤的前奏,而室颤则是导致心源性猝死的常见心律失常,也是心脏病或其他疾病临终前的表现。

1.临床意义

(1)房扑与房颤:房扑和房颤的症状取决于有无器质性心脏病、基础心功能及心室率的快慢。如心室率不快且无器质性心脏病者可无症状;心室率快者可有心悸、胸闷、头晕、乏力等。房颤时心房有效收缩消失,心排血量减少 25%~30%,加之心室率增快,对血流动力学影响较大,导致心排血量、冠状循环及脑部供血明显减少,引起心力衰竭、心绞痛或晕厥;还易引起心房内附壁血栓的形成,部分血栓脱落可引起体循环动脉栓塞,以脑栓塞最常见。体检时房扑的心室律可规则或不规则。房颤时,听诊第一心音强弱不等,心室律绝对不规则;心室率较快时,脉搏短绌(脉率慢于心率)明显。

(2)室扑与室颤:室扑和室颤对血流动力学的影响均等于心室停搏,其临床表现无差别,二者具有下列特点:意识突然丧失,常伴有全身抽搐,持续时间长短不一;心音消失,脉搏触不到,血压测不出;呼吸不规则或停止;瞳孔散大,对光反射消失。

2.心电图特点

(1)房扑心电图特征(图 3-11):①P 波消失,代之以 250~350 次/分,间隔均匀,形状相似的锯齿状心房扑动波(F 波)。②F 波与 QRS 波群成某种固定的比例,最常见的比例为 2:1 房室传导,有时比例关系不固定,则引起心室律不规则。③QRS 波群形态一般正常,伴有室内差异性传导者 QRS 波群可增宽、变形。

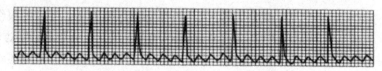

图 3-11　心房扑动(2:1 房室传导)

（2）房颤心电图特征（图 3-12）：①P 波消失，代之以大小不等、形态不一、间期不等的心房颤动波（f 波），频率为 350～600 次/分。②RR 间期绝对不等。③QRS 波群形态通常正常，当心室率过快，发生室内差异性传导时，QRS 波群增宽、变形。

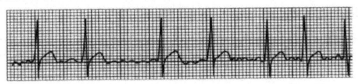

图 3-12　心房颤动

（3）室扑的心电图特点（图 3-13）：P-QRS-T 波群消失，代之以 150～300 次/分波幅大而较规则的正弦波（室扑波）图形。

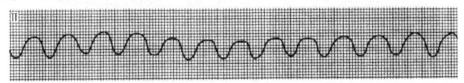

图 3-13　心室扑动

（4）室颤的心电图特点（图 3-14）：P-QRS-T 波群消失，代之以形态、振幅与间隔绝对不规则的颤动波（室颤波），频率为 150～500 次/分。

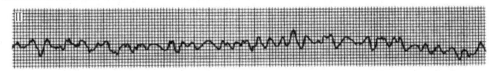

图 3-14　心室颤动

3.治疗要点

（1）房扑和房颤：房扑或房颤伴有较快心室率时，可使用洋地黄类药物减慢心室率，以保持血流动力学的稳定，此法可以使有些房扑或房颤转为窦性心律。其他药物如维拉帕米、地尔硫䓬等也能起到终止房扑、房颤的作用。对于持续性房颤的患者，符合条件者可采用药物如奎尼丁、胺碘酮等进行复律。无效时可使用电复律。

（2）室扑和室颤：室扑或室颤发生后，如果不迅速采取抢救措施，患者一般在 3～5 分钟内死亡，因此必须争分夺秒、尽快恢复有效心律。一旦心电监测确定为室扑或室颤时，立即采用除颤器进行非同步直流电除颤，同时配合胸部按压及人工呼吸等心肺复苏术，并经静脉注射利多卡因及其他复苏药物如肾上腺素等。

（五）房室传导阻滞

房室传导阻滞（AVB）是指冲动从心房传到心室的过程中，冲动传导的延迟或中断。根据病因不同，其阻滞部位可发生在房室结、房室束及束支系统内，按阻滞程度可分为 3 类。常见器质性心脏病，偶尔第一度和第二度Ⅰ型房室传导阻滞可见于健康人，与迷走神经张力过高有关。

1.临床意义

（1）第一度房室传导阻滞：指传导时间延长（PR 间期延长）；患者多无自觉症状，听诊时第一心音可略为减弱。

（2）第二度房室传导阻滞：指心房冲动部分不能传入心室（心搏脱漏）；心搏脱漏仅偶尔出现

时,患者多无症状或偶有心悸,如心搏脱漏频繁心室率缓慢时,可有乏力、头晕甚至短暂晕厥;听诊有心音脱漏,触诊脉搏脱落,若为 2∶1 传导阻滞,则可听到慢而规则的心室率。

(3)第三度房室传导阻滞:指心房冲动全部不能传入心室;患者症状取决于心室率的快慢,如心室率过慢,心排血量减少,导致心脑供血不足,可出现头晕、疲乏、心绞痛、心力衰竭等,如心室搏动停顿超过 15 秒可引起晕厥、抽搐,即阿-斯综合征发生,严重者可猝死;听诊心律慢而规则,心室率多为 35~50 次/分,第一心音强弱不等,间或闻及心房音及响亮清晰的第一心音(大炮音)。

2.心电图特点

(1)第一度房室传导阻滞心电图特征(图 3-15):①PR 间期延长,成人>0.20 秒(老年人>0.21 秒);②每个 P 波后均有 QRS 波群。

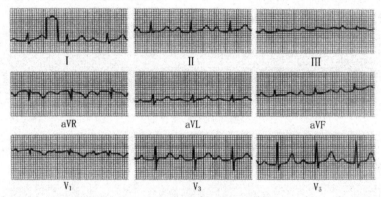

图 3-15　第一度房室传导阻滞

(2)第二度房室传导阻滞:按心电图表现可分为Ⅰ型和Ⅱ型。

第二度Ⅰ型房室传导阻滞心电图特征(图 3-16):①PR 间期在相继的心搏中逐渐延长,直至发生心室脱漏,脱漏后的第一个 PR 间期缩短,如此周而复始。②相邻的 RR 间期进行性缩短,直至 P 波后 QRS 波群脱漏。③心室脱漏造成的长 RR 间期小于两个 PP 间期之和。

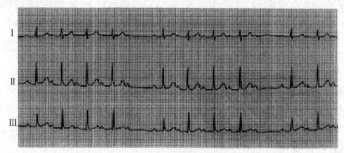

图 3-16　第二度Ⅰ型房室传导阻滞

第二度Ⅱ型房室传导阻滞心电图特征(图 3-17):①PR 间期固定不变(可正常或延长);②数个 P 波之后有一个 QRS 波群脱漏,形成 2∶1、3∶1、3∶2 等不同比例房室传导阻滞;③QRS波群形态一般正常,亦可有异常。

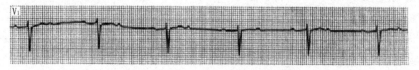

图 3-17　第二度Ⅱ型房室传导阻滞

如果第二度Ⅱ型房室传导阻滞下传比例≥3∶1,称为高度房室传导阻滞。

(3)第三度房室传导阻滞心电图特征(图3-18):①P波与QRS波群各有自己的规律,互不相关,呈完全性房室分离。②心房率＞心室率。③QRS波群形态和时限取决于阻滞部位,如阻滞位于希氏束及其附近,心室率40～60次/分,QRS波群正常。④如阻滞部位在希氏束分叉以下,心室率可在40次/分以下,QRS波群宽大畸形。

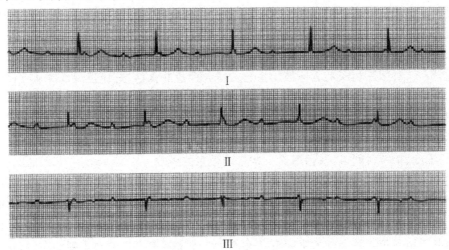

Ⅰ

Ⅱ

Ⅲ

图3-18　第三度房室传导阻滞

3.治疗要点

(1)病因治疗:积极治疗引起房室传导阻滞的各种心脏病,纠正电解质紊乱,停用有关药物,解除迷走神经过高张力等。第一度或第二度Ⅰ型房室传导阻滞,心室率不太慢(＞50次/分)且无症状者,仅需病因治疗,心律失常本身无需进行治疗。

(2)药物治疗:第二度Ⅱ型或第三度房室传导阻滞,心室率慢并影响血流动力学,应及时提高心室率以改善症状,防止发生阿-斯综合征。常用药物有:①异丙肾上腺素持续静脉滴注,使心室率维持在60～70次/分,对急性心肌梗死患者要慎用。②阿托品静脉注射,适用于阻滞部位位于房室结的患者。

(3)人工心脏起搏治疗:对心室率低于40次/分,症状严重者,特别是曾发生过阿-斯综合征者,应首选安装人工心脏起搏器。

五、常见护理诊断

(一)活动无耐力
与心律失常导致心排血量减少有关。

(二)焦虑
与心律失常致心跳不规则、停跳及反复发作、治疗效果不佳有关。

(三)潜在并发症
心力衰竭、猝死。

六、护理措施

(一)一般护理

1.体位与休息

当心律失常发作患者出现胸闷、心悸、头晕等不适时,应采取高枕卧位、半卧位或其他舒适体位,尽量避免左侧卧位。有头晕、晕厥发作或曾有跌倒病史者应卧床休息,加强生活护理。

2.饮食护理

给予清淡易消化、低脂和富于营养的饮食,且少量多餐,避免刺激性饮料。对心力衰竭患者应限制钠盐摄入,对服用利尿剂者应鼓励多进食富含钾盐的食物,避免出现低钾血症而诱发心律失常。

(二)病情观察

(1)评估心律失常可能引起的临床症状,如心悸、乏力、胸闷、头晕、晕厥等,注意观察和询问这些症状的程度、持续时间,以及给患者日常生活带来的影响。

(2)定期测量心率和心律,判断有无心动过速、心动过缓、期前收缩、房颤等心律失常发生。对于房颤患者,两名护士应同时测量患者心率和脉率一分钟,并记录,以观察脉搏短绌的变化发生情况。

(3)心电图检查是判断心律失常类型及检测心律失常病情变化的最重要的手段,护士应掌握心电图机的使用方法,在患者心律失常突然发作时及时描记心电图并标明日期和时间。行24小时动态心电图检查的患者,应嘱其保持平素的生活和活动,并记录症状出现的时间及当时所从事的活动,以利于发现病情及查找病因。

(4)对持续心电监测的患者,应注意观察是否出现心律失常及心律失常的类型、发作次数、持续时间、治疗效果等情况。当患者出现频发、多源性室性期前收缩、RonT现象、阵发性室性心动过速、第二度Ⅱ型及第三度房室传导阻滞时,应及时通知医师。

(三)用药护理

严格遵医嘱,按时、按量应用抗心律失常药物,静脉注射抗心律失常药物时速度应缓慢,静脉滴注速度严格按医嘱执行。用药期间严密监测脉率、心律、心率、血压及患者的反应,及时发现因用药而引起的新的心律失常和药物中毒,做好相应的护理。

1.奎尼丁

毒性反映较重,可致心力衰竭、窦性停搏、房室传导阻滞、室性心动过速等心脏毒性反应,故在给药前要测量血压、心率、心律,如有血压低于 12.0/8.0 kPa(90/60 mmHg),心率慢于60 次/分,或心律不规则时需告知医师。

2.普罗帕酮

可引起恶心、呕吐、眩晕、视物模糊、房室传导阻滞,诱发和加重心力衰竭等。餐时或餐后服用可减少胃肠道刺激。

3.利多卡因

有中枢抑制作用和引起心血管系统不良反应,剂量过大可引起震颤、抽搐,甚至呼吸抑制和心脏停搏等,应注意给药的剂量和速度。对心力衰竭、肝肾功能不全、酸中毒的患者和老年人应减少剂量。

4.普萘洛尔

可引起低血压、心动过缓、心力衰竭等,并可加重哮喘与慢性阻塞性肺部疾病。在给药前应测量患者的心率,当心率低于 50 次/分时应及时停药。糖尿病患者可能引起低血糖、乏力。

5.胺碘酮

可致胃肠道反应、肝功能损害、心动过缓、房室传导阻滞,久服可影响甲状腺功能和引起角膜碘沉着,少数患者可出现肺纤维化,是其最严重的不良反应。

6.维拉帕米

可出现低血压、心动过缓、房室传导阻滞等。严重心衰、高度房室传导阻滞及低血压者禁用。

7.腺苷

可出现面部潮红、胸闷、呼吸困难,通常持续时间小于 1 分钟。

(四)特殊护理

当患者发生较严重心律失常时应采取如下护理措施。

(1)嘱患者卧床休息,保持情绪稳定,以减少心肌耗氧量和对交感神经的刺激。

(2)给予鼻导管吸氧,改善因心律失常造成血流动力学改变而引起的机体缺氧。立即建立静脉通道,为用药、抢救做好准备。

(3)准备好纠正心律失常的药物、其他抢救药品及除颤器、临时起搏器等。对突然发生室扑或室颤的患者,应立即施行非同步直流电除颤。

(4)遵医嘱给予抗心律失常药物,注意药物的给药途径、剂量、给药速度,观察药物的作用效果和不良反应。用药期间严密监测心电图、血压,及时发现因用药而引起的新的心律失常。

(五)健康教育

1.疾病知识指导

向患者及家属讲解心律失常的常见病因、诱因及防治知识,使患者和家属能充分了解该疾病,而与医护人员配合共同控制疾病。

2.生活指导

快速心律失常患者应改变不良的生活习惯,如吸烟、饮酒、喝咖啡、喝浓茶等;避开造成精神紧张激动的环境,保持乐观稳定的情绪,分散注意力,不要过分注意心悸的感受。使患者和亲属明确无器质性心脏病的良性心律失常对人的影响主要是心理因素。帮助患者协调好活动与休息,根据心功能情况合理安排,注意劳逸结合。运动有诱发心律失常的危险,建议做较轻微的运动或最好在有家人陪同的条件下运动。心动过缓者应避免屏气用力的动作,以免兴奋迷走神经而加重心动过缓。

3.用药指导

让患者认识服药的重要性,按医嘱继续服用抗心律失常药物,不可自行减量或撤换药物。教会患者观察药物疗效和不良反应,必要时提供书面材料,嘱有异常时及时就医。对室上性阵发性心动过速的患者和家属,教会采用刺激迷走神经的方法,如刺激咽后壁诱发恶心;深吸气后屏气再用力呼气,上述方法可终止或缓解室上速。教会患者家属徒手心肺复苏的方法,以备紧急需要时应用。

4.自我监测指导

教会患者及家属测量脉搏的方法,每天至少一次,每次应在一分钟以上并做好记录。告诉患者和家属何时应来医院就诊:①脉搏过缓,少于 60 次/分,并有头晕、目眩、或黑矇。②脉搏过快,超过100 次/分,休息及放松后仍不减慢。③脉搏节律不齐,出现漏搏、期前收缩超过 5 次/分。④原本整齐的脉搏出现脉搏忽强忽弱、忽快忽慢的现象。⑤应用抗心律失常药物后出现不良反应。出现上述情形应及时就诊,并能按时随诊复查。

(郝园园)

第三节　冠状动脉粥样硬化性心脏病

冠状动脉粥样硬化性心脏病是指冠状动脉粥样硬化使血管腔狭窄或阻塞,导致心肌缺血、缺氧或坏死而引起的心脏病。它和冠状动脉功能性改变即冠状动脉痉挛一起统称冠状动脉性心脏病(简称冠心病),也称缺血性心脏病。

一、概述

(一)临床分型

1979 年,世界卫生组织曾将冠心病分为 5 型:隐匿型或无症状型冠心病、心绞痛、心肌梗死、缺血性心肌病和猝死。近年来,趋向于根据发病特点和治疗原则的不同进行分类:慢性冠脉病也称慢性心肌缺血综合征,以及急性冠状动脉综合征。前者包括稳定型心绞痛、缺血性心肌病和隐匿性冠心病;后者包括不稳定型心绞痛、非 ST 段抬高型心肌梗死和 ST 段抬高型心肌梗死,也有将冠心病猝死包括在内。

(二)危险因素

1.年龄与性别

多见于 40 岁以上的中、老年人,男性多于女性,女性在绝经期后发病率增加。年龄和性别是不可改变的危险因素。

2.血脂异常

脂质代谢异常是动脉粥样硬化最重要的危险因素,常见于高胆固醇血症。血液中的脂质主要包括总胆固醇(TC)和甘油三酯(TG),脂蛋白分为乳糜微粒、极低密度脂蛋白(VLDL)、低密度脂蛋白(LDL)、中等密度脂蛋白(LDL)和高密度脂蛋白(HDL)。TC、TG、LDL 或 VLDL 增高,都被认为是危险因素。临床上,以 TC 与 LDL 增高最受关注。

3.高血压

高血压患者患病率较血压正常者高 3~4 倍,冠心病患者 60%~70%有高血压。

4.糖尿病和糖耐量异常

糖尿病患者中不仅本病发病率较非糖尿病者高出数倍,且病变进展迅速。本病患者糖耐量减低者也十分常见。

5.吸烟

吸烟可造成动脉壁氧含量不足,促进动脉粥样硬化的形成。吸烟者与不吸烟者比较,前者本病的发病率和病死率增高 2~6 倍,且与每天吸烟的支数成正比,被动吸烟也是冠心病的危险因素。

6.其他

其他危险因素。家族史,肥胖,缺少体力活动,进食过多的动物脂肪、胆固醇、糖和钠盐,A型性格,血中同型半胱氨酸增高,胰岛素抵抗增强,血中纤维蛋白原及一些凝血因子增高,病毒、衣原体感染等。

二、稳定型心绞痛

稳定型心绞痛也称劳力性心绞痛,是在冠状动脉固定性严重狭窄基础上,由于心肌负荷的增加引起心肌急剧的、暂时的缺血缺氧的临床综合征。其典型表现为阵发性胸骨后压榨性疼痛,主要位于胸骨后部,可放射至心前区和左上肢尺侧,常发生于劳力负荷增加时,持续数分钟,休息或服用硝酸酯制剂后疼痛消失。

(一)病因

稳定型心绞痛的发病机制主要是在冠状动脉存在固定狭窄或部分闭塞的基础上发生需氧量的增加,而导致心肌血氧供需失衡。当冠状动脉狭窄或部分闭塞时,其扩张性减弱,血流量减少,对心肌的供氧量相对比较固定。一旦心脏负荷突然增加,如劳累、情绪激动、饱餐、受寒等,心肌耗氧量突然增大,心脏对血液的需求增加,心肌血液的供求出现矛盾时就会导致心绞痛。

(二)临床表现

1.症状

心绞痛以发作性胸痛为主要临床表现,典型疼痛的特点为以下内容。

(1)部位:主要在胸骨体中、上段之后,可波及心前区,有手掌大小范围,界限不清楚,常放射至左肩、左臂尺侧达无名指和小指,偶有或至颈、咽或下颌部。

(2)性质:胸痛多有压迫感、发闷感、紧缩感、烧灼感,呈钳夹样、挤压样,但不尖锐,不像针刺或刀割样痛,偶伴濒死的恐惧感。发作时患者常不自觉地停止原来的活动,直至症状缓解。

(3)诱因:体力劳动、情绪激动、饱餐、寒冷、吸烟、心动过速、休克等。

(4)持续时间:心绞痛一般持续数分钟至十余分钟,3～5分钟内逐渐消失,很少超过30分钟。

(5)缓解方式:一般在停止原来诱发症状的活动后即可缓解,舌下含服硝酸甘油等硝酸酯类药物也能迅速缓解。

2.体征

心绞痛不发作时一般无异常体征。心绞痛发作时常见心率增快、血压升高。心尖部听诊有时出现奔马律。

(三)辅助检查

1.实验室检查

血糖、血脂检查可以了解冠心病危险因素。

2.心电图检查

心电图检查是发现患者心肌缺血与诊断心绞痛最常用的检查方法。约有半数患者静息心电图为正常。心绞痛发作时绝大多数患者可出现暂时性心肌缺血引起的 ST 段压低($\geqslant 0.1$ mV),发作缓解后恢复。有时出现 T 波倒置,在平时有 T 波持续倒置的患者,发作时可变为直立。运动负荷试验及 24 小时动态心电图监测可显著提高缺血性心电图的检出率。

3.X 线检查

心脏 X 线检查可无异常发现,若伴缺血性心肌病可见心影增大、肺淤血等。

4.放射性核素检查

利用放射性铊心肌显像所示灌注缺损提示心肌供血不足或血供消失,对心肌缺血诊断较有价值。

5.选择性冠状动脉造影检查

选择性冠状动脉造影检查可使左、右冠状动脉及主要分支得到清楚的显影,具有确诊价值。

6.其他检查

二维超声心动图可探测到缺血区心室壁的运动异常;多排螺旋 CT 冠状动脉成像(CTA)进行冠状动脉二维或三维重建,用于判断冠状动脉管腔狭窄程度和管壁钙化情况也有一定意义。

(四)处理原则及治疗要点

稳定型心绞痛的治疗原则是改善冠状动脉血供和降低心肌耗氧,同时治疗动脉粥样硬化,避免诱发因素。

1.发作时的治疗

(1)休息:发作时应立即休息,一般患者停止活动后症状即可消除。

(2)药物治疗:宜选用作用较快的硝酸酯制剂,这类药物除可扩张冠状动脉增加冠状动脉血流量外,还可扩张周围血管,减少静脉回流,减轻心脏前、后负荷和降低心肌耗氧量,从而缓解心绞痛。①硝酸甘油:0.3~0.6 mg 舌下含化,1~2 分钟内显效,约 30 分钟后作用消失。一般连用不超过 3 次,每次相隔 5 分钟。②硝酸异山梨酯:可用 5~10 mg,舌下含服,2~5 分钟显效,作用持续 2~3 小时。

2.缓解期的治疗

缓解期宜尽量避免各种诱发因素。药物治疗以改善预后药物和改善缺血药物为主,非药物治疗包括血管重建治疗、增强型体外反搏、运动锻炼疗法等。

(1)药物治疗。包括硝酸酯制剂、β 受体阻滞剂、调血脂药物等治疗。

硝酸酯制剂:能够扩张冠状动脉,增加缺血区心肌的供血。硝酸异山梨酯 5~20 mg 口服,每天 3 次,服后半小时起作用,持续 3~5 小时。

β 受体阻滞剂:β 受体阻滞剂是通过抑制心脏 β 肾上腺素能受体,从而降低血压、减慢心率、减弱心肌收缩力,以降低心肌耗氧量,减少心绞痛发作和增加运动耐量,降低心绞痛患者病死率和心肌梗死的风险。

调血脂药物:常选用他汀类药物如洛伐他汀、辛伐他汀,他汀类药物能有效降低血清总胆固醇(TC)和低密度脂蛋白胆固醇(LDL-C),延缓斑块进展,使斑块稳定。

血管紧张素转换酶抑制药(ACEI):在稳定型心绞痛患者中,合并糖尿病、心力衰竭或左心室功能不全的高危患者应该使用 ACEI。常用药物有卡托普利、依那普利、福辛普利等。

钙通道阻滞剂:抑制钙离子进入细胞内,抑制心肌细胞兴奋-收缩耦联中钙离子的利用,因而抑制心肌收缩,减少氧耗;并通过扩张冠状动脉,解除冠状动脉痉挛,改善心内膜下心肌的供血;扩张周围血管、减轻心脏负荷,从而缓解心绞痛;还可以降低血液黏度,抗血小板聚集,改善心肌的微循环。常用药物有维拉帕米、硝苯地平缓释剂、地尔硫䓬等。

抗血小板药物:①长期服用阿司匹林每天 75~100 mg 和有效的降血脂治疗可促使粥样斑块稳定,减少血栓形成;②氯吡格雷主要用于支架植入术后患者。

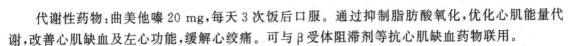

代谢性药物:曲美他嗪 20 mg,每天 3 次饭后口服。通过抑制脂肪酸氧化,优化心肌能量代谢,改善心肌缺血及左心功能,缓解心绞痛。可与 β 受体阻滞剂等抗心肌缺血药物联用。

中医中药治疗:以活血化瘀、芳香温通、祛痰通络法最为常用,针灸和穴位按摩治疗也有一定疗效。

(2)运动锻炼疗法:合理的运动锻炼有助于促进侧支循环的建立,提高体力活动的耐受量从而减轻症状。建议稳定型心绞痛患者最好每天坚持有氧运动 30 分钟,每周运动不少于 5 天。

(3)冠状动脉血管重建治疗:稳定型心绞痛患者的血管重建治疗,常通过经皮冠状动脉介入治疗和冠状动脉旁路移植术。其中经皮冠状动脉介入治疗创伤小、恢复快、危险性相对较低,尤其是药物洗脱支架的出现,使其远期疗效明显提高,普遍应用于临床。

冠状动脉旁路移植术的主要目的是通过血管旁路移植绕过狭窄的冠状动脉,为缺血心肌重建血运通道,即让心脏搏出的血从主动脉经过所架的血管桥,流向狭窄或梗阻的冠状动脉远端而达到缺血的心肌,以改善心肌供血、供氧,缓解和消除心绞痛等症状,提高患者生活质量。

(4)增强型体外反搏治疗:能降低患者心绞痛发作频率,改善运动负荷试验中的心肌缺血情况,能使 75%～80% 的患者症状获得改善。对于药物治疗难以奏效又不适宜行血管重建术的难治性慢性稳定型心绞痛可试用。一般每天 1 小时,12 天为 1 个疗程。

(五)护理评估

1.病史

了解患病与诊治经过,患者有无高血压、高血脂、糖尿病等疾病,疾病发作的诱因、患者生活饮食方式等。询问患者首次发生心绞痛的时间,主要症状的特点,有无伴随症状,是否进行性加重,有无并发症,既往检查结果、治疗经过及效果。

2.身体状况

评估患者入院时的意识和精神状态、体位、生命体征;有无面色苍白、皮肤湿冷、心率增快、血压升高、痛苦表情等;有无放射痛、恶心、呕吐、心悸或呼吸困难等。查看有无心脏扩大,听诊有无心律异常,有无第三或第四心音,有无奔马律及心尖部收缩期杂音等,了解相关检查结果。

3.心理-社会状况

患者是否有紧张、烦躁不安、恐惧的情绪,评估患者的职业特点、家庭状况、个人应对方式、经济情况、生活习惯等。

(六)护理措施

1.休息与活动

心绞痛发作时应立即停止正在进行的活动,就地休息。不稳定型心绞痛者,应卧床休息,并密切观察。保持环境安静,限制探视,取得合作。

2.饮食

低脂、低胆固醇的清淡饮食,提倡少量多餐。

3.给氧

鼻导管给氧,以增加心肌氧的供应,减轻缺血和疼痛。

4.心理护理

疼痛发作时应有专人陪伴,允许患者表达内心感受,给予心理支持,鼓励患者增强战胜疾病的信心。简明扼要地解释疾病过程与治疗配合方法,说明不良情绪会增加心肌耗氧量而不利于病情控制。

5.疼痛观察

评估患者疼痛的部位、性质、程度、持续时间,给予心电监护,描记疼痛发作时的心电图,严密监测心率、心律、血压变化,观察患者有无面色苍白、大汗、恶心、呕吐等。

6.用药护理

(1)心绞痛发作时给予患者舌下含服硝酸甘油,用药后注意观察患者胸痛变化情况,如服药后3～5分钟仍不缓解者可重复使用,每隔5分钟1次,连续3次仍不能缓解者,应考虑急性冠状动脉综合征的可能,要及时报告医师。

(2)对于心绞痛发作频繁者,可遵医嘱给予硝酸甘油静脉滴注,但应控制滴速,并告知患者及家属不可擅自调节滴速,以防止低血压情况的发生。

(3)部分患者用药后出现面部潮红、头部胀痛、头晕、心动过速、心悸等不适,应告知患者上述不良反应是由药物所产生的血管扩张作用所致,以解除顾虑。

(4)应用他汀类药物时,应严密监测转氨酶及肌酸激酶等生化指标,及时发现药物可能引起的肝脏损害。采用强化降脂治疗时,应注意监测药物的安全性。

7.减少或避免诱因

疼痛缓解后,与患者一起分析引起心绞痛发作的原因。保持排便通畅,切忌用力排便,以免诱发心绞痛。调节饮食,禁烟、酒。保持心境平和,改变焦躁易怒、争强好胜的性格等。

8.排便的护理

(1)评估排便情况:如排便的次数、性状,有无习惯性便秘,是否服用通便药物。

(2)指导患者采取通便措施:合理饮食及增加富含纤维素的食物如水果、蔬菜的摄入;无糖尿病者每天清晨给予蜂蜜20 mL加温开水同饮;适当进行腹部按摩(按顺时针方向)以促进肠蠕动。一旦出现排便困难,可使用开塞露,盐水灌肠。

(七)健康指导

1.疾病知识指导

生活方式的改变是冠心病治疗的基础。

(1)合理膳食:宜摄入低热量、低脂、低胆固醇、低盐饮食,多食蔬菜、水果和粗纤维食物如芹菜、糙米等,避免暴饮暴食,注意少量多餐。

(2)戒烟、限酒。

(3)适量运动:运动方式应以有氧运动为主,运动的强度和时间因病情和个体差异而不同,必要时需要在监测下进行。

(4)自我心理调适:调整心态,减轻精神压力,逐渐改变急躁易怒性格,保持心理平衡,采取放松术或与他人交流的方式缓解压力。告知患者及家属过劳、情绪激动、饱餐、用力排便、寒冷刺激等都是心绞痛发作的诱因,应注意尽量避免。

2.用药指导

(1)指导患者出院后遵医嘱服药,不要擅自增减药量,自我监测药物的不良反应。

(2)外出时随身携带硝酸甘油以备急需。

(3)硝酸甘油见光易分解,应放在棕色瓶内,存放于干燥处,以免潮解失效。药瓶开封后每6个月更换1次,以确保疗效。

3.病情监测指导

(1)教会患者及家属心绞痛发作时的缓解方法,胸痛发作时应立即停止活动或舌下含服硝酸

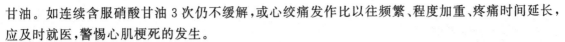

甘油。如连续含服硝酸甘油 3 次仍不缓解,或心绞痛发作比以往频繁、程度加重、疼痛时间延长,应及时就医,警惕心肌梗死的发生。

(2)不典型心绞痛发作时可能表现为牙痛、肩周炎、上腹痛等,为防止误诊,可先按心绞痛发作处理并及时就医。

(3)告诉患者应定期复查心电图、血压、血糖、血脂、肝功能等。

三、急性冠状动脉综合征

急性冠状动脉综合征是一组由急性心肌缺血引起的临床综合征,主要包括不稳定型心绞痛、非 ST 段抬高型心肌梗死及 ST 段抬高型心肌梗死。急性冠状动脉综合征发病的主要病理基础多是动脉粥样硬化不稳定斑块破裂或糜烂导致冠状动脉内血栓形成。血小板激活在其发病过程中起着非常重要的作用。

(一)不稳定型心绞痛和非 ST 段抬高型心肌梗死

不稳定型心绞痛和非 ST 段抬高型心肌梗死均是由动脉粥样斑块破裂或糜烂,伴有不同程度的表面血栓形成、血管痉挛及远端血管栓塞导致的一组临床症状,合称为非 ST 段抬高型急性冠状动脉综合征。本部分主要以不稳定型心绞痛为例进行介绍。

1.病因

冠状动脉内不稳定的粥样斑块继发的病理改变,使局部的心肌血流量明显下降,如斑块内出血、斑块纤维帽出现裂隙、表面有血小板聚集和(或)刺激冠状动脉痉挛,导致缺血性心绞痛。可由劳力负荷诱发,但劳力负荷终止后胸痛并不能缓解。非 ST 段抬高型心肌梗死因严重持续性心肌缺血而导致坏死,病理上出现灶性或心内膜下心肌坏死。

2.临床表现

(1)症状:不稳定型心绞痛的疼痛性质与稳定型心绞痛的疼痛性质相似,但前者程度更严重,频率更快,持续时间更长;轻微活动即可诱发,可在静息时或夜间发作;可向新的部位放射;伴随新的症状,如恶心、呕吐、大汗、心悸或呼吸困难等;休息或含服硝酸甘油可能只是暂时或部分缓解心绞痛。

(2)体征:可暂时性出现第三、第四心音,缺血发作时或发作后有时可闻及心尖区收缩期杂音(二尖瓣反流所致)。

3.辅助检查

(1)心电图检查:大多数患者胸痛发作时有一过性 ST 段(抬高或压低)和 T 波(低平或倒置)改变,其中 ST 段的动态改变(≥0.1 mV 的抬高或压低)是严重冠状动脉疾病的表现,可能会发生急性心肌梗死或猝死。

(2)连续心电监护:连续的心电监测可发现无症状或心绞痛发作时的 ST 段改变。连续24 小时心电监测发现,85%～90%的心肌缺血可不伴有心绞痛症状。

(3)冠状动脉造影和其他侵入性检查:冠状动脉造影能提供详细的血管相关信息,帮助指导治疗并评价预后。在长期稳定型心绞痛基础上出现的不稳定型心绞痛患者常伴有多支冠状动脉病变,而新发作的静息心绞痛患者可能只有单支冠状动脉病变。冠脉内超声(IVUS)和光学相关断层显像(CT)可以精准提供斑块分布、性质、大小和有无斑块破溃及血栓形成等更精准的粥样斑块硬化信息。

(4)心肌损伤标志物检查:心肌损伤标志物增高水平与心肌梗死范围及预后密切相关。

（5）其他检查：胸部 X 线、心脏超声和放射性核素检查的结果与稳定型心绞痛患者的结果相似，但阳性发现率更高。

4.处理原则及治疗要点

不稳定型心绞痛和非 ST 段抬高型心肌梗死是严重的、具有潜在危险的疾病，其治疗主要有两个目的：即刻缓解缺血和预防严重不良反应后果（即死亡或心肌梗死或再梗死），包括抗缺血治疗、抗血栓治疗和根据危险度分层进行有创治疗。

（1）一般处理：患者应立即卧床休息，消除紧张情绪和焦虑，保持环境安静，可以应用小剂量的镇静药和抗焦虑药物。对于有发绀、呼吸困难或其他高危表现的患者给予吸氧。同时积极处理可能引起心肌耗氧量增加的疾病，如感染、发热、甲状腺功能亢进症、贫血、低血压、心力衰竭、低氧血症、肺部感染、快速型心律失常和严重的缓慢型心律失常。维持血氧饱和度达 90% 以上。

（2）抗心肌缺血治疗：主要目的是减少心肌耗氧量（减慢心率、降低血压或减弱左心室收缩能力）或扩张冠状动脉，以缓解心绞痛发作。

硝酸酯类药物：扩张静脉，降低心脏前负荷，降低左心室舒张末压，降低心肌耗氧量，改善左心室局部和整体功能。还可扩张冠状动脉，缓解心肌缺血。心绞痛发作时，可舌下含服硝酸甘油，若无效可静脉应用硝酸甘油或硝酸异山梨酯。

β受体阻滞剂：降低心肌耗氧量，减少心肌缺血反复发作，减少心肌梗死的发生，对改善近、远期预后均有重要作用。常用药物有美托洛尔和比索洛尔。

钙通道阻滞剂：可有效减轻心绞痛症状，作为治疗持续性心肌缺血的次选药物。钙通道阻滞剂为血管痉挛性心绞痛的首选药物，能有效降低心绞痛的发生率。

（3）抗血小板治疗。包括环氧化酶抑制剂和二磷酸腺苷受体阻滞剂。

环氧化酶抑制剂：阿司匹林可降低急性冠状动脉综合征患者的短期和长期病死率。除非有禁忌证，所有不稳定型心绞痛和非 ST 段抬高型心肌梗死患者均应尽早使用阿司匹林，首次口服非肠溶制剂或嚼服肠溶制剂 300 mg，随后75～100 mg，每天 1 次，长期维持。其主要不良反应是胃肠道反应和上消化道出血。

二磷酸腺苷（ADP）受体阻滞剂：临床常用氯吡格雷，首剂可用 300～600 mg，随后 75 mg，每天 1 次。用于不能耐受阿司匹林者长期使用，以及植入支架术后和阿司匹林联用。

（4）抗凝治疗：常规应用于中危和高危不稳定型心绞痛和非 ST 段抬高型心肌梗死患者中，常用药物包括普通肝素、低分子肝素、磺达肝癸钠和比伐芦定。

普通肝素：推荐用量为静脉注射 80 U/kg 后，以 15～18 U/(kg·h) 的速度静脉滴注维持。

低分子肝素：与普通肝素相比，低分子肝素在降低心脏事件发生方面有更优或相等的疗效。常用药物包括依诺肝素、那曲肝素、达肝素等。

磺达肝癸钠：是选择性Ⅹa因子间接抑制剂。对需行经皮冠状动脉介入治疗的患者，术中需要追加普通肝素抗凝。

（5）调脂治疗：他汀类药物除对血脂的调节作用外，远期还有抗感染、稳定斑块的作用，能降低冠状动脉疾病的病死率和心肌梗死的发病率。

（6）冠状动脉血运重建术：包括经皮冠状动脉介入治疗和冠状动脉旁路移植术。由于操作成功率提高和并发症降低，经皮冠状动脉介入治疗在不稳定型心绞痛和非 ST 段抬高型心肌梗死患者的应用增加。

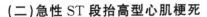

(二)急性 ST 段抬高型心肌梗死

急性心肌梗死是在冠状动脉病变的基础上,发生冠状动脉血供急剧减少或中断,使相应心肌严重而持久地缺血,导致部分心肌细胞急性坏死。临床上表现为持久的胸骨后剧烈疼痛、发热、白细胞计数增加及反映心肌缺血、损伤和坏死的一系列特征性心电图进行性改变和血清心肌损伤标记物增高。常可发生恶性心律失常、心源性休克或心力衰竭,属冠心病中急性冠状动脉综合征的严重类型。

1.病因

(1)冠脉粥样硬化可造成一支或多支血管管腔狭窄和心肌血供不足。若侧支循环尚未充分建立,一旦血供急剧减少或中断,使心肌严重而持久地急性缺血达 1 小时以上,即可发生心肌梗死。

(2)促使粥样斑块破溃出血及血栓形成的诱因:①休克、脱水、出血、外科手术或严重心律失常,使心排血量骤降,冠状动脉灌流量锐减;②重体力活动、饱餐特别是进食多量高脂饮食后、情绪过分激动或血压剧升,心肌耗氧量猛增,冠状动脉供血明显不足;③晨起 6～12 时交感神经活动增加,冠状动脉张力增强。

2.临床表现

(1)先兆表现:部分患者在发病前数天有乏力,胸部不适,活动时心悸、气急、烦躁、心绞痛等前驱症状,其中以初发型心绞痛或恶化型心绞痛最为突出。心绞痛发作较以往频繁、性质较剧、持续较久、硝酸甘油疗效差、诱发因素不明显。心电图可出现 ST 段一过性显著抬高/压低,T 波倒置或增高。及时处理先兆症状,可使部分患者避免发生心肌梗死。

(2)症状。①疼痛是最先出现的症状,多发生于清晨,疼痛的性质与心绞痛相同,但诱因多不明显,且常发生于安静时,程度较重,持续时间较长,可达数小时或更长,休息和含硝酸甘油多不能缓解。患者常烦躁不安、出汗、恐惧、胸闷或有濒死感。②全身症状有发热、心动过速、白细胞计数增高和红细胞沉降率增快等,由坏死物质吸收所引起。③胃肠道症状:疼痛剧烈时常伴有频繁的恶心、呕吐和上腹胀痛,与迷走神经受坏死心肌刺激和心排血量降低组织灌注不足等有关。④心律失常:多发生在起病 1～2 周内,而以 24 小时内最多见,可伴乏力、头晕、晕厥等症状。⑤低血压与休克:疼痛缓解而收缩压仍低于 10.6 kPa(80 mmHg)且患者表现为烦躁不安、面色苍白、皮肤湿冷、脉细而快、大汗淋漓、尿少、神志迟钝甚至晕厥者,则为休克表现。⑥心力衰竭:主要为急性左心衰竭,表现为呼吸困难、咳嗽、发绀、烦躁等症状,严重者可发生肺水肿,随后可有颈静脉怒张、肝大、水肿等右心衰竭表现。

(3)体征:心脏浊音界可正常,也可轻度至中度增大;心率多增快,少数也可减慢,心律失常;心尖区第一心音减弱,可闻及第三或第四心音奔马律;10%～20%患者在起病第 2～3 天出现心包摩擦音;部分患者在心前区可闻及收缩期杂音;可有各种心律失常、休克或心力衰竭相关的其他体征。几乎所有的患者都有血压降低的症状。

(4)并发症包括以下几种。①乳头肌功能失调或断裂:二尖瓣乳头肌因缺血、坏死等使收缩功能发生障碍,造成不同程度的二尖瓣脱垂并关闭不全,总发生率可高达 50%。②心室壁瘤:主要见于左心室,发生率为 5%～20%。较大的室壁瘤体检时可见左侧心界扩大,心脏搏动范围较广,可有收缩期杂音。瘤内发生附壁血栓时,心音减弱。③心肌梗死后综合征:发生率约为 10%。于心肌梗死后数周至数月内出现,可反复发生,表现为心包炎、胸膜炎或肺炎,有发热、胸痛等症状,可能为机体对坏死组织的变态反应。④栓塞:发生率为 1%～6%,见于起病后 1～

2 周,如由左心室附壁血栓脱落所致,则引起脑、肾、脾或四肢等动脉栓塞。由下肢静脉血栓脱落所致,则产生肺动脉栓塞。⑤心脏破裂:少见,常在 1 周内出现,多为心室游离壁破裂,造成心包积血引起急性心脏压塞而猝死。

3.辅助检查

(1)实验室检查:血常规、尿常规、肾功能、电解质、血糖、血脂、心肌酶学和血清心肌坏死标记物。

(2)影像学及其他检查:心电图检查、胸部 X 线检查、24 小时动态血压监测、超声心动图检查、颈动脉超声检查和放射性核素检查等。

4.处理原则及治疗要点

(1)休息:急性期应绝对卧床休息,保持室内环境安静,减少不良刺激。

(2)病情监测:给予持续心电监测,除颤仪应随时处于备用状态,密切观察心率、心律、血压和心功能变化,判断病情的发展,确定抢救及治疗方案。

(3)饮食和通便:给予流质、半流质饮食,逐步过渡到普通饮食。所有急性心肌梗死患者无腹泻者均应使用缓泻剂,以防止便秘时用力排便导致心脏破裂或引起心律失常与心力衰竭。

(4)给氧治疗:急性心肌梗死 1 周内,应给予常规吸氧,一般患者可用双鼻孔导管低流量持续或间接给氧。严重左心衰竭、肺水肿合并有机械并发症者,需面罩加压给氧或气管插管并机械通气。

(5)有效镇痛:首选吗啡 2～4 mg 静脉注射或哌替啶 50～100 mg 肌内注射。

(6)心肌再灌注:起病 3～6 小时,心肌再灌注包括溶栓、急性冠状动脉介入治疗、冠状动脉搭桥术。积极的治疗措施是起病 3～6 小时,最多在 12 小时内,使闭塞的冠状动脉再通,恢复心肌灌注,挽救缺血心肌,缩小梗死面积,从而能改善血流动力学,保护心功能和降低泵衰竭发生率与住院病死率,而且开始越早越好。可采取以下几种疗法。①经皮冠状动脉介入治疗:有条件的医院对具备适应证的患者应尽快实施经皮冠状动脉介入治疗;②溶栓疗法:无条件实行介入治疗或因患者就诊延误、转运时间过长将会错过再灌注时机,无禁忌证应立即(接诊患者后 30 分钟内)行溶栓治疗。临床上常用溶栓药物包括链激酶(SK)、尿激酶(UK)、组织型纤溶酶原激活剂(t-PA)及重组人组织型纤溶酶原激酶衍生物(rt-PA)等。

(7)抗心律失常治疗:心律失常必须及时消除,以免演变为严重心律失常甚至猝死。

(8)控制休克:出现心源性休克时,应在血流动力学监测下,采用升压药、血管扩张药、补充血容量和纠正酸中毒等抗休克处理。

5.护理评估要点

(1)病史:了解患者患病及诊治经过,评估患者首次心肌梗死发病的时间,发病时的症状如疼痛的部位、性质、程度、持续时间、诱因与缓解方式;有无恶心、呕吐、全身乏力、发热、血压异常、大汗、面色苍白等伴随症状;有无呼吸困难、晕厥、休克、心力衰竭等严重情况发生;有无相关检查、化验结果。

(2)身体状况:评估胸痛发作的特点,观察患者的意识与精神状态,注意有无表情痛苦、面色苍白、大汗淋漓、神志模糊、反应迟钝甚至晕厥等休克表现。观察患者的体温、脉搏、呼吸、血压有无异常。注意患者心率、心律、心音的变化,有无奔马律、心脏杂音及肺部啰音等。

(3)心理-社会状况:评估是否由于胸痛异常剧烈,患者产生了恐惧,活动耐力和自理能力下降而产生焦虑、抑郁情绪。护士应评估患者的心理状态,了解疾病对患者身心状态的影响程度,患者对疾病的认识程度,患者的经济状况和家人的支持程度。

6.护理措施

(1)休息与活动:患者在急性期应住在冠心病监护室,绝对卧床休息,保持环境安静,减少探视,消除焦虑,防止不良刺激。若病情稳定无并发症,24小时内应鼓励患者在床上进行肢体活动,如进行腹式呼吸、关节被动与主动运动。若无低血压,第3天就可在病房内走动;梗死后4～5天,逐步增加活动直至每天3次步行100～150 m,逐渐过渡到室外散步,以不感到疲劳为限,但对病情不稳定及高危患者应适当延长卧床时间。

(2)给氧护理:给予鼻导管间断或持续吸氧,增加心肌氧的供应,减轻心肌缺血和疼痛。严重呼吸困难者可行面罩加压给氧或气管插管并机械通气。

(3)病情观察:持续心电、血压、呼吸、血流动力学和血氧饱和度监测,密切观察心律、心率、血压和心功能的变化。准备好抢救设备和药物,除颤仪应随时处于备用状态,以便及时抢救。

(4)饮食护理:由于患者心肌供血不足,心功能低下,心排血量减少,加上长时间卧床,胃肠蠕动减弱,消化功能不良,宜进食低脂、低胆固醇、清淡易消化的流质或半流质饮食,避免食用辛辣食物或发酵食物,以减少便秘与腹胀。进食不宜太快及过饱,以免加重心脏负担。

(5)保持大便通畅:入院后常规给予缓泻剂;若2天无大便,需积极处理。排便用力易诱发心律失常、心源性休克和心力衰竭等并发症,甚至还可发生心脏破裂。排便时必须有专人看护,严密观察心电图的改变。饮食中适当增加纤维食物,避免用力排便,防止因腹内压急剧升高,反射性引起心率及冠状动脉血流量变化而发生意外。

(6)心理护理:急性心肌梗死对患者的心理影响巨大,表现为惊恐、忧虑、抑郁、易激惹。疼痛发作时应有专人陪伴,鼓励患者表达内心感受,给予心理支持,增强战胜疾病的信心。指导患者缓解紧张的放松训练方法。

(7)用药护理:迅速建立两条静脉通路,监测穿刺处有无渗药、红肿、出血、疼痛等,如发现异常及时更换穿刺部位,注意输液速度、液体出入量。保证给药途径畅通,注意遵医嘱应用药物。应用吗啡或哌替啶需注意有无呼吸抑制,应用硝酸甘油或硝酸异山梨酯需随时监测血压变化。

(8)溶栓治疗的护理:①询问患者是否有脑血管病病史、活动性出血和出血倾向、严重而未控制的高血压、近期大手术或外伤史等溶栓禁忌证;②遵医嘱迅速应用溶栓药物并观察不良反应,包括出血(皮肤黏膜出血、尿血、便血、咯血和颅内出血)、低血压和变态反应(寒战、发热、皮疹);③溶栓过程中注意患者有无低血压,观察溶栓疗效。

(9)并发症的监测与护理。包括心律失常与猝死的监测与护理、心力衰竭的病情监测与护理。

心律失常与猝死的监测与护理:心电监测出现室性期前收缩呈频发性、多源性、二联律或三联律等变化,有可能发展为室性心动过速或室颤,应立即给予利多卡因50～100 mg稀释后静脉推注。监测电解质和酸碱平衡状况,准备好急救药品和抢救设备,如除颤仪、起搏器等,随时准备抢救。

心力衰竭的病情监测与处理:急性心肌梗死患者在起病最初几天,甚至在梗死演变期可发生心力衰竭,特别是急性左心衰竭。应严密观察患者有无呼吸困难、咳嗽、咳痰、少尿等症状发生,听诊肺部有无湿啰音;避免情绪激动、饱餐、用力排便等加重心脏负荷的因素。

(10)康复训练的监测:开始进行康复训练时,必须在护理人员的监测下进行,以不引起任何不适为度,心率增加10～20次/分为正常反应。运动时心率增加<10次/分可加大运动量,进入

高一阶段的训练。若运动时心率增加超过20次/分,收缩压降低超过 20 kPa(15 mmHg),出现心律失常或心电图 ST 段缺血型下降≥0.1 mV,则应退回到前一个运动水平。出现下列情况时应减慢运动进程或停止运动:①胸痛、心悸、气喘、头晕、恶心、呕吐等;②心肌梗死 3 周内活动时,心率变化超过 20 次/分或血压变化超过 2.6 kPa(20 mmHg);③心肌梗死 6 周内活动时,心率变化超过 30 次/分或血压变化超过 4.0 kPa(30 mmHg)。

7.健康指导

(1)饮食指导:急性心肌梗死恢复后的所有患者均应采用饮食调节,低饱、低脂肪和低胆固醇饮食。指导患者避免食用黄油、蛋黄、脂肪、动物内脏、坚果、猪油、巧克力、含酒精及咖啡因的饮料等,多食新鲜蔬菜、水果、豆制品、植物油。少食多餐,避免过饱。

(2)戒烟:向患者讲解吸烟对健康特别是对心血管方面的危害,告知戒烟方法,制订戒烟计划。每次随诊都须问诊戒烟计划执行情况。

(3)心理指导:应充分理解并指导患者正确对待自己的病情,保持乐观与平和的心情,消除因担心今后工作能力和生活质量而产生的焦虑情绪。鼓励家属和同事对患者给予理解和支持,工作、生活中避免对其施加压力,创造一个良好的身心休养环境。

(4)康复指导:建议出院后继续进行康复治疗,利于提高患者的心理健康水平和生活质量、延长存活时间。康复训练应分阶段循序渐进增加活动量,提倡小量、重复、多次运动,适当的间隔休息,可以提高运动总量而避免超负荷运动。运动中达到患者最大心率 60%～65% 的低强度长期锻炼是安全有效的。运动方式包括步行、慢跑、打太极拳、骑自行车、游泳、做健美操等,每周运动3～4 天,每次 10～15 分钟。个人卫生活动、家务劳动、娱乐活动等也对患者有益。经 2～4 个月的体力活动锻炼后,酌情恢复部分或轻体力工作,但对重体力劳动、驾驶员、高空作业及其他精神紧张或工作量过大的工种应予以避免。无并发症的患者心肌梗死后 6～8 周可恢复性生活,性生活应适度。

(5)用药指导与病情监测:指导患者严格按医嘱服药,提高服药依从性。告知患者及家属药物的用法、作用和不良反应,教会患者定期监测血压、脉搏。若胸痛发作频繁、程度较重、时间较长,服用硝酸酯制剂疗效差时,应及时就医。教会家属心肺复苏的基本技术,定期门诊随访。

(郝园园)

第四节 心力衰竭

心力衰竭是由于心脏收缩机能及(或)舒张功能障碍,不能将静脉回心血量充分排出心脏,造成静脉系统淤血及动脉系统血液灌注不足,而出现的综合征。

一、病因

(一)基本病因

1.心肌损伤

任何大面积(大于心室面积的 40%)的心肌损伤都会导致心脏收缩及(或)舒张功能的障碍。

2.心脏负荷过重

压力负荷(后负荷)过重,心脏排血阻力增大,心排血量降低,心室收缩期负荷过度,引起心室肥厚性心力衰竭;容量负荷(前负荷)过重,心脏舒张期容量增大,心排血量减低,引起心室扩张性心力衰竭。

3.机械障碍

腱索或乳头肌断裂,心室间隔穿孔,心脏瓣膜严重狭窄或关闭不全等引起的心脏机械功能衰退,导致心力衰竭。

4.心脏负荷不足

若出现缩窄性心包炎,大量心包积液,限制性心肌病等,使静脉血液回心受限,因而心室心房充盈不足,腔静脉及门脉系统淤血,心排血量减低。

5.血液循环容量过多

若出现静脉过多过快输液,尤其在无尿、少尿时超量输液,急性或慢性肾炎引起高度水钠潴留,高度水肿等均引起血液循环容量急剧膨胀而致心力衰竭。

(二)诱发因素

1.感染

感染可增加基础代谢,增加机体耗氧,增加心脏排血量而诱发心力衰竭,尤其呼吸道感染较多见。

2.体力过劳

正常心脏在体力活动时,随身体代谢增高心脏排血量也随之增加。而有器质性心脏病患者体力活动时,心率增快,心肌耗氧量增加,心排血量减少,冠状动脉血液灌注不足,导致心肌缺血,引起心慌气急,诱发心力衰竭。

3.情绪激动

情绪激动促使儿茶酚胺释放,心率增快,心肌耗氧增加,动脉与静脉血管痉挛,增加心脏前后负荷而诱发心力衰竭。

4.妊娠与分娩

风湿性心脏病或先天性心脏病患者,心功能低下,在妊娠 32～34 周,分娩期及产褥期最初 3 天内心脏负荷最重,易诱发心力衰竭。

5.动脉栓塞

心脏病患者长期卧床,静脉系统长期处于淤血状态,容易形成血栓,一旦血栓脱落导致肺栓塞,加重肺循环阻力诱发心力衰竭。

6.水、钠摄入量过多

心功能减退时,肾脏排水排钠机能减弱,如果水、钠摄入量过多可引起水钠潴留,血容量扩增。

7.心律失常

心动过速可使心脏无效收缩次数增加而加重心脏负荷;心脏舒张期缩短使心室充盈受限进而降低心排血量,同时心脏氧渗透期缩短不利于心肌代谢。

8.冠脉痉挛

冠状动脉粥样硬化,易发生冠脉痉挛,引起心肌缺血导致心脏收缩或舒张功能障碍。

9.药物反应

因用药或停药不当导致的心力衰竭或心力衰竭恶化不在少数。慢性心力衰竭不该停用强心剂而停用,服用过量洋地黄、利尿药或抗心律失常药,都可导致心力衰竭恶化。

二、病理生理

(一)心脏的代偿机制

正常心脏有比较充足的储备能力,以适应一般生活需要所增加的心脏负担。当心脏功能减退,心排血量降低不足以供应机体需要时,机体将同时通过神经、体液等机制进行调整,力争恢复心排血量。

(1)反射性交感神经兴奋,迷走神经抑制,代偿性心率加快及心肌收缩力加强,以维持心排血量。由于交感神经兴奋,周围血管及小动脉收缩可使血压维持正常而不随心排血量降低而下降;小静脉收缩可使静脉回心血量增加,从而使心搏血量增加。

(2)心肌肥厚:长期的负荷加重,使心肌肥厚和心室扩张,维持心排血量。然而,扩大和肥厚的心肌虽然完成较多的工作,但它耗氧量也随之增加,可是心肌内毛细血管数量并没有相应的增加,所以,扩大肥厚的心肌细胞相对的供血不足。

(3)心率增快:心率加快在一定范围内使心排血量增加,但如果心率太快则心脏舒张期显著缩短,使心室充盈不足,导致心排血量降低及静脉淤血加重。

(二)心脏的失代偿机制

当心脏储备力耗损至不能适应机体代谢的需要时,心功能便由代偿转为失代偿阶段,即心力衰竭。

心力衰竭时,心排血量相对或绝对的降低,一方面供给各器官的血流不足,引起各器官组织的功能改变,血液重新分配,首先为保证心、脑、肾血液供应,皮肤、内脏、肌肉的供血相应有较大的减少。肾血流量减少时,可使肾小球滤过率降低和肾素分泌增加,进而促使肾上腺皮质的醛固酮分泌增加,引起水、钠潴留,血容量增加,静脉和毛细血管充血和压力增加。另一方面,心脏收缩力减弱,不能完全排出静脉回流的血液,心室收缩末期残留血量增多,心室舒张末期压力升高,遂使静脉回流受阻,引起静脉淤血和静脉压力升高,从而引起外周毛细血管的漏出增加,水分渗入组织间隙引起各脏器淤血水肿;肝脏淤血时对醛固酮的灭活减少;以及抗利尿激素分泌增加,肾排水量进一步减少,水、钠潴留进一步加重,这也是水肿发生和加重的原因。根据心脏代偿功能发挥的情况及失代偿的程度,可将心力衰竭分为 3 度,或心功能Ⅳ级。

(1)Ⅰ级(心功能代偿期):有心脏病的客观证据,而无呼吸困难、心悸、水肿等症状。

(2)Ⅱ级(心力衰竭Ⅰ度):日常劳动并无异常感觉,但稍重劳动即有心悸、气急等症状。

(3)Ⅲ级(心力衰竭Ⅱ度):普通劳动亦有症状,但休息时消失。

(4)Ⅳ级(心力衰竭Ⅲ度):休息时也有明显症状,甚至卧床仍有症状。

三、临床表现

心力衰竭在早期可仅有一侧衰竭,临床上以左心衰竭为多见,但左心衰竭后,右心也相继发生功能损害,最后导致全心衰竭。临床表现的轻重,常依病情发展的快慢和患者的耐受能力的不同而不同。

(一)左心衰竭

1.呼吸困难

轻症患者自觉呼吸困难,重者同时有呼吸困难和短促的征象。早期仅发生于劳动或运动时,休息后很快消失。这是由于劳动促使回心血量增加,肺淤血加重的缘故。随着病情加重,轻度劳动即感到呼吸困难,严重者休息时亦感呼吸困难,以致被迫采取半卧位或坐位,为端坐呼吸。

2.阵发性呼吸困难

多发生于夜间,故又称为夜间阵发性性呼吸困难。患者常在熟睡中惊醒,出现严重呼吸困难及窒息感,被迫坐起,咳嗽频繁,咯粉红色泡沫样痰液。轻者数分钟,重者经1～2小时逐渐停止。可能的阵发性呼吸困难的发生原因:①睡眠时平卧位,回心血量增加,超过左心负荷的限度,加重了肺淤血。②睡眠时,膈肌上升,肺活量减少。③夜间迷走神经兴奋性增高,使冠状动脉和支气管收缩,影响了心肌的血液供应,发生支气管痉挛,降低心肌收缩性能和肺通气量,肺淤血加重。④熟睡时中枢神经敏感度降低,因此,肺淤血必须达到一定程度后方能使患者因气喘惊醒。

3.急性肺水肿

急性肺水肿是左心衰竭的重症表现,是阵发性呼吸困难的进一步发展。常突然发生,呈端坐呼吸,表情焦虑不安,频频咳嗽,咯大量泡沫状或血性泡沫性痰液,严重时可有大量泡沫样液体由鼻涌出,面色苍白,口唇发绀,皮肤湿冷,两肺布满湿啰音及哮鸣音,血压可下降,甚至休克。

4.咳嗽和咯血

咳嗽和咯血为肺泡和支气管黏膜淤血所致,多与呼吸困难并存,咯白色泡沫样黏痰或血性痰。

5.其他症状

可有疲乏无力、失眠、心悸、发绀等。严重患者脑缺氧缺血时可出现陈-施呼吸、嗜睡、眩晕、意识丧失、抽搐等。

6.体征

除原有心脏病体征外,可有舒张期奔马律、交替脉、肺动脉瓣区第2心音亢进。轻症肺底部可听到散在湿性啰音,重症则湿啰音满布全肺。有时可伴哮鸣音。

7.X线及其他检查

X线检查,可见左心扩大及肺淤血,肺纹理增粗。急性肺水肿时可见由肺门伸向肺野呈蝶形的云雾状阴影。心电图检查可出现心率快及左心室肥厚图形。臂舌循环时间延长(正常10～15秒),臂肺时间正常(4～8秒)。

(二)右心衰竭

1.水肿

皮下水肿是右心衰竭的典型症状。在水肿出现前,由于体内已有钠、水潴留,体液潴留达5 kg以上才出现水肿,故只有体重增加。水肿大多先见于下肢,卧床患者则在腰、背及骶部等低重部位明显,呈凹陷性水肿。重症者则波及全身。水肿多于傍晚发生或加重,休息一夜后消失或减轻,伴有夜间尿量增加。这是由于夜间休息时,回心血量比白天活动时增多,心脏能将静脉回流血量排出,心室收缩末期残留血量减少,静脉和毛细血管压力有所减轻,因而水肿减轻或消退。

少数患者可出现胸腔积液和腹水。胸腔积液可同时见于左、右两侧胸腔,但以右侧较多,其原因不甚明了。由于壁层胸膜静脉血回流体静脉,而脏层胸膜静脉血流入肺静脉,因而胸腔积液多见于左右心衰竭并存时。腹水多由心源性肝硬化引起。

2.颈静脉怒张和内脏淤血

坐位或半卧位时可见颈静脉怒张,其出现常较皮下水肿或肝大出现为早,同时可见舌下、手臂等浅表静脉异常充盈。肝大并压痛可先于皮下水肿出现。长期肝淤血,缺氧,可引起肝细胞变性、坏死,并发展为心源性肝硬化,肝功能检查异常或出现黄疸。若有三尖瓣关闭不全并存,肝脏触诊呈扩张性搏动。胃肠道淤血常引起消化不良,食欲减退,腹胀,恶心和呕吐等症状。肾淤血致尿量减少,尿中可有少量蛋白和细胞。

3.发绀

右心衰竭患者多有不同程度的发绀,首先见于指端,口唇和耳郭,较单纯左心功能不全者为显著,其原因除血红蛋白在肺部氧合不全外,与血流缓慢,组织自身毛细血管中吸取较多的氧而使还原血红蛋白增加有关。严重贫血者则不出现发绀。

4.神经系统症状

可有神经过敏,失眠,嗜睡等症状。重者可发生精神错乱,可能是脑出血,缺氧或电解质紊乱等原因引起。

5.心脏及其他检查

主要为原有心脏病体征,由于右心衰竭常继发于左心衰竭的基础上,因而左、右心均可扩大。右心扩大引起三尖瓣关闭不全时,在三尖瓣听诊区可听到收缩期吹风样杂音。静脉压增高。臂肺循环时间延长,因而臂舌循环时间也延长。

(三)全心力衰竭

左、右心功能不全的临床表现同时存在,但患者或以左心衰竭的表现为主或以右心衰竭的表现为主,左心衰竭肺充血的临床表现可因右心衰竭的发生而减轻。

四、护理

(一)护理要点

(1)减轻心脏负担,预防心力衰竭的发生。

(2)合理使用强心、利尿、扩血管药物,改善心功能。

(3)密切观察病情变化,及时救治急性心力衰竭。

(4)健康教育。

(二)减轻心脏负担,预防心力衰竭

休息可减少全身肌肉活动,减少氧的消耗,也可减少静脉回心血量及减慢心率,从而减轻心脏负担。根据患者病情适当安排其生活和劳动,可以尽量减轻心脏负荷。对于轻度心力衰竭患者,可仅限制其体力活动,并规定充分的午睡时间或较正常人多一些的夜间睡眠时间。较重的心力衰竭患者均应卧床休息,并尽可能使卧床休息患者的体位舒适。当心力衰竭表现有明显改善时,应尽快允许和鼓励患者逐渐恢复体力活动,恢复体力活动的速度和程度视患者心力衰竭的严重程度和发作时间的长短及患者对治疗的反应等而定。如心脏功能已完全恢复正常或接近正常,则每天可做轻度的体力活动。

饮食应少食多餐,给予低热量、多维生素、易消化的食物,避免过饱,加重心脏负担。目前由于利尿剂应用方便,对钠盐限制不必过于严格,一般轻度心力衰竭患者每天摄入食盐 5 g 左右(正常人每天摄入食盐 10 g 左右),中度心力衰竭患者给予低盐饮食(含钠 2~4 g),重度心力衰竭患者给予无钠饮食。如果经一般限盐、利尿后,病情未能很好控制者,则应进一步严格限盐,摄入量不超过 1 g。饮水量一般不加限制,仅对并发稀释性低钠血症者,限制每天入水量 500 mL左右。

(三)合理使用强心药物并观察毒性反应

洋地黄类强心苷是目前治疗心力衰竭的主要药物,能直接加强心肌收缩力,增加心排血量,从而使心脏收缩末期残余血量减少,舒张末期压力下降,有利于缓解各器官的淤血,增加尿量,减慢心率。常用的给药方法:负荷量加维持量,在短期内,1~3 天给予一定的负荷量,以后每天用维持量,适用于急性心力衰竭,较重的心力衰竭或需尽快控制病情的患者;单用维持量,近年来证实,洋地黄类药物治疗剂量的大小与其增强心肌收缩力作用呈线性关系,故对较轻的心力衰竭和易发生中毒的患者可用较小的剂量,而不采用惯用的洋地黄负荷量法,尤其对慢性心力衰竭更适用。

洋地黄用量的个体差异大,且治疗剂量与中毒剂量较接近,故用药期间需要密切观察洋地黄的毒性反应。洋地黄毒性反应如下。①消化道反应:食欲缺乏、恶心、呕吐、腹泻等。②神经系统反应:头痛、眩晕,视觉改变(黄视或绿视)。③心脏反应:可发生各种心律失常,常见的心律失常类型为室性期前收缩,尤其是呈二联、三联或呈多源性者。其他有房性心动过速伴有房室传导阻滞,交界性心动过速,各种不同程度的房室传导阻滞,室性心动过速,房颤等。④血清洋地黄含量:放射性核素免疫法测定血清地高辛含量<2.0 ng/mL,或洋地黄毒苷<20 μg/mL 为安全剂量。中毒者多数大于以上浓度。

使用洋地黄类药物时注意事项:①服药前要先了解病史,如询问已用洋地黄情况,利尿剂的使用情况及电解质浓度如何,如果存在低钾血症,低镁血症易诱发洋地黄中毒。②心力衰竭反复发作,严重缺氧,心脏明显扩大的患者对洋地黄药物耐受性差,宜小剂量使用。③询问有无合并使用增加或降低洋地黄敏感性的药物,如普萘洛尔、利血平、利尿剂、抗甲状腺药物、维拉帕米、胺碘酮、肾上腺素等可增加洋地黄敏感性;而考来烯胺,抗酸药物,降胆固醇药及巴比妥类药则可降低洋地黄敏感性。④了解肝脏、肾脏功能,地高辛主要自肾脏排泄,肾功能不全者,宜减少用量;洋地黄毒苷经肝脏代谢胆管排泄,部分转化为地高辛。⑤密切观察洋地黄毒性反应。⑥静脉给药时应用5%~20%的葡萄糖溶液稀释,混匀后缓慢静脉推注,一般不少于 10~15 分钟,用药时注意听诊心率及节律的变化。

(四)观察应用利尿剂后的反应

慢性心力衰竭患者,首选噻嗪类药,采用间歇用药,即每周固定服药 2~3 天,停用 4~5 天。若无效可加服氨苯蝶啶或螺内酯。如果上两药联用效果仍不理想可服用呋塞米代替噻嗪类药物。急性心力衰竭或肺水肿者,首选呋塞米或利尿酸钠等快速利尿药。在应用利尿剂 1 小时后,静脉缓慢注射氨茶碱0.25 g,可增加利尿效果。应用利尿剂后要密切观察尿量,每天测体重,准确记录 24 小时液体出入量,大量利尿者应测血压,脉搏和抽血查电解质,观察有无利尿过度引起的脱水,低血容量和电解质紊乱的表现,尤其是应用排钾利尿剂后有无乏力、恶心、呕吐、腹胀等低钾表现。对于利尿反应差者,应找出利尿不佳的原因,如了解肾脏功能情况,是否存在低血压、低血钾、低血镁或稀释性低钠血症,及用药是否合理等。

(五)合理使用扩血管药物并观察用药反应

血管扩张剂可以扩张周围小动脉,减轻心脏排血时的阻力,而减轻心脏后负荷;又可以扩张周围静脉,减少回心血量,减轻心脏前负荷,进而改善心功能。常用的扩张静脉为主的药物有硝酸甘油、硝酸酯类及吗啡类药物;扩张动脉为主的药物有平胺唑啉,肼苯达嗪、硝苯地平;兼有扩张动脉和静脉的药物有硝普钠、哌唑嗪及卡托普利等。在开始使用血管扩张剂时,要密切观察病情和用药前后血压、心率的变化,慎防血管扩张过度,心脏充盈不足,血压下降,心率加快等不良反应。用血管扩张药注意,应从小剂量开始,用药前后对比心率,血压变化情况或床边监测血流动力学。根据具体情况,每 5～10 分钟测量 1 次,若用药后血压较用药前降低 1.33～2.66 kPa,应谨慎调整药物浓度或停用。

(六)急性肺水肿的救治及护理

急性肺水肿为急性左心功能不全或急性左心衰竭的主要表现。多因突发严重的左心室排血不足或左心房排血受阻引起肺静脉及肺毛细血管压力急剧升高所致。当肺毛细血管压升高超过血浆胶体渗透压时,液体即从毛细血管漏到肺间质、肺泡甚至气道内,引起肺水肿。典型发作表现为突然严重气急,每分钟呼吸可达 30～40 次,端坐呼吸,阵阵咳嗽,面色苍白,大汗淋漓,常咯出泡沫样痰,严重者可从口腔和鼻腔内涌出大量粉红色泡沫液体。发作时心率、脉搏增快,血压在起始时可升高,以后降至正常或低于正常。两肺内可闻及广泛的水泡音和哮鸣音。心尖部可听到奔马律。

1.治疗原则

(1)减少肺循环血量和静脉回心血量。

(2)增加心搏量,包括增强心肌收缩力和降低周围血管阻力。

(3)减少血容量。

(4)减少肺泡内液体漏出,保证气体交换。

2.护理措施

(1)使患者取坐位或半卧位,两腿下垂,减少下肢静脉回流,减少回心血量。

(2)立即皮下注射吗啡 10 mg 或哌替啶 50～100 mg,使患者安静并减轻呼吸困难。但对昏迷、严重休克、有呼吸道疾病或痰液极多者忌用,年老、体衰、瘦小者应减量。

(3)改善通气-换气功能,轻度肺水肿早期高流量氧气吸入,开始是 2～3 L/min,以后逐渐增至 4～6 L/min,氧气湿化瓶内加 75 % 酒精或选用有机硅消泡沫剂,以降低肺泡内泡沫的表面张力,使泡沫破裂,改善通气功能。肺水肿明显出现即应作气管插管进行加压辅助呼吸,改善通气与氧的弥散,减少肺内分流,提高血氧分压。肺水肿基本控制后,可采用呼吸机间歇正压呼吸,如果动脉血氧分压<9.31 kPa 时,可改为持续正压呼吸。

(4)速给毛花苷 C 0.4 mg 或毛花苷 K 0.25 mg,加入葡萄糖溶液中缓慢静脉推注。

(5)快速利尿,如呋塞米(速尿)20～40 mg 或利尿酸钠 25 mg 静脉注射。

(6)静脉注射氨茶碱 0.25 g 用 50% 葡萄糖液 20～40 mL 稀释后缓慢注入,减轻支气管痉挛,增加心肌收缩力和促进尿液排出。

(7)氢化可的松 100～200 mg 或地塞米松 10 mg 溶于葡萄糖中静脉注射。

(七)健康教育

随着人们生活水平的不断提高,人们对生活质量的要求也越来越高。心力衰竭的转归及治愈程度将直接影响患者的生活质量,预防心力衰竭发生以保证患者的生活质量就显得更为重要。首先要避免诱发因素,如气候转换时要预防感冒,及时添加衣服;以乐观的态度对待生活,情绪平稳,不要大起大落过于激动;体力劳动不要过重;适当掌握有关的医学知识以便自我保健等。其次,对已明确心功能Ⅱ级、Ⅲ级的患者要按一般治疗标准,合理正确按医嘱服用强心、利尿、扩血管药物,注意休息和营养,并定期门诊随访。

(郝园园)

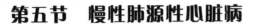

第五节 慢性肺源性心脏病

慢性肺源性心脏病简称肺心病,是由于肺、胸廓或肺动脉的慢性病变所致的肺循环阻力增加、肺动脉高压,进而引起右心室肥厚、扩大、甚至右心衰竭的心脏病。

一、常见病因

按原发病在支气管与肺组织、胸廓和肺血管的不同,可分为以下三大类。①支气管、肺疾病:以慢性支气管炎并发阻塞性肺气肿最常见,占 80%～90%,其次为哮喘、支气管扩张、重症肺结核、尘肺。其他如慢性弥漫性肺间质纤维化、结节病、农民肺(蘑菇孢子吸入)、恶性肿瘤等则较少见。②胸廓运动障碍性疾病:较少见,包括严重的脊柱后凸、侧凸、脊椎结核、类风湿性关节炎、胸膜广泛粘连及胸廓成形术后等造成的严重胸廓或脊柱畸形,以及神经肌肉疾病如脊髓灰质炎等。③肺血管疾病:甚少见,如原发性肺动脉高压、反复多发性小动脉栓塞、结节性多动脉炎等。

二、临床表现

(一)临床特点
首先具有原发病灶慢性支气管炎、肺气肿或其他胸肺疾病的历史和临床表现,如长期或间断性咳嗽、咳痰、喘息、发热等症状。

(二)体征
剑突下出现收缩期搏动,肺动脉瓣区第二心音亢进,三尖瓣区心音较心尖部明显增强或出现收缩期杂音。

(三)X 线表现
除有肺、胸基础疾病及急性肺部感染的特征外,尚可有肺动脉高压症,如右下肺动脉干扩张,其横径≥15 mm;其横径与气管横径之比值≥1.07;肺动脉段明显突出或其高度≥7 mm;右心室增大征,皆为诊断肺心病的主要依据。

(四)心电图表现
主要有右心室肥大和肺动脉高压表现:电轴右偏、额面平均电轴≥90°,重度顺钟向转位,$Rv_1 + Sv_5 \geq 1.05$ mV及肺型 P 波,均为诊断肺心病主要条件。也可右束支传导阻滞及肢体导联低电压,可作为诊断肺心病的参考条件。在 V_1、V_2 甚至 V_3,可出现酷似陈旧性前间壁心肌梗死的 QS 波,应注意鉴别。其他尚可有心律失常图形。

(五)超声表现
二维超声:①右心室大,右心室前壁明显肥厚,>5 mm,(正常右心室前壁厚度≤4 mm),右心室前壁搏动强;②右心房大,右心室流出道增宽;③主肺动脉增宽>20 mm,右肺动脉增宽>18 mm;④肺动脉瓣出现肺动脉高压征象;⑤室间隔右心室面增厚>11 mm,与左室后壁呈同向运动。

通过测定右心室流出道内径(≥30 mm),右心室内径(≥20 mm),右心室前壁的厚度(≥5 mm),左、右心室内径的比值(<2),右肺动脉内径(≥18 mm)或肺动脉干(≥20 mm)及右

心房增大(≥25 mm)等指标,以诊断肺心病。

三、护理

(一)护理要点

解除气道阻塞,合理用氧、减轻呼吸困难;给以心理支持;维持体液及酸碱平衡;并发症的预防及护理;遵医嘱及时合理用药;注意观察病情变化。

(二)护理措施

1.解除气道阻塞和改善肺泡通气

及时清除痰液,对神志清醒患者应鼓励咳嗽,痰稠不易咳出时,可有效湿化分泌物;对危重体弱患者,定时更换体位,叩击背部使痰易于咳出。对神志不清者,可进行机械吸痰,需注意无菌操作,抽吸压力要适当,动作轻柔,每次抽吸时间不超过15秒,以免加重缺氧。

2.合理用氧、减轻呼吸困难

根据缺氧和二氧化碳潴留的程度不同,合理用氧,一般给予低流量、低浓度持续吸氧。如病情需要提高氧浓度,应辅以呼吸兴奋剂刺激通气或使用呼吸机改善通气。吸氧后如呼吸困难缓解、呼吸频率减慢、节律正常、血压上升、心率减慢、心律正常、发绀减轻、皮肤转暖、神经转清、尿量增加等,表示氧疗有效,若呼吸过缓、意识障碍加深,需考虑二氧化碳潴留加重,必要时采取增加通气量措施。

3.心理护理

肺心病是一种慢性病,患者常感力不从心,精神苦闷。应关心体贴患者,多与患者沟通,给以心理安慰,增强其抗病信心。生活上给予照顾、细心护理,解除因不能自理带来的多种不便,缓解病痛不适。

4.维持体液及酸碱平衡

正确记录24小时出入液量及观察体重变化,及时采集血清样本测定电解质,并按医嘱完成输液计划,当呼吸性酸中毒合并代谢性酸中毒时,应观察患者有无乏力、头痛、气促、嗜睡、呼吸深快及意识不清等症状,如出现上述症状及时与医师联系,切忌随意用镇静剂,造成呼吸抑制。

5.并发症的预防及护理

常见的并发症有上消化道出血、弥散性血管内凝血、心律失常、休克。

(1)上消化道出血:注意患者有无恶心呕吐症状,呕出物颜色、性状及粪便色、质、量,观察心率、血压,检查肠鸣音,给予患者精神安慰,避免紧张,做好饮食护理等。改善缺氧和二氧化碳潴留,使胃黏膜应激性溃疡得到愈合。迅速控制出血。

(2)弥散性血管内凝血:早期发现皮肤黏膜有无出血点,注射部位有无渗血、出血或上消化道出血倾向,及时控制感染,按医嘱早期应用抗凝治疗。

(3)心律失常:及时发现患者有无脉搏强弱不等,节律不规则时应同时进行心脏听诊并及时与医师联系。

(4)休克:观察患者体温、脉搏、呼吸神志、血压、肢体温度、尿量,及早发现诱因,做好休克患者的相应护理。

(三)用药及注意事项

1.控制感染

根据痰培养和药物敏感试验选择抗菌药物。院外感染以革兰氏阳性菌为主,院内感染以革兰氏阴性菌占多数。一般主张联合应用抗菌药物。

2.保持呼吸道畅通改善呼吸功能

给予祛痰、解痉、平喘药物,低浓度持续给氧,纠正缺氧和二氧化碳潴留。

3.控制心力衰竭

可适当选用利尿、强心或血管扩张药物。

(1)利尿剂:以作用轻、剂量小、疗程短、间歇和交替用药为原则。根据病情选用氢氯噻嗪、氨苯蝶啶、呋塞米等。用药后需密切观察精神神经症状,痰液黏稠度,有无腹胀、四肢无力、抽搐等,准确记录液体出入量与体重,及时补充电解质。

(2)强心剂:由于长期缺氧,患者对洋地黄类药物耐受性降低,故疗效差,易中毒,使用要慎重,以选用剂量小、作用快、排泄快药物为原则,一般为常用剂量的 1/2 或 2/3。用药后须严密观察疗效和有无不良反应。

(3)血管扩张剂:可降低肺动脉高压,减轻心脏前、后负荷,降低心肌耗氧量,对部分顽固性心衰有作用,但同时降低体循环血压,反射性引起心率增快,血氧分压降低、二氧化碳分压升高等不良反应,限制了其临床使用。

4.控制心律失常

经抗感染、纠正缺氧等治疗后,心律失常一般可消失,如不消失可酌情对症使用抗心律失常药。

5.呼吸兴奋剂

应在保持呼吸道通畅的前提下使用,可配合吸氧解痉、祛痰等措施,不能长期和大剂量应用。严重呼吸衰竭时,因脑缺氧和脑水肿未纠正而出现频繁抽搐者,应慎用呼吸兴奋剂,用药过程中如出现呕吐或肢体抽搐则表明药物过量应及时与医师联系。

(四)健康教育

(1)增强体质:病情缓解期应根据心肺功能情况与体力强弱适当进行体育锻炼,如散步、气功、太极拳、腹式呼吸运动等,以增强体质,改善心肺功能,也可进行缩唇呼吸,增加潮气量,提高肺泡氧分压,鼓励患者进行耐寒锻炼,增加机体抵抗力和免疫力,防止受凉感冒。

(2)消除呼吸道不良刺激:耐心劝告患者戒烟,说明烟可刺激呼吸道黏液组织,使腺体大量增生,导致气道阻塞。居室需适宜的温度、湿度,保持空气清新,定时开窗、通风,防止忽冷忽热的温差刺激。

(3)合理选择食谱,宜选用高热量、高蛋白、低盐、易消化的食物,补充机体消耗,增加抗病能力。

(4)积极防治慢性呼吸道疾病,避免各种诱发因素:预防慢性支气管炎反复发作,感染时应及早选用抗生素,有效地控制呼吸道继发细菌感染,指导患者取适当卧位,注意口腔卫生,多饮水稀释痰液或指导患者家属帮助患者翻身拍背,保持呼吸道通畅。

(5)注意病情变化,定期门诊随访:患者如感呼吸困难加重,咳嗽加剧,咳痰不畅,尿量减少,水肿明显或亲属发现患者神志淡漠、嗜睡或兴奋躁动,口唇发绀加重,大便色泽及咳痰声音改变,均提示病情变化或加重,需及时就医诊治。

(郝园园)

第六节 心 肌 炎

心肌炎常是全身性疾病在心肌上的炎症性表现,由于心肌病变范围大小及病变程度的不同,轻者可无临床症状,严重可致猝死,诊断及时并经适当治疗者,可完全治愈,迁延不愈者,可形成慢性心肌炎或导致心肌病。

一、病因与发病机制

(一)病因

细菌如白喉杆菌、溶血性链球菌、肺炎链球菌、伤寒沙门菌等。病毒如柯萨奇病毒、埃柯病毒、肝炎病毒、流行性出血热病毒、流感病毒、腺病毒等。其他如真菌、原虫等均可致心肌炎。但目前以病毒性心肌炎较常见。

致病条件因素:①过度运动。运动可致病毒在心肌内繁殖复制加剧,加重心肌炎症和坏死。②细菌感染。细菌和病毒混合感染时,可能起协同致病作用。③妊娠。妊娠可以增强病毒在心肌内的繁殖,所谓围生期心肌病则可能是病毒感染所致。④其他。营养不良、高热寒冷、缺氧、过度饮酒等,均可诱发病毒性心肌炎。

(二)发病机制

从动物实验、临床与病毒学、病理观察,发现有以下2种机制。

1.病毒直接作用

实验中将病毒注入血液循环后可致心肌炎。在急性期,主要在起病9天以内,患者或动物的心肌中可分离出病毒,病毒荧光抗体检查结果阳性,或在电镜检查时发现病毒颗粒。病毒感染心肌细胞后产生溶细胞物质,使细胞溶解心肌间质增生、水肿及充血。

2.免疫反应

病毒性心肌炎起病9天后,心肌内已不能再找到病毒,但心肌炎病变仍继续存在病毒;有些患者病毒感染的其他症状轻微而心肌炎表现颇为严重;还有些患者心肌炎的症状,在病毒感染其他症状开始一段时间以后方出现;有些患者的心肌中可能发现抗原抗体复合体。以上都提示免疫机制的存在。

(三)病理改变

病变范围大小不一,可为弥散性或局限性,随病程发展,可为急性或慢性。病变较重者肉眼可见心肌非常松弛,呈灰色或黄色,心腔扩大。病变较轻者在大体检查时无发现,仅在显微镜下有所发现而难以诊断,而病理学检查必须在多个部位切片,方使病变免于遗漏。在显微镜下,心肌纤维之间与血管四周的结缔组织中可发现细胞浸润,以单核细胞为主。心肌细胞可有变性、溶解或坏死病变。病变如在心包下区则可合并心包炎,成为病毒性心包心肌炎。病变可涉及心肌与间质,也可涉及心脏的起搏与传导系统如窦房结、房室结、房室束和束支,成为心律失常的发病基础。病毒的毒力越强,病变范围越广。在实验性心肌炎中,可见到心肌坏死之后由纤维组织替代。

二、临床表现

取决于病变的广泛程度与部位。重者可致猝死,轻者几乎无症状。老幼均可发病,但年轻人较易发病,男多于女。

(一)症状

心肌炎的症状可能出现于原发病的症状期或恢复期。如在原发病的症状期出现,其表现可被原发病掩盖。多数患者在发病前有发热、全身酸痛、咽痛、腹泻等症状,反映全身性病毒感染,但也有部分患者原发病症状轻而不显著,须仔细追问方被注意到,而心肌炎症状则比较显著。心肌炎患者常诉胸闷、心前区隐痛、心悸、乏力、恶心、头晕。临床上诊断的心肌炎中,90%左右以心律失常为主诉或首见症状,其中少数患者可由此而发生昏厥或阿-斯综合征。极少数患者起病后发展迅速,出现心力衰竭或心源性休克。

(二)体征

1.心脏扩大

轻者心脏不扩大,一般有暂时性扩大,不久即恢复。心脏扩大显著反映心肌炎广泛而严重。

2.心率改变

心率增速与体温不相称,或心率异常缓慢,均为心肌炎的可疑征象。

3.心音改变

心尖区第一音可降低或分裂。心音可呈胎心样。心包摩擦音的出现反映有心包炎存在。

4.杂音

可见与发热程度不平行的心动过速,心尖区可能有收缩期吹风样杂音或舒张期杂音,前者为发热、贫血、心腔扩大所致,后者是因左心室扩大造成的相对性左心房室瓣狭窄。杂音响度都不超过三级。心肌炎好转后即消失。

5.心律失常

极常见,各种心律失常都可出现,以房性与室性期前收缩最常见,其次为房室传导阻滞,此外,房颤、病态窦房结综合征均可出现。心律失常是造成猝死的原因之一。

6.心力衰竭

重症弥散性心肌炎患者可出现急性心力衰竭,属于心肌泵血功能衰竭,左右心同时发生衰竭,引起心排血量过低,故除一般心力衰竭表现外,易合并心源性休克。

三、辅助检查

(一)心电图

心电图异常的阳性率高,且为诊断的重要依据,起病后心电图由正常可突然变为异常,随感染的消退而消失。主要表现有 ST 段下移,T 波低平或倒置,特别是室性心律失常和房室传导阻滞等。

(二)X 线检查

由于病变范围及病变严重程度不同,放射线检查亦有较大差别,1/3~1/2 心脏扩大,多为轻中度扩大,明显扩大者多伴有心包积液,心影呈球形或烧瓶状,心搏动减弱。局限性心肌炎或病变较轻者,心界可完全正常。

(三)血液检查

白细胞计数在病毒性心肌炎可正常、偏高或降低,血沉大多正常,亦可稍增快,C反应蛋白大多增高,谷草转氨酶(AST)、谷丙转氨酶(GPT)、乳酸脱氢酶(LDH)、肌酸磷酸激酶(CPK)正常或升高,慢性心肌炎多在正常范围。有条件者可做病毒分离或抗体测定。

四、诊断

病毒性心肌炎的诊断必须建立在有心肌炎的证据和病毒感染的证据基础上。胸闷、心悸常可提示波及心脏,心脏扩大、心律失常或心力衰竭为心脏明显受损的表现,心电图上 ST-T 改变与异位心律或传导障碍反映心肌病变的存在。病毒感染的证据有以下各点:①有发热、腹泻或流感症状,发生后不久出现心脏症状或心电图变化。②血清病毒中和抗体测定阳性结果,由于柯萨奇 A、B 病毒最为常见,通常检测此组病毒的中和抗体,在起病早期和 2～4 周各取血样本 1 次,如 2 次抗体效价示 4 倍上升或其中 1 次≥1:640,可作为近期感染该病毒的依据。③咽、肛拭病毒分离,如阳性有辅助意义,有些正常人也可阳性,其意义须与阳性中和抗体测定结果相结合。④用聚合酶链反应法从粪便、血清或心肌组织中检出病毒 RNA。⑤心肌活检,从取得的活组织做病毒检测,病毒学检查对心肌炎的诊断有帮助。

五、治疗

应卧床休息,以减轻组织损伤,加速恢复病变。伴有心律失常者,应卧床休息 2～4 周,然后逐渐增加活动量,严重心肌炎伴有心脏扩大者,应休息 6 个月～1 年,直到临床症状完全消失,心脏大小恢复正常。应用免疫抑制剂,激素的应用尚有争论,但重症心肌炎伴有房室传导阻滞,心源性休克心功能不全者均可应用激素。常用泼尼松 40～60 mg/d,病情好转后逐渐减量,6 周 1 个疗程。必要时亦可用氢化可的松或地塞米松,静脉给药。心肌炎对洋地黄耐受性差,慎用。心力衰竭者可用强心、利尿、血管扩张剂。心律失常者同一般心律失常的治疗。

六、病情观察

(1)定时测量体温、脉搏,及早发现其体温与脉率增速是否不成正比。

(2)密切观察患者呼吸频率、节律的变化,及早发现是否存在心功能不全。

(3)定时测量血压,观察记录尿量,以及早判断有无心源性休克的发生。

(4)急性期密切观察心率与心律,及早发现有无心律失常,如室性期前收缩、不同程度的房室传导阻滞等,严重者可出现急性心力衰竭、心律失常等。

七、对症护理

(一)心悸、胸闷

保证患者休息,急性期卧床。按医嘱及时使用改善心肌营养与代谢的药物。

(二)心律失常

当急性病毒性心肌炎患者引起三度房室传导阻滞或窦房结病变引起窦房传导阻滞、窦房停搏而致阿-斯综合征者,应就地进行心肺复苏,并积极配合医师进行药物治疗或紧急做临时心脏起搏处理。

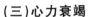

(三)心力衰竭

按心力衰竭常规护理。

八、护理措施

(1)遵医嘱给予氧气吸入、药物治疗。注意心肌炎时心肌细胞对洋地黄的耐受性较差,应用洋地黄时应特别注意其毒性反应。

(2)**休息与活动:**反复向患者解释急性期卧床休息可减轻心脏负荷,减少心肌耗氧量,有利于心功能的恢复,防止病情恶化或转为慢性病程。患者急性期常需卧床2~3月,待症状、体征和实验室检查恢复后,方可逐渐增加活动量。

(3)**心理护理:**告诉患者体力恢复需要一段时间,不要急于求成。当活动耐力有所增加时,应及时给予鼓励。对不愿意活动或害怕活动的患者,应给予心理疏导,督促患者完成一定范围内的活动量,恢复期仍应限制活动3~6个月。

(4)**病情观察:**急性期严密监测患者的体温、心率、心律、血压的变化,发现心率突然变慢、血压偏低、期前收缩频发、房室传导阻滞及时报告。观察患者有无脉速、易疲劳、呼吸困难、烦躁及肺水肿的表现。

(5)**活动中监测:**病情稳定后,与患者及家属一起制订并实施每天的活动计划,严密监测活动时患者的心率、心律、血压变化,若活动后出现胸闷、心悸、呼吸困难、心律失常等症状,应停止活动,以此作为限制最大活动量的指征。

九、健康教育

(1)讲解充分休息的必要性及心肌营养药物的作用。指导患者进食高蛋白、高维生素、易消化的饮食,尤其是补充富含维生素C的食物如新鲜蔬菜、水果,以促进心肌代谢与修复,戒烟酒。

(2)告诉患者经积极治疗后多数可以痊愈,少数患者可留有心律失常后遗症,极少数患者在急性期因严重心律失常、急性心力衰竭和心源性休克而死亡,有部分患者演变成慢性心肌炎。

(3)积极预防感冒,避免受凉及接触传染源,恢复期每天有一定时间的户外活动但不宜过多,以适应环境,增强体质、注意保暖。

(4)积极治疗和消除细菌感染灶,如慢性扁桃体炎、慢性鼻窦炎、中耳炎等。

(5)遵医嘱按时服药,定期复查。

(6)教会患者及家属测脉搏、节律,发现异常或有胸闷、心悸等不适应症状及时复诊。

(郝园园)

第七节　急性心包炎

急性心包炎为心包脏层和壁层的急性炎症,可由细菌、病毒、自身免疫、物理、化学等因素引起。主要病因为风湿热、结核及细菌性感染。近年来,病毒感染、肿瘤、尿毒症及心肌梗死性心包炎发病率明显增多。分为纤维蛋白性和渗出性两种。

一、病因

(一)感染性心包炎

以细菌最为常见,尤其是结核分枝杆菌和化脓菌感染,其他病原生物有病毒、肺炎支原体、真菌和寄生虫等。

(二)非感染性心包炎

以风湿性心包炎为最常见,其他有心肌梗死、尿毒症性、结缔组织病性、变态反应性、肿瘤性、放射线性和乳糜性等。临床上以结核性、风湿性、化脓性和急性非特异性心包炎较为多见。

二、临床表现

(一)心前区疼痛

心前区疼痛为纤维蛋白性心包炎的主要症状。可放射到颈部、左肩、左臂及左肩胛骨。疼痛也可呈压榨样,位于胸骨后。

(二)呼吸困难

心包积液时最突出的症状。可有端坐呼吸、身体前倾、呼吸浅速、面色苍白、发绀。

(三)心包摩擦音

心包摩擦音是纤维蛋白性心包炎的特异性征象,以胸骨左缘第3、第4肋间听诊最为明显。渗出性心包炎心脏叩诊浊音界向两侧增大为绝对浊音区,心尖冲动弱,心音低而遥远,大量心包积液时可出现心包积液征。可出现奇脉、颈静脉怒张、肝大、腹水及下肢水肿等。

三、诊断要点

根据心前区疼痛、呼吸困难、全身中毒症状,以及心包摩擦音、心音遥远等临床征象,结合心电图、X线表现和超声心动图等检查,便可确诊。

四、治疗

如结核性心包炎应给予抗结核治疗,总疗程不少于半年;化脓性心包炎除使用足量、有效的抗生素外,应早期施行心包切开引流术;风湿性心包炎主要是抗风湿治疗;急性非特异性心包炎目前常采用抗生素及皮质激素合并治疗。心包渗液较多且心脏受压明显者,可行心包穿刺,以解除心脏压塞症状。

五、评估要点

(一)一般情况

观察生命体征有无异常,询问有无过敏史、家族史、有无发热、消瘦等,了解患者对疾病的认识程度。

(二)专科情况

(1)呼吸困难的程度、肺部啰音的变化。

(2)心前区疼痛的性质、部位及其变化,是否可闻及心包摩擦音。

(3)是否有颈静脉怒张、肝大、下肢水肿等心功能不全的表现。

(4)是否有心包积液征:左肩胛骨下出现浊音及左肺受压时引起的支气管呼吸音。心脏叩诊的性质。

(三)实验室及其他检查

1.心电图

心电图改变主要由心外膜下心肌受累而引起,多个导联出现弓背向下的 ST 段抬高;心包渗液时可有 QRS 波群低电压。

2.超声心动图

超声心动图是简而易行的可靠方法,可见液性暗区。

3.心包穿刺

证实心包积液的存在,并进一步确定积液的性质及药物治疗。

六、护理诊断

(一)气体交换受损

与肺淤血、肺或支气管受压有关。

(二)疼痛

心前区痛与心包炎有关。

(三)体温过高

与细菌、病毒等因素导致急性炎症反应有关。

(四)活动无耐力

与心排血量减少有关。

七、护理措施

(1)给予氧气吸入,充分休息,保持情绪稳定,注意防寒保暖,防止呼吸道感染。

(2)给予高热量、高蛋白、高维生素的易消化饮食,限制钠盐摄入。

(3)帮助患者采取半卧位或前倾坐位,保持舒适体位。

(4)记录心包抽液的量、性质,按要求留样本送检。

(5)控制输液滴速,防止加重心脏负荷。

(6)加强巡视,及早发现心脏压塞的症状,如心动过速、血压下降等。

(7)遵医嘱给予抗菌、抗结核、抗肿瘤等药物治疗,密切观察药物不良反应。

(8)应用止痛药物时,观察止痛药物的疗效。

八、应急措施

出现心包压塞征象时,保持患者平卧位;迅速建立静脉通路,遵医嘱给予升压药;密切观察生命体征的变化,准备好抢救物品;配合医师做好紧急心包穿刺。

九、健康教育

(1)嘱患者应注意充分休息,加强营养。注意防寒保暖,防止呼吸道感染。

(2)告诉患者应坚持足够疗程的药物治疗,勿擅自停药。

(3)对缩窄性心包炎的患者应讲明行心包切除术的重要性,解除其顾虑,尽早接受手术治疗。

(郝园园)

第四章　消化内科护理

第一节　慢性胃炎

慢性胃炎是由不同原因引起的胃黏膜慢性炎症。病变可局限于胃的一部分（常见于胃窦部），也可累及整个胃部。慢性胃炎一般可分为慢性浅表性胃炎、慢性萎缩性胃炎两大类，前者是慢性胃炎中最常见的一种，占 60%～80%，后者则由于易发生癌变而受到人们的关注。慢性胃炎的发病率随年龄增长而增加。

一、护理要点

合理应用药物，及时对症处理；戒除烟酒嗜好，养成良好的饮食习惯；做好健康指导，保持良好心理状态；重视疾病变化，定期检查随访。

二、护理措施

（1）慢性胃炎的患者应立即解除疲劳的工作状态并加强休息，必要时卧床休息。患者应撇开一切烦恼，保持乐观的人生态度。周围环境应保持清洁、卫生和安静。可以听一点轻音乐，将有助于慢性胃炎的康复。

（2）改变不规律进食、过快进食或暴饮暴食等不良习惯，养成定时、定量规律进食的好习惯。进食宜细嚼慢咽，使食物与唾液充分混合，减少对胃黏膜的刺激。

（3）停止进食过冷、过烫、辛辣、高钠、粗糙的食物。患者最好以细纤维素、易消化的面食为主食。

（4）慢性胃炎的患者必须彻底戒除烟酒，最好也不要饮用浓茶。

三、用药及注意事项

（一）保护胃黏膜

1.硫糖铝

它能与胃黏膜中的黏蛋白结合，形成一层保护膜，是一种很好的胃黏膜保护药。同时，它还可以促进胃黏膜的新陈代谢。每次 10 g,每天 3 次。

2.甘珀酸

能促使胃黏液分泌增加和胃黏膜上皮细胞寿命延长,从而形成保护黏膜的屏障,增强胃黏膜的抵抗力。每次 50～100 mg,每天 3 次,对高血压患者不宜应用。

3.胃膜素

为猪胃黏膜中提取的抗胃酸多糖质,遇水变为具有附着力的黏浆,附贴于胃黏膜而起保护作用,并有制酸作用。每次 2～3 g,每天 3 次。

4.麦滋林-S 颗粒

此药具有胃黏膜保护功能,最大的优点是不被肠道吸收入血,故几乎无任何不良反应。每次 0.67 g,每天 3 次。

(二)调整胃运动功能

1.甲氧氯普胺

能抑制延脑的催吐化学感受器,有明显的镇吐作用;同时能调整胃窦功能,增强幽门括约肌的张力,防止和减少碱性反流。每次 5～10 mg,每天 3 次。

2.多潘立酮

作用较甲氧氯普胺强而不良反应少,且不透过血-脑屏障,不会引起锥体外系反应,是目前较理想的促进胃蠕动的药物。每次 10～20 mg,每天 3 次。

3.西沙比利

作用类似多潘立酮,但不良反应更小,疗效更好。每次 5 mg,每天 3 次。

(三)抗酸或中和胃酸

西咪替丁能使基础胃酸分泌减少约 80％,使各种刺激引起的胃酸分泌减少约 70％。每次 200 mg,每天 3 次。

(四)促胃酸分泌

1.卡尼汀

能促进胃肠功能,使唾液、胃液、胆液、胰液及肠液等的分泌增加,从而加强消化功能,有利于低酸的恢复。

2.多酶片

每片内含淀粉酶 0.12 g、胃蛋白酶 0.04 g、胰酶 0.12 g,作用也是加强消化功能。每次 2 片,每天 3 次。

(五)抗感染

1.庆大霉素

庆大霉素口服每次 4 万 U,每天 3 次;对于治疗诸如上呼吸道炎症、牙龈炎、鼻炎等慢性炎症,有较快较好的疗效。

2.枸橼酸铋钾

其主要成分是胶体次枸橼酸铋,具有杀灭幽门螺杆菌的作用。每次 240 mg,每天 2 次。服药时间最长不得超过 3 个月,因为久服胶体铋,有引起锥体外系中毒的危险。

3.三联疗法

即胶体枸橼酸铋＋甲硝唑＋四环素或阿莫西林,是当前根治幽门螺杆菌的最佳方案,根治率可达 96％。用法为:枸橼酸泌钾每次 240 mg,每天 2 次;甲硝唑每次 0.4 g,每天 3 次;四环素每

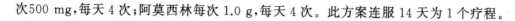

次500 mg,每天 4 次;阿莫西林每次 1.0 g,每天 4 次。此方案连服 14 天为 1 个疗程。

四、健康指导

慢性胃炎由于病程较长,治疗进展缓慢,而且可能反复发作,所以患者常有严重焦虑,而焦虑不安、精神紧张,又是慢性胃炎病情加重的重要因素之一。如此恶性循环,必将严重影响慢性胃炎的治疗。因此,对患者进行心理疏导治疗,往往能收到良好的效果。告诫患者生活要有规律,保持乐观情绪;饮食应少食多餐,戒烟酒,以清淡无刺激性易消化的食物为宜;禁用或慎用阿司匹林等可致溃疡的药物;定期复诊,如上腹疼痛节律发生变化或出现呕血、黑便时应立即就医。

(张营营)

第二节 肝 硬 化

肝硬化是一种由不同病因引起的慢性进行性弥漫性肝病。病理特点为广泛的肝细胞变性坏死、再生结节形成、结缔组织增生,致使正常肝小叶结构破坏和假小叶形成。临床可有多系统受累,主要表现为肝功能损害和门静脉高压,晚期出现消化道出血、肝性脑病、感染等严重并发症。在我国,肝硬化是常见疾病和主要死因之一。本病占内科总住院人数的 4.3%～14.2%。

一、病因与发病机制

(一)病毒性肝炎

主要为乙型肝炎,其次为丙型肝炎,或乙型加丁型肝炎重叠感染,甲型和戊型一般不发展为肝硬化。

(二)日本血吸虫病

在我国长江流域血吸虫病流行区多见。反复或长期感染血吸虫病者,虫卵及其毒性产物在肝脏汇管区刺激结缔组织增生,导致肝纤维化和门脉高压,称为血吸虫病性肝纤维化。

(三)酒精中毒

长期大量饮酒者,乙醇及其中间代谢产物(乙醛)直接引起酒精性肝炎,并发展为肝硬化,酗酒所致的长期营养失调也对肝脏起一定损害作用。

(四)药物或化学毒物

长期服用双醋酚丁、甲基多巴等药物,或长期反复接触磷、砷、四氯化碳等化学毒物,可引起中毒性肝炎,最终演变为肝硬化。

(五)胆汁淤积

持续存在肝外胆管阻塞或肝内胆汁淤积时,高浓度的胆汁酸和胆红素损害肝细胞,导致肝硬化。

(六)循环障碍

慢性充血性心力衰竭、缩窄性心包炎、肝静脉或下腔静脉阻塞等使肝脏长期淤血,肝细胞缺氧、坏死和结缔组织增生,最后发展为肝硬化。

（七）遗传和代谢疾病

由于遗传性或代谢性疾病，某些物质或其代谢产物沉积于肝，造成肝损害，并可致肝硬化，如肝豆状核变性、血色病、半乳糖血症和 α_1-抗胰蛋白酶缺乏症。

（八）营养失调

食物中长期缺乏蛋白质、维生素、胆碱等，以及慢性炎症性肠病，可引起营养不良和吸收不良，降低肝细胞对致病因素的抵抗力，成为肝硬化的直接或间接病因。

此外，部分病例发病原因难以确定，称为隐源性肝硬化，其中部分病例与无黄疸型病毒性肝炎，尤其是丙型肝炎有关。自身免疫性肝炎也可发展为肝硬化。各种病因引起的肝硬化，其病理变化和发展演变过程是基本一致的。特征为广泛肝细胞变性坏死，结节性再生，弥漫性结缔组织增生，假小叶形成。上述病理变化造成肝内血管扭曲、受压、闭塞而致血管床缩小，肝内门静脉、肝静脉和肝动脉小分支之间发生异常吻合而形成短路，导致肝血液循环紊乱。这些严重的肝内血液循环障碍，是形成门静脉高压的病理基础，且使肝细胞营养障碍加重，促使肝硬化病变进一步发展。

二、临床表现

肝硬化的病程发展通常比较缓慢，可隐伏3～5年或更长时间。临床上分为肝功能代偿期和失代偿期。

（一）代偿期

早期症状轻，以乏力、食欲缺乏为主要表现，可伴有恶心、厌油腻、腹胀、上腹隐痛及腹泻等。症状常因劳累或伴发病而出现，经休息或治疗可缓解。患者营养状况一般或消瘦，肝轻度大，质地偏硬，可有轻度压痛，脾轻至中度大。肝功能多在正常范围内或轻度异常。

（二）失代偿期

主要为肝功能减退和门静脉高压所致的全身多系统症状和体征。

1.肝功能减退

（1）全身症状和体征：一般状况与营养状况均较差，乏力、消瘦、不规则低热、面色灰暗黝黑（肝病面容）、皮肤干枯粗糙、水肿、舌炎、口角炎等。

（2）消化道症状：食欲减退甚至畏食、进食后上腹饱胀不适、恶心、呕吐、稍进油腻肉食易引起腹泻，因腹水和胃肠积气而腹胀不适。肝细胞有进行性或广泛性坏死时可出现黄疸。

（3）出血倾向和贫血：常有鼻出血、牙龈出血、皮肤紫癜和胃肠出血等倾向，系肝合成凝血因子减少、脾功能亢进和毛细血管脆性增加所致。贫血可因缺铁、缺乏叶酸和维生素 B_{12}、脾功能亢进等因素引起。

（4）内分泌失调：①雌激素增多、雄激素和糖皮质激素减少，肝对雌激素的灭活功能减退，故体内雌激素增多。雌激素增多时，通过负反馈抑制腺垂体分泌促性腺激素及促肾上腺皮质激素的功能，致雄激素和肾上腺糖皮质激素减少。雌激素与雄激素比例失调，男性患者常有性欲减退、睾丸萎缩、毛发脱落及乳房发育；女性患者可有月经失调、闭经、不孕等。部分患者出现蜘蛛痣，主要分布在面颈部、上胸、肩背和上肢等上腔静脉引流区域；手掌大小鱼际和指端腹侧部位皮肤发红称为肝掌。肾上腺皮质功能减退，表现为面部和其他暴露部位皮肤色素沉着。②醛固酮和抗利尿激素增多，肝功能减退时对醛固酮和抗利尿激素的灭活作用减弱，致体内醛固酮及抗利尿激素增多。醛固酮作用于远端肾小管，使钠重吸收增加；抗利尿激素作用于集合管，使水的重吸收增加。水钠潴留导致尿少、水肿,并促进腹水形成。

2.门静脉高压

(1)脾大:门静脉高压致脾静脉压力增高,脾淤血而肿大,一般为轻、中度大,有时可为巨脾。上消化道大量出血时,脾脏可暂时缩小,待出血停止并补足血容量后,脾脏再度增大。晚期脾大常伴有对血细胞破坏增加,使外周血中白细胞、红细胞和血小板减少,称为脾功能亢进。

(2)侧支循环的建立和开放:正常情况下,门静脉系与腔静脉系之间的交通支很细小,血流量很少。门静脉高压形成后,来自消化器官和脾脏的回心血液流经肝脏受阻,使门腔静脉交通支充盈扩张,血流量增加,建立起侧支循环(图4-1)。

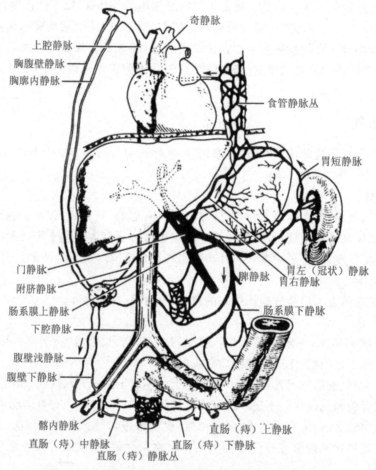

图 4-1 门静脉回流受阻时,侧支循环血流方向示意图

临床上重要的侧支循环:①食管下段和胃底静脉曲张,主要是门静脉系的胃冠状静脉和腔静脉系的食管静脉、奇静脉等沟通开放,常在恶心、呕吐、咳嗽、负重等情况时使腹内压突然升高,或因粗糙食物机械损伤、胃酸反流腐蚀损伤时,导致曲张静脉破裂出血,出现呕血、黑便及休克等表现。②腹壁静脉曲张,由于脐静脉重新开放,与附脐静脉、腹壁静脉等连接,在脐周和腹壁可见迂曲静脉以脐为中心向上及下腹壁延伸。③痔核形成,为门静脉系的直肠上静脉与下腔静脉系的直肠中、下静脉吻合扩张形成,破裂时引起便血。

(3)腹水:是肝硬化肝功能失代偿期最为显著的临床表现。腹水出现前,常有腹胀,以饭后明显。大量腹水时腹部隆起,腹壁绷紧发亮,患者行动困难,可发生脐疝,膈抬高,出现呼吸困难、心悸。部分患者伴有胸腔积液。

腹水形成的因素有:①门静脉压力增高使腹腔脏器毛细血管床静水压增高,组织间液回吸收减少而漏入腹腔。②低白蛋白血症系指血浆白蛋白<30 g/L,肝功能减退使白蛋白合成减少及蛋白质摄入和吸收障碍,低白蛋白血症时血浆胶体渗透压降低,血管内液外渗。③肝淋巴液生成过多,肝静脉回流受阻时,肝内淋巴液生成增多,超过胸导管引流能力,淋巴管内压力增高,使大量淋巴液自肝包膜和肝门淋巴管渗漏至腹腔。④抗利尿激素及继发性醛固酮增多,引起水钠重吸收增加。⑤肾脏因素,有效循环血容量不足致肾血流量减少,肾小球滤过率降低,排钠和排尿量减少。

3.肝脏情况

早期肝脏增大,表面尚平滑,质中等硬;晚期肝脏缩小,表面可呈结节状,质地坚硬;一般无压痛,但在肝细胞进行性坏死或并发肝炎和肝周围炎时可有压痛与叩击痛。

三、并发症

(一)上消化道出血

上消化道出血为本病最常见的并发症。由于食管下段或胃底静脉曲张破裂,引起突然大量的呕血和黑便,常引起出血性休克或诱发肝性脑病,死亡率高。

(二)感染

由于患者抵抗力低下、门静脉侧支循环开放等因素,增加细菌入侵繁殖机会,易并发感染如肺炎、胆道感染、大肠埃希菌败血症、自发性腹膜炎等。自发性腹膜炎系指无任何邻近组织炎症的情况下发生的腹膜和(或)腹水的细菌性感染。其主要原因是肝硬化时单核-吞噬细胞的噬菌作用减弱,肠道内细菌异常繁殖并经由肠壁进入腹膜腔,以及带菌的淋巴液漏入腹腔引起感染,致病菌多为革兰氏阴性杆菌。患者可出现发热、腹痛、腹胀、腹膜刺激征、腹水迅速增长或持续不减,少数病例发生中毒性休克。

(三)肝性脑病

肝性脑病是晚期肝硬化的最严重并发症。

(四)原发性肝癌

肝硬化患者短期内出现肝脏迅速增大、持续性肝区疼痛、腹水增多且为血性、不明原因的发热等,应考虑并发原发性肝癌,需做进一步检查。

(五)功能性肾衰竭

功能性肾衰竭又称肝肾综合征,表现为少尿或无尿、氮质血症、稀释性低钠血症和低尿钠,但肾无明显器质性损害。主要由于肾血管收缩和肾内血液重新分布,导致肾皮质血流量和肾小球滤过率下降等因素引起。

(六)电解质和酸碱平衡紊乱

出现腹水和其他并发症后患者电解质紊乱趋于明显,常见的如下。

1.低钠血症

长期低钠饮食致原发性低钠,长期利尿和大量放腹水等致钠丢失,抗利尿激素增多使水潴留超过钠潴留而致稀释性低钠。

2.低钾低氯血症与代谢性碱中毒

进食少、呕吐、腹泻、长期应用利尿剂或高渗葡萄糖液、继发性醛固酮增多等可引起低钾低氯血症,而低钾低氯血症可致代谢性碱中毒,诱发肝性脑病。

四、护理

(一)护理目标

患者能描述营养不良的原因,遵循饮食计划,保证各种营养物质的摄入;能叙述腹水和水肿的主要原因,腹水和水肿有所减轻,身体舒适感增加;能了解常见并发症的防治知识,尽力避免并发症;无皮肤破损或感染,焦虑减轻或消失。

(二)护理措施

1.一般护理

(1)休息和活动:休息代偿期患者宜适当减少活动、避免劳累、保证休息,失代偿期尤当出现并发症时患者需卧床休息。

(2)饮食护理:饮食以高热量、高蛋白(肝性脑病除外)和维生素丰富且易消化的食物为原则。盐和水的摄入视病情调整,有腹水者应进食低盐或无盐饮食,钠限制在每天 500~800 mg(氯化钠1.2~2.0 g),进水量限制在每天 1 000 mL 左右。应向患者介绍各种食物的成分,例如,高钠食物有咸肉、酱菜、酱油、罐头食品、含钠味精等,并尽量少食用;含钠较少的食物有粮谷类、瓜茄类、水果等;含钾多的食物有水果、硬壳果、马铃薯、干豆、肉类等。评估患者有无不恰当的饮食习惯而造成水钠潴留加重,切实控制钠和水的摄入量。限钠饮食常使患者感到食物淡而无味,可适量添加柠檬汁、食醋等,改善食品的调味,以增进食欲。禁酒,忌用对肝有损害的药物。有食管静脉曲张者避免进食粗糙、坚硬食物。避免损伤曲张静脉,食管胃底静脉曲张者应食菜泥、肉末、软食,进餐时细嚼慢咽,咽下的食团宜小且外表光滑,切勿混入糠皮、硬屑、鱼刺、甲壳等,药物应磨成粉末,以防损伤曲张的静脉导致出血。

2.体液过多的护理

(1)休息和体位:多卧床休息,卧床时尽量取平卧位,以增加肝、肾血流量,改善肝细胞的营养,提高肾小球滤过率。可抬高下肢,以减轻水肿。阴囊水肿者可用托带托起阴囊,以利水肿消退。大量腹水者卧床时可取半卧位,以使膈下降,有利于呼吸运动,减轻呼吸困难和心悸。

(2)避免腹内压骤增:大量腹水时,应避免使腹内压突然剧增的因素,如剧烈咳嗽、打喷嚏、用力排便等。

(3)用药护理:使用利尿剂时应特别注意维持水电解质和酸碱平衡。利尿速度不宜过快,以每天体重减轻不超过 0.5 kg 为宜。

(4)病情监测:观察腹水和下肢水肿的消长,准确记录出入量,测量腹围、体重,并教会患者正确的测量和记录方法。进食量不足、呕吐、腹泻者,或遵医嘱应用利尿剂、放腹水后更应密切观察。监测血清电解质和酸碱度的变化,以及时发现并纠正水电解质、酸碱平衡紊乱,防止肝性脑病、功能性肾衰竭的发生。

(5)腹腔穿刺放腹水的护理:术前说明注意事项,测量体重、腹围、生命体征,排空膀胱以免误伤;术中及术后监测生命体征,观察有无不适反应;术毕用无菌敷料覆盖穿刺部位,如有溢液可用明胶海绵处置;术毕缚紧腹带,以免腹内压骤然下降;记录抽出腹水的量、性质和颜色,样本及时送检。

3.活动无耐力护理

肝硬化患者的精神、体力状况随病情进展而减退,疲倦乏力、精神不振逐渐加重,严重时衰弱且卧床不起。应根据病情适当安排休息和活动。代偿期患者无明显的精神、体力减退,可适当参加工作,避免过度疲劳;失代偿期患者以卧床休息为主,但过多的躺卧易引起消化不良、情绪不佳,故应视病情安排适量的活动,活动量以不感到疲劳、不加重症状为度。

4.有皮肤完整性受损危险的护理

肝硬化患者因常有皮肤干燥、水肿,有黄疸时可有皮肤瘙痒和长期卧床等因素,易发生皮肤破损和继发感染。除常规的皮肤护理、预防压疮措施外,应注意沐浴时避免水温过高,避免使用有刺激性的皂类和沐浴液,沐浴后可使用性质柔和的润肤品,以减轻皮肤干燥和瘙痒;对皮肤瘙痒者给予止痒处理,嘱患者勿用手抓搔,以免皮肤破损。

5.心理护理

及时了解并减轻患者的各种焦虑,护理人员应关心患者,鼓励其说出心中的顾虑与疑问,护士应耐心倾听并给予解答。

6.健康指导

(1)心理指导:护士应帮助患者和家属掌握本病的有关知识和自我护理方法,分析和消除不利于个人和家庭应对的各种因素;家属应理解和关心患者,细心观察、及早识别病情变化,例如,当患者出现性格、行为改变等可能为肝性脑病的前驱症状时,或消化道出血等其他并发症时,应及时就诊。定期门诊随诊。

(2)休息指导:保证身心两方面的休息,应有足够的休息和睡眠,生活起居有规律。活动量以不加重疲劳感和其他症状为度。应十分注意情绪的调节和稳定。在安排好治疗、身体调理的同时,勿过多考虑病情,遇事豁达开朗。

(3)生活指导:注意保暖和个人卫生,预防感染。切实遵循饮食治疗原则和计划,安排好营养食谱。

(4)用药指导:按医师处方用药,加用药物需征得医师同意,以免服药不当而加重肝脏负担和肝功能损害。应向患者详细介绍所用药物的名称、剂量、给药时间和方法,教会其观察药物疗效和不良反应。例如,服用利尿剂者,如出现软弱无力、心悸等症状时,提示低钠、低钾血症,应及时就医。

(三)护理评价

患者能自己选择符合饮食治疗计划的食物,保证每天所需热量、蛋白质、维生素等营养成分的摄入;能陈述减轻水钠潴留的有关措施,正确测量和记录出入量、腹围和体重,腹水和皮下水肿及其引起的身体不适有所减轻;能按计划进行活动和休息,活动未致疲乏感加重,活动耐力增加;皮肤无破损和感染,瘙痒感减轻或消失。

(张营营)

第三节　肝性脑病

肝性脑病又称肝昏迷,是严重肝病引起的、以代谢紊乱为基础的中枢神经系统功能失调的综

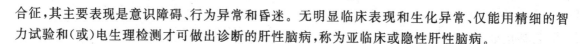

合征,其主要表现是意识障碍、行为异常和昏迷。无明显临床表现和生化异常、仅能用精细的智力试验和(或)电生理检测才可做出诊断的肝性脑病,称为亚临床或隐性肝性脑病。

一、病因和诱因

大部分肝性脑病是由各型肝硬化引起的,其中肝炎后肝硬化最多见;还可因其他严重肝损害引起,如原发性肝癌、急性重症肝炎、妊娠急性脂肪肝、严重中毒性肝炎等;也可见于门体分流手术后。

由肝硬化引起的肝性脑病的发生多有明显诱因,常见的有:上消化道出血、摄入过高的蛋白质饮食、大量排钾利尿和放腹水、感染、镇静催眠和麻醉药、便秘、低血糖。

二、发病机制

肝性脑病的发病机制尚未完全明了,目前关于其发病机制的学说主要如下。

(一)氨中毒学说

这是目前公认的并有较确实依据的学说。

1.氨的形成和代谢

氨主要在肠道内产生。大部分是由血液循环弥散至肠道的尿素经肠菌的尿素酶分解产生,小部分是食物中的蛋白质被肠菌的氨基酸氧化酶分解产生。游离的 NH_3 有毒性,且能透过血-脑屏障;NH_4^+ 呈盐类形式存在,相对无毒,不能透过血-脑屏障。

机体清除血氨的主要途径为:肝脏合成尿素;脑、肝、肾等组织利用和消耗氨,以合成谷氨酸和谷氨酰胺(α-酮戊二酸＋NH_3→谷氨酸,谷氨酸＋NH_3→谷氨酰胺);肾脏排出大量尿素和 NH_4^+;从肺部呼出少量。

2.血氨增高的原因

血氨的增高主要是由于生成过多和(或)代谢清除减少。①产生多:肠道产氨增多,如摄入过多的含氮食物(高蛋白饮食)或药物、上消化道出血、便秘;低钾性碱中毒时,游离的 NH_3 增多,通过血-脑屏障进入脑细胞产生毒性。②清除少:肝功能衰竭时,合成尿素的能力减退;低血容量如上消化道出血、大量利尿和放腹水、休克等,可致肾前性氮质血症,使排出减少。

3.氨干扰脑的能量代谢

氨使大脑细胞的能量供应不足,消耗大脑兴奋性神经递质谷氨酸,使大脑兴奋性下降。

(二)氨、硫醇及短链脂肪酸的协同毒性作用学说

甲基硫醇是蛋氨酸在胃肠道内被细菌代谢的产物、甲基硫醇及其衍变的二甲基亚砜和氨这3种物质对中枢神经系统产生协同毒性作用。

(三)GABA/BZ 复合受体学说

γ-氨基丁酸(GABA)是哺乳动物大脑的主要抑制性神经递质,由肠道细菌产生。肝衰竭时,GABA 血浓度增高,大脑突触后神经元的 GABA 受体显著增多,这种受体不仅能与 GABA 结合,也能与巴比妥类和弱安定类(benzodiazepines,BZs)药物结合,故称为 GABA/BZ 复合受体,产生抑制作用。

(四)假性神经介质学说

肝功能衰竭时,食物中的芳香族氨基酸分解减少,经肠道内细菌作用可转变为与正常神经递质去甲肾上腺素相似的神经递质,但却不具有神经递质的生理功能,因此被称为假性神经介质。

当假性神经介质被脑细胞摄取并取代了突触中的正常递质时,则出现神经冲动传导障碍,兴奋冲动不能正常地传入大脑而产生抑制,出现意识障碍及昏迷。

(五)氨基酸代谢失衡学说

肝功能衰竭时,芳香族氨基酸分解减少,血浆中芳香族氨基酸(如苯丙氨酸、酪氨酸、色氨酸)增多,而支链氨基酸(如亮氨酸、异亮氨酸)减少。当进入脑中的芳香族氨基酸增多时,它们或可进一步形成假性神经介质,导致意识障碍和昏迷。

三、临床表现

急性而严重的肝性脑病的发病常可无明显诱因,患者在起病数周内即在无任何前驱症状的情况下进入昏迷状态直至死亡。慢性肝脏疾病如肝硬化患者发生的肝性脑病常有明显的诱因,起病时多有前驱症状,其发作可根据患者的神经系统表现、意识障碍和脑电图改变分为四期。

Ⅰ期(前驱期):有轻度的性格改变和行为异常。表现为欣快激动或淡漠寡言、衣冠不整、随地便溺;对答尚准确,但吐词不清且较缓慢;患者可有扑翼(击)样震颤。此期病理反射多阴性,脑电图多正常。

Ⅱ期(昏迷前期):原有Ⅰ期症状加重,睡眠障碍、意识错乱、行为失常是突出表现。定向力和理解力减退,对人、地、时的概念混乱,不能完成简单的计算和构图。言语不清,书写障碍,举止反常。多有睡眠时间倒错,昼睡夜醒。部分患者可能出现幻觉、狂躁等较严重的精神症状。患者有扑翼样震颤,同时伴有明显的肌张力增高,腱反射亢进,巴宾斯基征阳性。脑电图有特异性改变。

Ⅲ期(昏睡期):以昏睡和精神错乱为主,患者大部分时间呈昏睡状,但可被唤醒,醒时尚能对答,神志不清,常有幻觉。仍可引出扑翼样震颤,肌张力增加,腱反射亢进,锥体束征呈阳性。脑电图有异常波形。

Ⅳ期(昏迷期):神志完全丧失,不能唤醒。浅昏迷时对疼痛刺激尚有反应,患者扑翼样震颤无法引出;深昏迷时,各种反射消失,肌张力降低,瞳孔常散大,可有抽搐和换气过度。部分患者有肝臭。脑电图明显异常。

四、实验室和其他检查

(一)血氨

慢性肝性脑病尤其是门体分流性脑病血氨多增高,急性肝性脑病血氨多正常。

(二)脑电图

典型改变为脑电波节律变慢,出现每秒 $4\sim7$ 次的 θ 波和每秒 $1\sim3$ 次的 δ 波,昏迷期双侧同时出现对称的高波幅的 δ 波。

(三)心理智能测验

心理智能测验对诊断早期肝性脑病包括亚临床脑病最简便而有效。最常用的有数字连接试验,其他如搭积木、构词、书写、画图等。

五、诊断要点

肝性脑病的主要诊断依据为:严重肝病和(或)广泛门体侧支循环,精神错乱、昏睡或昏迷,有肝性脑病的诱因,明显肝功能损害或血氨增高。扑翼样震颤和典型脑电图改变有重要参考价值。对肝硬化患者进行常规的简易智力测试(如数字连接试验),可发现轻微肝性脑病。

六、治疗要点

目前尚无特效治疗,多采取综合措施。

(1)消除诱因,避免诱发和加重肝性脑病。

(2)减少肠内毒物的生成和吸收。包括禁食高蛋白食物,每天保证足够的以葡萄糖为主的热量摄入;灌肠或导泻,清洁肠道;抑制肠道细菌的生长。

饮食:开始数天内禁食蛋白质,饮食以碳水化合物为主和补充足量维生素,热量 $5.0 \sim 6.7$ kJ/d。神志清楚后,可逐渐增加蛋白质。

灌肠和导泻:清除肠内积食、积血或其他含氮物。①灌肠:使用生理盐水或弱酸性溶液(如稀醋酸液),弱酸溶液可使肠内 pH 值保持在 $5.0 \sim 6.0$,有利于 NH_3 在肠内与 H^+ 合成 NH_4^+ 并随粪便排出,禁用肥皂水灌肠。对急性门体分流性脑病昏迷患者,应首选 66.7% 乳果糖 500 mL 灌肠。②导泻:口服或鼻饲 25% 硫酸镁 $30 \sim 60$ mL 导泻。也可口服乳果糖 $30 \sim 60$ g/d,分 3 次服,从小剂量开始,以调整到每天排便 $2 \sim 3$ 次,粪便 pH $5 \sim 6$ 为宜。乳梨醇疗效与乳果糖相同,$30 \sim 45$ g/d,分 3 次服用。抑制肠道细菌生长:口服新霉素或甲硝唑。

(3)促进体内有毒物质的代谢清除,纠正氨基酸失衡。①应用降氨药物,常用的有谷氨酸钠、谷氨酸钾、精氨酸,可促进尿素合成,降低血氨。②纠正氨基酸代谢紊乱:口服或静脉输注以支链氨基酸为主的氨基酸混合液。③服用 GABA/BZ 复合受体拮抗药,如氟马西尼。④人工肝:用活性炭、树脂等进行血液灌注可清除血氨。

(4)对症治疗。纠正水、电解质和酸碱平衡失调,对肝硬化腹水患者的入液量应加以控制,一般为尿量加 1 000 mL,防止稀释性低钠血症,及时纠正缺钾和碱中毒;保护脑细胞功能;保持呼吸道通畅;防治脑水肿、出血与休克;进行腹膜透析或血液透析等。

(5)肝移植。这是各种终末期肝病的有效治疗手段。

七、常用护理诊断/问题

(一)急性意识障碍

急性意识障碍与未经肝脏解毒的有毒代谢产物引起大脑功能紊乱有关。

(二)营养失调:低于机体需要量

营养失调:低于机体需要量与代谢紊乱、进食少等有关。

八、护理措施

(一)一般护理

1.合理饮食

以碳水化合物为主要食物,每天保证充足的热量和维生素。对昏迷患者,可采用经鼻导管鼻饲或静脉滴注葡萄糖供给热量,以减少蛋白质的分解;对需长期静脉内补充者,可做锁骨下静脉和颈静脉穿刺插管供给营养。食物配制中应含有丰富的维生素,尤其是维生素 C、维生素 B、维生素 K、维生素 E等,但不宜用维生素 B_6,因其可使多巴在周围神经处转为多巴胺,影响多巴进入脑组织,减少中枢神经的正常传导递质。昏迷患者应暂禁蛋白质,以减少氨的生成。保证足够热量,以碳水化合物为主,对不能进食者鼻饲或静脉补充葡萄糖,以减少蛋白质的分解。清醒后可逐渐恢复,从小量开始,每天 20 g,每隔2 天增加 10 g,逐渐达到 50 g 左右,但需密切观察患者对蛋白质的耐受力,反复尝试,掌握较适当的蛋白质量。如有复发现象,则再度禁用蛋白质。患者恢复蛋白质饮食,主要以植物蛋白为好,因为植物蛋白含蛋氨酸、芳香氨基酸较少,含非吸收性纤维素较多,有利于氨的排除,也可少量选用酸牛奶等含必需氨基酸的蛋白质。

注意事项:脂肪可延缓胃的排空,尽量少用。显著腹水者钠量应限制在 250 mg/d,入水量一般为前日尿量加 1 000 mL/L。

2.加强护理,提供感情支持

(1)训练患者定向力:安排专人护理,利用多媒体提供环境刺激。

(2)注意患者安全:对烦躁患者注意保护,可加床栏,必要时使用约束带,以免患者坠床。

(3)尊重患者:切忌嘲笑患者的异常行为,安慰患者,尊重患者的人格。

(二)病情观察

注意早期征象,如欣快或冷漠、行为异常、有无扑翼样震颤等。加强对患者血压、脉搏、呼吸、体温、瞳孔等生命体征的监测并作记录。定期抽血复查肝功能、肾功能和电解质的变化。对出现意识障碍者应加强巡视,注意其安全;对昏迷患者按昏迷患者相关原则护理。

(三)消除和避免诱因

1.保持大便通畅

发生便秘时,应给予灌肠或导泻,对导泻患者应注意观察血压、脉搏,记录尿量、排便量和粪便颜色,加强肛周皮肤护理。血容量不足、血压不稳定者不能导泻,以免因大量脱水而影响循环血量。

2.慎用药物

避免使用含氮药物及对肝脏有毒的药物,如有烦躁不安或抽搐,可注射地西泮5～10 mg。忌用水合氯醛、吗啡、硫喷妥钠等药物。

3.注意保持水和电解质的平衡

对有肝性脑病倾向的患者,应避免使用快速、大量排钾利尿剂和大量放腹水。

4.预防感染

机体感染一方面加重肝脏吞噬、免疫和解毒的负荷,另一方面使组织的分解代谢加速而增加产氨和机体的耗氧量。所以,感染时应按医嘱及时应用有效的抗生素。

5.积极控制上消化道出血

及时清除肠道内积存血液、食物或其他含氮物质。因肝性脑病易并发上消化道出血,症状发生后,故应及时灌肠和导泻。

6.避免发生低血糖

禁食和限食者应避免发生低血糖。因葡萄糖是大脑的重要供能物质,低血糖时,脑内去氨活动停滞,氨的毒性增加。

(四)维持体液平衡

正确记录出入液量,肝性脑病多有水、钠潴留倾向,水不宜摄入过多,一般为尿量加1 000 mL/d,对疑有脑水肿的患者尤应限制;显著腹水者钠盐应限制在 250 mg/d。除肾功能有障碍者外,钾应补足。按需要测定血钠、钾、氯化物、血氨、尿素等。有肝性脑病倾向的患者应避免快速和大量利尿及放腹水。

(五)用药护理

(1)降氨药物:常用的有谷氨酸钠、谷氨酸钾、精氨酸。①谷氨酸钠:严重水肿、腹水、心力衰竭、脑水肿时慎用谷氨酸钠。使用这些药物时,滴速不宜过快,否则可出现流涎、呕吐、面色潮红等反应。②谷氨酸钾:一般根据患者血钠、血钾情况混合使用。患者有肝肾综合征、尿少、尿闭时慎用谷氨酸钾,以防血钾过高。③精氨酸:常用于血 pH 值偏高患者的降氨治疗,精氨酸系酸性溶液,含氯离子,不宜与碱性溶液配伍。

(2)乳果糖:降低肠腔 pH 值,减少氨的形成和吸收。①适应证:对有肾功能损害或耳聋、忌用新霉素的患者,或需长期治疗者,乳果糖常为首选药物。②不良反应:乳果糖有轻泻作用,多从小剂量开始服用,需观察服药后的排便次数,以每天排便 2～3 次,粪 pH 5.0～6.0 为宜。该药在肠内产气较多,易出现腹胀、腹痛、恶心、呕吐,也可引起电解质紊乱。

(3)必需氨基酸:静脉注射支链氨基酸可以补充能量,降低血氨。静脉注射精氨酸时速度不宜过快,以免引起流涎、面色潮红与呕吐等。

(4)新霉素:少数可出现听力和肾脏损害,故服用新霉素不宜超过 6 个月,做好听力和肾功能监测。

(5)大量输注葡萄糖的过程中,必须警惕低血钾、心力衰竭和脑水肿。

九、健康指导

本病的发生有明显诱因且易去除,肝功能恢复较好,门体分流性肝性脑病者预后较好;腹水、黄疸明显,有出血倾向者预后较差。

(1)告诫患者及家属保持合理的饮食,保持大便通畅,不滥用损伤肝脏的药物,积极防治各种感染,戒烟戒酒等,是减少和防止肝性脑病发生的重要措施。

(2)既要使患者认识本病的严重性,以引起患者重视,又要让患者对通过自我保健可使疾病不致恶化树立起信心,自觉地进行自我保健。

(3)要求患者必须严格遵医嘱用药,不可擅自停用和改换其他药物,也不能随意增减药物用量;患者应定期门诊复查。

(张营营)

第四节　胆道蛔虫病

蛔虫进入胆总管、肝内胆管和胆囊引起急腹症统称为胆道蛔虫病,本病发病率与卫生条件有关,我国农村发病率较高,多发于青少年。近年由于卫生条件的改善,发病率明显下降,在大城市医院已成为少见病。

蛔虫寄生在小肠中下段,厌酸喜碱,具有钻孔习性。当宿主高热、消化功能紊乱、饮食不节、驱虫不当、胃酸降低、Oddi 括约肌功能失调,肠道内环境改变时,蛔虫窜动,经十二指肠乳头钻入胆道,刺激 Oddi 括约肌发生痉挛,引起胆绞痛、胆道梗阻、胆道感染、肝脓肿、胰腺炎及胆道结石。蛔虫还可经胆囊管钻入胆囊,引起胆囊穿孔。

一、护理评估

(一)健康史
应注意询问患者的饮食卫生习惯,有无肠道蛔虫病史。

(二)身体状况
(1)症状:①腹痛:突起剑突下阵发性钻顶样绞痛,可放射至右肩及背部,患者常弯腰捧腹,坐卧不宁,大汗淋漓,表情痛苦。不痛时安然如常。如此反复发作,持续时间不一。②恶心、呕吐:30%的患者呕出蛔虫。③发热、黄疸:提示合并胆道梗阻、感染。

(2)体征:单纯性胆道蛔虫病,腹软,剑突右下方仅有轻度深压痛,此种体征与症状不相符合,是胆道蛔虫的最大特点。若并发胆道感染、胰腺炎、肝脓肿等,则有相应的体征。

(三)心理-社会状况
由于患者突发剧烈疼痛,难以忍受,使患者及其亲属十分恐惧。

(四)辅助检查
(1)实验室检查:大便内可找到蛔虫卵,白细胞计数及嗜酸性粒细胞计数比例可升高。

(2)B超检查:可能显示胆道内蛔虫。

(3)经内镜逆行胰胆管造影(ERCP):偶可见胆总管开口处有蛔虫。

(五)治疗要点
多数胆道蛔虫病,可通过中西医结合,以解痉、止痛、消炎利胆、排蛔虫,并驱除肠道蛔虫等非手术治疗可治愈。少数患者因非手术治疗无效或出现严重胆道感染时才考虑手术取蛔虫。

二、护理诊断及合作性问题

(一)急性疼痛
与蛔虫钻入胆道,Oddi 括约肌阵发性痉挛有关。

(二)体温过高
与蛔虫携带细菌进入胆道,引起继发感染,并发胆道炎症、胆源性肝脓肿等有关。

(三)知识缺乏
与卫生基本知识缺乏,卫生习惯不良有关。

三、护理措施

(一)密切观察及时施治
注意观察体温、腹痛情况,遵医嘱及时给予解痉、止痛、输液、抗感染等治疗。出现高热、黄疸等症状提示有严重胆道感染,应及时报告医师做进一步处理。

(二)驱虫护理
驱虫尽量在症状缓解期进行,于清晨空腹时或晚上临睡前服药;服药后注意观察有无蛔虫排出。

(三)手术准备
如患者出现严重胆道感染,需要手术治疗,应积极完成术前各项准备。

(四)健康指导
宣传卫生知识,养成良好的饮食卫生习惯。

(张营营)

第五节　溃疡性结肠炎

溃疡性结肠炎是一种病因尚不十分明确的直肠和结肠慢性非特异性炎症性疾病。病变主要限于大肠黏膜与黏膜下层。临床表现为腹泻、黏液脓血便、腹痛。病情轻重不等,是一种多呈反复发作的慢性疾病。本病可发生在任何年龄,多见于 20～40 岁,亦可见于儿童或老年。男女发病率无明显差别。

一、症状

(一)腹泻

腹泻为最主要的症状,黏液脓血便是本病活动期的重要表现。大便次数及便血的程度可反映病情轻重,轻者每天排便 2～4 次,便血轻或无;重者每天 10 次以上,脓血显见,甚至大量便血。

(二)腹痛

轻型患者可无腹痛或仅有腹部不适。一般诉有轻度至中度腹痛,多为左下腹或下腹的阵痛,亦可涉及全腹。有疼痛-便意-便后缓解的规律及有里急后重。

(三)其他症状

可有腹胀,或严重病例有食欲缺乏、发热、恶心、呕吐等。

二、体征

患者呈慢性病容,精神状态差,重者呈消瘦、贫血貌。轻者仅有左下腹轻压痛,有时可触及痉挛的降结肠或乙状结肠。重型和暴发型患者常有明显压痛和鼓肠。若有腹肌紧张、反跳痛、肠鸣音减弱应注意中毒性巨结肠、肠穿孔等并发症。

三、评估要点

(一)一般情况

患者呈慢性病容,精神状态差,重者呈消瘦、贫血等不同程度的全身症状。

(二)专科情况

(1)腹痛的特点,是否间歇性疼痛,有无腹部绞痛,疼痛有无规律、有无关节痛。

(2)评估排便次数、颜色、量、性质是否正常。

(3)评估患者的出入量是否平衡,水、电解质是否平衡。

(三)实验室及其他检查

1.血液检查

可有红细胞和血红蛋白减少,活动期白细胞计数增高,血沉增快和 C 反应蛋白增高是活动期的标志。

2.粪便检查

肉眼检查常见血、脓液和黏液,显微镜检查见多量红细胞、白细胞或脓细胞。

3.结肠镜检查

结肠镜检查是本病诊断的最重要的手段之一,可直接观察病变肠黏膜并取活检。

4.X线钡剂灌肠检查

可见黏膜粗乱或有细颗粒改变。

四、护理措施

(1)休息与活动:在急性发作期或病情严重时均应卧床休息,缓解期也应适当休息,注意劳逸结合。

(2)病情观察:严密观察腹痛的性质、部位及生命体征的变化,以了解病情的进展情况。

(3)用药护理:遵医嘱给予柳氮磺吡啶(SASP)和(或)糖皮质激素,以减轻炎症,使腹痛缓解。注意药物的疗效及不良反应。嘱患者餐后服药,服药期间定期复查血常规;应用糖皮质激素者,要注意激素的不良反应,不可随意停药,防止停药反应。

(4)给患者安排舒适、安静的环境,同时注意观察大便的量、性状、次数并做好记录,保持肛周皮肤的清洁和干燥。

(5)由于本病为慢性反复发作性的过程,患者会产生各种不良情绪,护士应做好心理疏导;指导患者及家属正确对待疾病,让患者保持情绪稳定,树立战胜疾病的信心。

(张营营)

第五章　口腔颌面外科护理

第一节　口腔颌面部发育畸形

一、唇裂患者的护理

（一）疾病概要

唇裂是口腔颌面部最常见的先天畸形。口腔颌面部的发育开始于胚胎发育的第3周,这时整个胚胎长约3 mm,其头端即出现由前脑形成的圆形突起称为额鼻突;在前脑以下的腹侧面,则有鳃弓出现。鳃弓共有6对,其中第一对鳃弓称下颌突,在胚胎发育第3周以后,下颌突亦从两侧向前及中央方向生长,并在中缝处开始连接而形成下颌弓。在下颌弓两侧的上缘,出现两个突起向前伸长而形成上颌突。胎儿在发育过程中,受到某种因素的影响,两个下颌突未能在第5周时正常融合,则可产生下唇正中裂,下颌裂。上颌突在第7~8周时未能在一侧与球状突融合,则可在上唇一侧形成单侧唇裂,如在两侧发生,就形成双侧唇裂。

唇裂常与腭裂伴发,在我国新生儿的发生率约为1:1000,根据唇裂的程度可分为完全性唇裂和不完全性唇裂。

发病因素可能与遗传和环境因素有关,唇裂临床采用外科手术修复治疗,以达到恢复上唇正常形态和功能的目的。唇裂修复时间一般掌握在出生后3~6个月,也有人主张一出生即行修复术。双侧唇裂可推迟到1岁后进行。

（二）临床护理

1.术前护理

（1）唇裂修复术多为婴幼儿,患儿入院后应进行全面评估,评估内容包括发育营养状况,是否伴有其他脏器发育畸形、畸形程度、饮食习惯、家庭状况及健康状况等。应协助医师常规检查患儿肝脏功能,乙型肝炎表面抗原、血常规、出凝血时间及心肺功能等,如各项主要指标均属正常,可考虑手术。如全身健康条件不允许,可延迟手术。

（2）入院后应改变患儿喂养习惯,禁止用奶嘴或吸吮母乳,改为汤匙或滴管喂养,以适应术后不能作吸吮动作,从而减少上唇伤口运动、减轻张力,避免污染伤口,造成手术失败的可能。

(3)细致观察患者局部皮肤黏膜是否有炎症、外伤、溃疡及疖肿等,如有异常应先清除病灶,缓行手术。另外,双侧唇裂患儿常伴有双侧腭裂,前颌骨与两侧上颌骨完全分离,向上前方翘出。这种情况应在术前采用生理性推压法,如弹力绷带加压达到后推的目的。加压时注意患儿的耐受力及局部血运。生理性推压法显效时间较长,故应在住院前在门诊医师指导下进行。

(4)唇裂修复手术婴幼儿多采用全身麻醉,故应准确测量患儿体重,以便计算麻醉用药,成人多采用局部麻醉。术前 2～3 天给 0.25％氯霉素滴鼻或用盐水棉签擦拭鼻孔。术前 1 天做普鲁卡因、青霉素皮试。成人应在术前 3 天行牙周洁治术,含漱剂漱口,术前 1 天剪去鼻毛、剃胡须,保持口腔、面部清洁。根据医嘱用抗生素,术前 6 小时禁饮食。婴幼儿可在术前 4 小时进食葡萄糖水 100～150 mL,并应尽量安排在上午手术。

(5)遵医嘱术前用药,成人常用阿托品和苯巴比妥钠,婴幼儿常根据公斤体重给复方氯丙嗪和阿托品或东莨菪碱于术前 30 分钟肌内注射、如患儿因饥饿哭闹,可于术前 2 小时预先肌内注射复方氯丙嗪。患儿应平卧去手术室,以免出现直立性虚脱。

2.术后护理

(1)患儿应在复苏室进行监护复苏,专人护理,取头低仰卧位,头偏向一侧,以便涎液流出,防止口腔分泌物及呕吐物吸入气管而发生窒息。保持呼吸道通畅,及时吸出口腔内或气管插管内分泌物,若双侧鼻孔内均有带管纱卷填塞,应严密观察纱卷管是否畅通,如果因分泌物堵塞出现呼吸困难,应先将下唇向下牵拉,呈半口状或将预置的舌拉线牵出,并立即报告医师处理,以防造成窒息,给予氧气吸入。

(2)患儿完全清醒后,如有气管插管,应由麻醉师或病房医师拔除,严格拔管指征,拔管前一定检查常规皮质激素医嘱是否已执行,以免拔管后喉头水肿或痉挛引起窒息。

(3)唇裂术后当日术区可用碘仿纱条加压包扎,以防伤口渗血。术后第 1 天,常用唇弓固定,可减轻伤口张力,促进愈合。固定唇弓可用氧化锌胶布,最好用无创伤胶带,如 3 m 透明胶带或伤口免缝粘合胶带。唇弓固定松紧要适度,注意局部皮肤是否有过敏。

(4)伤口可采用暴露方法,但要保持创面清洁干燥。常用 4％硼酸酒精或 75％酒精等轻擦伤口,每天 2～3 次,用 0.25％氯霉素眼药水滴鼻每天 3 次。遵医嘱应用抗生素预防感染。视张力程度伤口可在术后 5～7 天 1 次或间隔拆线;用唇弓的患儿一般在 10～15 天后拆除唇弓,鼻翼固定缝线 10 天后拆除。

(5)饮食护理是否得当对手术的成败有很重要的作用。全麻患儿清醒后 2～4 小时可用汤匙或滴管给予少量温开水,如患儿清醒后哭闹不止也可提前给予少量温开水,无呛咳和呕吐时,可给流质饮食、新鲜果汁等,计算入量,保证机体需要。食欲差的患儿可配合服用消化不良液、多酶片等,以促进食欲,进食方法可用滴管或汤匙,成人可用注射器或吊筒连接硅胶管避开伤口注入口腔,减少唇部活动,减轻张力避免瘢痕增生。

3.并发症的护理

(1)呼吸道阻塞:一般易发生于全麻未完全清醒或拔除气管插管的患者。前者多因在手术中呼吸道管理不善所致。必须彻底及时吸出呼吸道分泌物及消化道呕吐物才能解除阻塞。后者由于气管插管对气管的压迫和手术损伤引起咽喉水肿痉挛,或因双侧鼻孔纱卷胶管堵塞所致。因此,拔管前一定要常规应用适量皮质激素,检查鼻孔内纱卷胶管是否通畅,防止窒息发生。

(2)伤口复裂:术中处理不当、感染,营养不良,外伤等因素均可造成伤口复裂,应采取预防措施。术中应注意伤口张力，必要时采取减张措施，以免因张力过大影响愈合。术后适当应用抗生素，并加强伤口局部的清洁处理，预防刀口感染。加强饮食护理，注意进食方法，供给充足营养。应给高蛋白、多维生素的清淡流质饮食，7天后可进半流质，14天后进普通软饭。若饮食不能满足机体需要，可静脉补充液体或血浆等。加强护理，鼓励患儿不要大声哭闹、碰撞、坠床、必要时可将患儿双臂适当加以约束，以防用手抓弄及污染伤口。保持病室内空气新鲜，清洁、空气培养细菌数不得超过 250 CFU/m³。调节室内温度、湿度适宜，预防上呼吸道感染。

（三）康复护理

告诉家长患儿在康复阶段应补充营养，教会喂养方法，30天内勿食质硬或油炸食物。保护伤口、避免碰撞，以防复裂。向患儿家长说明如发生复裂，需半年后再行修补。3个月后复诊，如鼻唇部仍有缺陷，可考虑12岁以后再行二期修复手术。患儿出院时应为其制订唇裂序列治疗计划，包括喂养、交往能力、听力功能、牙列发育、发音，以及语言发育、腭裂修复时间等。取得患儿家长配合与支持，并建立档案，与患者保持联系、定期巡诊指导。

二、腭裂患者的护理

（一）疾病概要

腭裂与唇裂常伴发，也是颌面部最常见的先天性畸形。腭裂的形成与唇裂相似，为胚突融合不全或完全不融合所致，一般在胚胎发育12周之内，如一侧的外侧腭突未能与对侧的外侧腭突及前方的内侧腭突和上方的鼻中隔相融合，则可发生单侧的完全腭裂；两侧的外侧腭突彼此未融合且与内侧腭突均未融合者，则可形成双侧完全性腭裂。发病因素可能与营养、遗传、感染、损伤、内分泌、药物等因素有关。

腭裂造成口鼻相通，使吸吮、进食、发育等皆受一定的影响。又因鼻腔失去对尘土、冷空气的滤过加温作用，因此较易发生上呼吸道感染。腭裂必须采用外科手术进行修复，达到重建腭部的解剖形态，封闭裂隙，恢复腭部的生理功能，为正常的语言和吞咽等生理功能创造条件。

腭裂修复时间大都认为在3岁至学龄前较为合适。近年来有更多的人主张可在2岁左右患儿中进行修复手术。决定手术时应根据患儿的全身情况，考虑麻醉、手术方式、语音效果，以及上颌骨发育等因素综合衡量确定，同时还要征得家长的同意。

（二）临床护理

1.术前护理

对患者进行全面评估，收集、记录、整理、建立完善的评估档案。

（1）腭裂修复术操作较复杂，创伤较大，失血较多，术后并发症亦较严重。因此，对患儿应进行全面评估，收集资料，制订护理实施计划等，建立完善的评估档案，术前协助医师进行严格的体格检查，如送检、肝功能、乙型肝炎表面抗原、血常规及心功能、肺功能等。并测试听力、智力、发育等情况，便于制订序列治疗护理计划。

（2）腭裂患儿常伴有语言障碍及进食困难，家长往往有负疚感，对患儿较宠爱、娇惯，因此，患儿依赖性强且较任性。又由于常受到别人歧视，家属及幼儿心灵上均有自卑感，因此，应设法鼓励患儿及家长树立信心，耐心讲解手术过程及手术方式。告诉家长患儿术后要保持安静，不能哭闹，只能吃冷或温的流质饭，以防切口复裂，取得患儿及家长的配合。讲解术后经过系统语言训练，可以接近或达到正常发音，进行正常的语言交流等。

（3）腭裂患儿因鼻腔对空气的加温过滤作用差，因此，要求病室空气新鲜、整洁、温度不应低于 20 ℃,相对湿度应保持在 50% 以上。患儿及陪护人员应洗澡更衣、剪指甲,保持卫生。

(4)细致观察口腔及鼻腔咽部是否有炎症存在,如有上呼吸道感染、发热、局部皮肤黏膜异常,应首先清除病灶,再行修复。

(5)为预防感染,术前应清洁口腔。成人术前 3 天行牙周洁治术,儿童术前 3 天用复方硼酸溶液漱口,每天 3 次,如不能自理漱口的患儿,可行口腔护理;氯霉素眼药水滴鼻或用其棉签擦拭鼻腔,成人剪鼻毛。术前 1 天或当日遵医嘱给予适当抗生素、备血、根据需要制备好腭护板或腭护膜。儿童一般选择气管内插管全麻术,术前 6 小时禁食,4 小时禁水。

2.术后护理

(1)严密观察喉头水肿及伤口有无出血,患儿全麻术后血氧饱和度常低于正常,故应常规吸氧,并观察心率、呼吸变化。若患儿因咽部疼痛不敢吞咽,口腔内常集有分泌物,应随时吸出,吸引时要将吸痰管放在下颌龈颊沟间,避免吸出填塞的碘仿纱条。

(2)幼儿的肌力弱,在昏睡时可发生舌后坠,妨碍呼吸。又因气管插管压迫刺激手术创伤,可造成喉头水肿、痉挛、严重者可发生窒息,因此应常规准备舌钳及气管切开包。

(3)全麻清醒后 4 小时,可给少量温开水,如无呛咳和呕吐可给温流质饮食,如牛奶、豆奶、米汤等。术后 2 周内给流质饮食,第 3~4 周给半流质饮食,第 5 周可给普通饮食,流质饮食期间应供给足够的热量、蛋白质、维生素、微量元素及水分。食欲差的患儿,可适当服用助消化药、并常规由静脉输入抗生素,补充水分及电解质,必要时可输全血或血浆等,以保证营养供给,促进刀口愈合。

(4)保持口腔及局部伤口清洁,预防感染。每次进食毕均应饮用温开水或行口腔护理,并用生理盐水或其他黏膜消毒剂轻涂伤口。同时观察松弛切口内碘仿纱条是否脱出。用腭护板或腭护膜的患者,应观察是否合适,有无脱落等。

(5)腭裂修复术后常伴咽部肿痛,造成吞咽困难,可用 100~150 mL 生理盐水内加庆大霉素 800 000 U、糜蛋白酶 5 mg、地塞米松 5 mg,行超声雾化吸入,每天 2 次。也可用上述溶液行喉头喷雾,消炎、止痛。

(6)为争取手术成功,应向患儿或其家长耐心说明,手术后 1 个月内不要大声哭叫,不能用手抓摸伤口,避免受凉,预防感冒咳嗽。因为这些动作均能引起腭肌收缩、张力增大,影响伤口愈合,甚至复裂。一般情况在术后 10~12 天,即可分次取出松弛切口内碘仿纱条,在取出后 2 小时内禁饮食。

3.并发症的护理

(1)呼吸道阻塞:呼吸道阻塞的原因基本同唇裂修复术,但腭裂手术创伤更大,而且还有的采用腭裂修复加咽腔环扎成形术,因此术后患儿常在睡眠中发生憋气或鼾声,这是由于咽腔缩小后不适应所致。因此可采取改变患儿体位,适时唤醒等措施使其逐渐适应,同时应向其家长说明这些现象是术后经常出现的情况,随着时间的推移会逐渐缓解。对憋气严重,半年以上不能缓解者。可行咽腔环扎松解术。

(2)出血也是该手术的并发症,发现出血应通知医师查找原因,并进行局部止血或药物止血。术后较晚期出血,应及时止血并行抗感染症处理。

(3)创口复裂或穿孔是腭裂手术的并发症之一,腭部小穿孔,常可随创口愈合而自行缩小闭合,复裂或较大穿孔,可于半年至 1 年后再行二期修复术。

(三)康复护理

腭裂经外科手术进行修复后,只能为重建腭部解剖形态,封闭裂隙,恢复腭部的生理功能创造条件,其正常语音,吞咽功能的恢复还要进行治疗和训练。

1.语音治疗

腭裂患儿语音治疗的目的是预防、治疗及协助治疗发育异常,建立与年龄相当的正确的语音产生形成。语言治疗的成功取决于对发音错误的正确诊断,并且是建立在正常发音解剖结构基础之上。因此在治疗前应详细检查患儿发音器官是否正常、腭咽闭合是否完善、语音习惯形成的原因、有无心理障碍,明确患儿病理语音的类型及形成原因,从而确定有效的治疗方法。

语音治疗一般在术后 2 个月即可开始训练,训练应该循序渐进,逐步建立唇、舌、腭、咽、下颌的协调运动,建立和巩固正确的语音条件反射。为提高患儿语音治疗的兴趣,可以采取集体教学与个别辅导相结合的方式。训练的第一步是增强腭咽闭合的功能,其次是增强节制呼气的功能,然后才练习发音。

(1)增强腭咽闭合的功能:①以拇指由前向后按摩腭部,使其加长、变软和更灵活。②作干呕、打呵欠和高声发"啊"音,使软腭抬高,腭垂与咽后壁接触。③使唇、舌、下颌作开、闭、回旋和摇摆,训练其协调动作。④深吸气紧闭唇,将肺内空气送入口腔,在口腔内气压达到最大时开启口唇,用力将气喷出,训练增加口腔内的压力。

(2)增强节制呼气的功能:在腭咽肌肉收缩力增强,口腔压力接近正常时,使患儿持续而有节制的呼气,可做吹蜡烛、吹气球、吹口琴、吹管状乐器的训练等。

(3)学读拼音文字:这种练习最困难,最重要,要循序渐进,不可急躁,可从学发元音开始,再发辅音。

(4)在正确掌握拼音文字的发音后,学习常用单字拼音。

(5)尝试读句和谈话:先慢读,要求字字清晰准确,然后加快速度。也可以先练唱歌、朗诵、大声读书读报,再练习谈话。

2.正畸治疗

腭裂患儿正畸治疗的目的是预防牙列畸形,阻止组织移位,矫治已经移位的组织,以及使腭裂裂隙变窄和促进发育不足的组织正常发育等。正畸治疗可分手术前,手术后到乳恒牙交替期及恒牙期 3 个阶段。

(1)手术前正畸治疗:临床实践证明,早期接受正畸治疗不但可以恢复吸吮功能,便于喂养。而且,前牙槽突的裂隙明显缩小,可为手术修复创造有利条件;同时牙弓排列较有规则,有利于改善咬合关系。对于前颌前唇前突的患儿,可采用简单压迫法,选宽 1.0 cm 的松紧带,自前唇向颈后,两缝端以挂钩固定,橡皮筋的弹力适度,以前唇皮肤、红唇不苍白缺血和红唇不淤血变紫为宜,弹力压迫 10～20 天,前突即可得到矫正,即行手术。为了矫治牙槽嵴裂并促使腭裂裂隙变小,婴幼儿可使用简单腭托,利用裂隙倒凹固定,可收到封闭硬腭裂隙或促进裂隙变小的效果,为手术提供便利条件。对于伴有牙弓狭窄的腭裂患儿,可采用带扩弓弹簧的腭托。

(2)手术后到乳恒牙交替期治疗:此期仍应继续戴用矫治器,保持牙弓宽度。并定期随访,按照个体发育情况择期更换,必要时配合上牙弓扩大,预防错𬌗形成或改善错𬌗的严重程度。

(3)恒牙期矫治:一般在 14 岁以后进行,根据患儿的错合类型和严重程度进行设计,可选用固定矫治器或活动矫治器。矫正时间较长,待牙列排齐,咬合关系稳定后,最好在牙槽嵴裂隙部位进行植骨,以保持牙弓的稳定性,缺牙区应作永久性修复。

3.耳科治疗

腭裂患儿存在听力障碍,对腭裂患儿进行听力检查,发现中耳病的性质、程度、病因并及时进行治疗,对于腭裂患儿的语言功能的改善和智力发育具有重要意义。

腭裂患儿应定期进行中耳功能检查,若发现中耳疾病,可采用保守治疗,即用 0.5％～1.0％氯麻液滴鼻每天 3～4 次,并同时配合服用抗炎药物,这样能减轻咽鼓管咽口炎性水肿,减轻对咽鼓管的阻塞程度。另外,还可采用鼻咽纤维镜向咽鼓管注射药物,γ-糜蛋白酶 400 U,地塞米松 5 mg,加氯麻液稀释至 4 mL,药物注射后再注入空气 3 mL,使药液全部进入咽鼓管及鼓室内,嘱患儿保持侧卧位 10～15 分钟,后下床活动,反复做吞咽动作,促使药液从鼓室排出,从而使咽鼓管炎症消退,恢复引流功能,以利鼓室积液的排出。同时还可改善咽鼓管的高度负压状态,使其向低度负压成正压转变。此外,对于腭裂患儿应避免使用庆大霉素、链霉素等耳毒性药物,以免进一步加重中耳疾病。

4.心理治疗

腭裂患儿一出生就面临着喂养困难和手术治疗等问题,随着生长发育逐渐出现发音障碍、牙牙合畸形、面容缺陷等,这就易使患者产生强烈的自卑心理。此外,手术治疗的痛苦使其对医护人员恐惧、疏远,长期综合治疗形成的精神压抑、疗效不佳或治疗失败造成的失望、信心不足等等均可造成心理变态,并可造成一些严重的心理社会学问题。使患儿及其家人的生活质量受到严重的影响。因此唇腭裂患儿的心理适应性、功能独立性及生活质量等一些问题应受到高度重视。患儿一出生即应开始对其父母进行支持性的精神心理咨询,以帮助他们克服失望、内疚及愤怒等不良情绪。在制订治疗方案时,应尽量争取患儿父母的积极配合。父母与医护的合作程度往往会成为决定治疗成败的关键。另外,在治疗过程中,医护人员应具有高度责任心、同情心、细心、耐心,能及时针对患儿的各种心理精神状态给予安排、关怀、启发、诱导、鼓励,以调动患儿的积极性,使其坚持配合治疗至成年。

(付玉娟)

第二节　口腔颌面部损伤

一、口腔颌面部损伤基本护理理论概述

(一)口腔颌面部损伤的特点

(1)口腔颌面部血运丰富,组织的再生修复能力及抗感染能力强,伤口易于愈合。初期清创术可延至伤后 24～48 小时或更长些的时间内进行。但由于口腔颌面部血运丰富,损伤后易出血,易发生组织水肿,特别是发生在口底、舌根及咽旁等处的损伤,可影响呼吸道通畅,甚至发生窒息。

(2)颌面部腔、窦多,在口腔、鼻腔及鼻旁窦内常有病原菌存在,如创口与腔、窦相通,容易引起感染。

(3)颌面骨组织有特殊结构上颌骨呈拱形,与多数邻骨相接,能抵抗较大的外力,一旦发生骨折,易波及颅脑。下颌骨是面部最大、位置最突出的骨,虽然结构坚实,但受外伤的机会较多,特

别是髁状突颈、下颌角、颏孔区及正中联合等薄弱的区域,常易发生骨折,骨折断端移位则引起咬合关系错乱。

(4)颌骨紧连于颅底部,严重的颌面部损伤常伴颅脑损伤,如脑震荡、脑挫伤、颅内血肿和颅骨骨折等。颅底骨折时,可有脑脊液由鼻孔或外耳道漏出,有时合并视觉器官的损伤。

(5)颌面部有腮腺、神经等重要的组织,损伤后可引起涎瘘、面瘫,若损伤三叉神经,还可造成一定部位的感觉丧失或异常。

(6)颌面部的唇、颊、鼻、睑等个别器官的开放性损伤,创口愈合后可发生瘢痕挛缩畸形,影响功能和面容。

(7)口腔颌面部是呼吸道的起端,损伤后组织水肿、移位、舌后坠、血块及分泌物易堵塞呼吸道,易引起窒息。

(8)口腔是消化道的起端,损伤后影响咀嚼、吞咽及语言等生理功能。

(二)口腔颌面部损伤的急救与护理

1.窒息的急救与护理

对阻塞性窒息的患者,应尽快用吸引器或大型号注射器吸出咽部的血块、分泌物等;无吸引器时,应尽快用手掏出阻塞物。然后在舌尖后 2 cm 处正中穿一粗丝线将舌牵出口外固定,以防舌后坠,置患者于头侧位。对喉头水肿造成的窒息,立即给予地塞米松 5~10 mg 加入 10~20 mL输血盐水中静脉推注。对狭窄性窒息,可插入通气道或用 15 号粗针头由环甲膜刺入气管内,或立即行气管切开术。对吸入性窒息,应立即行气管切开术,吸出分泌物及异物,对阀门性窒息,应将下垂的黏膜瓣复位缝合或剪除,必要时作气管切开。窒息解除后,立即给予氧气吸入。

2.出血的急救与护理

毛细血管和小静脉出血,用组织复位缝合、加压包扎止血。对开放性伤口,可用纱布填塞,绷带加压包扎。如出血较多,又缺乏急救应急措施,可压迫颌外动脉或颞浅动脉。出血明显的血管,可将其近心端结扎。有时因血管断端回缩,找不到近心端,其他止血方法又无效,可结扎同侧颈外动脉止血。对局部伤口出血,可用吸收性明胶海绵、云南白药、马勃、血余炭置于伤口内,填塞黄碘纱条加压包扎止血。全身性止血药物可用酚磺乙胺、卡络柳钠、维生素 K_3 或氨甲环酸肌内或静脉注射止血。出血过多者可给输血。

3.休克的急救与护理

应立即给予输血、补液、镇静、止痛,以纠正休克。同时密切观察血压、脉搏、心率、神志及瞳孔的变化,并给予相应的护理。

4.合并颅脑损伤的急救与护理

颅脑损伤时,有的伴脑脊液漏出,耳瘘说明颅中窝骨折,鼻瘘说明有颅前窝骨折,应禁止填塞耳及鼻,禁用吗啡止痛,及时请有关科室会诊进行处治。

(三)口腔颌面部损伤患者的膳食管理

对有贯通伤、颌骨骨折、张口受限、咬合错乱、颌面固定、不能咀嚼的患者,对其饮食应行专门护理。

(1)每天进食量要严格计算,防止蛋白质不足影响伤口愈合。蛋白质 1 g/(kg·d),热量711~879 kJ/(kg·d),脂肪应进易消化的乳溶性脂肪,如瘦肉、鸡蛋、蔬菜、水果等,可用食品加工机粉碎后以流质给予。禁用硬食和纤维较粗不易消化的食物。

(2)对不能咀嚼、开口受限、牙间结扎的患者,口内有伤口时,可用鼻饲法进高蛋白、高热量、富含维生素的流质饮食,或加用静脉补充营养,也可用口咽管灌注流质饮食。用鼻饲管者应防止脱管、堵管,进食时随时以温水冲净。

(3)对有牙间、颌间结扎,颌间牵引复位的患者,每天要检查其咬合情况、结扎丝、橡皮圈情况。防止松脱、移位,刺伤软组织及断脱。如发现异常应及时通知医师进行调整处理。

二、口腔颌面部损伤的分类护理

(一)疾病概要

颌骨骨折指上颌骨或下颌骨骨折或上、下颌骨同时骨折。造成骨折的原因多为工伤、交通事故、暴力打击等意外事故所致。是目前临床较多见的损伤。颌骨骨折临床表现为骨折线附近的软组织肿胀、疼痛点较固定、颌周组织常有出血瘀斑、牙及牙龈损伤、骨折断端移位、咬合关系错乱、张口受限、流涎及呼吸、咀嚼、吞咽功能障碍等。上颌骨骨折,骨折片易后移堵塞呼吸道。下颌骨骨折可出现下唇麻木或感觉异常。治疗原则应首先抢救窒息、出血性休克、颅脑及内脏损伤等,然后待病情稳定再拍摄 X 线片,根据骨折情况进行骨折复位治疗。复位的方法很多,常用的有手法复位、牵引复位及切开复位内固定等。因上颌骨血运供给丰富,损伤后出血多,但愈合快,应及早复位固定。

(二)临床护理

1.术前护理

(1)稳定患者情绪,向患者介绍手术过程和效果,解除怕痛的思想顾虑,使其树立信心主动配合手术。准确进行入院评估,按 PIO 方式及时记录。

(2)清洁口腔:用复方硼酸溶解含漱或用温盐水冲洗。根据手术要求准备各类金属小夹板及螺钉、牙弓夹板及不锈钢丝橡皮圈等用物。

(3)切开复位时手术区常规备皮、合血,做青霉素、普鲁卡因皮肤试验。青霉素皮试阴性的患者,根据医嘱于术前准确用抗生素。

(4)按时术前用药,成人常用苯巴比妥钠 0.1 g,阿托品 0.5 mg 术前 30 分钟肌内注射,并于注射前嘱患者排空大小便。

2.术后护理

(1)术后回病房监护室专人护理,局麻手术可取平卧位或半卧位,以减轻局部肿胀。行全麻术的患者,参考舌癌术后护理。保持呼吸道通畅,及时吸出口、鼻腔分泌物,舌后坠的患者可通过改变体位或将舌牵出口外固定。观察体温、脉搏、呼吸、血氧饱和度、血压、神志及瞳孔的变化,并记录。

(2)继续应用抗生素,遵医嘱给镇痛剂,合并颅脑损伤或胸部损伤的患者忌用吗啡,以防抑制呼吸。

(3)加强口腔护理:临床常用的有擦拭法、加压冲洗法和含漱法。常用的有 2% 复方硼酸溶液、生理盐水,1% 过氧化氢(双氧水)等。进行口腔护理时要注意检查口腔黏膜是否有炎症或溃疡、口内固定装置是否有压痛、松脱、移位等,发现异常应通知医师处理。结扎钢丝断端应弯入牙间隙中。炎症或溃疡局部可涂抹金霉素甘油等。上颌骨骨折 3～4 周可拆除口内固定装置,下颌骨骨折一般 4～6 周拆除。

(4)饮食护理:给鼻饲流质饮食或口咽灌注流质饮食。由于颌骨骨折患者手术置入的固定装置需要较长时间才能拆除,不能正常进食。可食用营养要素膳、匀浆饭或用豆浆机将普通饭加工成流质饮食,保证患者机体对饮食营养的需求,以利于骨折愈合。

(5)并发症的护理:颌骨骨折患者手术后常见的并发症有脑脊液漏。一旦出现脑脊液漏时,应禁止冲洗或堵塞耳道及鼻腔,嘱患者不要用力咳嗽或擤鼻涕,以免引起逆行颅内感染。对神志清醒,血压正常的患者,可取头高半卧位,保持引流通畅,局部清洁,并根据医嘱给可通过血-脑屏障的抗生素如氯霉素、磺胺嘧啶等预防颅内感染。

(三)康复期护理

患者准备出院时,应嘱其调节一个愉快的心境,树立信心,尽快康复。养成口腔卫生的习惯,掌握口腔护理的方法,并帮助其制订饮食计划。具体指导患者练习张口方法及进食应注意的问题,以足够的耐心逐渐恢复咀嚼功能。

(付玉娟)

第三节 口腔颌面部炎症

一、口腔颌面部炎症基本护理理论概述

(一)口腔颌面部解剖生理特点与炎症的关系

口腔颌面部位于发际和眉弓与颈部之间,是人体最注目的部位。并有眼、耳、鼻、唇和口腔等重要器官,与呼吸、咀嚼、吞咽、语言及表情等生理功能有密切关系。

口腔和鼻腔形成与外界相通的开放性孔道,容易受各种致病因素的侵袭,尤其是口腔、鼻腔及上颌窦等腔隙,其湿度、温度适于细菌生长繁殖,易引起感染发生。牙体、牙周组织具有特殊的结构,又与颌骨直接相连,其感染极易波及颅内及其周围组织。另外,在上下颌骨周围包绕的咀嚼肌、表情肌,在骨和肌肉之间充满疏松结缔组织,构成疏松结缔组织间隙,这些间隙互相连通,是炎症脓液集聚的地方,脓液扩散的通道。

口腔颌面部淋巴极为丰富,构成颌面部重要的防御系统。当炎症或患恶性肿瘤时可引起相应的淋巴结肿大并可触及。在急性炎症期伴有明显压痛。因此,淋巴结对肿瘤的诊断、肿瘤的转移、口腔颌面部炎症、治疗及预后有十分重要的临床意义。

口腔颌面部血液循环特别丰富。对感染的抵抗力很强。但颜面的静脉缺少瓣膜或瓣膜关闭不全,直接或间接与海绵窦相通,走行于面部肌肉中的静脉,当肌肉收缩时,可使血液逆行。特别在两口角至鼻根连线所形成的三角区内发生炎症,可循面部静脉向颅内扩散,蔓延至海绵窦,形成严重的海绵窦血栓性静脉炎,因此常称此三角区为"面部危险三角区"。

颜面部皮肤的毛囊、皮脂腺、汗腺是某些细菌寄生的部位,当机体抵抗力低下时,局部轻微的损伤亦可诱发感染。

上述口腔颌面部的解剖生理特点,虽有容易发生炎症和扩散的不利因素,但因口腔颌面部各器官的位置表浅,易被早期发现,及时治疗。此外血液循环有利于抗感染,损伤后再生修复能力也较身体其他部位强。

(二)口腔颌面部炎症病因及感染途径

口腔颌面部的炎症可分为化脓性炎症、腐败坏死性炎症和特异性炎症3种。化脓性炎症的

致病菌以葡萄球菌和链球菌为主,如冠周炎、齿槽脓肿、颜面疖肿、颈淋巴结炎等。腐败坏死性炎症以厌氧菌为主,如梭形杆菌引起急性坏死性龈炎,奋森疏螺旋体引起坏疽性口炎。特异性炎症如结核性淋巴结炎、颌面部放线菌病、梅毒性炎症等。感染途径有牙源性、腺源性、血源性和损伤性。

(三)口腔颌面部炎症的防治原则

1.预防

(1)加强体育锻炼和营养,提高机体的抗病能力。

(2)注意口腔卫生,早期防治龋齿、牙周病。

(3)预防上呼吸道感染,以减少腺源性感染。

(4)预防传染病及全身感染性疾病,以防血源性感染。

(5)加强劳动保护,防止损伤。

(6)及时正确处理损伤创口。

(7)炎症发生后要早诊断、及时正确治疗,以防炎症扩散。

2.治疗

应采取综合治疗原则。一方面通过局部和全身治疗控制炎症、消除病因,如局部消炎、切开引流、去除死骨、拔除病灶牙、应用抗生素等。另一方面应增强患者的抗感染能力和组织修复能力,如全身支持疗法,增加营养及维生素、输液、输血、纠正电解质紊乱,治疗中毒性休克及有关颅内并发症等。

二、口腔颌面部炎症患者的护理

(一)疾病概要

口腔颌面部间隙感染是面部及颌骨周围包括颈上部软组织化脓性炎症的总称。化脓性炎症弥散时称为疏松结缔组织炎,局限时称为脓肿。

在正常的颌面部解剖结构中存在着潜在的筋膜间隙,这些间隙被疏松的结缔组织充满,当病原菌侵入人体,破坏了这些疏松组织后,在间隙中充满炎性产物,形成间隙感染时,间隙才存在。本病常继发于牙源性感染,颌面部淋巴结炎、扁桃体炎及涎腺的化脓性炎症,也可继发于口腔颌面部损伤或血源性感染。

病原菌多为链球菌、葡萄球菌、厌氧菌等。可由某一种病原菌引起,也可由多种病原菌引起。临床表现以急性炎症过程为主,局部出现红、肿、热、痛及受累器官的功能障碍。全身可出现中毒症状,严重者可出现高热、呼吸困难、呼吸道梗阻、昏迷以致休克等。

口腔颌面部间隙感染在治疗中应全身和局部同时进行,全身治疗以支持及对症处理为主,局部治疗主要采取局部用药及手术治疗。

(二)临床护理

1.术前护理

(1)注意休息:颌面部感染多数发病急,特别是发生于肌肉深层的腐败坏死性感染,临床表现更为严重。当感染波及口底及颈上部软组织时,可直接压迫舌根及会厌部,造成声音嘶哑,呼吸困难或呼吸道梗阻。因此颌面部间隙感染较轻者应注意休息,严重感染的患者需绝对卧床休息,严密观察呼吸情况,备好气管切开包、氧气、吸痰器等。认真进行入院评估,进监护室观察。

(2)严密观察病情变化:全身出现中毒症状是急性间隙感染常见的临床表现,多继发于败血症、脓毒血症等。因此应严密观察体温、血压变化,体温超过 39 ℃时,应迅速行物理降温,有休克表现的患者应立即抬高下肢并注意保暖,改善微循环,增加回心血量。本病严重时可并发海绵窦血栓静脉炎及颅内感染,故应严密观察患者的神志及瞳孔变化,根据血氧饱和度的数值给氧气吸入,调节氧流量。

(3)注意用药反应:间隙感染的治疗,应根据药物敏感试验结果,进行大剂量全身抗感染治疗。在应用青霉素物时,在过敏试验阴性后,根据病情决定注射方法和用量。在用药期间应严密观察药物疗效及有无不良反应,警惕此类药物的毒性反应及迟发型变态反应。在应用大环内酯类抗生素时,常出现胃肠道反应,可在注射前口服甲氧氯普胺 5～10 mg 或10 mg肌内注射或静脉滴注,以减轻或消除不良反应。

(4)局部护理:局部护理的目的是促使感染的吸收、消散或减轻局部症状,阻止感染扩散。应保持局部休息,减少说话及咀嚼等局部活动,进软食或流质饮食,保持口腔清洁,根据感染菌种配制漱口液,重患者应行口腔护理。

局部治疗的常用药物有膏散外敷,配合局部理疗等,起到消炎止痛或局限脓肿的作用。一旦脓肿形成,应及早切开引流。

(5)其他护理:间隙感染的患者,由于发热,毒性反应,患者消耗很大,又因面部肿痛、畸形,心理上易产生恐惧和紧张,情绪焦躁,影响食欲。应对患者进行健康教育,主动介绍病因、治疗方法,以及告知患者如果积极有效地治疗,预后是良好的,以稳定其情绪。同时说明饮食对提高机体抗病能力的重要性,鼓励患者多食高蛋白、高热量、富含维生素的食物。用食品料理机将食物加工成流质饮食,张口吞咽困难的患者,可鼻饲,也可全营养要素鼻饲饮食。同时可由静脉补充水分、电解质及营养。

(6)切开引流:脓肿一旦形成或深部腐败坏死感染的患者,应及时行脓肿切开引流术或脓腔穿刺抽脓,并同时注入抗生素。术前应向患者解释手术方法及手术部位,说明手术的治疗作用,解除患者及家属的顾虑,以便主动配合。

2.术后护理

(1)切开引流术后,应观察体位和局部引流情况,如体温不降或下降后又回升,局部肿痛有扩展趋势,可能为引流不畅之故,应与医师联系进一步扩创引流。

(2)观察引流液的颜色、量及气味,以便为临床诊断及用药提供依据。一般链球菌感染者脓液稀薄,带有血色,无臭味。厌氧菌感染者脓液呈黄绿色、黏稠,有粪样特殊臭味。葡萄球菌感染者脓液黏稠,呈白色或金黄色,无臭味。

(3)视创口分泌物多少随时更换敷料,根据细菌种类及其药物敏感试验配制药液湿敷。如厌氧菌感染可用 5% 的甲硝唑溶液冲洗脓腔并局部湿敷;铜绿假单胞杆菌感染可用聚维酮碘溶液或 1% 冰醋酸溶液湿敷。

3.并发症的护理

(1)中毒性休克:除有一般脓毒血症表现外,患者可出现烦躁不安,血压突然下降,少尿或无尿,四肢发凉等,严重时可发生昏迷,发现上述情况应立即通知医师并采取保护措施,取侧卧位,保持呼吸道通畅,注意四肢保暖,遵医嘱补足血容量,观察用药反应。

(2)海绵窦血栓静脉炎及颅内感染:临床表现有严重的脓毒血症,如头痛呈持续进行性加重,呕吐、表情淡漠等。在应用脱水剂时,应按要求迅速滴入,起到降低颅压,预防脑疝发生的作用。

(三)康复期护理

当全身中毒症状消失,感染已彻底控制后,患者机体尚未完全康复,应注意观察受累脏器特别是心脏及肾脏功能恢复状况。患者出院时应指导其增加饮食,补充营养,适当休息,加强体育锻炼,增强体质。同时要劝告患者重视龋病和牙周病的治疗,加强口腔保健,以防再发。

(付玉娟)

第四节 口腔颌面部肿瘤

一、口腔颌面部肿瘤基本护理理论概述

(一)口腔颌面部肿瘤的致病因素

1.外来因素

(1)物理因素:热辐射、紫外线、创伤、X线及其他放射性元素、长期慢性不良刺激等都可成为致癌因素。

(2)化学因素:人体长期接触某些化学物质的刺激可导致肿瘤的发生。如吸烟、饮酒与口腔癌的发生有关,煤焦油可引起面部皮肤癌,苯、砷等超过一定浓度也可致癌。

(3)生物因素:某些病毒与肿瘤的发生有关。如 EB 病毒与恶性淋巴瘤特别是 Burkitt 淋巴瘤有关,人类乳头瘤病毒(HPV)不仅能引发良性肿瘤,而且与口腔癌的发生也有关。

(4)不良刺激:义齿锐利边缘、残根、残冠、牙齿锐利、牙尖等对软组织摩擦,压迫和创伤。反复咬颊、咬舌都可成为引起口腔癌的原因。此外,环境因素、饮食习惯等也与肿瘤的发生有关。

2.内在因素

(1)神经精神因素:神经系统长期受刺激,可导致大脑皮质功能失调,引起组织细胞分裂失去控制而发生异常生长,导致肿瘤形成。精神神经过度紧张,心理平衡遭到破坏,造成人体功能失调,为肿瘤的发生发展创造了有利条件。

(2)内分泌因素:内分泌功能紊乱易发生口腔癌。

(3)遗传因素:肿瘤本身并不遗传,遗传的是发生肿瘤的个体素质,具有这种身体素质的人,在致病因素持续刺激下,正常细胞易发生基因突变而成为癌细胞。

(4)机体免疫状态,机体的免疫功能低下易发生肿瘤。胸腺与机体免疫有重要关系,随着年龄的增长胸腺逐渐萎缩,肿瘤的发生率也随之增高。艾滋病毒所致的免疫抑制也使某些肿瘤的发生率增高。此外,年龄、民族也与肿瘤的发生有密切关系。

(二)口腔颌面部肿瘤的预防

现在对癌症的治疗皆为癌后治疗,如能在癌症发生之前,发现组织细胞形态有所改变或某种癌症的生化标志物的变化,进行积极治疗,把癌变过程阻断在癌前阶段,这样的治疗一定能取得良好的效果。因此对肿瘤的治疗必须贯彻"预防为主"的方针。口腔颌面部肿瘤的预防应包括以下几方面。

1.消除或减少致癌因素

(1)消除慢性刺激因素,如及时处理残根、残冠、错位牙、锐利牙尖、不良修复体等。

（2）注意口腔卫生，不吃过烫和刺激性食物，戒除吸烟和喝酒的习惯。

（3）采取户外曝晒或与有害工业物质、化学物质接触工作的防护措施，使致癌因素减少到最低水平或达到完全消除。

（4）避免精神过度紧张和抑郁。

2.及时处理癌前病变

癌前病变是指机体组织的某些病变本身尚不是癌，但长期的不良刺激可促其转变为癌。因此，早期诊断、及时处理，是避免发生恶性肿瘤的有效措施。

口腔颌面部常见的癌前病变有黏膜白斑、红斑、扁平苔藓、黑色素斑痣、乳头状瘤、慢性溃疡、皲裂、瘘管及角化不良等。

3.加强防癌宣传

使群众了解癌瘤对人类的危害及一些防癌常识，如了解癌前病变的表现及早期症状，若有怀疑应及时检查，早发现、早治疗，预后是良好的。要戒烟酒并注意口腔卫生及膳食结构。开展体育锻炼，增强体质，对防止肿瘤的发生有一定意义。

4.开展防癌普查

在高危人群中进行普查，可早期发现部分肿瘤患者。设立肿瘤专科门诊，对有明显遗传因素肿瘤患者子女实行监护随访。定期对职工进行查体等，发现问题及时处理。

（三）口腔颌面部肿瘤的治疗原则

1.良性肿瘤

良性肿瘤一般以手术切除为主。对临界瘤，应在肿瘤边缘以外 0.5 cm 正常组织内切除，并将切除组织做冷冻切片检查，若为恶性，则应扩大切除范围。良性肿瘤切除后也应送病理检查，若证实有恶变，应按恶性肿瘤进一步处理。

2.恶性肿瘤

应根据肿瘤的组织来源、分化程度、生长部位、生长速度、临床分期及患者机体状况等全面研究后，再选择最佳治疗方案进行治疗，还应考虑到术后外形恢复和功能重建。

（1）组织来源：肿瘤的组织来源不同，治疗方法也不同。间叶组织造血系统来源的肿瘤对放射和化学药物都具有高度的敏感性，且常为多发性并有广泛转移，故宜采用放射、化学药物和中草药治疗为主的综合疗法。骨肉瘤、纤维肉瘤、恶性黑色素瘤、神经系统的肿瘤等对放射线不敏感，应以手术治疗为主。手术前后可给予化学药物作为辅助治疗。对放射线中度敏感的鳞状细胞癌和基底细胞癌，则应结合患者的全身情况、肿瘤生长部位和侵犯范围，确定采用手术、放射、化学药物或综合治疗。

（2）细胞分化程度：一般细胞分化程度较高的肿瘤对放射线不敏感，故常采用手术治疗，而分化程度较低或未分化的肿瘤对放射线较敏感，应采用放射与化学药物治疗。

（3）生长速度：当肿瘤生长较快、广泛浸润时，手术前应考虑先进行术前放射或化学药物治疗。目前多采用术前诱导化疗，术后再行放疗或补充化疗，因术前放射常影响术后刀口愈合，增加术后并发症。

（4）生长部位：肿瘤的生长部位与治疗效果也有一定关系。如唇癌，手术切除较容易，且整复效果也好，因此多采用手术切除。而口咽部的肿瘤，手术治疗比较困难，术前又常给患者带来严重功能障碍，因此应首先考虑能否用放疗或化疗，必要时再考虑手术治疗。颌骨肿瘤一般以手术治疗为主。

（5）临床分期：可作为选择治疗方案的参考。一般早期患者应用各种疗法均可获得较好的疗效，而晚期患者则多采用综合治疗。临床分期还可作为预后估计和参考，据统计经外科手术治疗的口腔颌面部肿瘤一期患者 3 年、5 年生存率明显高于四期患者。但在根据临床分期选择治疗方案和估计预后时，更要注重患者全身状况。

（6）患者的机体状况在肿瘤的治疗过程中，要处理好局部和整体的关系。对局部肿瘤进行放疗、化疗或手术治疗时，要同时注意全身治疗，增强体质，充分发挥患者的主观能动性，才能获得较好的治疗效果。

（四）口腔颌面部肿瘤患者的心理特征

1.惧怕心理

患恶性肿瘤，往往视为不治之症，晚期患者更是如此。因此应多安慰、开导患者，消除其惧怕心理，使其积极配合治疗。

2.怕术后畸形毁容心理

口腔颌面部肿瘤直接影响颜面外形和功能，特别是恶性肿瘤，手术治疗时行广泛切除或根治性切除，会造成畸形或毁容，术前应向患者解释清楚，讲清利害关系，术中尽可能立即进行外形的修复和功能重建，尽可能达到既根治肿瘤，又恢复外形及功能的目的，提高患者的生存质量。

3.怕复发心理

良恶性肿瘤治疗后都有复发的可能，恶性肿瘤还可能向全身扩散转移，患者怕复发、怕转移。因此治疗时应尽量行根治措施，消除患者怕复发的顾虑，而按时复查监护患者更为重要。既防止患者治疗后一劳永逸的心理，又防止患者惧怕复发、心惊胆战、影响情绪及生活，应定期复查，长期随访，使患者长期处在医护人员的监护之下，发现问题及时处理。

4.失去生活信心

恶性肿瘤患者，思虑万千，良性肿瘤患者，又怕恶变，癌症又被视为不治之症，因而失去生存信心和生活志趣，甚至拒绝治疗，寻死。医护人员应鼓励患者增强生存信心，调动患者对治疗的信心和抗癌的积极性，嘱患者与医护人员合作，与癌症抗争，取得最佳效果。同时做好患者家属工作，从各方面照顾、关心、体贴患者，消除其不正常的心理状态。

二、口腔颌面部肿瘤的分类护理

（一）腮腺混合瘤患者的护理

1.疾病概要

腮腺混合瘤，亦称多形性腺瘤，为临界瘤。混合瘤是涎腺肿瘤中最常见的一种，腮腺是好发部位。任何年龄均可发生，以 30~50 岁多见，男女发病无明显差异。腮腺肿瘤约 80％发生于腮腺浅叶，常以耳垂为中心生长，生长缓慢，无任何自觉症状，常系无意中发现。触诊界限清楚、活动，呈球形或椭圆形，表面光滑或呈结节状，中等硬度。发生在腮腺内或腮腺深部的肿瘤常在比较大，甚至发生功能障碍后才被发现。因此病程长短不一，短者数天或数周，长者数年或 10~20 年。如果存在多年的肿瘤在近期内生长加速或出现疼痛、瘤体不活动，有功能障碍征象，应考虑有恶变可能。诊断主要根据临床表现和病史分析，结合 B 型超声检查进行判断。如果疑与腮腺深叶肿瘤和颞下咽旁区肿瘤不易区别时，可作 CT 或 MRI 检查，进一步明确诊断。治疗以外科手术切除为唯一有效的治疗手段。由于此肿瘤包膜常不完整，行切除术时原则上应从包膜外的正常组织 0.5 cm 以外处切除。肿瘤位于腮腺浅叶，常行肿瘤及腮腺浅叶切除术。位于深叶，应行肿瘤及全腮腺切除术。术前应先用1％亚甲蓝从腮腺导管注入,术中可见腺体呈淡蓝色,神经呈银白色,以便保护面神经。总之,首次手术术式是否正确和彻底是治愈的关键。

2.临床护理

(1)术前护理。①口腔颌面部肿瘤患者多为中年人,对预后及术后面部是否会发生神经损伤和影响美观极为担心,应在以患者为中心的思想指导下,关心爱护患者,引导其对手术后可能出现的问题,有一定的心理准备。介绍手术过程及手术切口的部位,使患者相信医护人员会尽最大努力使手术癥痕隐蔽,尽量保护面神经不受损伤,使患者振奋精神主动配合手术。②术前一日备皮,备皮区在患侧耳周5 cm处剃去毛发及胡须,洗澡更衣,成人术前6小时禁食、水,幼儿术前4小时禁食、水。根据医嘱,作青霉素、普鲁卡因皮试,阴性后最好术前2小时即开始应用抗生素,对预防术后感染有很好的作用。③备好术中用物及1％亚甲蓝注射液,并向患者说明在腮腺导管内注射亚甲蓝的作用和可导致术后的前几次尿液呈蓝色,对身体无损害不必紧张。

(2)术后护理。①术后回病房监护室,颌面部肿瘤手术常采用局部或局麻加强化全身麻醉。应观察与记录生命体征的变化,根据血氧饱和度的参数,调节给氧流量,使血氧饱和度保持在98％以上。保持呼吸道通畅,因腮腺肿瘤切除术后,局部敷料包扎较紧,口腔分泌物及痰液不易吐出,故应随时协助吸出,以防发生窒息。②敷料加压包扎是预防术区出现积液、涎瘘及感染的重要措施,但包扎过紧,会影响局部血液循环,因此应注意观察敷料是否有松动、脱落或过紧、过松应重新包扎。如患者出现呼吸困难、头胀痛,可能与包扎过紧有关,应协同医师及时适当放松绷带。敷料包扎松紧度要适宜,部位恰当,也可配合使用双层四头宽弹力绷带达到加压包扎的目的。③手术2小时后,可根据患者情况给饮少量温开水,如无呛咳,可进流质或半流质饮食,禁食酸性及刺激性食物,每次进餐前30分钟应口服阿托品0.3～0.6 mg,预防涎液分泌过多,致局部潴留积液,影响伤口愈合。④保持口腔清洁:患者术后因局部包扎较紧,伤口有疼痛感,张口受限,口腔自洁能力下降,腮腺分泌涎液减少,腮腺导管与口腔相通,因此保持口腔清洁对预防伤口逆行感染,增加食欲有很重要的作用。还要鼓励患者自行刷牙或漱口液含漱。不能自理的患者每次进餐后协助患者做口腔护理。

(3)并发症的护理。腮腺混合瘤手术后的主要并发症为面神经损伤,表现面部麻痹。故应了解术中情况,如果手术未损伤面神经,只因机械性刺激,而引起的暂时性麻醉,可用维生素 B_1、维生素 B_{12} 或神经细胞复活剂等药物治疗,也可配合物理疗法,逐渐恢复。但要注意保护眼睛,可用红霉素眼膏及其他保护眼角膜的药物涂敷,戴眼罩以防暴露性角膜炎、结膜炎等。其次是观察术区是否有积液,如果皮肤拆线后仍有明显积液,可在无菌操作下抽吸,并继续加压包扎,口服阿托品。

3.康复护理

腮腺混合瘤患者术后一般拆线1周后复查,视检查结果再决定是否停止治疗。在此期间嘱患者勿进酸辣等刺激性强的食物,应进高蛋白、多维生素的易消化软食,减少腺液分泌。向患者详细讲解伤口痊愈后,进行放疗对预防腮腺混合瘤的复发具有良好的作用,取得患者的合作。有的患者手术后数周出现味觉出汗综合征,亦称耳颞神经综合征或 Frey 综合征。其表现为在耳前下区皮肤,当咀嚼食物或刺激唾液分泌时,可见出汗伴有该区发红现象。一般认为手术切断的副交感分泌神经支与皮肤汗腺、浅表血管的交感神经错位、再生连接所致。有少数患者心理不能忍受,可行放疗或行手术治疗。对大部分患者影响不大,可疏导他们的紧张情绪,不需特殊处理。

(二)舌癌患者的护理

1.疾病概要

舌癌是口腔颌面部常见的恶性肿瘤。男性多于女性,患者年龄多为50岁以上。舌癌多发生于舌缘,其次为舌尖、舌背及舌根等处,为溃疡型或浸润型。多数为鳞状细胞癌,舌根部可见腺癌或淋巴上皮癌及未分化癌。舌癌一般恶性程度较高,常早期发生颈部淋巴结转移,也可发生远处转移,一般多转移至肺部。由于舌癌生长快、浸润性较强,常累及舌肌,以至舌运动受限,使语言、进食及吞咽发生困难。肿瘤逐渐浸润邻近组织,可蔓延至口底及颌骨,向后发展可以浸润舌腭弓及扁桃体,如有继发感染或舌根部癌肿常发生剧烈疼痛,疼痛可反射至耳颞部及整个同侧头面部。

治疗原则应以综合治疗为主,常行舌颌颈联合根治术,如在舌根部或已浸润至口底,术中可先行预防性气管切开术,为了修复残舌,最大限度地重建舌功能,常行带血管带蒂肌皮瓣移植术。术后进入康复期,再根据癌肿的性质及浸润范围行放疗或化学疗法,以巩固手术疗效。

2.临床护理

(1)术前护理。①心理护理:舌癌以老年人多见,除具有一般癌肿患者的恐惧心理外,还有因延误诊断、口臭而产生的悲观情绪,不愿与他人交往,而且担心舌切除后能否影响讲话、进饮食、面部畸形无法见人等,严重影响着患者的情绪。因此应按护理程序,认真地进行入院评估,针对患者存在的心理、生理与社会等方面的问题,采取相应的护理措施,主动热情地接近患者,并以同种患者术后成功的例子适当进行介绍。最大限度地解除患者顾虑,使其能面对现实,并积极配合治疗,争取好的预后。并劝告患者增加营养,使其懂得饮食营养对承担手术的重要性,以较好的心态和体质接受治疗。②协助医师进行体格检查:因多数患者年龄较大,要特别注意了解心功能、肺功能、肝功能、肾功能、颌骨及胸部X线片、颌骨及肺部情况。制订护理计划。③口腔护理:术前根据需要行牙周洁治,及时治疗口腔及鼻腔的炎症。一般患者有明显口臭,可用1%过氧化氢溶液或2%复方硼酸溶液每天3～4次含漱。④抗感染治疗:如癌肿体积较大,周围有继发感染,遵医嘱可于术前在用化疗药物使瘤体局限的同时,应用有效抗生素,如青霉素类和5%甲硝唑静脉滴注。⑤术前1天备皮,常规剃除面颈部、耳周5 cm处及供皮区毛发,注意保护皮肤,并洗澡更衣。常规做青霉素、普鲁卡因皮试,皮试阴性后于术前2小时内应用抗生素,以预防术后感染。术前6小时禁食、水,保证术前夜间充足睡眠。⑥术前排空大小便,含漱口液清洁口腔,按医嘱于术前30分钟肌内注射阿托品0.5 mg,苯巴比妥钠0.1 g或其他术前用药。

(2)术后护理。①患者术后回监护室:了解手术过程,与麻醉师交接患者情况。对行舌颌颈联合根治、胸大肌肌皮瓣移植、行舌再造术的患者执行全麻护理常规,患者取去枕平卧位,头偏向患侧,待患者神志清醒,生命体征恢复正常时,体位可改为110°～120°角半卧位,头向患侧略低,并向患者说明,这种体位可放松颈部组织,避免移植皮瓣血管受压,有利于静脉回流及皮瓣血供。供皮区给胸腹带包扎,并用砂袋加压,减少伤口渗液,预防局部积液。取得其主动配合。②气管切开护理:保持呼吸道通畅,及时吸出气管内分泌物,气管切开套管口用双层生理盐水湿纱布覆盖。套管内管每天煮沸消毒1～2次或用3%过氧化氢溶液浸泡清洗消毒。套管底纱应及时更换并保持清洁干燥。用生理盐水150～200 mL加庆大霉素80 000 U或阿米卡星200 mg,糜蛋白酶5 mg,每30分钟滴入气管4～5滴,同时再配制上述溶液行超声雾化吸入,每天2～3次稀释痰液,预防肺部感染。一般术后5天可试堵管24～48小时,如无呼吸困难,可协助医师拔除气管套管。③口腔护理:因手术创面主要在口腔内,又有移植皮瓣,所以术后口腔护理很重要。可根据口内pH值选用适宜的溶液进行口腔护理,常用的有生理盐水或2%复方硼酸溶液。为了避免移植皮瓣遇冷刺激发生痉挛,应将溶液加温至38 ℃左右,用擦拭和冲洗法相结合进行口腔护理,并同时观察移植皮瓣的情况。因带蒂皮瓣转入口内后,其近心端与舌根部相缝合不易观察,可观察远端舌尖部。观察时主要注意缝合伤口有无渗血,如渗血较多且呈暗红色,可能有肌皮瓣静脉回流受阻情况;如皮瓣皮色苍白,局部温度低于正常,应想到动脉供血不足的可能。正常皮瓣为淡红色,温度保持在37 ℃左右。局部应用抗生素时,应先清洁口腔,然后用喉头喷雾器进行口腔喷雾,喷雾溶液的配制同气管切开滴入液,每天2次。也可于术后3天送检口腔分泌物细菌培养加药敏,以便选择有效抗生素配制喷雾溶液。④饮食护理:患者术后因口内有伤口及移植皮瓣,因此不能由口腔进食。但为了满足机体需要,应采用鼻饲流质饮食或术前在胃镜引导下行胃造瘘液质饮食。置鼻饲管时为了减轻患者痛苦,可在鼻腔内滴入适量1%丁卡因,黏膜麻醉后,再按常规置入鼻饲管,深度到达食管25～30 cm即可,以避免胃部刺激。因食物未经咀嚼,消化液分泌减少影响消化吸收,可给多酶片、甲氧氯普胺等药物,研碎后注入鼻饲管促进消化及胃肠蠕动。饮食类可以将富含高蛋白、高维生素、高热量的食物及水果等经食品料理机加工制成流质,经胃管注入。同时可由静脉补充血浆蛋白,氨基酸等。还应根据血生化及血常规检查结果给予补充电解质和成分输血,保证患者所需营养,促进刀口愈合及皮瓣成活,手术10天后,待皮瓣移植成功,刀口Ⅰ期愈合,可拔除鼻饲管,再经口进食流质或半流质饮食。⑤观察扩张血管及抗血栓形成药物的药效及毒副作用。如发现刀口渗血不止,超过正常量,应通知医师调整用药量,在及时补充全血的同时警惕DIC的发生,并继续抗感染治疗。

(3)并发症的观察与护理。①胸大肌肌皮瓣移植术后,移植皮瓣易发生静脉回流受阻或动脉供血不足。静脉回流受阻常发生在术后2～3天,轻者可继续观察,暂不做特殊处理,如皮瓣明显发绀、肿胀,已出现水疱,应查找原因,如敷料包扎过紧或体位不当,可通知医师在皮瓣表面切开小口引流,以减轻皮瓣淤血或肿胀。动脉供血不足,按医嘱补充血容量,加用扩张血管药,并采取保温、止痛等措施给予纠正。②患者由于舌体及颌部手术,唇部功能暂时降低,致使不自主流涎,涎液容易污染颌部敷料及伤口。应告诉患者这是暂时现象,指导其练习吞咽动作,唇部暂时置入无菌纱布并及时更换,待拔除鼻饲管恢复正常吞咽功能后,流涎现象会逐渐减轻。③行颈淋巴结清扫术过程中有发生胸导管损伤的可能,多因胸导管行走位置不规则所致。虽发生率只有1%～2%,但应注意观察。因为严重的乳糜瘘可引起水、电解质紊乱,营养和免疫功能障碍。故应观察负压引流液的颜色及量。如引流量呈乳白色,且量逐渐增多,24小时可多达200 mL以上,应及时报告医师进行处理。如乳糜液出现在术后早期,且引流量不多,可因加压包扎使瘘管自然封闭,同时暂时禁食,并卧床休息,减少乳糜的流量。如引流量较多,上述措施不能奏效,应及时行手术治疗。必要时给静脉滴注血浆以补充流失的乳糜液或根据血蛋白及清蛋白含量,由静脉补充清蛋白。

3.康复护理

患者经过手术创伤,一般身体较弱,应指导患者适当进行健身活动、补充营养、增强体质。患者由于面部形成瘢痕或畸形,有心理压力,应告慰患者手术后的瘢痕或畸形,会随着时间推移能逐渐减轻。要保持心情舒畅乐观情绪,才有利于康复。嘱患者定期复查,以便根据病理结果进行放疗或化疗或采取联合治疗方法巩固手术效果,达到治愈的目的。舌再造术成功后的患者语言功能受到影响,可指导患者术后1月左右,进行病理性语言训练,提高舌癌术后患者的生存质量,与患者建立联系卡,便于咨询及康复期指导。

(付玉娟)

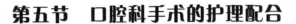

第五节　口腔科手术的护理配合

一、颌骨骨折的手术配合

(一)目的

以手术的方法修复骨折的颌骨。

(二)适应证

适用于所有类型颌骨骨折患者。

(三)麻醉

颌骨骨折手术采用全麻。

(四)体位

颌骨骨折手术采用仰卧位。

(五)物品准备

下颌骨切器械、腮腺敷料、手术衣、无菌手套、冲洗桶、冲洗球、1号线、15号刀片、6×14(圆针2个、角针2个)、吸引器盘、吸引器头、5 mL注射器、20 mL注射器、电刀、0.5%氯己定棉球、油膏、5号口内注射用长针头、无菌眼贴、开口器套、庆大霉素盐水(0.9%生理盐水500 mL＋庆大霉素80 000 U)、1∶100 000止血水(0.1%肾上腺素1 mg＋0.9%生理盐水100 mL)。

(六)手术过程及护理

(1)置患者于仰卧位。

(2)冲洗口腔:递油膏、拉钩,大镊子。冲洗口腔,顺序为:3%双氧水、0.5%氯己定、冲洗盐水。

(3)注射止血水:递深拉钩、光源拉钩,递止血水注射于所需部位。

(4)显露骨折部位:递15号手术刀,电刀切开黏膜;递剥离子分离骨膜及软组织,显露骨折部位,用剥离器去肉芽,对好骨折线。

(5)颌间固定:递钢丝、持针器作颌间结扎。

(6)骨折复位:对好骨折线后,如需用大巾钳固定,则递手机、裂钻、水、钻眼,大巾钳固定骨断端。

(7)钛板固定:递钛板和蚊式钳,递弯扳钳弯制钛板,递电钻、水、钻眼,递钛钉固定钛板。

(8)拆除颌间固定:待钛板固定好后,递持针器、钢丝剪拆除钢丝。

(9)冲洗口腔:生理盐水冲洗口腔。

(10)缝合伤口:递1号线缝合骨膜,递4-0可吸收线缝黏膜。

(11)消毒、包扎:递0.5%氯己定棉球消毒,纱布卷加压包扎。

(12)清理手术器械及物品,消毒灭菌备用。

二、颊颌颈联合根治术的手术配合

(一)目的
通过手术的方法根治口腔癌等恶性肿瘤。

(二)适应证
舌、牙龈癌等口底癌,且伴有颈部或颌下区淋巴结肿大者。

(三)麻醉
颊颌颈联合根治术采用全麻。

(四)体位
仰卧位,头偏向健侧,肩部垫小枕。

(五)物品准备
口腔癌器械、口腔癌敷料、0.2％碘伏棉球、0.5％氯己定棉球、油纱、吸引器、手套、电刀、双极电凝、灯罩、开口器套、冲洗球、负压管球、冲洗桶、盆、剥离子、骨凿、小剪刀、20 mL 注射器、10 号刀片、11 号刀片、7×17(圆针 2 个、角针 2 个)、大圆针、1 号线、4 号线、7 号线、3-0 线、骨蜡、油膏。

(六)手术过程及护理
(1)仰卧位,头偏向健侧,肩下垫小枕,头后仰。

(2)递角针 1 号线,缝合手术单,递亚甲蓝定点、画线。

(3)切皮前递大盐纱及 2 块干纱布,递 10 号刀片切皮,递电刀切开皮下组织,递止血钳止血,用电刀切开颈阔肌深面翻颈瓣,显露胸锁乳突肌下缘,离断胸锁乳突肌胸骨头、锁骨头。

(4)显露颈鞘,递蚊式钳分离颈内静脉,递 7 号、4 号、1 号线缝扎,切断颈内静脉下端。

(5)游离手术下界,依次清扫颈部颈后三角、颈深下、颈深中淋巴结群,于胸锁乳突肌乳突下方电刀切断胸锁乳突肌上端,显露并清扫颈深上淋巴结缔组织。

(6)清扫颌下及颏下淋巴结,钳带 1 号线结扎颌外动脉远心端及面前静脉,4 号线及 1 号线结扎近心端,切除颌下腺及颌下三角淋巴结缔组织。

(7)冲洗,用无菌蒸馏水 1 000 mL 冲洗创面,电刀、双极电凝或结扎止血,递盐水纱布覆盖创口。

(8)口腔内消毒:3％过氧化氢 500 mL、0.9％生理盐水 1 000 mL、0.5％氯己定 500 mL 冲洗。

(9)递舌钳将舌拉出或用大圆针 7 号线穿过舌前部暂时结扎作为牵引。

(10)递 11 号刀片在安全边界范围内切除舌癌原发灶,递止血钳止血。

(11)切除与原发灶对应的下颌骨牙槽突部分,递电刀切开骨膜,递剥离子剥离显露下颌骨,递拔牙钳拔除位于截骨线处的牙齿。递线锯导板保护创面,递线锯、线锯手柄锯断下颌骨,递骨蜡止血。

(12)递咬骨钳咬掉未去掉的牙槽突部分,递骨锉或磨头修整骨面。

(13)将舌及部分颌骨与口底组织连同颈清扫组织作大块切除,切取安全缘。

(14)蒸馏水彻底冲洗创面,止血。

(15)关闭口腔,间断缝合口腔黏膜和黏膜下组织,闭锁口腔。

(16)颈部创面放负压引流管,递圆针 1 号线缝合颈阔肌和皮下组织,再递角针 1 号线缝合固定负压引流管,缝皮前递 0.2％碘伏棉球消毒创口。

(17)缝皮后,再次消毒,剪去术野周围的固定线,创口覆盖自粘无菌敷料。

(18)清理手术器械及物品,消毒灭菌备用。

三、根治性颈淋巴清扫术的手术配合

(一)目的

将头颈部淋巴引流相关的淋巴管及淋巴结一并切除。

(二)适应证

头颈部恶性肿瘤,癌细胞已经转移到颈淋巴结或防止转移到颈淋巴结,且单个淋巴结>3 cm或多个淋巴结肿大者,如舌癌、口底癌、牙龈癌、颊癌等。

(三)麻醉

根治性颈淋巴清扫术采用全麻。

(四)体位

仰卧位,头偏向健侧,垫肩,头向后仰。

(五)物品准备

口腔癌器械、口腔癌敷料包、电刀、吸引器、纱布、冲洗桶、冲洗球、10 号刀片、7×17(圆针2 个、角针2 个)、5×12 圆针、1 号线、4 号线、7 号线、3-0 丝线、单包组织剪刀、直角钳、灯罩、电刀清洁片。

(六)手术过程及护理

(1)配合助手铺单,颈清侧垫小三角枕。

(2)7×17 角针1 号线缝合固定术野手术单。

(3)亚甲蓝画线。

(4)递术者和助手1 人1 块干纱布,递10 号刀片,切开皮肤。

(5)电刀切开皮下组织和颈阔肌层,递助手双齿钩牵拉皮下组织,递盐水纱布。

(6)掀起皮瓣,递7×17 角针1 号线,缝在敷料上,做牵拉线,充分暴露术野。

(7)递术者蚊式钳分离组织。

(8)在颈阔肌深面翻皮瓣分离前界至颈中线,后至斜方肌前缘,上至下颌角,下至锁骨上缘。

(9)剪断颈外静脉近心端,切断胸锁乳突肌并将断端缝扎,翻起胸锁乳突肌。颈动脉鞘的显露及处理,递蚊式钳分离颈动脉鞘周围组织,递剪刀剪开颈动脉鞘,递蚊式钳分离出颈内静脉,递直角钳穿过颈内静脉,递双7 号线结扎,再递4 号线结扎近心端,递组织剪刀,剪断颈内静脉,递5×12 圆针1 号线缝扎颈内静脉下端。注意保护颈总动脉、迷走神经。

(10)游离手术下界,切断肩胛舌骨肌下端,掀起已切断的组织,继续向上分离至颌下区下方。

(11)清扫颌下三角,在下颌骨下缘切开深筋膜,保留面神经的下颌缘支,暴露面动脉和面前静脉并断之,切除颌下腺及颌下淋巴组织。

(12)取下整块颈清扫组织,在乳突下方2 cm 处断胸锁乳突肌上端,切除腮腺下极并严密缝合腮腺断端,游离颈内静脉远心端,切断后结扎,将整块颈清扫组织取下。

(13)蒸馏水或生理盐水冲洗颈部创面,电刀或双极电凝止血,递盐水纱布擦拭。

(14)放置负压引流管,注意保护负压管的穿刺针头,避免扎伤医师手,同时避免扎伤患者颈部血管。

(15)关闭缝合之前认真清点纱布。

(16)7×17 圆针 1 号线缝合肌层和皮下,碘伏棉球消毒,7×17 角针 1 号线或 3-0 线缝皮,碘伏棉球再次消皮,递角针 1 号线缝合固定负压引流管。

(17)检查负压球,看是否有堵塞、漏气情况,及时更换,连接负压引流管。

(18)递自粘无菌敷料覆盖创口或涂油膏暴露创口。

(19)清理手术器械及物品,消毒灭菌备用。

四、腮腺肿物切除术的手术配合

(一)目的
以手术的方法切除腮腺的良性肿瘤或恶性肿瘤,达到治愈的目的。

(二)适应证
腮腺区肿物。

(三)麻醉
腮腺肿物切除术采用全麻。

(四)体位
仰卧位,头偏向健侧。

(五)物品准备
腮腺器械、腮腺敷料、手术衣、无菌手套、1 号线、3-0 线、6-0 线、10 号刀片、6×14(圆针 2 个、角针 2 个)、吸引器盘、吸引器头、20 mL 注射器、电刀、0.5%氯己定棉球、油纱、腮腺剪刀、持针器、引流条(负压引流管)。

(六)手术过程及护理
(1)置患者于仰卧位,头偏向健侧,缝合固定敷料。

(2)画线:递亚甲蓝、牙签(或针头)画线,递 2 块干纱布。

(3)翻瓣:递 10 号手术刀片切皮,递弯钳或蚊式钳牵拉组织,电刀翻好皮瓣。

(4)解剖面神经:递蚊式钳、腮腺剪刀等解剖面神经。

(5)切除腮腺与肿瘤:递蚊式钳分离腮腺浅叶,同肿瘤一并切除。

(6)缝合伤口:递生理盐水冲洗、止血;递圆针 1 号线缝合颈阔肌层;递引流条(或引流管);递 3-0 及 6-0 美容线缝皮下及皮肤,缝合皮肤前用 0.5%氯己定棉球消毒,固定引流条或负压引流管。

(7)消毒及包扎:缝合完毕后,用 0.5%氯己定消毒皮肤,递油纱、干纱布覆盖创口,再用绷带或弹力帽加压包扎。

(8)清理手术器械及物品,消毒灭菌备用。

五、唇裂修复术的手术配合

(一)目的
恢复唇裂,使患者接近正常的外形和功能。

(二)适应证
先天性完全或不完全唇裂,出生 3 个月后健康状况良好者。

(三)麻醉
唇裂修复术采用全麻。

(四)体位

仰卧位,肩部垫小枕。

(五)物品准备

唇裂器械、唇裂敷料、15 号刀片、11 号刀片、3-0 线、1 号线、5-0 可吸收线、4×10(圆针 2 个、角针 2 个)、20 mL 注射器、5 mL 注射器、双极电凝、吸引器、灯罩、0.5％氯己定棉球、碘仿、油纱、手套、小剪刀、鼻管、小持针器、1:200 000 止血水(0.1％肾上腺素 1 mg＋0.9％生理盐水 200 mL)。

(六)手术过程及护理

(1)仰卧位,肩部垫小枕。

(2)配合术者铺无菌巾,递巾钳。

(3)递术者 0.5％氯己定棉球,消毒鼻孔及口腔。

(4)亚甲蓝定点画线,递测量尺。

(5)高压注射器注射止血水,咽部填 1 小块纱布条防止血液吸入引起窒息。

(6)递 15 号刀,切开皮肤,再递 11 号刀,切开唇组织,递止血钳止血,钳带 3-0 线结扎唇动脉。

(7)递小剪刀,解剖肌层。

(8)递盐水纱布,擦干术区,暴露清晰术野。

(9)递 5-0 可吸收线,缝唇肌层组织,顺序由内向外,依次顺序为黏膜、肌肉、皮肤(6-0 线)。

(10)唇红处理:递术者小剪刀、小镊子剪去多余部分唇红黏膜,或递 11 号刀片在唇红处做"Z"成形缝合。

(11)术后处理:0.5％氯己定消毒术区,碘仿油纱鼻管支撑鼻孔,纱布卷放置鼻翼两侧,在唇红上覆盖油纱,加压。

(12)清理手术器械及物品,消毒灭菌备用。

六、腭裂修复术的手术配合

(一)目的

恢复硬腭的形态和功能。

(二)适应证

(1)先天性腭裂,1 岁以上全身状况良好者。

(2)腭裂手术失败的患者,经过半年后局部条件及血运良好者。

(三)麻醉

腭裂修复术的手术采用全麻。

(四)体位

仰卧位,肩部垫小枕。

(五)物品准备

腭裂器械、腭裂敷料、硬腭剥离子、戴维氏开口器、多功能开口器(3 岁以下)、灯罩、油膏、0.5％氯己定棉球、碘仿、油纱、手套、11 号刀片、12 号刀片、3-0 线、1 号线、4-0 可吸收线、5×12 圆针、20 mL 注射器、5 mL 注射器、双极电凝、吸引器、止血纱条、1:100 000 止血水(0.1％肾上腺素 1 mg＋0.9％生理盐水100 mL;50 mL 做止血水,余下 50 mL 做止血纱条)。

(六)手术过程及护理

(1)仰卧位,肩部垫小枕,调整手术床。

(2)配合术者铺敷料,递巾钳。

(3)连接吸引器、双极电凝、灯罩。

(4)上开口器,口唇部涂油膏。

(5)冲洗口腔:3%双氧水 500 mL、0.9%生理盐水 1 000 mL、0.5%氯己定 500 mL(儿童只用氯己定冲洗)。

(6)局部用高压注射器注射止血水。

(7)递 11 号刀片,切开口腔黏膜,递助手盐水纱布,吸血,使术野清晰。

(8)递硬腭剥离子,剥离黏骨膜瓣,使其与骨面分离。

(9)手持大镊子,递止血纱条,塞入创口,压迫止血。

(10)递剥离子截断翼突钩,再递止血纱条止血。

(11)递 12 号刀片切开裂隙缘,递神经剥离子剥离腭部鼻腔黏膜。

(12)递术者组织剪刀,剪断附着在硬腭后缘的腭腱膜,形成 1 个松弛切口与软腭相连的双蒂组织瓣。

(13)同样方式在对侧形成双蒂组织瓣。

(14)缝合,递腭裂针 1 号线、大镊子缝鼻腔黏膜、肌层,3-0 线缝悬雍垂,4-0 可吸收线缝口腔黏膜。

(15)生理盐水冲洗口腔。

(16)取出止血纱条,递碘仿油纱条,一侧 1 条填塞两侧松弛切口。

(17)核对止血纱条数量、针数。

(18)清理手术器械及物品,消毒灭菌备用。

七、牙槽突裂骨移植术的手术配合

(一)目的

恢复颌骨的连续性,骨性关闭口鼻腔瘘口并减少黏膜退缩,改善牙槽嵴的高度和外形。

(二)适应证

凡患先天性唇腭裂的患者有牙槽突裂者,均适宜植骨修复。

(三)麻醉

全麻(口腔插管)。

(四)体位

1.受区

垫肩仰卧位。

2.供区

垫起被取骨侧的髂骨底部,使身体左右方向的平面与手术台成 30°角左右,暴露手术侧髂骨,以便手术操作。

(五)物品准备

1.敷料

腮腺敷料、唇裂敷料。

2.器械

(1)受区:腭裂器械、剥离子、小拉钩、磨牙开口器、油膏、11号刀片、15号刀片、1号线、5×12圆针、5 mL注射器、冲洗球、1∶100 000止血水、纱条、双极电凝、吸引器、吸引器头、氯己定棉球。

(2)供区:骨科器械、10号刀片、电刀、剥离子、刮匙、1号线、6×14(圆针2个、角针2个)、油纱、引流条、碘伏棉球、骨凿、20 mL注射器。

(六)手术过程及护理

手术分2组同时进行。

1.受区

(1)冲洗口腔:3%双氧水→80 000 U庆大霉素盐水→0.5%氯己定;递拉钩,冲洗完毕涂油膏(防止口角牵拉过度)。

(2)局部注射止血水,递高压注射器针头注射1∶100 000止血水,等待10分钟。

(3)切开:递11号尖刀切开牙槽裂隙;递小剪刀(或15号刀片)剪开(或分离)部分组织附着。

(4)翻瓣:递腭裂剥离子向上分离尽可能延伸到牙槽突裂深面,显露整个裂隙区,递小剪刀修剪过多的黏膜边缘。

(5)缝合:递4-0可吸收线严密缝合裂隙两侧黏膜衬里组织使之成为一个整体形成鼻底,可吸收线缝合封闭口鼻瘘的鼻腔侧及腭侧黏膜。

(6)递庆大霉素盐水冲洗骨床,准备电凝止血。

(7)递剥离子、镊子植入移植松质骨;填塞压紧,剥离子压实适当予以超填。

(8)递4-0可吸收线对位缝合唇颊黏骨膜滑行瓣将植骨区完全覆盖,应尽量在无张力下缝合。

(9)递4-0可吸收线关闭牙槽突裂的口腔侧裂隙,在牙槽突顶端与腭侧黏骨膜瓣缝合。

2.供区

(1)切开:递10号刀片切开皮肤,再递电刀切开皮下组织、肌肉、骨膜直至骨面。

(2)剥离:递骨膜剥离子剥离髂嵴内外骨膜。

(3)显露术区:开窗取骨,递骨锤和骨凿,凿开髂骨,显露松质骨。

(4)递刮匙刮出松质骨至装有庆大霉素盐水(40 000 U+50 mL盐水)的纱布里,以备受区用。

(5)冲洗:递庆大霉素盐水冲洗。

(6)缝合:6×14圆针1号线缝骨膜。

(7)引流:递胶皮引导膜1枚,一侧植入体内,另一侧暴露在外。

(8)缝合:肌层1号线,皮下1号线。

(9)消毒:0.2%碘伏棉球消毒。

(10)缝合:3-0丝线缝合皮肤。

(11)包扎:递油纱和纱布加压包扎。

(12)清理手术器械及物品,消毒灭菌备用。

八、皮肤软组织扩张术的手术配合

(一)目的

皮肤软组织扩张术是在皮肤软组织深面埋置扩张器并使之扩张,从而增加皮肤面积,用以进

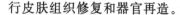

行皮肤组织修复和器官再造。

(二)适应证

秃发、烧伤、创伤、感染、肿瘤切除后及原发性部分秃发(面积不超过一半);瘢痕、组织缺损、器官再造,如耳再造、鼻再造、乳房再造等;供区组织的预扩张,如皮片移植的供皮区、轴形皮瓣及游离皮瓣供瓣区。

(三)麻醉

全麻或局麻。

(四)体位

仰卧位(特殊情况根据不同手术部位而改变)。

(五)物品准备

腮腺器械包、腮腺敷料包、扁桃体剥子、骨膜剥离子、尺、7号长针头、组织剪刀、剥离子、整形镊、20 mL注射器、4.5号针头、胶皮膜引流条、双极电凝,另备止血水(1∶100 000或1∶200 000)。

(六)手术过程及护理

1.扩张器的准备

(1)扩张器的选择:根据修复区域和供区的大小和形状选择适当规格和形状的扩张器。

(2)扩张器的检查:扩张器在使用前须严格检查,了解扩张器有无破损,仔细观察扩张器外观有无划痕或孔眼,有无开胶或缝隙。根据扩张器大小用4.5号针头向注射壶内注射空气,拔出针头后将扩张器浸入水中,反复挤压检查是否有气泡出现。

2.扩张器的植入

(1)画线定点:递扩张器、尺、亚甲蓝画线,将扩张器置于预埋置部位表面,循扩张器边缘画出扩张器埋置的范围和注射壶的位置。

(2)注射止血水:用20 mL注射器长针头抽止血水20 mL递给术者。

(3)切开、分离:递刀片、电刀切开皮肤至需要剥离的平面,递组织剪刀、剥离子、骨膜剥离子,用组织剪刀、剥离子沿剥离层次逐渐向外周分离,一般剥离腔隙的范围应比扩张囊周边大0.5～1.0 cm。

(4)止血:递双极电凝止血。

(5)扩张器植入:递扩张器,置入前应再次检查扩张器有无破损,用生理盐水冲洗,取20 mL注射器,4.5号针头向扩张器内注入适量庆大霉素盐水,以利于展平。从扇形台上移去所有锐性器械,将扩张器展平,将边缘部分向下方作适当折叠,扩张囊的底面向下,用手指或钝性剥离器送入埋置腔隙,并在腔隙内展开直至充满腔隙边缘。

(6)放置引流条:递胶皮膜引流条,置于扩张器深面,远端放置到剥离腔隙的最底部。在导管和注射壶外置时本身有引流作用,可不另置引流。

(7)缝合:递针、线,在切口边缘处将浅层组织与深部组织分层缝合固定,以防止扩张器移位到切口处并减少切口张力。固定引流管。用20 mL注射器、4.5号针头向注射壶内注入庆大霉素盐水(一般为扩张器容量10%～20%)。

(8)包扎:用0.5%氯己定棉球消毒创面,清除血迹,用油纱覆盖后置纱布包扎,最后用胶布固定。

(9)清理手术器械及物品,消毒灭菌备用。

九、颞下颌关节成形术的手术配合

（一）目的

通过外科手术使颞下颌关节恢复正常形态及功能。

（二）适应证

适用于病变局限于关节窝与髁状突之间的关节强直者。

（三）麻醉

颞下颌关节成形术的手术采用全麻。

（四）体位

仰卧位。

（五）物品准备

口癌器械（骨科器械即可）、蚊式钳补充、神经剥离子、眼睑拉钩、深拉钩、小咬骨钳、小剪刀、MED 摆动锯、锯片、磨头、1 号线、4 号线、3-0 线、11 号刀片、15 号刀片、6×14 角针，1：100 000 止血水。

（六）手术过程及护理

（1）置患者于仰卧位，头偏向健侧，行耳屏前至颞部发际内弧形切口。

（2）冲洗口腔，画线，固定麻醉插管，6×14 角针、1 号线，术区局部注射 1：100 000 止血水、5 mL 注射器、5 号口内注射用长针头。

（3）15 号刀片切开→蚊式钳→刀片→电刀翻瓣。

（4）递 3-0 线结扎小血管。

（5）翻瓣后递 6×14 圆针、1 号线，缝于手术单上牵拉固定，撤掉蚊式钳。

（6）递小的深拉钩→蚊式钳→剥离子。

（7）显露关节囊后，用 11 号刀片切开→剥离子。

（8）切掉关节处骨痂，MED 锯片矢状锯，用神经剥离子保护→骨凿、骨锤→放明胶海绵止血→小咬骨钳→骨蜡→磨头。

（9）冲洗，放置橡皮筋引流条或小负压引流管。

（10）缝合，5-0 可吸收线缝合皮下→6-0 美容线缝皮，3-0 线缝头皮。

（11）包扎：递油纱→2～3 个棉球加压→纱布→绷带。

（12）清理手术器械及物品，消毒灭菌备用。

十、正颌外科的手术配合

（一）目的

通过外科手术的方法治疗患者的牙颌面畸形。

（二）适应证

上、下颌不对称畸形者。

（三）麻醉

正颌外科的手术采用全麻。

（四）体位

仰卧位，肩部垫小枕。

（五）物品准备

下颌骨切器械、腮腺敷料、无菌手术衣、手套、1 号线、4-0 可吸收线、15 号刀片、6×14（圆针 2 个、角针 2 个）、20 mL 注射器、5 mL 注射器、电刀、吸引器、盆、冲洗桶、冲洗球、氯己定棉球、止血水（1∶100 000）、止血纱条、明胶海绵、速即纱止血纱布、胶皮开口器、裂钻、磨头、正颌器械、深拉钩、进口骨凿、钢丝、眼睑拉钩、脑压板、光源拉钩、钻、往复锯、钛板、钛钉。

（六）手术过程及护理

（1）置患者于仰卧位。

（2）常规冲洗口腔，涂油膏保护口周黏膜。

（3）深拉钩牵拉口角，于上颌前庭沟黏膜处注射止血水。

（4）15 号刀片及电刀切开黏膜达骨膜，剥离子分离软组织附着，止血纱条止血。

（5）裂钻做上颌截骨标记定点，脑压板；单刃刻度板凿；递往复锯将上述各点连接。

（6）递鼻中隔凿、骨锤离断鼻中隔附着。

（7）依次递平板凿、弯凿，至上颌骨松动，递上颌骨钳将上颌骨截骨线以下骨块下降。

（8）上中间颌板，钢丝结扎，微型 L 形钛板、5 mm 钛钉、直 4 孔间距钛板固定。

（9）直尺：测量鼻翼宽度。

（10）冲洗，1 号线缝合骨膜，4-0 可吸收线缝合黏膜。

（11）上开口器，一侧下颌升支前缘注射止血水。

（12）15 号刀片、电刀切开黏膜，升支前缘拉钩，剥离子分离，暴露术野。

（13）换细吸引器头，递往复锯做水平、矢状和垂直截骨，平板凿、弯凿、骨刀做骨劈开。

（14）同法完成对侧截骨及骨劈开。

（15）上终末颌板，钢丝结扎。

（16）小型（mini）4 孔间距直钛板、6 mm 钛钉固定。

（17）拆钢丝。

（18）冲洗，6×14 圆针 1 号线缝合骨膜，4-0 可吸收线缝合黏膜。

（19）清理手术器械及物品，消毒灭菌备用。

十一、前臂皮瓣游离移植术的手术配合

（一）目的

修复组织缺损，关闭创面，重建舌外形及功能。

（二）适应证

舌及口底大面积缺损者。

（三）麻醉

前臂皮瓣游离移植术的手术采用全麻。

（四）体位

仰卧位，垫肩，头偏向受区。供区手臂外展，平放于另一手术台。

（五）物品准备

腮腺敷料包、腮腺器械包、显微外科器械、显微镜、无菌显微镜罩、棉片、大纱布、驱血带、尺、牵开器、小剪刀、10 号刀片、6×14（圆针 2 个、角针 2 个）、7×17（圆针 2 个、角针 2 个）、1 号线、4 号线、3-0 丝线、9-0 血管吻合线、电刀、双极电凝、吸引器、5 mL 注射器、20 mL 注射器、引流条、

油纱、无菌棉球。

（六）手术过程及护理

手术一般分2组同时进行。

1.受区准备

递血管钳及组织剪刀处理舌体组织创面,递电刀彻底止血,再递蚊式钳及电刀子口底至患侧下颌下打通隧道,形成足够通过皮瓣的空间。

2.受区血管准备

递蚊式钳及小剪刀制备供吻合的受区血管,通常选择邻近的甲状腺上动脉或颌外动脉近心端,颈外静脉或面总静脉分支,将血管游离足够长度后备用。

3.皮瓣预备

(1)画线:递画线笔、亚甲蓝和尺,根据舌缺损的大小和形状,在前臂以桡动脉和头静脉为中心设计皮瓣。

(2)上驱血带驱血:递大纱布包裹上臂,再递驱血带绕上臂缠绕驱血,计时。

(3)取瓣:递10号刀片切开皮肤、皮下组织,以双极电凝止血,递蚊式钳分离血管,显露头静脉。递牵开器,暴露术区,显露桡动脉及头静脉。递蚊式钳阻断动静脉,递小剪刀离断动静脉,递1号线结扎血管。递蚊式钳由远心端向近心端游离血管蒂,切断桡动脉到前臂肌肉的分支,递1号线结扎,达到足够的血管蒂长度后,放开驱血带,观察皮瓣的血运是否正常,递小剪刀和蚊式钳离断桡动静脉及头静脉近心端,递1号线和4号线双重结扎断端。递双极电凝,彻底止血。皮瓣用温盐水纱布包裹放于弯盘中备用。

(4)腹部取皮:对供区遗留的创面,以移植腹部全厚皮片修复。递亚甲蓝和尺于腹部画线,设计皮片大小。递10号刀片切开皮瓣,用刀切取全厚皮片,止血冲洗,清点纱布,放置引流条,用7×17圆针1号线缝合皮下组织,再递7×17角针1号线缝合皮肤。递无菌敷料覆盖创区。

(5)关闭供区创面:递组织剪修整全厚皮片,冲洗供区创口,放置引流条,清点纱布。递6×14圆针1号线缝合供区创面。一般移植皮片的部位,用1号线或3-0丝线缝合。如需打包,则需给以长线。递油纱覆盖于创面,用棉花铺平,加压包扎。然后巡回护士调整手臂位置,将展开的手臂收回身体侧方。

4.皮瓣移植

(1)用大弯盘配制冲洗液(乳酸钠林格注射液200 mL+肝素12 500 U/支+2%利多卡因注射液20 mL),另备2%利多卡因原液5 mL。巡回护士遵医嘱静脉滴注40%低分子右旋糖酐。

(2)清点棉片、显微器械、血管夹、冲洗针头及9-0无损伤缝线。

(3)递显微镊及显微剪刀在显微镜下修整备用血管,递显微扩张镊适当扩张血管壁,以冲洗液冲洗血管壁周围,递血管夹夹住待吻合血管,递显微镊和9-0无损伤线,依次将头静脉和/或桡静脉与受区静脉(颈外静脉,面总静脉分支)吻合,将桡动脉与受区动脉(甲状腺上动脉,颌外动脉近心端)吻合,检查血管通畅后,冲洗液冲洗,递利多卡因原液滴于吻合血管上,防止血管痉挛。

(4)收回显微器械、血管夹、棉片,撤显微镜。

(5)冲洗创口,放置引流条,清点纱布,递开口器,递7×17圆针1号线缝合皮瓣修补舌部缺损,关闭口内创口及颈部创口。颈部创口缝合后以无菌敷料覆盖。

5.清理手术器械

清理手术器械及物品,消毒灭菌备用。

十二、腓骨复合组织瓣修复下颌骨缺损的手术配合

(一)目的

修复下颌骨缺损,恢复其解剖结构上的完整性和连续性,恢复颌骨的功能和外形。

(二)适应证

下颌骨缺损需要修复的患者。

(三)麻醉

腓骨复合组织瓣修复下颌骨缺损的手术采用全麻。

(四)体位

仰卧位,垫肩,头偏向健侧。供区腿屈曲,腿下垫枕头。

(五)物品准备

口腔敷料包、骨科器械包、显微外科器械、直角钳、电钻、电锯、钛板、钛钉、剥离子、深拉钩、钢丝、弯扳钳、无菌显微镜罩、棉片、大盐水纱布、驱血带、止血带、尺、牵开器、小剪刀、10 号刀片、22 号刀片、7×17 圆针 2 个、1 号线、4 号线、9-0 血管吻合线、电刀、双极电凝、吸引器、5 mL 注射器、20 mL 注射器、无菌敷料。

(六)手术过程

1.各类下颌骨节段性切除术

(1)口腔冲洗、颌间固定:递拉钩,用 3%过氧化氢、生理盐水、0.5%氯己定溶液进行口腔冲洗。递止血钳、钢丝进行颌间固定。

(2)画线:递画线笔,根据切除下颌骨的需要设计切口。

(3)切口翻瓣:递 10 号刀片切开皮肤、皮下组织,再递电刀及蚊式钳翻瓣。显露颌外动脉和面前静脉,递 1 号线结扎血管断端。

(4)显露下颌骨:递剥离子剥离骨膜。

(5)截骨并摘除下颌骨:递剥离子分离舌侧骨膜,递线锯导板、线锯及手柄,锯开下颌骨。递持骨器把持断端下颌骨,递剥离子分离髁状突颈部的关节囊,递电刀或组织剪刀切开翼外肌附着,摘除需要切除下颌骨的部分。

(6)冲洗创口,递电刀彻底止血。

2.切取带血管蒂的腓骨肌皮瓣

(1)画线:递画线笔,于小腿外侧标示出腓骨头、腓骨体、外踝和腓总神经位置,设计皮瓣。

(2)上驱血带驱血:递大盐水纱布包裹于大腿,再递驱血带绕大腿缠绕驱血,计时。

(3)取瓣:递 22 号刀片切开皮肤、皮下组织。递电刀及蚊式钳止血,分离肌肉组织。递深拉钩拉开肌肉组织分离至深筋膜。递牵开器,暴露术区,递蚊氏钳分离腓动静脉,递骨膜剥离子显露腓骨截骨处。递尺量取所需腓骨的长度,递直角钳、线锯导板及线锯手柄截断腓骨。递蚊式钳游离血管蒂的长度,达到足够的长度后,放开驱血带,观察皮瓣的血运是否正常,如正常递蚊式钳及小剪刀离断腓动静脉。递 4 号线、1 号线双重结扎血管断端。递双极电凝,彻底止血。腓骨肌皮瓣用温盐水纱布包裹放于弯盘中备用。

(4)关闭供区创面:冲洗供区创口,放置负压引流管,清点纱布、器械。递 1 如吸收线缝合肌

肉断端,缝合肌肉组织。递 7×17 圆针、1 号线、4 号线缝合供区创面。递碘伏棉球消毒,递无菌敷料覆盖创区。

3.修整、植入腓骨

递成形钛板及工具,按下颌骨形态弯制钛板形态。递电锯根据切除的下颌骨的形态和长度,将腓骨分段。按钛板形态折叠腓骨,递钛钉固定钛板与腓骨。将固定好的腓骨植入口内,作为髁状突的一端植入颞下颌关节窝,另一端与下颌骨断端固定。

4.吻合血管,缝合创口

(1)用大弯盘配制冲洗液(乳酸钠林格注射液 200 mL+肝素 12 500 U/支+2%利多卡因注射液20 mL),另备 2%利多卡因 5 mL,同时巡回护士遵医嘱静脉滴注 40%低分子右旋糖酐。

(2)清点棉片、显微器械、血管夹、冲洗针头及 9-0 无损伤缝线。

(3)递显微镊及显微剪刀在显微镜下修整备用血管,递显微扩张镊扩张血管壁,以冲洗液冲洗血管壁周围,递血管夹夹住待吻合血管,递显微镊和 9-0 无损伤线,依次将腓静脉与受区静脉(面前静脉、面总静脉)吻合,将腓动脉与受区动脉(甲状腺上动脉、颌外动脉近心端)吻合,检查血管通畅后,冲洗液冲洗,递利多卡因原液滴于吻合血管上,防止血管痉挛。

(4)收回显微器械、血管夹、棉片、撤显微镜。

(5)冲洗创口,放置负压引流管,清点纱布、器械,递 7×17 圆针 1 号线缝合皮瓣,修补舌颊侧缺损,关闭口内创口及口外创口。口外创口缝合后以无菌敷料覆盖。

5.清理手术器械

清理手术器械及物品,消毒灭菌备用。

十三、口腔、面颊部软组织缺损胸大肌皮瓣转移修复术的手术配合

(一)适应证

口底、舌及面颊部大面积深层组织、皮肤、黏膜缺损的修复。

(二)麻醉

口腔、面颊部软组织缺损胸大肌皮瓣转移修复术采用全麻。

(三)体位

仰卧位,垫肩,头偏向健侧。

(四)物品准备

口癌敷料包、骨科器械包、尺、爪钩、剥离子、大盐水纱布、7×17(圆针 2 个、角针 2 个)、10 号刀片、1 号线、4 号线、7 号线、电刀、吸引器。

(五)手术过程及护理

1.受区准备

完整切除或扩大切除病变组织,并记录需要修复部位的面积。湿盐水纱布覆盖创面备用。

2.供区准备

(1)设计画线:递亚甲蓝、尺、干纱布,根据受区缺损面积设计切口。

(2)翻瓣:递 10 号刀片切开皮肤,递小爪钩牵拉皮肤,电刀由皮瓣设计的远端内侧向外翻开,直至胸大肌内侧筋膜,用 1 号线或 4 号线结扎血管断端,在骨膜上用蚊式钳分离并翻起组织瓣,向蒂的方向游离。组织瓣用盐水纱布包裹,递组织剪刀分离胸肩峰动、静脉,以免电刀损伤。递拉钩充分暴露术区,使术者充分观察胸肩峰动、静脉搏动。递组织剪刀、骨膜剥离子延长肌皮瓣

蒂部长度,扩大应用范围。

3.皮瓣转移

蒂部由锁骨上通过时,术后蒂部容易受压,若锁骨部位显得臃肿,可以用电刀、剥离子在锁骨表面做一骨槽;如由锁骨下隧道通过则不需要。递 4 号线、角针缝合肌皮瓣,以便牵拉通过隧道。递蚊式钳和组织剪刀分离蒂部上端和缺损区之间的皮肤,形成隧道。牵拉 4 号线通过隧道,拉至缺损区并覆盖创面。

4.缝合

供区、受区分 2 组同时进行。

(1)供区用电刀或组织剪刀松弛切口减少张力,冲洗创口,清点纱布、器械,电刀止血。放置负压引流管 1 枚,以作引流。7×17 圆针 7 号线间断缝合肌层,4 号线缝合皮下,7×17 角针 1 号线缝皮,无菌敷料覆盖创口。

(2)受区冲洗完毕,电刀止血,放置负压引流管 1 枚,用 1 号线全程缝合,无菌敷料覆盖创口。

5.清理手术器械

清理手术器械及物品,消毒灭菌备用。

（付玉娟）

第六章 普外科护理

第一节 胃十二指肠溃疡

一、胃溃疡和十二指肠溃疡

胃十二指肠溃疡是指发生于胃十二指肠黏膜的局限性圆形或椭圆形的全层黏膜缺损。因溃疡的形成与胃酸-蛋白酶的消化作用有关,故又称为消化性溃疡。纤维内镜技术的不断完善、新型制酸剂和抗幽门螺杆菌药物的合理应用使得大部分患者经内科药物治疗可以痊愈,需要外科手术的溃疡患者显著减少。外科治疗主要用于溃疡穿孔、溃疡出血、瘢痕性幽门梗阻、药物治疗无效及恶变的患者。

(一)病因与发病机制

胃十二指肠溃疡病因复杂,是多种因素综合作用的结果。其中最为重要的是幽门螺杆菌感染、胃酸分泌异常和黏膜防御机制的破坏,某些药物的作用及其他因素也参与溃疡病的发病。

1.幽门螺杆菌

幽门螺杆菌($Helicobacter\ pylori$,Hp)感染与消化性溃疡的发病密切相关。90%以上的十二指肠溃疡患者与近70%的胃溃疡患者中检出Hp感染,Hp感染者发展为消化性溃疡的累计危险率为15%~20%;Hp可分泌多种酶,部分Hp还可产生毒素,使细胞发生变性反应,损伤组织细胞。Hp感染破坏胃黏膜细胞与胃黏膜屏障功能,损害胃酸分泌调节机制,引起胃酸分泌增加,最终导致胃十二指肠溃疡。幽门螺杆菌被清除后,胃十二指肠溃疡易被治愈且复发率低。

2.胃酸分泌过多

溃疡只发生在经常与胃酸相接触的黏膜。胃酸过多的情况下,激活胃蛋白酶,可使胃、十二指肠黏膜发生自身消化。十二指肠溃疡可能与迷走神经张力及兴奋性过度增高有关,也可能与壁细胞数量的增加,以及壁细胞对胃泌素、组胺、迷走神经刺激敏感性增高有关。

3.黏膜屏障损害

非甾体抗炎药(nonsteroidal anti-inflammatory drug,NSAIDs)、肾上腺皮质激素、胆汁酸

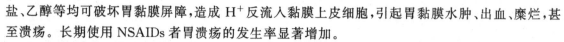

盐、乙醇等均可破坏胃黏膜屏障,造成 H^+ 反流入黏膜上皮细胞,引起胃黏膜水肿、出血、糜烂,甚至溃疡。长期使用 NSAIDs 者胃溃疡的发生率显著增加。

4.其他因素

其他因素包括遗传、吸烟、心理压力和咖啡因等。遗传因素在十二指肠溃疡的发病中起一定作用。O 型血者患十二指肠溃疡的概率比其他血型者显著增高。

正常情况下,酸性胃液对胃黏膜的侵蚀作用和胃黏膜的防御机制处于相对平衡状态。如果平衡受到破坏,侵害因子的作用增强、胃黏膜屏障等防御因子的作用削弱,胃酸、胃蛋白酶分泌增加,最终导致消化性溃疡的形成。

(二)临床表现

典型消化道溃疡的表现为节律性和周期性发作的腹痛,与进食有关,且呈现慢性病程。

1.症状

(1)十二指肠溃疡:主要表现为上腹部或剑突下的疼痛,有明显的节律性,与进食密切相关,常表现为餐后延迟痛(餐后 3～4 小时发作),进食后腹痛能暂时缓解,服用抗酸药物能止痛。饥饿痛和夜间痛是十二指肠溃疡的特征性症状,与胃酸分泌过多有关,疼痛多为烧灼痛或钝痛,程度不一。腹痛具有周期性发作的特点,好发于秋冬季。十二指肠溃疡每次发作时,症状持续数周后缓解,间歇 1～2 个月再发。若间歇期缩短,发作期延长,腹痛程度加重,则提示溃疡病变加重。

(2)胃溃疡:腹痛是胃溃疡的主要症状,多于餐后 0.5～1.0 小时开始疼痛,持续 1～2 小时,进餐后疼痛不能缓解,有时反而加重,服用抗酸药物疗效不明显。疼痛部位在中上腹偏左,但腹痛的节律性不如十二指肠溃疡明显。胃溃疡经抗酸治疗后常容易复发,除易引起大出血、急性穿孔等严重并发症外,约有 5% 胃溃疡可发生恶变;其他症状:反酸、嗳气、恶心、呕吐、食欲缺失,病程迁延可致消瘦、贫血、失眠、心悸及头晕等症状。

2.体征

溃疡活动期剑突下或偏右有一固定的局限性压痛,十二指肠溃疡压痛点在脐部偏右上方,胃溃疡压痛点位于剑突与脐的正中线或略偏左。缓解期无明显体征。

(三)实验室及其他检查

1.内镜检查

胃镜检查是诊断胃十二指肠溃疡的首选检查方法,可明确溃疡部位,并可经活检作病理学检查及 *Hp* 检测。

2.X 线钡餐检查

可在胃十二指肠部位显示一周围光滑、整齐的龛影或见十二指肠壶腹部变形。上消化道大出血时不宜行钡餐检查。

(四)治疗要点

无严重并发症的胃十二指肠溃疡一般均采取内科治疗,外科手术治疗主要针对胃十二指肠溃疡的严重并发症进行治疗。

1.非手术治疗

(1)一般治疗:包括养成生活规律、定时进餐的良好习惯,避免过度劳累及精神紧张等。

(2)药物治疗:包括根除 *Hp* 、抑制胃酸分泌和保护胃黏膜的药物。

2.手术治疗

(1)适应证,分述如下。

　　十二指肠溃疡外科治疗:外科手术治疗的主要适应证包括十二指肠溃疡急性穿孔、内科无法控制的急性大出血、瘢痕性幽门梗阻及经内科正规治疗无效的十二指肠溃疡,即顽固性溃疡。

　　胃溃疡的外科治疗:胃溃疡外科手术治疗的适应证:①包括抗 Hp 措施在内的严格内科治疗8～12周,溃疡不愈合或短期内复发者。②发生胃溃疡急性大出血、溃疡穿孔及溃疡穿透至胃壁外者。③溃疡巨大(直径>2.5 cm)或高位溃疡者。④胃十二指肠复合型溃疡者。⑤溃疡不能除外恶变或已经恶变者。

　　(2)手术方式包括胃大部切除术,毕Ⅰ式胃大部切除术、毕Ⅱ式胃大部切除术等手术方式。

　　胃大部切除术:这是治疗胃十二指肠溃疡的首选术式。胃大部切除术治疗溃疡的原理:①切除胃窦部,减少 G 细胞分泌的胃泌素所引起的体液性胃酸分泌。②切除大部分胃体,减少了分泌胃酸、胃蛋白酶的壁细胞和主细胞数量。③切除了溃疡本身及溃疡的好发部位。胃大部切除的范围是胃远侧2/3～3/4,包括部分胃体、胃窦部、幽门和十二指肠壶腹部的近胃部分。胃大部切除术后胃肠道重建的基本术式包括胃十二指肠吻合或胃空肠吻合。术式如下。

　　毕Ⅰ式胃大部切除术:即在胃大部切除后将残胃与十二指肠吻合(图 6-1),多适用于胃溃疡。其优点是重建后的胃肠道接近正常解剖生理状态,胆汁、胰液反流入残胃较少,术后因胃肠功能紊乱而引起的并发症亦较少;缺点是有时为避免残胃与十二指肠吻合口的张力过大致切除胃的范围不够,增加了术后溃疡的复发机会。

　　毕Ⅱ式胃大部切除术:即切除远端胃后,缝合关闭十二指肠残端,将残胃与空肠行断端侧吻合(图 6-2)。适用于各种胃及十二指肠溃疡,特别是十二指肠溃疡。十二指肠溃疡切除困难时,可行溃疡旷置。优点是即使胃切除较多,胃空肠吻合口张力也不致过大,术后溃疡复发率低;缺点是吻合方式改变了正常的解剖生理关系,术后发生胃肠道功能紊乱的可能性较毕Ⅰ式大。

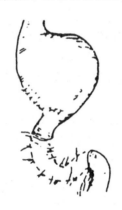

图 6-1　毕Ⅰ式胃大部切除术

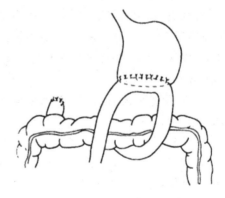

图 6-2　毕Ⅱ式胃大部切除术

　　胃大部切除后胃空肠 Roux-en-Y 吻合术:即胃大部切除后关闭十二指肠残端,在距十二指肠悬韧带10～15 cm 处切断空肠,将残胃和远端空肠吻合,据此吻合口以下45～60 cm 处将空肠与空肠近侧断端吻合。此法临床应用较少,但有防止术后胆汁、胰液进入残胃的优点。

　　胃迷走神经切断术:此手术方式临床已较少使用。迷走神经切断术治疗溃疡的原理:①阻断迷走神经对壁细胞的刺激,消除神经性胃酸分泌。②阻断迷走神经引起的促胃泌素的分泌,减少体液性胃酸分泌。可分为3种类型:迷走神经干切断术、选择性迷走神经切断术、高选择性迷走神经切断术。

(五)常见护理诊断/问题

1.焦虑、恐惧

患者出现焦虑、恐惧,对疾病缺乏了解,担心治疗效果及预后有关。

2.疼痛

疼痛与胃十二指肠黏膜受侵蚀及手术后创伤有关。

3.潜在并发症

出血、感染、十二指肠残端破裂、吻合口瘘、胃排空障碍、消化道梗阻、倾倒综合征等。

(六)护理措施

1.术前护理

(1)心理护理:关心、了解患者的心理和想法,告知有关疾病治疗和手术的知识、手术前和手术后的配合,耐心解答患者的各种疑问,消除患者的不良心理,使其能积极配合疾病的治疗和护理。

(2)饮食护理:一般择期手术患者饮食宜少食多餐,给予高蛋白、高热量、高维生素等易消化的食物,忌酸辣、生冷、油炸、浓茶、烟酒等刺激性食品。患者营养状况较差或不能进食者常伴有贫血、低蛋白血症,术前应给予静脉输液,补充足够的热量,必要时补充血浆或全血,以改善患者的营养状况,提高其对手术的耐受力。术前1天进流质饮食,术前12小时禁食、水。

(3)协助患者做好各种检查及手术前常规准备,做好健康教育,如教会患者深呼吸、有效咳嗽、床上翻身及肢体活动方法等。

(4)术日早晨留置胃管,必要时遵医嘱留置胃肠营养管,并铺好麻醉床,备好吸氧装置、综合心电监护仪等。

2.术后护理

(1)病情观察:术后严密观察患者生命体征的变化,每30分钟测量1次,直至血压平稳,如病情较重仍需每1~2小时测量1次,或根据医嘱给予心电监护。同时观察患者神志、体温、尿量、伤口渗血、渗液情况。并且注意有无内出血、腹膜刺激征、腹腔脓肿等迹象,发现异常及时通知医师给予处理。

(2)体位:麻醉时患者去枕平卧头后仰偏向一侧,麻醉清醒、血压平稳后改半卧位,以保持腹部松弛,减少切口缝合处张力,减轻疼痛和不适,以利腹腔引流,也有利于呼吸和循环。

(3)引流管护理:十二指肠溃疡术后患者常留有胃管、尿管及腹腔引流管等。护理时应注意:①妥善固定各种引流管,防止松动和脱出,并做好标识,一旦脱出后不可自行插回。②保持引流通畅、持续有效,防止引流管受压、扭曲及折叠等,可经常挤捏引流管以防堵塞。如若堵塞,可在医师指导下用生理盐水冲洗引流管。③密切观察并记录引流液的性质、颜色和量,发现异常及时通知医师,协助处理。

留置胃管可减轻胃肠道张力,促进吻合口愈合。护理时还应注意:胃大部切除术后24小时内可由胃管内引流出少量血液或咖啡样液体,若引流液有较多鲜血,应警惕吻合口出血,需及时与医师联系并处理;术后胃肠减压量减少,腹胀减轻或消失,肠蠕动功能恢复,肛门排气后可拔除胃管。

(4)疼痛护理:术后切口疼痛的患者,可遵医嘱给予镇痛药物或应用自控止痛泵,应用自控止痛泵的患者应注意预防并处理可能发生的并发症,如尿潴留、恶心、呕吐等。

(5)禁食及静脉补液:禁食期间应静脉补充液体。因胃肠减压期间,引流出大量含有各种电解质的胃肠液,加之患者禁食、水,易造成水、电解质及酸碱失调和营养缺乏。因此,术后需及时补充患者所需的各种营养物质,包括糖、脂肪、氨基酸、维生素及电解质等,必要时输血、血浆或清蛋白,以改善患者的营养状况,促进切口的愈合。同时详细记录24小时液体出入量,为合理补液提供依据。

(6)早期肠内营养支持的护理:术前或术中放置空肠喂养管的患者,术后早期(术后24小时)可经喂养管输注肠内营养制剂,对改善患者的全身营养状况、维持胃肠道屏障结构和功能、促进肠功能恢复等均有益处。护理时应注意:①妥善固定喂养管,避免过度牵拉,防止滑脱、移动、扭曲和受压;保持喂养管的通畅,每次输注前后及输注中间每隔4～6小时用温开水或温生理盐水冲洗管道,防止营养液残留堵塞管腔。②肠内营养支持早期,应遵循从少到多、由慢至快和由稀到浓的原则,使肠道能更好地适应。③营养液的温度以37℃左右为宜,温度偏低会刺激肠道引起肠痉挛,导致腹痛、腹泻;温度过高则可灼伤肠道黏膜,甚至可引起溃疡或出血。同时观察患者有无恶心、呕吐、腹痛、腹胀、腹泻和水电解质紊乱等并发症的发生。

(7)饮食护理:功能恢复、肛门排气后可拔除胃管,拔除胃管后当日可给少量饮水或米汤;如无不适,第2天进半量流质饮食,每次50～80 mL;第3天进全量流质饮食,每次100～150 mL;进食后若无不适,第4天可进半流质饮食,以温、软、易于消化的食物为好;术后第10～14天可进软食,忌生、冷、硬和刺激性食物。要少食多餐,开始每天5～6餐,以后逐渐减少进餐次数并增加每餐进食量,逐步过渡到正常饮食。术后早期禁食牛奶及甜品,以免引起腹胀及胃酸。

(8)鼓励患者早期活动:围床期间,鼓励并协助患者翻身,病情允许时,鼓励并协助患者早期下床活动。如无禁忌,术日可活动四肢,术后第1天床上翻身或坐起做轻微活动,第2～3天视情况协助患者床边活动,第4天可在室内活动。患者活动量应根据个体差异而定,以不感到劳累为宜。

(9)胃大部切除术后并发症的观察及护理。包括术后出血、十二指肠残端破裂等。

术后出血:包括胃和腹腔内出血。胃大部切除术后24小时内可由胃管内引流出少量血液或咖啡样液体,一般24小时内不超过300 mL,且逐渐减少、颜色逐渐变浅变清,出血自行停止;若术后短期内从胃管不断引流出新鲜血液,24小时后仍未停止,则为术后出血。发生在术后24小时以内的出血,多属术中止血不确切;术后4～6天发生的出血,常为吻合口黏膜坏死脱落所致;术后10～20天发生的出血,与吻合口缝线处感染或黏膜下脓肿腐蚀血管有关。术后要严密观察患者的生命体征变化,包括血压、脉搏、心率、呼吸、神志和体温的变化;加强对胃肠减压及腹腔引流的护理,观察和记录胃液及腹腔引流液的量、颜色和性质,若短期内从胃管引流出大量新鲜血液,并持续不止,应警惕有术后胃出血;若术后持续从腹腔引流管引出大量新鲜血性液体,应怀疑腹腔内出血,须立即通知医师协助处理。遵医嘱采用静脉给予止血药物、输血等措施,或用冰生理盐水洗胃,一般可控制。若非手术疗法不能有效止血或出血量大于每小时500 mL时,需再次手术止血,应积极完善术前准备,并做好相应的术后护理。

十二指肠残端破裂:一般多发生在术后24～48小时,是毕Ⅱ式胃大部切除术后早期的严重并发症,原因与十二指肠残端处理不当及胃空肠吻合口输入襻梗阻引起的十二指肠腔内压力升高有关。临床表现为突发性上腹部剧痛、发热和出现腹膜刺激征及白细胞计数增加,腹腔穿刺可有胆汁样液体。一旦确诊,应立即进行手术治疗。

胃肠吻合口破裂或吻合口瘘:是胃大部切除术后早期并发症,常发生在术后1周。原因与术中缝合技术不当、吻合口张力过大、组织供血不足有关,表现为高热、脉速等全身中毒症状,上腹部疼痛及腹膜炎的表现。如发生较晚，多形成局部脓肿或外瘘。临床工作中应注意观察患者生命体征和腹腔引流情况，一般情况下，患者术后体温逐渐趋于正常，腹腔引流液逐日减少和变清。若术后腹腔引流量仍不减，伴有黄绿色胆汁或呈脓性、带臭味，伴腹痛，体温再次升高，应警惕吻合口瘘的可能，须及时通知医师，协助处理。处理包括：①出现吻合口破裂伴有弥漫性腹膜炎的患者须立即手术治疗，做好急症手术准备。②症状较轻无弥漫性腹膜炎的患者，可先行禁食、胃肠减压、充分引流，合理应用抗生素并给予肠外营养支持，纠正水、电解质紊乱和酸碱平衡失调。③保护瘘口周围皮肤，应及时清洁瘘口周围皮肤并保持干燥，局部可涂以氧化锌软膏或使用皮肤保护膜加以保护，以免皮肤破溃继发感染。经上述处理后多数患者吻合口瘘可在 4～6 周自愈；若经久不愈，须再次手术。

胃排空障碍：也称胃瘫，常发生在术后 4～10 天，发病机制尚不完全明了。临床表现为拔除胃管后，患者出现上腹饱胀、钝痛和呕吐，呕吐物含食物和胆汁，消化道 X 线造影检查可见残胃扩张、无张力、蠕动波少而弱，且通过胃肠吻合口不畅。处理措施包括：①禁食、胃肠减压，减少胃肠道积气、积液，降低胃肠道张力，使胃肠道得到充分休息，并记录 24 小时出入量。②输液及肠外营养支持，纠正低蛋白血症，维持水、电解质和酸碱平衡。③应用胃动力促进剂如甲氧氯普安、多潘立酮，促进胃肠功能恢复，也可用 3％温盐水洗胃。一般经上述治疗均可痊愈。

术后梗阻：根据梗阻部位可分为输入袢梗阻、输出袢梗阻和吻合口梗阻。

输入袢梗阻：可分为急、慢性两类。①急性完全性输入袢梗阻，多发生于毕Ⅱ式结肠前输入段对胃小弯的吻合术式。临床表现为上腹部剧烈疼痛，频繁呕吐，呕吐量少、多不含胆汁，呕吐后症状不缓解，且上腹部有压痛性肿块。系输出袢系膜悬吊过紧压迫输入袢，或是输入袢过长穿入输出袢与横结肠的间隙孔形成内疝所致，属闭袢性肠梗阻，易发生肠绞窄，应紧急手术治疗。②慢性不完全性输入袢梗阻患者，表现为进食后出现右上腹胀痛或绞痛，呈喷射状呕吐大量不含食物的胆汁，呕吐后症状缓解。多由于输入袢过长扭曲或输入袢过短在吻合口处形成锐角，使输入袢内胆汁、胰液和十二指肠液排空不畅而滞留。由于消化液潴留在输入袢内，进食后消化液分泌明显增加，输入袢内压力增高，刺激肠管发生强烈的收缩，引起喷射样呕吐，也称输入袢综合征。

输出袢梗阻：多因粘连、大网膜水肿或坏死、炎性肿块压迫所致。临床表现为上腹饱胀，呕吐食物和胆汁。如果非手术治疗无效，应手术解除梗阻。

吻合口梗阻：因吻合口过小或是吻合时胃肠壁组织内翻过多而引起，也可因术后吻合口炎性水肿出现暂时性梗阻。患者表现为进食后出现上腹部饱胀感和溢出性呕吐等，呕吐物含或不含胆汁。应即刻禁食，给予胃肠减压和静脉补液等保守治疗。若保守治疗无效，可手术解除梗阻。

倾倒综合征：由于胃大部切除术后，胃失去幽门窦、幽门括约肌、十二指肠壶腹部等结构对胃排空的控制，导致胃排空过速所产生的一系列综合征。可分为早期倾倒综合征和晚期倾倒综合征。

早期倾倒综合征：多发生在进食后半小时内，患者以循环系统症状和胃肠道症状为主要表现。患者可出现心悸、乏力、出汗、面色苍白等一过性血容量不足表现，并有恶心、呕吐、腹部绞痛、腹泻等消化道症状。处理：主要采用饮食调整，嘱患者少食多餐，饭后平卧 20～30 分钟，避免进食过甜食物、减少液体摄入量并降低食物渗透浓度，多数可在术后半年或一年内逐渐自愈。极少数症状严重而持久的患者需手术治疗。

晚期倾倒综合征：主要因进食后，胃排空过快，高渗性食物迅速进入小肠被过快吸收而使血糖急剧升高,刺激胰岛素大量释放,而当血糖下降后,胰岛素并未相应减少,继而发生低血糖,故又称低血糖综合征。表现为餐后2~4小时,患者出现心慌、无力、眩晕、出汗、手颤、嗜睡以至虚脱。消化道症状不明显,可有饥饿感,出现症状时稍进饮食即可缓解。饮食中减少糖类含量,增加蛋白质比例,少食多餐可防止其发生。

(七)健康指导

(1)向患者及家属讲解有关胃十二指肠溃疡的知识,使之能更好地配合治疗和护理。

(2)指导患者学会自我调整情绪,保持乐观进取的精神风貌,注意劳逸结合,减少溃疡病的客观因素。

(3)指导患者饮食应定时定量,少食多餐,营养丰富,以后可逐步过渡至正常人饮食。少食腌、熏食品,避免进食过冷、过烫、过辣及油煎炸食物,切勿酗酒、吸烟。

(4)告知患者及家属有关手术后期可能出现的并发症的表现和预防措施。

(5)定期随访,如有不适及时就诊。

二、胃十二指肠溃疡急性穿孔

胃十二指肠溃疡急性穿孔是胃十二指肠溃疡的严重并发症,为常见的外科急腹症。起病急、变化快,病情严重,需要紧急处理,若诊治不当可危及生命。其发生率呈逐年上升趋势,发病年龄逐渐趋于老龄化。十二指肠溃疡穿孔男性患者较多,胃溃疡穿孔则多见于老年妇女。

(一)病因及发病机制

溃疡穿孔是活动期胃十二指肠溃疡向深部侵蚀、穿破浆膜的结果。胃溃疡穿孔60％发生在近幽门的胃小弯,而90％的十二指肠溃疡穿孔发生在壶腹部前壁偏小弯侧。急性穿孔后,具有强烈刺激性的胃酸、胆汁、胰液等消化液和食物进入腹腔,引起化学性腹膜炎和腹腔内大量液体渗出,6~8小时后细菌开始繁殖并逐渐转变为化脓性腹膜炎。病原菌以大肠埃希菌、链球菌多见。因剧烈的腹痛、强烈的化学刺激、细胞外液的丢失及细菌毒素吸收等因素,患者可出现休克。

(二)临床表现

1.症状

穿孔多突然发生于夜间空腹或饱食后,主要表现为突发性上腹部刀割样剧痛,很快波及全腹,但仍以上腹为重。患者疼痛难忍,常伴恶心、呕吐、面色苍白、出冷汗、脉搏细速、血压下降、四肢厥冷等表现。其后由于大量腹腔渗出液的稀释,腹痛略有减轻,继发细菌感染后,腹痛可再次加重;当胃内容物沿右结肠旁沟向下流注时,可出现右下腹痛。溃疡穿孔后病情的严重程度与患者的年龄、全身情况、穿孔部位、穿孔大小和时间,以及是否空腹穿孔密切相关。

2.体征

体检时患者呈急性病容,表情痛苦,蜷屈位、不愿移动;腹式呼吸减弱或消失;全腹有明显的压痛、反跳痛,腹肌紧张呈"木板样"强直,以右上腹部最为明显,肝浊音界缩小或消失、可有移动性浊音,肠鸣音减弱或消失。

(三)实验室及其他检查

1.X线检查

大约80％的患者行站立位腹部X线检查时,可见膈下新月形游离气体影。

2.实验室检查

提示血白细胞计数及中性粒细胞比例增高。

3.诊断性腹腔穿刺

临床表现不典型的患者可行诊断性腹腔穿刺,穿刺抽出液可含胆汁或食物残渣。

(四)治疗要点

根据病情选用非手术或手术治疗。

1.非手术治疗

(1)适应证:一般情况良好,症状及体征较轻的空腹状态下穿孔者;穿孔超过 24 小时,腹膜炎症已局限者;胃十二指肠造影证实穿孔已封闭者;无出血、幽门梗阻及恶变等并发症者。

(2)治疗措施:①禁食、持续胃肠减压,减少胃肠内容物继续外漏,以利于穿孔的闭合和腹膜炎症消退。②输液和营养支持治疗,以维持机体水、电解质平衡及营养需求。③全身应用抗生素,以控制感染。④应用抑酸药物,如给予 H_2 受体阻滞剂或质子泵拮抗剂等制酸药物。

2.手术治疗

(1)适应证:①上述非手术治疗措施 6~8 小时,症状无减轻,而且逐渐加重者要改为手术治疗。②饱食后穿孔,顽固性溃疡穿孔和伴有幽门梗阻、大出血、恶变等并发症者,应及早进行手术治疗。

(2)手术方式:①单纯缝合修补术,即缝合穿孔处并加大网膜覆盖。此方法操作简单,手术时间短,安全性高。适用于穿孔时间超过 8 小时,腹腔内感染及炎症水肿严重者;以往无溃疡病史或有溃疡病史但未经内科正规治疗,无出血、梗阻并发症者;有其他系统器质性疾病不能耐受急诊彻底性溃疡切除手术者。②彻底的溃疡切除手术(连同溃疡一起切除的胃大部切除术)。手术方式包括胃大部切除术,对十二指肠溃疡穿孔行迷走神经切断加胃窦切除术,或缝合穿孔后行迷走神经切断加胃空肠吻合术,或行高选择性迷走神经切断术。

(五)常见护理诊断/问题

1.疼痛

疼痛与胃十二指肠溃疡穿孔后消化液对腹膜的强烈刺激及手术后切口有关。

2.体液不足

体液不足与溃疡穿孔后消化液的大量丢失有关。

(六)护理措施

1.术前护理/非手术治疗的护理

(1)禁食、胃肠减压:溃疡穿孔患者要禁食禁水,有效地胃肠减压,以减少胃肠内容物继续流入腹腔。做好引流期间的护理,保持引流通畅和有效负压,注意观察和记录胃液的颜色、性质和量。

(2)体位:休克者取休克体位(头和躯干抬高 20°~30°角、下肢抬高 15°~20°角),以增加回心血量;无休克者或休克改善后取半卧位,以利于漏出的消化液积聚于盆腔最低位和便于引流,减少毒素的吸收,同时也可降低腹壁张力和减轻疼痛。

(3)静脉输液,维持体液平衡。①观察和记录 24 小时出入量,为合理补液提供依据。②给予静脉输液,根据出入量和医嘱,合理安排输液的种类和速度,以维持水、电解质及酸碱平衡;同时给予营养支持和相应护理。

(4)预防和控制感染:遵医嘱合理应用抗菌药。

(5)做好病情观察:密切观察患者生命体征、腹痛、腹膜刺激征及肠鸣音变化等。若经非手术治疗6~8 小时后病情不见好转,症状、体征反而加重者,应积极做好急诊手术准备。

2.术后护理

加强术后护理,帮助患者早日康复。

三、胃十二指肠溃疡大出血

胃十二指肠溃疡出血是上消化道大出血中最常见的原因,占50%以上,其中5%～10%需要手术治疗。

(一)病因与病理

因溃疡基底部血管壁被侵蚀而导致破裂出血,患者过去多有典型溃疡病史,近期可有服用非甾体抗炎药物、疲劳、饮食不规律等诱因。胃溃疡大出血多发生在胃小弯,出血源自胃左、右动脉及其分支或肝胃韧带内较大的血管。十二指肠溃疡大出血通常位于壶腹部后壁,出血多来自胃十二指肠动脉或胰十二指肠上动脉及其分支;溃疡基底部的血管侧壁破裂出血不易自行停止,可引发致命的动脉性出血。大出血后,因血容量减少、血压下降、血流变慢,可在血管破裂处形成血凝块而暂时止血。由于胃酸、胃肠蠕动和胃十二指肠内容物与溃疡病灶的接触,部分病例可发生再次出血。

(二)临床表现

1.症状

患者的主要临床表现是呕血和黑便,多数患者只有黑便而无呕血,迅猛的出血则表现为大量呕血和排紫黑色血便。呕血前患者常有恶心,便血前多突然有便意,呕血或便血前后患者常有心悸、目眩、无力甚至昏厥。如出血速度缓慢则血压、脉搏改变不明显。如果短期内失血量超过400 mL时,患者可出现面色苍白、口渴、脉搏快速有力,血压正常或略偏高的循环系统代偿表现;当失血量超过800 mL时,可出现休克症状:患者烦躁不安、出冷汗、脉搏细速、血压下降、呼吸急促、四肢厥冷等。

2.体征

腹部稍胀,上腹部可有轻度压痛,肠鸣音亢进。

(三)实验室及其他检查

1.内镜检查

胃十二指肠纤维镜检查可明确出血原因和部位,出血24小时内阳性率可达70%～80%,超过24小时则阳性率下降。

2.血管造影

选择性腹腔动脉或肠系膜上动脉造影可明确病因与出血部位,并可采取栓塞治疗或动脉注射垂体升压素等介入性止血措施。

3.实验室检查

大量出血早期,由于血液浓缩,血常规变化不大;以后红细胞计数、血红蛋白、血细胞比容均呈进行性下降。

(四)治疗要点

胃十二指肠溃疡出血的治疗原则:补充血容量防止失血性休克,尽快明确出血部位并采取有效止血措施。

1.非手术治疗

(1)补充血容量:迅速建立静脉通路,快速静脉输液、输血。失血量达全身总血量的20%时,应输注右旋糖酐、羟乙基淀粉或其他血浆代用品,出血量较大时可输注浓缩红细胞,必要时可输全血,保持血细胞比容不低于30％。

(2)禁食、留置胃管:用生理盐水冲洗胃腔,清除血凝块,直至胃液变清。还可经胃管注入200 mL含8 mg去甲肾上腺素的生理盐水溶液,每4～6小时1次。

(3)应用止血、制酸等药物:经静脉或肌内注射立止血等止血药物;静脉给予 H_2 受体拮抗剂(西咪替丁等)、质子泵抑制剂(奥美拉唑)或生长抑素等。

(4)胃镜下止血:急诊胃镜检查明确出血部位后同时实施电凝、激光灼凝、注射或喷洒药物、钛夹夹闭血管等局部止血措施。

2.手术治疗

(1)适应证:①重大出血,短期内出现休克,或短时间内(6～8小时)需输入大量血液(＞800 mL)方能维持血压和血细胞比容者。②正在进行药物治疗的胃十二指肠溃疡患者发生大出血,说明溃疡侵蚀性大,非手术治疗难以止血,或暂时止血后又复发。③60岁以上伴血管硬化症者自行止血机会较小,应及早手术。④近期发生过类似的大出血或合并溃疡穿孔或幽门梗阻。⑤胃镜检查发现动脉搏动性出血或溃疡底部血管显露、再出血危险性大者。

(2)手术方式:①胃大部切除术,适用于大多数溃疡出血的患者。②贯穿缝扎术,在病情危急,不能耐受胃大部切除手术时,可采用单纯贯穿缝扎止血法。③在贯穿缝扎处理溃疡出血后,可行迷走神经干切断加胃窦切除或幽门成形术。

(五)常见护理诊断/问题

1.焦虑、恐惧

焦虑、恐惧与突发胃十二指肠溃疡大出血及担心预后有关。

2.体液不足

体液不足与胃十二指肠溃疡出血致血容量不足有关。

(六)护理措施

1.非手术治疗的护理(包括术前护理)

(1)缓解焦虑和恐惧:关心和安慰患者,给予心理支持,减轻患者的焦虑和恐惧。及时为患者清理呕吐物。情绪紧张者,可遵医嘱适当给予镇静剂。

(2)体位:取平卧位,卧床休息。有呕血者,头偏向一侧。

(3)补充血容量:迅速建立多条畅通的静脉通路,快速输液、输血,必要时可行深静脉穿刺输液。开始输液时速度宜快,待休克纠正后减慢滴速。

(4)采取止血措施:遵医嘱应用止血药物或冰盐水洗胃,以控制出血。

(5)做好病情观察:严密观察患者生命体征的变化,判断、观察和记录呕血、便血情况,观察患者有无口渴、肢端湿冷、尿量减少等循环血量不足的表现。必要时测量中心静脉压并做好记录。观察有无鲜红色血性胃液从胃管流出,以判断有无活动性出血和止血效果。若出血仍在继续,短时间内(6～8小时)需大量输血(＞800 mL)才能维持血压和血细胞比容,或停止输液、输血后,病情又恶化者,应及时报告医师,并配合做好急症手术的准备。

(6)饮食:出血时暂禁食,出血停止后,可进流质或无渣半流质饮食。

2.术后护理

加强术后护理,促进患者早日康复。

四、胃十二指肠溃疡瘢痕性幽门梗阻

胃十二指肠溃疡患者因幽门管、幽门溃疡或十二指肠壶腹部溃疡反复发作形成瘢痕狭窄、幽门痉挛性水肿而造成幽门梗阻。

（一）病因与病理

瘢痕性幽门梗阻常见于十二指肠壶腹部溃疡和位于幽门的胃溃疡。溃疡引起幽门梗阻的机制有幽门痉挛、炎性水肿和瘢痕3种，前两种情况是暂时的和可逆的，在炎症消退、痉挛缓解后梗阻解除，无需外科手术；而瘢痕性幽门梗阻属于永久性，需要手术方能解除梗阻。梗阻初期，为克服幽门狭窄，胃蠕动增强，胃壁肌肉代偿性增厚。后期，胃代偿功能减退，失去张力，胃高度扩大，蠕动减弱甚至消失。由于胃内容物潴留引起呕吐而致水、电解质的丢失，导致脱水、低钾低氯性碱中毒；长期慢性不全性幽门梗阻者由于摄入减少，消化吸收不良，患者可出现贫血与营养障碍。

（二）临床表现

1.症状

患者表现为进食后上腹饱胀不适，并出现阵发性胃痉挛性疼痛，伴恶心、嗳气与呕吐。呕吐多发生在下午或晚间，呕吐量大，一次达 1 000～2 000 mL，呕吐物内含大量宿食，有腐败酸臭味，但不含胆汁。呕吐后自觉胃部舒适，故患者常自行诱发呕吐以缓解症状。常有少尿、便秘、贫血等慢性消耗表现。体检时可见患者常有消瘦、皮肤干燥、皮肤弹性消失等营养不良的表现。

2.体征

上腹部可见胃型和胃蠕动波，用手轻拍上腹部可闻及振水声。

（三）实验室及其他检查

1.内镜检查

可见胃内有大量潴留的胃液和食物残渣。

2.X线钡餐检查

可见胃高度扩张，24 小时后仍有钡剂存留（正常 24 小时排空）。已明确幽门梗阻者避免做此检查。

（四）治疗要点

瘢痕性幽门梗阻以手术治疗为主。最常用的术式是胃大部切除术，但年龄较大、身体状况极差或合并其他严重内科疾病者，可行胃空肠吻合加迷走神经切断术。

（五）常见护理诊断/问题

1.体液不足

体液不足与大量呕吐、胃肠减压引起水和电解质的丢失有关。

2.营养失调

低于机体需要量与幽门梗阻致摄入不足、禁食和消耗、丢失体液有关。

（六）护理措施

1.术前护理

（1）静脉输液：根据医嘱和电解质检测结果合理安排输液种类和速度，以纠正脱水及低钾、低氯性碱中毒。密切观察及准确记录 24 小时出入量，为静脉补液提供依据。

（2）饮食与营养支持：非完全梗阻者可给予无渣半流质饮食，完全梗阻者术前应禁食水，以减少胃内容物潴留。根据医嘱于手术前给予肠外营养，必要时输血或其他血液制品，以纠正营养不

良、贫血和低蛋白血症,提高患者对手术的耐受力。

(3)采取有效措施,减轻疼痛,增进舒适。①禁食,胃肠减压:对完全幽门梗阻患者,给予禁食,保持有效胃肠减压,减少胃内积气、积液,减轻胃内张力。必要时遵医嘱给予解痉药物,以减轻疼痛,增加患者的舒适度。②体位:取半卧位,卧床休息。呕吐时,头偏向一侧。呕吐后及时为患者清理呕吐物。情绪紧张者,可遵医嘱给予镇静剂。

(4)洗胃:完全幽门梗阻者,除持续胃肠减压排空胃内潴留物外,须做术前胃的准备,即术前3天每晚用300~500 mL温盐水洗胃,以减轻胃黏膜水肿和炎症,有利于术后吻合口愈合。

2.术后护理

加强术后护理,促进患者早日康复。

(徐凤杰)

第二节　胃十二指肠损伤

一、概述

由于有肋弓保护且活动度较大,柔韧性较好,壁厚,钝挫伤时胃很少受累,只有胃膨胀时偶有发生胃损伤。上腹或下胸部的穿透伤则常导致胃损伤,多伴有肝、脾、横膈及胰等损伤。胃镜检查及吞入锐利异物或吞入酸、碱等腐蚀性毒物也可引起穿孔,但很少见。十二指肠损伤是由于上中腹部受到间接暴力或锐器的直接刺伤而引起的,缺乏典型的腹膜炎症状和体征,术前诊断困难,漏诊率高,多伴有腹部脏器合并伤,病死率高,术后并发症多,肠瘘发生率高。

二、护理评估

(一)健康史

详细询问患者、现场目击者或陪同人员,以了解受伤的时间、地点、环境,受伤的原因,外力的特点、大小和作用方向,坠跌高度;了解受伤前后饮食及排便情况,受伤时的体位,有无防御,伤后意识状态、症状、急救措施、运送方式,既往疾病及手术史。

(二)临床表现

(1)胃损伤若未波及胃壁全层,可无明显症状。若全层破裂,由于胃酸有很强的化学刺激性,可立即出现剧痛及腹膜刺激征。当破裂口接近贲门或食管时,可因空气进入纵隔而呈胸壁下气肿。较大的穿透性胃损伤时,可自腹壁流出食物残渣、胆汁和气体。

(2)十二指肠破裂后,因有胃液、胆汁及胰液进入腹腔,早期即可发生急性弥漫性腹膜炎,有剧烈的刀割样持续性腹痛伴恶心、呕吐,腹部检查可见有板状腹、腹膜刺激征症状。

(三)辅助检查

(1)疑有胃损伤者,应置胃管,若自胃内吸出血性液体或血性物者可确诊。

(2)腹腔穿刺术和腹腔灌洗术:腹腔穿刺抽出不凝血液、胆汁,灌洗液吸出10 mL以上肉眼可辨的血性液体,即为阳性结果。

(3)X线检查:腹部X线片可显示腹膜后组织积气、肾脏轮廓清晰、腰大肌阴影模糊不清等有助于腹膜后十二指肠损伤的诊断。

(4)CT检查：可显示少量的腹膜后积气和渗至肠外的造影剂。

(四)治疗原则

抗休克和及时、正确的手术处理是治疗的两大关键。

(五)心理-社会状况

胃十二指肠外伤性损伤多数在意外情况下发生,患者出现突发外伤后易出现紧张、痛苦、悲哀、恐惧等心理变化,担心是否手术成功及疾病预后。

三、护理问题

(一)疼痛

疼痛与胃肠破裂、腹腔内积液、腹膜刺激征有关。

(二)组织灌注量不足

这与大量失血、失液,严重创伤,有效循环血量减少有关。

(三)焦虑或恐惧

这种情绪与经历意外及担心预后有关。

(四)潜在并发症

出血、感染、肠瘘、低血容量性休克。

四、护理目标

(1)患者疼痛减轻。

(2)患者血容量得以维持,各器官血供正常、功能完整。

(3)患者焦虑或恐惧减轻或消失。

(4)护士密切观察病情变化,如发现异常,及时报告医师,并配合处理。

五、护理措施

(一)一般护理

1.预防低血容量性休克

吸氧、保暖、建立静脉通道,遵医嘱输入温热生理盐水或乳酸盐林格液,抽血查全血细胞计数、血型和交叉配血。

2.密切观察病情变化

每15～30分钟应评估患者情况。评估内容包括意识状态、生命体征、肠鸣音、尿量、血氧饱和度、有无呕吐、肌紧张和反跳痛等。观察胃管内引流物颜色、性质及量,若引流出血性液体,提示有胃、十二指肠破裂的可能。

3.术前准备

胃、十二指肠破裂大多需要手术处理,故患者入院后,在抢救休克的同时,尽快完成术前准备工作,如备皮、备血、插胃管及留置尿管、做好抗生素皮试等,一旦需要,可立即实施手术。

(二)心理护理

评估患者对损伤的情绪反应,鼓励他们说出自己内心的感受,帮助建立积极有效的应对措施。向患者介绍有关病情、损伤程度、手术方式及疾病预后,鼓励患者树立战胜疾病的信心,告诉

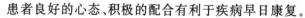

患者良好的心态、积极的配合有利于疾病早日康复。

（三）术后护理

1.体位

患者意识清楚、病情平稳,给予半坐卧位,有利于引流及呼吸。

2.禁食、胃肠减压

观察胃管内引流液颜色、性质及量,若引流出血性液体,提示有胃、十二指肠再出血的可能。十二指肠创口缝合后,胃肠减压管置于十二指肠腔内,使胃液、肠液、胰液得到充分引流,一定要妥善固定,避免脱出。一旦脱出,要在医师的指导下重新置管。

3.严密监测生命体征

术后 15～30 分钟监测生命体征直至患者病情平稳。注意肾功能的改变,胃十二指肠损伤后,特别有出血性休克时,肾脏会受到一定的损害,尤其是严重腹部外伤伴有重度休克者,有发生急性肾功能障碍的危险,所以,术后应密切注意尿量,争取保持每小时尿量在 50 mL 以上。

4.补液和营养支持

根据医嘱,合理补充水、电解质和维生素,必要时输新鲜血、血浆,维持水、电解质、酸碱平衡。给予肠内、肠外营养支持,促进合成代谢,提高机体防御能力。继续应用有效抗生素,控制腹腔内感染。

5.术后并发症的观察和护理

(1)出血:如胃管内 24 小时内引流出新鲜血液大于 200～300 mL,提示吻合口出血,要立即配合医师给予胃管内注入凝血酶粉、冰盐水洗胃等止血措施。

(2)肠瘘:患者术后持续低热或高热不退,腹腔引流管中引流出黄绿色或褐色渣样物,有恶臭或引流出大量气体,提示肠瘘发生,要配合医师进行腹腔双套管冲洗,并做好相应护理。

（四）健康教育

(1)讲解术后饮食注意事项,当患者胃肠功能恢复,一般 3～5 天后开始恢复饮食,由流质逐步恢复至半流质、普食,进食高蛋白、高能量、易消化饮食,增强抵抗力,促进愈合。

(2)行全胃切除或胃大部分切除术的患者,因胃肠吸收功能下降,要及时补充微量元素和维生素等营养素,预防贫血、腹泻等并发症。

(3)避免工作过于劳累,注意劳逸结合。讲明饮酒、抽烟对胃、十二指肠疾病的危害性。

(4)避免长期大量服用非甾体抗炎药,如布洛芬等,以免引起胃肠道黏膜损伤。

（徐凤杰）

第三节　急性胰腺炎

一、病因

（一）梗阻因素

梗阻是最常见原因。常见于胆总管结石,胆管蛔虫症,Oddi 括约肌水肿和痉挛等引起的胆管梗阻,以及胰管结石、肿瘤导致的胰管梗阻。

(二)乙醇中毒

乙醇引起 Oddi 括约肌痉挛,使胰管引流不畅、压力升高。同时乙醇刺激胃酸分泌,胃酸又刺激促胰液素和缩胆囊素分泌增多,促使胰腺外分泌增加。

(三)暴饮暴食

高蛋白、高脂肪食物,过量饮酒可刺激胰腺大量分泌,胃肠道功能紊乱,或因剧烈呕吐导致十二指肠内压骤增,十二指肠液反流,共同通道受阻。

(四)感染因素

腮腺炎病毒、肝炎病毒、伤寒杆菌等经血流、淋巴进入胰腺所致。

(五)损伤或手术

胃胆管手术或胰腺外伤、内镜逆行胰管造影等因素可直接或间接损伤胰腺,导致胰腺缺血、Oddi 括约肌痉挛或刺激迷走神经,使胃酸、胰液分泌增加亦可导致发病。

(六)其他因素

内分泌或代谢性疾病,如高脂血症、高钙血症等,某些药物,如利尿剂,吲哚美辛、硫唑嘌呤等均可损害胰腺。

二、病理生理

根据病理改变可分为水肿性胰腺炎和出血坏死性胰腺炎两种。基本病理改变是水肿、出血和坏死,严重者可并发休克、化脓性感染及多脏器衰竭。

三、临床表现

(一)腹痛

大多为突然发作,常在饱餐后或饮酒后发病。多为全上腹持续剧烈疼痛,伴有阵发性加重,向腰背部放射,疼痛与病变部位有关。胰头部以右上腹痛为主,向右肩部放射;胰尾部以左上腹为主,向左肩放射;累及全胰腺则呈束带状腰背疼痛。重型患者腹痛延续时间较长,由于渗出液扩散,腹痛可弥散至全腹,并有麻痹性肠梗阻现象。

(二)恶心、呕吐

早期为反射性频繁呕吐,多为胃十二指肠内容物,后期因肠麻痹或肠梗阻可呕吐小肠内容物。呕吐后腹胀不缓解为其特点。

(三)发热

发热与病变程度相一致。重型胰腺炎继发感染或合并胆管感染时可持续高热,如持续高热不退则提示合并感染或并发胰周脓肿。

(四)腹胀

腹胀是重型胰腺炎的重要体征之一,其原因是腹膜炎造成麻痹性肠梗阻所致。

(五)黄疸

黄疸多在胆源性胰腺炎时发生。严重者可合并肝细胞性黄疸。

(六)腹膜炎体征

发生水肿性胰腺炎时,压痛只局限于上腹部,常无明显肌紧张;出血性坏死性胰腺炎压痛明显,并有肌紧张和反跳痛,范围较广泛或波及全腹。

(七)休克

严重患者出现休克,表现为脉细速,血压降低,四肢厥冷,面色苍白等。有的患者以突然休克为主要表现,称为暴发性急性胰腺炎。

(八)皮下瘀斑

少数患者因胰酶及坏死组织液穿过筋膜与基层渗入腹壁下,可在季肋及腹部形成蓝棕色斑(Grey-Turner 征)或脐周皮肤青紫(Cullen 征)。

四、辅助检查

(一)胰酶测定

1.血清淀粉酶

90%以上的患者血清淀粉酶升高,通常在发病后 3～4 小时后开始升高,12～24 小时达到高峰,3～5 天恢复正常。

2.尿淀粉酶测定

通常在发病后 12 小时开始升高,24～48 小时达高峰,持续 5～7 天开始下降。

3.血清脂肪酶测定

在发病 24 小时升高至 1.5 康氏单位(正常值 0.5～1.0 U)。

(二)腹腔穿刺

穿刺液为血性混浊液体,可见脂肪小滴,腹水淀粉酶较血清淀粉酶值高 3～8 倍之多。并发感染时呈脓性。

(三)B 超检查

B 超检查可见胰腺弥漫性均匀肿大,界限清晰,内有光点反射,但较稀少,若炎症消退,上述变化持续 1～2 周即可恢复正常。

(四)CT 检查

CT 扫描显示胰腺弥漫肿大,边缘不光滑,当胰腺出现坏死时可见胰腺上有低密度、不规则的透亮区。

五、临床分型

(一)水肿性胰腺炎(轻型)

主要表现为腹痛、恶心、呕吐、腹膜炎体征、血和尿淀粉酶增高,经治疗后短期内可好转,死亡率低。

(二)出血坏死性胰腺炎(重型)

除上述症状、体征继续加重外,高热持续不退,黄疸加深,神志模糊和谵妄,高度腹胀,血性或脓性腹水,两侧腰部或脐下出现青紫瘀斑,胃肠出血、休克等。实验室检查:白细胞增多($>16\times10^9$/L),红细胞和血细胞比容降低,血糖升高(>11.1 mmol/L),血钙降低(<2.0 mmol/L),$PaO_2<8.0$ kPa(60 mmHg),血尿素氮或肌酐增高,酸中毒等。甚至出现急性肾衰竭等,死亡率较高。

六、治疗原则

(一)非手术治疗

急性胰腺炎大多采用非手术治疗。①严密观察病情;②减少胰液分泌,应用抑制或减少胰液分泌的药物;③解痉镇痛;④有效抗生素防治感染;⑤抗休克,纠正水电解质平衡失调;⑥抗胰酶疗法;⑦腹腔灌洗;⑧激素和中医中药治疗。

(二)手术治疗

1.目的

清除含有胰酶、毒性物质的坏死组织。

2.指征

采用非手术疗法无效者;诊断未明确而疑有腹腔脏器穿孔或肠坏死者;合并胆管疾病者;并发胰腺感染者。应考虑手术探查。

3.手术方式

有灌洗引流、坏死组织清除和规则性胰腺切除术、胆管探查,T形管引流和胃造瘘、空肠造瘘术等。

七、护理措施

(一)非手术期间的护理

1.病情观察

严密观察患者神志,监测其生命体征和腹部体征的变化,监测血气、凝血功能、血电解质变化,及早发现坏死性胰腺炎、休克和多器官功能衰竭。

2.维持正常呼吸功能

给予高浓度氧气吸入,必要时给予呼吸机辅助呼吸。

3.维护肾功能

详细记录每小时尿量、尿比重、出入水量。

4.控制饮食、抑制胰腺分泌

对病情较轻者,可进食少量清淡流质或半流质饮食,限制蛋白质摄入量,禁进脂肪。对病情较重或频繁呕吐者要禁食,行胃肠减压,遵医嘱给予抑制胰腺分泌的药物。

5.预防感染

对病情重或胆源性胰腺炎患者给予抗生素,为预防真菌感染,应加用抗真菌药物。

6.防治休克

维持水电解质平衡,应早期迅速补充水、电解质、血浆、全血。还应预防低钾血症、低钙血症,在疾病早期应注意观察,及时矫正。

7.心理护理

指导患者减轻疼痛的方法,解释各项治疗措施的意义。

(二)术后护理

1.术后各种引流管的护理

(1)熟练掌握各种管道的作用,将导管贴上标签后与引流装置正确连接,妥善固定,防止导管滑脱。

(2)分别观察记录各引流管的引流液性状、颜色、量。

（3）严格遵循无菌操作规程，定期更换引流装置。

（4）保持引流通畅，防止导管扭曲。重型患者常有血块、坏死组织脱落，容易造成引流管阻塞。如有阻塞可用无菌温生理盐水冲洗，帮患者经常更换体位，以利引流。

（5）冲洗液、灌洗液现用现配。

（6）拔管护理：当患者体温正常并稳定10天左右，白细胞计数正常，腹腔引流液少于5 mL，每天引流液淀粉酶测定正常后可考虑拔管。拔管后要注意拔管处伤口有无渗漏，如有渗液应及时更换敷料。拔管处伤口可在1周左右愈合。

2.伤口护理

观察有无渗液、有无裂开，按时换药，并发胰液外瘘时，要注意保持负压引流通畅，并用氧化锌糊剂保护瘘口周围皮肤。

3.营养支持治疗与护理

根据患者营养评定状况，计算需要量，制订计划。第一阶段，术前和术后早期，需抑制分泌功能，使胰腺处于休息状态，同时因胃肠道功能障碍，此时需完全胃肠外营养（TPN）2～3周。第二阶段，术后3周左右，病情稳定，肠道功能基本恢复，可通过空肠造瘘提供营养3～4周，称为肠道营养（TEN）。第三阶段，逐渐恢复经口进食，称为胃肠内营养（EN）。

4.并发症的观察与护理

（1）胰腺脓肿及腹腔脓肿：术后2周的患者出现高热，腹部肿块，应考虑其可能。一般均为腹腔引流不畅，胰腺坏死组织及渗出液局部积聚感染所致。非手术疗法无效时应手术引流。

（2）胰瘘：如观察到腹腔引流有无色透明腹腔液经常外漏，其中淀粉酶含量高，为胰液外漏所致，合并感染时引流液可显脓性。多数可逐渐自行愈合。

（3）肠瘘：主要表现为明显的腹膜刺激征，引流液中伴有粪渣。瘘管形成后用营养支持治疗。长期不愈者，应考虑手术治疗。

（4）假性胰腺囊肿：多数需手术行囊肿切除或内引流手术，少数患者经非手术治疗6个月可自行吸收。

（5）糖尿病：胰腺部分切除后，可引起内、外分泌缺失。注意观察血糖、尿糖的变化，根据化验报告补充胰岛素。

5.心理护理

由于病情重，术后引流管多，恢复时间长，患者易产生悲观急躁情绪，因此应关心体贴鼓励患者，帮助患者树立战胜疾病的信心，积极配合治疗。

八、健康教育

（1）饮食应少量多餐，注意食用富有营养、易消化的食物，避免暴饮暴食及酗酒。

（2）有胆管疾病、病毒感染者应积极治疗。

（3）告知患者及家属会引发胰腺炎的药物种类，不得随意服药。

（4）有高糖血症，应遵医嘱口服降糖药或注射胰岛素，定时查血糖、尿糖，将血糖控制在稳定水平，防治各种并发症。

（5）出院4～6周，避免过度疲劳。

（6）门诊应定期随访。

（徐凤杰）

第四节　原发性肝癌

原发性肝癌是指由肝细胞或肝内胆管上皮细胞发生的恶性肿瘤,是我国常见的恶性肿瘤之一,死亡率较高,在恶性肿瘤死亡排位中占第二位。近年来发病率有上升趋势,肝癌的 5 年生存率很低,预后凶险。原发性肝癌的发病率有较高的地区分布性,本病多见于中年男性,男女性别之比在肝癌高发区中为 3：1～4：1,低发区则为 1：1～2：1。高发区的发病年龄高峰为 40～49 岁。

一、病因及发病机制

病因及发病机制尚不清楚,根据高发区的流行病学调查结果表明,下列因素与肝癌的发病关系密切。

(一)病毒性肝炎

在我国,乙型肝炎是原发性肝癌发生的最重要病因,原发性肝癌患者中 1/3 曾有慢性肝炎病史。肝癌患者血清中乙型肝炎标志物高达 90% 以上,近年来丙型肝炎与肝癌关系也逐渐引起关注。

(二)肝硬化

原发性肝癌合并肝硬化者占 50%～90%,乙肝病毒持续感染与肝细胞癌有密切关系。其过程可能是乙型肝炎病毒引起肝细胞损害继而发生增生或不典型增生,从而对致癌物质敏感。在多种病因参与的发病过程中可能有多种基因发生改变,最后导致癌变。

(三)黄曲霉毒素

在肝癌高发区,尤其南方以玉米为主粮的地方调查提示,肝癌流行可能与黄曲霉毒素对粮食的污染有关,其代谢产物黄曲霉毒素 B_1 有强烈致癌作用。

(四)饮水污染

江苏启东的流行病学调查结果发现,饮用池塘水者与饮用井水者的肝癌发病率和死亡率有明显差异,可能与池塘水的蓝绿藻产生的微囊藻毒素污染饮用水源有关。

(五)遗传因素

在高发区肝癌有时出现家族聚集现象,尤以共同生活并有血缘关系者的肝癌罹患率高,可能与肝炎病毒垂直传播有关。

(六)其他

饮酒、亚硝胺、农药、某些微量元素含量异常如铜、锌、钼等、肝吸虫等因素也被认为与肝癌有关。吸烟和肝癌的关系还待进一步明确。

二、临床表现

(一)症状

肝癌起病隐匿,早期缺乏典型症状,多在肝病随访中或体检普查中,应用血清甲胎蛋白(AFP)及 B 超检查偶然发现肝癌,此时患者既无症状,体格检查亦缺乏肿瘤本身的体征,此期称之为亚临床肝癌。一旦出现症状而来就诊者其病程大多已进入中晚期。不同阶段的肝癌，其临床表现有明显差异。

1.肝区疼痛

肝区疼痛最常见，半数以上患者呈间歇性或持续性的钝痛或胀痛，是由于肿块生长迅速，使肝包膜绷紧牵拉所致。当肿瘤侵犯膈肌时，疼痛可向右肩或右背部放射。向右后生长的肿瘤可致右腰疼痛。突然出现剧烈腹痛和腹膜刺激征提示癌结节包膜下出血或向腹腔破溃。

2.消化道症状

食欲缺乏、恶心、呕吐、腹泻、消化不良等，缺乏特异性。

3.全身症状

低热。发热与癌肿坏死物质吸收有关。此外还有乏力、消瘦、贫血、全身衰弱等，少数患者晚期呈恶病质。这是由于癌症所致的能量消耗和代谢障碍所致。

4.转移灶症状

如发生肺转移可出现咳嗽、咯血；胸膜转移可引起胸痛和血性胸腔积液；癌栓栓塞肺动脉，引起肺梗死，可突然出现严重呼吸困难和胸痛；癌栓栓塞下肢静脉，可出现下肢严重水肿；骨转移和脊柱转移，可引起局部压痛或神经受压症状；颅内转移可出现相应的神经定位症状和体征。

5.伴癌综合征

癌肿本身代谢异常，癌组织对机体发生影响而引起的内分泌或代谢异常的一组症候群称之为伴癌综合征。如自发性低血糖症、红细胞增多症，其他罕见的有高脂血症、高钙血症、类癌综合征等。

(二)体征

1.肝大

进行性肝大是常见的特征性体征之一。肝质地坚硬，表面及边缘不光滑，有大小不等结节，伴不同程度的压痛。如癌肿突出于右肋弓下或剑突下，上腹可出现局部隆起或饱满。

2.脾大

脾大多见于合并肝硬化门静脉高压患者，因门静脉或脾静脉有癌栓或癌肿压迫门静脉引起。

3.腹水

因合并肝硬化门静脉高压、门静脉或肝静脉癌栓所致。当癌肿表面破溃时可引起血性腹水。

4.黄疸

当癌肿浸润、破坏肝细胞时，可引起肝细胞性黄疸；当癌肿侵犯肝内胆管或压迫胆管时，可出现阻塞性黄疸。

5.转移灶相应体征

锁骨上淋巴结肿大，胸腔积液的体征，截瘫、偏瘫等。

(三)并发症

肝性脑病；上消化道出血；肝癌结节破裂出血；血性胸腔积液、腹水；继发感染。上述并发症可由肝癌本身或并存的肝硬化引起，常为致死的原因。

三、辅助检查

(一)血清甲胎蛋白(AFP)测定

AFP是目前诊断肝细胞肝癌最特异性的标志物，是体检普查的项目之一。肝癌患者AFP

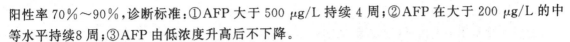

阳性率70%～90%,诊断标准:①AFP大于500 μg/L持续4周;②AFP在大于200 μg/L的中等水平持续8周;③AFP由低浓度升高后不下降。

(二)影像学检查

(1)超声显像是目前肝癌筛查的首选检查之一,有助于了解占位性病变的血供。

(2)CT在反映肝癌的大小、形态、部位、数目等方面有突出的优点,被认为是补充超声显像检查的非侵入性诊断的首选方法。

(3)肝动脉造影是肝癌诊断的重要补充方法,对直径2 cm以下的小肝癌的诊断较有价值。

(4)MRI优点是除显示如CT那样的横断面外,还能显示矢状位、冠状位及任意切面。

(三)肝组织活检或细胞学检查

在超声或CT引导下活检或细针穿刺行组织学或细胞学检查,是目前确诊直径2 cm以下小肝癌的有效方法。缺点是易引起近边缘的肝癌破裂,有促进转移的危险。此方法在非侵入性操作未能确诊时考虑使用。

四、诊断要点

有慢性肝炎病史,原因不明的肝区不适或疼痛;或原有肝病症状加重伴有全身不适、明显的食欲缺乏和消瘦、乏力、发热;肝进行性肿大、压痛、质地坚硬、表面和边缘不光滑。对高危人群血清AFP的检测及影像学检查。对既无症状也无体征的亚临床肝癌的诊断主要靠血清AFP的检测联合影像学检查。

五、治疗要点

早期治疗是改善肝癌预后的最主要的手段,而治疗方案的选择取决于肝癌的临床分期及患者的体质。

(一)手术治疗

手术治疗是首选的治疗方法,是影响肝癌预后的最主要因素,是提高患者生存率的关键。

(二)局部治疗

1.肝动脉化疗栓塞治疗(TACE)

TACE为原发性肝癌非手术的首选方案,效果较好,应反复多次治疗。机制为先栓塞肿瘤远端血供,再栓塞肿瘤近端肝动脉,使肿瘤难以建立侧支循环,最终引起病灶缺血性坏死,并在动脉内灌注化疗药物。常用栓塞剂有可吸收性明胶海绵和碘化油。

2.无水酒精注射疗法(PEI)

PEI是肿瘤直径小于3 cm,结节数在3个以内,伴肝硬化不能手术患者的首选治疗方法。在B超引导下经皮肝穿刺入肿瘤内注入无水酒精,促使肿瘤细胞脱水变性、凝固坏死。

3.物理疗法

局部高温疗法,如微波组织凝固技术、射频消融、高功率聚焦超声治疗、激光等。

(三)其他治疗方法

1.放射治疗

放射治疗在肝癌治疗中仍有一定地位,适用于肿瘤较局限,但不能手术者,常与其他治疗方法组成综合治疗。

2.化学治疗

化学治疗常用多柔比星(阿霉素,ADM)及其衍生物、顺铂(CDDP)、氟尿嘧啶(5-FU)、丝裂霉素(MMC)和甲氨蝶呤(MTX)等。主张联合用药,单一用药疗效较差。

3.生物治疗

生物治疗常用干扰素、白细胞介素、LAK 细胞、TIL 细胞等,作为辅助治疗之一。

4.中医中药治疗

中医中药治疗用于晚期肝癌患者和肝功能严重失代偿无法耐受其他治疗者,可作为辅助治疗之一。

5.综合治疗

根据患者的具体情况,选择一种或多种治疗方法联合使用,为中晚期患者的主要治疗方法。

六、常用护理诊断

(一)疼痛

其与肿瘤迅速增大、牵拉肝包膜有关。

(二)预感性悲哀

其与获知疾病预后有关。

(三)营养失调

其与肝功能严重损害、摄入量不足有关。

七、护理措施

(一)一般护理

1.休息与体位

给患者创造安静舒适的休息环境,减少各种不良刺激。协助并指导患者取舒适卧位。为患者创造安静、舒适的环境,提高患者对疼痛的耐受性。

2.饮食护理

鼓励患者进食,给予高蛋白、适量热量、高维生素、易消化饮食,如出现肝性昏迷,禁食蛋白质。伴腹水患者,限制水钠摄入。如出现恶心、呕吐现象,做好口腔护理。在化疗过程中患者往往胃肠道反应明显,可根据其口味适当调整饮食。

3.皮肤护理

晚期肝癌患者极度消瘦,严重营养不良,因为疼痛影响,常拒绝体位变动,因此要加强翻身、皮肤按摩,如出现压疮,做好相应处理。

(二)病情观察

监测生命体征,观察有无肝区疼痛、发热、腹水、黄疸、呕血、便血,24 小时尿量等,以及实验室各项血液生化和免疫学指标,观察有无转移征象。

(三)疼痛护理

晚期癌症患者大部分有中度至重度的疼痛,多为顽固性的剧痛,严重影响生存质量。通过询问病史、观察或运用评估工具来判断疼痛的部位、性质、程度。

1.三阶梯疗法

目前临床普遍推行世界卫生组织推荐的三阶梯疗法,其原则如下。①按阶梯给药:依药效的

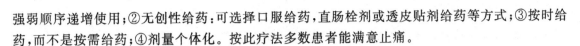

强弱顺序递增使用;②无创性给药:可选择口服给药,直肠栓剂或透皮贴剂给药等方式;③按时给药,而不是按需给药;④剂量个体化。按此疗法多数患者能满意止痛。

(1)第一阶梯:轻度癌痛,可用非阿片类镇痛药,如阿司匹林等。

(2)第二阶梯:中度癌痛及第一阶梯治疗效果不理想时,可选用弱阿片类药,如可卡因。

(3)第三阶梯:重度癌痛及第二阶梯治疗效果不理想者,选用强阿片类药,如吗啡。多采用口服缓释或控释剂型。癌痛的治疗中提倡联合用药的方法,加用一些辅助药以协同主药的疗效,减少其用量与不良反应,常用辅助药物:①弱安定药,如地西泮和艾司唑仑等;②强安定药,如氯丙嗪和氟哌利多等;③抗抑郁药,如阿米替林。

向患者说明接受治疗的效果及帮助患者正确用药,对于已掌握的规律性疼痛,在疼痛发生前使用镇痛剂。疼痛减轻或停止时应及时停药。观察止痛疗效及不良反应。

2.其他方法

(1)放松止痛法:通过全身松弛可以阻断或减轻疼痛反应。

(2)心理暗示疗法:可结合各种癌症的治疗方法,暗示患者进行自身调节,告诉患者配合治疗就一定能战胜疾病。

(3)物理止痛法:可通过刺激疼痛周围皮肤或相对应的健侧达到止痛目的。

(4)转移止痛法:让患者取舒适体位,通过回忆、冥想、听音乐、看书报等方法转移注意力,减轻疼痛反应。

(四)肝动脉栓塞化疗护理

化疗是肝癌非手术治疗的首选方法,已在临床上广泛应用,是一种创伤性的非手术治疗。

1.术前护理

(1)向患者和家属解释治疗的必要性、方法、效果。

(2)评估患者的身体状况,必要时先给予支持治疗。

(3)做好各种检查,如血常规、出凝血时间、肝肾功能、心电图、影像学检查等,检查股动脉和足背动脉搏动的强度。

(4)做好碘过敏试验和普鲁卡因过敏试验,如碘过敏试验阳性可用非离子型造影剂。

(5)术前6小时禁食禁饮。

(6)术前0.5小时可给予镇静剂,并测量血压。

2.术中护理

(1)准备好各种抢救用品和药物。

(2)护士应尽量陪伴在患者的身边,安慰及观察患者。

(3)注射造影剂时,应严格控制注射速度,注射完毕后应密切观察患者有无恶心、心悸、胸闷、皮疹等过敏症状,观察血压的变化。

(4)注射化疗药物后应观察患者有无恶心、呕吐,一旦出现应帮助患者头偏向一侧,备污物盘,指导患者做深呼吸,如使用的化疗药物的胃肠道反应很明显,可在注入化疗药物前给予止吐药。

(5)观察患者有无腹痛,如出现轻微腹痛,可向患者解释腹痛的原因,安慰患者,转移注意力;如疼痛较剧,患者不能耐受,可给予止痛药。

3.术后护理

(1)预防穿刺部位出血:拔管后应压迫股动脉穿刺点15分钟,绷带包扎后,用沙袋(1~2 kg)

压迫6～8小时；保持穿刺侧肢体平伸24小时；术后8小时内，应每隔1小时观察穿刺部位有无出血和渗血，保持敷料的清洁干燥；一旦发现出血，应立即压迫止血，重新包扎，沙袋压迫；如为穿刺点大血肿，可用无菌注射器抽吸，24小时后可热敷，促进其吸收。

（2）观察有无血栓形成：应检查两侧足背动脉的搏动是否对称，患者有无肢体麻木、胀痛、皮肤温度降低等，出现上述症状与体征，应立即报告医师及时采取溶栓措施。

（3）观察有无栓塞后综合征：发热、恶心、呕吐、腹痛。如体温超过39℃，可物理降温，必要时用退热药。术中或术后用止吐药，可有效地预防和减轻恶心、呕吐的症状，鼓励患者进食，尽可能满足患者对食物的要求。腹痛是因肿瘤组织坏死、局部组织水肿而引起的，可逐渐缓解，如疼痛剧烈，可使用药物止痛。

（4）密切观察化疗后反应，及时检查肝、肾功能和血常规，及时治疗和抢救。补充足够的液体，鼓励患者多饮水、多排尿，必要时应用利尿剂。

（五）心理护理

肝癌患者的5个阶段的心理反应往往比其他癌症患者更为明显。要充分认识患者的心理反应，对部分出现过激行为，如绝望甚至自杀的患者，给予正确的心理疏导；同时建立良好的护患关系，减轻患者恐惧。对于晚期患者，特别要维护其尊严，并做好临终护理。

（六）健康教育

1.疾病知识指导

原发性肝癌应以预防为主。临床证明，肝炎-肝硬化-肝癌的关系密切。因此，患病毒性肝炎的患者应及时正确治疗，防止转变为肝硬化，非乙型肝炎病毒携带者应注射乙型肝炎疫苗。加强锻炼，增强体质，注意保暖。

2.生活指导

禁食含有黄曲霉素的霉变食物，特别是发霉的花生和玉米，禁饮酒。肝癌伴有肝硬化者，特别是伴食管-胃底静脉曲张的患者，应避免粗糙饮食。

3.用药指导

在化疗过程中，应向患者做好解释工作，消除紧张心理，并介绍药物性质、毒副作用，使患者心中有数。①药物反应较重者，宜安排在睡前或饭后用药，以免影响进食。呕吐严重者应少食多餐，辅以针刺足三里、合谷、曲池等穴，对减轻胃肠道反应有一定作用。②注意防止皮肤破损，观察皮肤有无瘀斑、出血点，有无牙龈出血、鼻出血、血尿及便血等症状。③鼓励患者多饮水或强迫排尿，使尿液稀释。遵医嘱适量地服用碳酸氢钠以碱化尿液。④常选用1：5 000高锰酸钾溶液坐浴，预防会阴部感染。

4.自我监测指导

出现右上腹不适、疼痛或包块者应尽早到医院检查。肝癌的疗效取决于早发现、早治疗，一旦确诊应尽早治疗，以手术为主的综合治疗可明显延长患者生命。观察肿瘤有无并发症和有无远处转移的表现，应警惕肝癌结节破裂、肝性脑病、消化道出血和感染等。手术后的癌肿患者应观察有无复发，定期复诊。化疗患者应定期检查肝肾功能、心电图、血象、血浆药物浓度等，及时了解脏器功能和有无药物蓄积。

（徐凤杰）

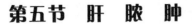

第五节 肝 脓 肿

一、细菌性肝脓肿患者的护理

当全身性细菌感染,特别是腹腔内感染时,细菌侵入肝脏,如果患者抵抗力弱,可发生细菌性肝脓肿。细菌可以从下列途径进入肝脏。①胆道:细菌沿着胆管上行,是引起细菌性肝脓肿的主要原因。包括胆石、胆囊炎、胆道蛔虫、其他原因所致胆管狭窄与阻塞等。②肝动脉:体内任何部位的化脓性病变,细菌可经肝动脉进入肝脏。如:败血症、化脓性骨髓炎、痈、疖等。③门静脉:已较少见,如坏疽性阑尾炎、细菌性痢疾等,细菌可经门静脉入肝。④肝开放性损伤:细菌可直接经伤口进入肝,引起感染而形成脓肿。细菌性肝脓肿的致病菌多为大肠埃希菌、金黄色葡萄球菌、厌氧链球菌等。肝脓肿可以是单个脓肿,也可以是多个小脓肿,数个小脓肿可以融合成为1个大脓肿。

(一)护理评估

1.健康史

注意询问有无胆道感染和胆道疾病、全身其他部位的化脓性感染特别是肠道的化脓性感染、肝脏外伤病史,是否有肝脓肿病史,是否进行过系统治疗。

2.身体状况

本病通常继发于某种感染性先驱疾病,起病急,主要症状为骤起寒战、高热、肝区疼痛和肝大。体温可高达39~40 ℃,多表现为弛张热,伴有大汗、恶心、呕吐、食欲缺乏。肝区疼痛多为持续性钝痛或胀痛,有时可伴有右肩牵涉痛,右下胸及肝区叩击痛,增大的肝有压痛。肝前下缘比较表浅的脓肿,可有右上腹肌紧张和局部明显触痛。巨大的肝脓肿可使右季肋区呈饱满状态,甚至可见局限性隆起,局部皮肤可出现凹陷性水肿。严重时或并发胆道梗阻者,可出现黄疸。

3.心理-社会状况

细菌性肝脓肿起病急剧,症状重,如果治疗不彻底容易反复发作并转为慢性,并且细菌性肝脓肿极易引起严重的全身性感染,导致感染性休克,患者产生焦虑。

4.辅助检查

(1)血液检查:化验检查白细胞计数及中性粒细胞增多,有时出现贫血。肝功能检查可出现不同程度的损害和低蛋白血症。

(2)X线胸腹部检查:右叶脓肿可见右膈肌升高,运动受限;肝影增大或局限性隆起;有时伴有反应性胸膜炎或胸腔积液。

(3)B超:在肝内可显示液平段,可明确其部位和大小,阳性诊断率在96%以上,为首选的检查方法。必要时可作CT检查。

(4)诊断性穿刺:抽出脓液即可证实本病。

(5)细菌培养:脓液细菌培养有助于明确致病菌,选择敏感的抗生素,并与阿米巴性肝脓肿相鉴别。

5.治疗要点

(1)全身支持疗法:给予充分营养,纠正水和电解质及酸碱平衡失调,必要时少量多次输血和血浆以纠正低蛋白血症,增强机体抵抗力。

(2)抗生素治疗:应使用大剂量抗生素。由于肝脓肿的致病菌以大肠埃希菌、金黄色葡萄球菌和厌氧性细菌最为常见,在未确定病原菌之前,可首选对此类细菌有效的抗生素,然后根据细菌培养和抗生素敏感试验结果选用有效的抗生素。

(3)经皮肝穿刺脓肿置管引流术:适用于单个较大的脓肿。在 B 型超声引导下进行穿刺。

(4)手术治疗:对于较大的单个脓肿,估计有穿破可能,或已经穿破胸腹腔;胆源性肝脓肿;位于肝左外叶脓肿,穿刺易污染腹腔;慢性肝脓肿,应施行经腹切开引流。病程长的慢性局限性厚壁脓肿,也可行肝叶切除或部分肝切除术。多发性小脓肿不宜行手术治疗,但对其中较大的脓肿,也可行切开引流。

(二)护理诊断及合作性问题

1.营养失调

低于机体需要量,与高代谢消耗或慢性消耗病程有关。

2.体温过高

其与感染有关。

3.急性疼痛

其与感染及脓肿内压力过高有关。

4.潜在并发症

急性腹膜炎、上消化道出血、感染性休克。

(三)护理目标

患者能维持适当营养,维持体温正常,疼痛减轻,无急性腹膜炎、休克等并发症发生。

(四)护理措施

1.术前护理

(1)病情观察,配合抢救中毒性休克。

(2)高热护理:保持病室空气新鲜、通风、温湿度合适,物理降温。衣着适量,及时更换汗湿衣。

(3)维持适当营养:对于非手术治疗和术前的患者,给予高蛋白、高热量饮食,纠正水、电解质平衡失调和低蛋白血症。

(4)遵医嘱正确应用抗生素。

2.术后护理

(1)经皮肝穿刺脓肿置管引流术术后护理:术前做术区皮肤准备,协助医师进行穿刺部位的准确定位。术后向医师询问术中情况及术后有无特殊观察和护理要求。患者返回病房后,观察引流管固定是否牢固,引流液性状,引流管道是否密闭。术后第 2 天或数天开始进行脓腔冲洗,冲洗液选用等渗盐水(或遵医嘱加用抗生素)。冲洗时速度缓慢,压力不宜过高,估算注入液与引出液的量。每次冲洗结束后,可遵医嘱向脓腔内注入抗生素。待到引流出或冲洗出的液体变清澈,B 型超声检查脓腔直径＜2 cm 即可拔管。

(2)切开引流术术后护理:切开引流术术后护理遵循腹部手术术后护理的一般要求。除此之外,每天用生理盐水冲洗脓腔,记录引流液量,＜10 mL 或脓腔容积＜15 mL,即考虑拔除引流

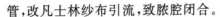

管,改凡士林纱布引流,致脓腔闭合。

3.健康指导

为了预防肝脓肿疾病的发生,应教育人们积极预防和治疗胆道疾病,及时处理身体其他部位的化脓性感染。告知患者应用抗生素和放置引流管的目的和注意事项,取得患者的信任和配合。术后患者应加强营养和提高抵抗力,定期复查。

(五)护理评价

患者是否能维持适当营养,体温是否正常,疼痛是否减轻,有无急性腹膜炎、上消化道出血、感染性休克等并发症发生。

二、阿米巴性肝脓肿患者的护理

阿米巴性肝脓肿是阿米巴肠病的并发症,阿米巴原虫从结肠溃疡处经门静脉血液或淋巴管侵入肝内并发脓肿,常见于肝右叶顶部,多数为单发性。原虫产生溶组织酶,导致肝细胞坏死、液化组织和血液、渗液组成脓肿。

(一)护理评估

1.健康史

注意询问有无阿米巴痢疾病史。

2.身体状况

阿米巴性肝脓肿有着跟细菌性肝脓肿相似的表现,两者的区别详见表6-1。

表 6-1 细菌性肝脓肿与阿米巴性肝脓肿的鉴别

鉴别要点	细菌性肝脓肿	阿米巴性肝脓肿
病史	继发于胆道感染或其他化脓性疾病	继发于阿米巴痢疾后
症状	病情急骤严重,全身中毒症状明显,有寒战、高热	起病较缓慢,病程较长,可有高热,或不规则发热、盗汗
血液化验	白细胞计数及中性粒细胞可明显增加。血液细菌培养可阳性	白细胞计数可增加,如无继发细菌感染液细菌培养阴性。血清学阿米巴抗体检查阳性
粪便检查	无特殊表现	部分患者可找到阿米巴滋养体或结肠溃面(乙状结肠镜检)黏液或刮取涂片可找阿米巴滋养体或包囊
脓液	多为黄白色脓液,涂片和培养可发现细菌	大多为棕褐色脓液,无臭味,镜检有时可到阿米巴滋养体。若无混合感染,涂片和培养无细菌
诊断性治疗	抗阿米巴药物治疗无效	抗阿米巴药物治疗有好转
脓肿	较小,常为多发性	较大,多为单发,多见于肝右叶

3.心理-社会状况

由于病程长,忍受较重的痛苦,担忧预后或经济拮据等原因,患者常有焦虑、悲伤或恐惧反应。

4.辅助检查

基本同细菌性肝脓肿。

5.治疗要点

阿米巴性肝脓肿以非手术治疗为主。应用抗阿米巴药物,加强支持疗法纠正低蛋白、贫血等,无效者穿刺置管闭式引流或手术切开引流,多可获得良好的疗效。

（二）护理诊断及合作性问题

1.营养失调

低于机体需要量,与高代谢消耗或慢性消耗病程有关。

2.急性疼痛

与脓肿内压力过高有关。

3.潜在并发症

合并细菌感染。

（三）护理措施

1.非手术疗法和术前护理

(1)加强支持疗法:给予高蛋白、高热量和高维生素饮食,必要时少量多次输新鲜血、补充丙种球蛋白,增强抵抗力。

(2)正确使用抗阿米巴药物,注意观察药物的不良反应。

2.术后护理

除继续做好非手术疗法护理外,重点做好引流的护理。宜用无菌水封瓶闭式引流,每天更换消毒瓶,接口处保持无菌,防止继发细菌感染。如继发细菌感染需使用抗生素。

（徐凤杰）

第六节　门静脉高压症

门静脉的正常压力是 $1.27\sim2.35$ kPa($13\sim24$ cmH$_2$O),当门静脉血流受阻、血液淤滞时,压力 2.35 kPa(24 cmH$_2$O)时,称为门静脉高压症,临床上常有脾大及脾功能亢进、食管胃底静脉曲张破裂出血、腹水等一系列表现。

门静脉主干由肠系膜上、下静脉和脾静脉汇合而成。门静脉系统位于两个毛细血管网之间,一端是胃、肠、脾、胰的毛细血管网,另一端连接肝小叶内的肝窦。门静脉流经肝脏的血液约占肝血流量的 75%,肝动脉供血约占 25%,由此可见肝脏的双重供血以门静脉供血为主。门静脉内的血含氧量较体循环的静脉血高,故门静脉对肝的供氧几乎和肝动脉相等。此外门静脉系统内无控制血流方向的静脉瓣,与腔静脉之间存在 4 个交通支:①胃底、食管下段交通支;②直肠下段、肛管交通支;③前腹壁交通支;④腹膜后交通支。这些交通支中,最主要的是胃底、食管下段交通支,上述交通支在正常情况下都很细小,血流量很少。

门静脉血液淤滞或血流阻力增加均可导致门脉高压,但以门静脉血流阻力增加更为常见。按阻力增加的部位,可将门静脉高压症分为肝前、肝内和肝后 3 型。在我国肝内型多见,其中肝炎后肝硬化是引起门静脉高压症的常见病因,但在西方国家,酒精性肝硬化是门静脉高压症最常见的原因。由于增生的纤维束和再生的肝细胞结节挤压肝小叶内的肝窦,使其变窄或闭塞,导致门静脉血流受阻,其次由于位于肝小叶间汇管区的肝动脉小分支和门静脉小分支之间的许多动静脉交通支大量开放,引起门静脉压力增高。肝前型门静脉高压症的常见病因是肝外门静脉血栓形成(脐炎、腹腔内感染、胰腺炎、创伤等)、先天畸形(闭锁、狭窄或海绵样变等)和外在压迫。肝前型门静脉高压症患者肝功能多正常或轻度损害,预后较好。肝后型门静脉高压症常见病因包括巴德-基亚里(Budd-Chiari)综合征、缩窄性心包炎、严重右心衰竭等。

一、护理评估

(一)健康史

应注意询问患者有无肝炎病史、酗酒、血吸虫病病史,既往有无出现肝昏迷、上消化道出血的病史,以及诱发的原因,对于原发病是否进行治疗。

(二)身体状况

(1)脾大、脾功能亢进:脾大程度不一,早期质软、活动,左肋缘下可扪及;晚期,脾内纤维组织增生而变硬,活动度减少,左上腹甚至左下腹可扪及肿大的脾脏并能出现左上腹不适及隐痛、胀满,常伴有血白细胞、血小板数量减少,称脾功能亢进。

(2)侧支循环建立与开放:门静脉与体静脉之间有广泛的交通支,在门静脉高压时,为了使淤滞在门静脉系统的血液回流,这些交通支大量开放,经扩张或曲张的静脉与体循环的静脉发生吻合而建立侧支循环。主要表现:①食管下段与胃底静脉曲张,最常见,出现早,一旦曲张的静脉破裂可引起上消化道大出血,表现为呕血和黑便,是门静脉高压病最危险的并发症。由于肝功能损害引起凝血功能障碍,加之脾功亢进引起的血小板减少,因此出血不易自止。②脐周围的上腹部皮下静脉曲张。③直肠下、肛管静脉曲张形成痔。

(3)腹水:是由于门静脉压力增高,使门静脉系统毛细血管床滤过压增高;同时肝硬化引起的低蛋白血症,造成血浆胶体渗透压下降;以及淋巴液生成增加,使液体从肝表面、肠浆膜面漏入腹腔形成腹水。此外,由于中心血流量减少,刺激醛固酮分泌过多,导致水钠潴留而加剧腹水形成。

(4)肝性脑病:门静脉高压症时由于门静脉血流绕过肝细胞或肝实质细胞功能严重受损,导致有毒物质(如氨、硫醇、γ-氨基丁酸)不能代谢与解毒而直接进入体循环,从而对脑产生毒性作用并出现精神综合征,称为肝性脑病,是门静脉高压的并发症之一。肝性脑病常因胃肠道出血、感染、大量摄入蛋白质、镇静药物、利尿剂而诱发。

(5)其他:可伴有肝大、黄疸、蜘蛛痣、肝掌、男性乳房发育、睾丸萎缩等。

(三)心理-社会状况

患者因反复发作、病情逐渐加重、面临手术、担心出现严重并发症和手术后的效果而有恐惧心理。另外由于治疗费用过高,长期反复住院治疗,以及生活工作严重受限产生长期的焦虑情绪。

(四)辅助检查

1.血常规

脾功能亢进时,血细胞计数减少,以白细胞计数降至 $3×10^9/L$ 以下和血小板计数至 $(70\sim80)×10^9/L$ 以下最为明显。出血、营养不良、溶血、骨髓抑制都可引起贫血。

2.肝功能检查

常有血浆清蛋白降低,球蛋白增高,白、球比例倒置;凝血酶原时间延长;还应作乙型肝炎病原学和甲胎蛋白检查。

3.食管吞钡 X 线检查

在食管为钡剂充盈时,曲张的静脉使食管及胃底呈虫蚀样改变,曲张的静脉表现为蚯蚓样或串珠状负影。

4.腹部超声检查

可显示腹水、肝密度及质地异常、门静脉扩张。

5.腹腔动脉造影的静脉显影或直接肝静脉造影

可以使门静脉系统和肝静脉显影,确定静脉受阻部位及侧支回流情况,还可以为手术提供参考资料。

(五)治疗要点

外科治疗门静脉高压症主要是预防和控制食管胃底曲张静脉破裂出血。

1.食管胃底曲张静脉破裂出血

主要包括非手术治疗和手术治疗。

(1)非手术治疗。①常规处理:绝对卧床休息,立即建立静脉通道,输液、输血扩充血容量,维持呼吸道通畅,防止呕吐物引起窒息或吸入性肺炎。②药物止血:应用内脏血管收缩药,常用药物有垂体后叶素、三甘氨基顿氨酸、加压素和生长抑素。③内镜治疗:经纤维内镜将硬化剂直接注入曲张静脉,使之闭塞及黏膜下组织硬化,达到止血和预防再出血目的。④三腔管压迫止血:利用充气的气囊分别压迫胃底和食管下段的曲张静脉,达到止血目的。⑤经颈静脉肝内门体分流术:采用介入放射方法,经颈静脉途径在肝内静脉与门静脉主要分支间建立通道,置入支架以实现门体分流,主要适用于经药物和内镜治疗无效、肝功能差的不宜急诊手术的患者,或等待肝移植的患者。

(2)手术治疗:上述治疗无效时,应采用手术治疗,多主张行门-奇静脉断流术,目前多采用脾切除加贲门周围血管离断术;若患者一般情况好,肝功能较好的可行急诊分流术。血吸虫性肝硬化并食管胃底静脉曲张且门脉压力较高的,主张行分流术常用术式有门静脉-下腔静脉分流术,脾-肾静脉分流术。

2.严重脾大,合并明显的脾功能亢进

此症状多见于晚期血吸虫病,也见于脾静脉栓塞引起的左侧门静脉高压症。这类患者行单纯脾切除术效果良好。

3.肝硬化引起的顽固性腹水

有效的治疗方法是肝移植。其他方法包括经颈静脉肝内门体分流(TIPS)和腹腔-上腔静脉转流术。

4.肝移植

肝移植已成为外科治疗终末期肝病的有效方法,但供肝短缺、终身服用免疫抑制药的危险、手术风险,以及费用昂贵,限制了肝移植的推广。

二、护理诊断及合作性问题

(一)焦虑或恐惧

其与担心自身疾病的愈后不良,环境改变,对手术效果有疑虑,害怕检查、治疗有关。

(二)有窒息的危险

其与呕吐、咯血和置管有关。

(三)体液不足

其与呕吐、咯血、胃肠减压、不能进食有关。

(四)营养失调

其与摄入低于人体需要量有关。

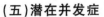

(五)潜在并发症

上消化道大出血、肝性脑病。

三、护理目标

患者无焦虑和恐惧心理,无窒息发生,能得到及时的营养补充,肝功能及全身营养状况得到改善,体液平衡得到维持,无上消化道大出血、肝性脑病等并发症发生。

四、护理措施

(一)非手术治疗及术前护理

1.心理护理

通过谈话、观察等方法,及时了解患者心理状态,医护人员要针对性地做好解释及思想工作,多给予安慰和鼓励,使之增强信心、积极配合,以保证治疗和护理计划顺利实施。对急性上消化道大出血患者,要专人看护,关心体贴。工作中要冷静沉着,抢救操作应娴熟,使患者消除精神紧张和顾虑。

2.注意休息

术前保证充分休息,必要时卧床休息,可减轻代谢方面的负担,能增进肝血流量,有利于保护肝功能。

3.加强营养,采取保肝措施

(1)给低脂、高糖、高维生素饮食,一般应限制蛋白质饮食量,但肝功能尚好者可给予富含蛋白质的饮食。

(2)营养不良、低蛋白血症者静脉输给支链氨基酸、人血清蛋白或血浆等。

(3)贫血及凝血机制障碍者可输给鲜血,肌内注射或静脉滴注维生素 K。

(4)适当使用肌苷、辅酶 A、葡萄糖醛酸内脂等保肝药物,补充维生素 B、维生素 C、维生素 E,避免使用巴比妥类、盐酸氯丙嗪、红霉素等有害肝功能的药物。

(5)手术前 3～5 天静脉滴注 GIK 溶液(即每天补给葡萄糖 200～250 g,并加入胰岛素及氯化钾),以促进肝细胞营养储备。

(6)在出血性休克及合并较重感染的情况下应及时吸氧。

4.防止食管胃底曲张静脉破裂出血

避免劳累及恶心、呕吐、便秘、咳嗽等使腹内压增高的因素;避免干硬食物或刺激性食物(辛辣食物或酒类);饮食不宜过热;口服药片应研成粉末冲服。手术前一般不放置胃管,必要时选细软胃管充分涂以液状石蜡,以轻巧手法协助患者徐徐吞入。

5.预防感染

手术前 2 天使用广谱抗生素。护理操作要遵守无菌原则。

6.分流手术前准备

除以上护理措施外,手术前 2～3 天口服新霉素或链霉素等肠道杀菌剂及甲硝唑,减少肠道氨的产生,防止手术后肝性脑病;手术前 1 天晚清洁灌肠,避免手术后肠胀气压迫血管吻合口;脾-肾静脉分流术前要检查明确肾功能正常。

7.食管胃底静脉曲张大出血三腔管压迫止血的护理

(1)准备:置管前先检查三腔管有无老化、漏气,向患者解释放置三腔管止血的目的、意义、方法和注意事项,以取得患者的配合,将食管气囊和胃气囊分别注气约 150 mL 和 200 mL,观察后气囊是否膨胀均匀、弹性良好,有无漏气,然后抽空气囊,并分别做好标记备用。

(2)插管方法:管壁涂液体石蜡,经患者一侧鼻孔或口腔轻轻插入,边插边嘱患者做吞咽动作,直至插入 50~60 cm,用注射器从胃管内抽得胃液后,向胃气囊注入 150~200 mL 空气,用止血钳夹闭管口,将三腔管向外提拉,感到不再被拉出并有轻度弹力时,利用滑车置在管端悬以 0.5 kg 重物作牵引压迫。然后抽取胃液观察止血效果,若仍有出血,再向食管气囊注入 100~150 mL 空气以压迫食管下端。置管后,胃管接胃肠减压器或用生理盐水反复灌洗,观察胃内有无新鲜血液吸出。若无出血,同时脉搏、血压渐趋稳定,说明出血已得到控制;反之,表明三腔管压迫止血失败。

(3)置管后护理:①患者半卧位或头偏向一侧,及时清除口腔、鼻咽腔分泌物,防止吸入性肺炎。②保持鼻腔黏膜湿润,观察调整牵引绳松紧度,防止鼻黏膜或口腔黏膜长期受压发生糜烂、坏死,三腔管压迫期间应每 12 小时放气 10~20 分钟,使胃黏膜局部血液循环暂时恢复,避免黏膜因长期受压而糜烂、坏死。③观察、记录胃肠减压引流液的量、颜色,判断出血是否停止,以决定是否需要紧急手术,若气囊压迫 48 小时后,胃管内仍有新鲜血液抽出,表明压迫止血无效,应紧急手术止血。④床旁备剪刀,若气囊上移阻塞呼吸道,可引起呼吸困难甚至窒息,应立即剪断三腔管。⑤拔管,三腔管放置时间不宜超过 3~5 天,以免食管、胃底黏膜长时间受压而缺血、坏死,气囊压迫24 小时如出血停止,可考虑拔管,放松牵引,先抽空食管气囊、再抽空胃气囊,继续观察 12~24 小时,若无血,让患者口服液体石蜡 30~50 mL,缓慢拔出三腔管,若再次出血,可继续行三腔管压迫止血或手术。

(二)术后护理

(1)观察病情变化:密切注视有无手术后各种并发症的发生。

(2)防止分流术后血管吻合口破裂出血,48 小时内平卧位或 15°低半卧位;翻身动作宜轻柔;一般手术后卧床 1 周,做好相应生活护理;保持排尿排便通畅;分流术后短期内发生下肢肿胀,可予适当抬高。

(3)防止脾切除术后静脉血栓形成,手术后 2 周内定期或必要时隔天复查 1 次血小板计数,如超过$600×10^9$/L时,考虑给抗凝处理,并注意用药前后凝血时间的变化。脾切除术后不再使用维生素 K 及其他止血药物。

(4)饮食护理,分流术后应限制蛋白质饮食,以免诱发肝性脑病。

(5)加强护肝,警惕肝性脑病:遵医嘱使用高糖、高维生素、能量合剂,禁用有损肝功能的药物。对分流术后患者,特别注意其神志的变化,如发现有嗜睡、烦躁、谵妄等表现,警惕是肝性脑病发生,及时报告医师。

(三)健康指导

指导患者保持心情乐观愉快,保证足够的休息,避免劳累和较重体力劳动;禁烟酒和过热、刺激性强的食物;按医嘱使用护肝药物,定期来医院复查。

五、护理评价

患者有无焦虑和恐惧心情,有无窒息发生,能否得到及时的营养补充,肝功能及全身营养状况是否得到改善,体液平衡是否得到维持,有无上消化道大出血、肝昏迷等并发症发生。

(徐凤杰)

第七节 胆 石 症

一、疾病概述

(一)概念

胆石症是指胆管系统任何部位发生的结石,包括发生在胆囊和胆管内的结石,是胆管系统最普遍的疾病。其发病率随年龄增长而增高。在我国,胆石症已由以胆管的胆色素结石为主转变为胆囊的胆固醇结石为主,胆石症的患病率为 0.9%～10.1%,平均 5.6%;男女比例为 1∶2.57。近 20 余年来,随着影像学(B 型超声、CT 及 MRI 等)检查的普及,在自然人群中,胆石症的发病率达 10%左右,国内尸检结果报告,胆石症的发生率为 7%。随着生活水平的提高及饮食习惯的改变,胆石症的发生率有逐年增高的趋势。

(二)相关病理生理

多年来的研究已证明,胆石是在多种因素影响下,经过一系列病理生理过程而形成的。这些因素包括胆汁成分的改变、过饱和胆汁或胆固醇呈过饱和状态、胆汁囊泡及胆固醇单水晶体的沉淀、促成核因子与抗成核因子的失调、胆囊功能异常、氧自由基的参与及胆管细菌、寄生虫感染等。部分胆管结石并不引起后果。一般胆石引起胆囊炎、结石嵌顿或阻塞胆管是重要和常见的后果。小的胆囊结石可移动到胆囊管、胆总管而使其发生堵塞,还可到达十二指肠内胆总管的末端。

(三)胆石的成因

胆石的成因非常复杂,迄今仍未完全明确,可能是多种因素综合作用的结果。有大量的研究探讨并从不同的侧面阐述了胆石的成因,提出了诸如胆固醇过饱和学说、β-葡萄糖醛酸苷酶学说、胆红素钙沉淀-溶解平衡学说等。随着生物医学的不断发展,人们对胆石形成诱因的认识也在不断深入。主要归纳为以下几个方面。

1.胆管感染

各种原因所致胆汁滞留,细菌或寄生虫侵入胆管而致感染。细菌产生的 β-葡萄糖醛酸酶和磷脂酶能水解胆汁中的脂质,使可溶性的结合胆红素水解为游离胆红素,后者与钙结合形成胆红素钙,促使胆色素结石形成。

2.胆管异物

胆汁中的脱落上皮、炎症细胞、寄生虫残体和虫卵可构成胆红素钙结石的核心。胆管手术后的手术线结或 Oddi 括约肌功能紊乱时,食物残渣随肠内容物反流入胆管成为结石形成的核心。

3.胆管梗阻

胆管梗阻引起胆汁淤滞,胆汁排出受阻,为胆红素钙的析出、沉淀、成核、聚积成石做了时间上的准备。其中的胆色素在细菌的作用下分解为非结合性胆红素,形成胆色素结石。

4.代谢因素

胆汁内的主要成分为胆盐、磷脂酰胆碱和胆固醇。正常情况下,保持相对高的浓度而又成溶解状态,3 种成分按一定比例组成。胆固醇一旦代谢失调,如回肠切除术后,胆盐的肝肠循环被破坏,3种成分聚合点落在ABC曲线范围外,即可使胆固醇呈过饱和状态并析出沉淀、结晶,从而形成胆固醇结石。此外,胆汁中的某些成核因子(如糖蛋白、黏蛋白和Ca^{2+}离子等)有明显的促成核作用,缩短了成核时间,促进结石的生长。

5.胆囊功能异常

胆囊排空障碍,淤胆是胆囊结石形成的动力学机制,为结石生长提供了充足的时间和空间。

6.其他

雌激素会影响肝内葡萄糖醛酸胆红素的形成,使非结合胆红素增高,而雌激素又影响胆囊排空,引起胆汁淤滞,促发结石形成。绝经后用雌激素者,胆结石发病率明显增高;遗传因素与胆结石的成因有关。

(四)胆石的分类

从胆石含有的化学成分的种类来看,所有的胆石都大致相同:有胆固醇、胆红素、糖蛋白、脂肪酸、胆汁酸、磷脂等有机物,碳酸盐、磷酸盐等无机盐,以及钙、镁、铜、铁等十余种金属元素。但不同的结石中,各种化学成分的含量却差别甚大。

根据结石的主要成分将常见的结石分为三大类:胆固醇结石、胆色素结石和混合性结石。其中以胆固醇结石最为多见。其他少见的结石:以脂肪酸盐为主要成分的脂肪酸盐结石、以蛋白质为主要成分的蛋白结石。①胆固醇结石:主要成分是胆固醇。成石诱因为脂类代谢紊乱。结石质坚,色白或浅黄。80%胆固醇结石位于胆囊内。小结石可通过胆囊管降入胆总管成为继发性胆总管结石;肝内胆管结石中虽然也有胆固醇结石,但极罕见。②胆色素结石:分为棕色胆色素结石和黑色胆色素结石两个亚类,主要成分都是胆红素的化合物,包括胆红素酸与钙等金属离子形成的盐和螯合型高分子聚合物。③混合型结石。

根据胆石在胆管中的位置分类,可分成如下几类:①胆囊结石,指位于胆囊内的结石。其中70%以上是胆固醇结石。②肝外胆管结石。③肝内胆管结石。其中胆囊结石约占结石总数的50%。

1.胆囊结石

(1)概念:胆囊结石是指发生在胆囊内的结石,常与急性胆囊炎并存。是胆管系统的常见病、多发病。在我国,其患病率为7%～10%,其中70%～80%的胆囊结石为胆固醇结石,约25%为胆色素结石。多见于女性,男女比例为1∶2～1∶3。40岁以后发病率随着年龄增长呈增高的趋势,随着年龄增长性别差异逐渐缩小,老年男女发病比例基本相等。

(2)病因:对胆囊结石,尤其是胆固醇结石成因的研究一度成为胆管外科的热点。研究表明,胆囊结石的形成不仅有多种生物学因素的影响,遗传因素和环境因素也是不可忽视的条件。胆囊结石是综合性因素作用的结果,主要与胆汁中胆固醇过饱和、胆固醇成核过程异常及胆囊功能异常有关。这些因素引起胆汁的成分和理化性质发生变化,使胆汁中的胆固醇呈过饱和状态,沉淀析出、结晶而形成结石。胆囊结石有明显的"4F征",即 female(女性)、forty(40岁)、fat(肥胖)、fertile(多产次)。此外,相关疾病也与胆石症的发生有关,如肝硬化患者的胆石症患病率高于非肝硬化患者;糖尿病患者的胆石症患病率也明显增高;多数胆囊结石含有胆固醇部分,而胆固醇饱和指数与血脂有关,故胆囊结石与血清总胆固醇水平呈正相关;胃切除术后,患者容易并发胆石症。

(3)病理生理:饱餐、进食油腻食物后胆囊收缩,或睡眠时体位改变致结石移位并嵌顿于胆囊颈部,导致胆汁排出受阻,胆囊强烈收缩而发生胆绞痛。结石长时间持续嵌顿和压迫胆囊颈部,或排入并嵌顿于胆总管,临床可出现胆囊炎、胆管炎或梗阻性黄疸,称为 Mirizzi 综合征。较小的结石可经过胆囊管排入胆总管,形成继发性胆管结石。进入胆总管的结石在通过胆总管下端时可损伤 Oddi 括约肌或嵌顿于壶腹部引起胆源性胰腺炎;较大结石可经胆囊十二指肠瘘进入小肠引起个别患者发生胆石性肠梗阻。此外,结石及炎症反复刺激胆囊黏膜可诱发胆囊癌。若胆囊结石长期嵌顿而未合并感染时,积聚于胆囊胆汁中的胆色素被胆囊膜吸收,加上胆囊分泌的黏性物质而形成胆囊积液,积液呈无色透明,称为白色胆汁。

(4)临床表现:部分单发或多发的胆囊结石,在胆囊内自由存在,不易发生嵌顿,很少产生症状,被称为无症状胆囊结石。约 30% 的胆囊结石患者可终身无临床症状。仅于体检或手术时发现的结石称为静止性结石。单纯性胆囊结石,未合并梗阻或感染时,在早期常无临床症状,大多数是在常规体检、手术或尸体解剖中偶然发现,或仅有轻微的消化系统症状被误认为是胃病而没有及时就诊。当结石嵌顿时,则可出现明显症状和体征。

(5)症状:①胆绞痛为典型的首发症状,表现为突发的右上腹、阵发性剧烈绞痛。临床症状也可在几小时后自行缓解。常发生于饱餐、进食油腻食物后或睡眠时,是由于油腻饮食后胆囊素大量分泌,胆囊平滑肌痉挛,收缩功能增强,引起胆囊内压力增高;加之胆汁酸刺激胆囊黏膜,胆囊壁充血、水肿、炎性物质渗出,导致急性胆囊炎发生;或由于睡眠时体位改变,导致结石移位并嵌顿于胆囊颈部,胆汁不能通过胆囊颈和胆囊管排出,导致胆囊内压力增高,胆囊强烈收缩所致。有部分患者可以在几小时后临床症状自行缓解。如果胆囊结石嵌顿持续不缓解,胆囊继续增大、积液,甚至合并感染,从而进展为急性胆囊炎。如果治疗不及时,少部分患者可以进展为急性化脓性胆囊炎或胆囊坏疽,严重时可发生胆囊穿孔,临床后果严重。多数患者有右肩部、肩胛部或背部放射性疼痛,常伴有恶心、呕吐、厌油、腹胀等消化不良症状。②消化道症状主要表现为上腹部或右上腹部闷胀不适、饱胀、嗳气、恶心、呕吐、厌食、呃逆等非特异性的消化道症状。大多数患者仅在进食后,特别是进食油腻食物后,胃肠道症状更明显,服用治"胃病"的药物多可缓解,易被误诊。

(6)体征:①腹部体征有时可在右上腹部触及肿大的胆囊。可有右上腹胆囊区压痛,若继发感染,右上腹部可有明显压痛、肌紧张或反跳痛。检查者将左手平放于患者右肋部,拇指置于右腹直肌外缘与肋弓交界处,嘱患者缓慢深吸气,使肝脏下移,若患者因拇指触及肿大的胆囊引起疼痛而突然屏气,称为墨菲(Murphy)征阳性。②胆囊结石形成 Mirizzi 综合征时黄疸明显。黄疸时常有尿色变深、粪色变浅。

(7)辅助检查:①腹部超声是胆囊结石病首选的诊断方法,特异性高,诊断准确率高达 96% 以上。②口服胆囊造影,胆囊显影率很高,可达 80% 以上,故可发现胆囊内,甚至肝外胆管内有无结石存在。但由于显影受到较多因素的影响,故诊断胆囊结石的准确率仅为 50%～60%。③CT 或 MRI 检查,经 B 型超声波检查未能发现病变时,可进一步作 CT 或 MRI 检查。CT 检查对含钙的结石敏感性很高,常可显示直径为 2 mm 的小结石,CT 检查诊断胆石的准确率可达 80%～90%。平扫即可显示肝内胆管总肝管、胆总管及胆囊内的含钙量高的结石;经口服或静脉注射造影剂后,CT 可显示胆色素性结石和混合性结石,亦能显示胆囊内的泥沙样结石。CT 检查对单纯胆固醇性结石有时易发生漏诊。近年来,MRI 检查诊断技术已逐渐应用于临床,其对胆石的诊断正确率也很高。由于 CT 或 MRI 检查的费用较昂贵,所以一般不作为首选的检查方法。

(8)主要处理原则:胆囊结石治疗的历史较长、方法较多,但仍以外科手术治疗为主。胆石症的治疗目的在于缓解症状、消除结石、减少复发、避免并发症的发生。急性发作期宜先行非手术治疗,待症状控制后,进一步检查,明确诊断;如病情严重,非手术治疗无效,应在初步诊断的基础上及时进行手术治疗。

(9)非手术治疗:①适应证,初次发作的青年患者;经非手术治疗症状迅速缓解者;临床症状不典型者;发病已逾 3 天,无紧急手术指征且在非手术治疗下症状有消退者;合并严重心血管疾病不能耐受手术的老年患者。②常用的非手术疗法主要包括卧床休息、禁饮食、低脂饮食或胃肠减压、输液、纠正水电解质和酸碱平衡紊乱、合理使用抗生素、解痉止痛和支持对症处理。有休克应加强抗休克的治疗,如吸氧、维持血容量、及时使用升压药物等。还可采用溶石疗法、排石疗法、体外冲击波碎石治疗等。

(10)手术治疗:①适应证,胆囊造影时胆囊不显影;结石直径超过 2 cm;胆囊萎缩或瓷样胆囊;B 超提示胆囊局限性增厚;病程超过 5 年,年龄在 50 岁以上的女性患者;结石嵌顿于颈部或胆囊管;慢性胆囊炎,结石反复发作引起临床症状;无症状,但结石已充满整个胆囊。②胆囊切除术是胆囊结石治疗的首选方法。但对无症状的胆囊结石,一般无需立即手术切除胆囊,只需观察和随诊。根据病情选择经腹或腹腔镜作胆囊切除术。继发胆管感染的患者,最好是待控制急性感染发作和缓解症状后再择期手术治疗。

2.胆管结石

(1)概念:胆管结石为发生在肝内、外胆管的结石。又分为原发性和继发性胆管结石。原发于胆囊的结石迁徙到肝外胆管,称继发性胆管结石;不是来自胆囊,而是直接在肝外胆管生成的结石,称原发性胆管结石。因此,凡是不伴有胆囊结石者可确认为原发性胆管结石。但伴有胆囊结石的胆管结石是原发性还是继发性,要具体分析。肝内胆管结石无论是否合并胆囊结石,均为原发性胆管结石。

(2)病因:胆管结石的主要原因包括胆汁淤滞、细菌感染和脂类代谢异常。肝外胆管结石的形成除上述原因外,胆管内异物,如虫卵和蛔虫的尸体亦可成为结石的核心;胆囊内结石或肝内胆管结石在某些因素作用下进入肝外胆管(左右肝管汇合部以下)引起肝外胆管结石。

(3)病理生理:胆管结石所致的病理生理改变与结石的部位、大小及病史的长短有关。胆管结石可引起胆管不同程度的梗阻,梗阻可使近端胆管呈现不同程度的扩张、管壁增厚、胆汁滞留在胆管内;胆管壁的充血、水肿进一步加重梗阻,使之从不完全梗阻变为完全性梗阻而出现梗阻性黄疸。胆管的完全性梗阻可激发化脓性感染,引起急性梗阻性化脓性胆管炎;脓液在胆管内积聚,使胆管内压力继续升高,当胆管内压力超过 1.96 kPa(20 cmH$_2$O)时,细菌和毒素可随胆汁逆流入血,引起脓毒血症;当感染致胆管壁坏死、破溃,甚至形成胆管与肝动脉或门静脉瘘时,可并发胆管大出血。胆管的梗阻和化脓性感染可造成肝细胞损害,甚至肝细胞坏死或形成肝源性肝脓肿;长期梗阻和(或)反复发作可引起胆汁性肝硬化和门脉高压症。当结石嵌顿于胆总管壶腹部时,可造成胰液排出受阻甚至发生逆流而引起胆源性急、慢性胰腺炎。

肝内胆管结石可局限于一叶或一段肝内,也可弥漫分布于所有肝内胆管,临床以左叶及右叶肝内胆管结石多见。其基本病理生理改变为结石导致的肝内胆管狭窄或扩张、胆管炎及肝纤维组织增生、肝硬化、萎缩,甚至癌变。

(4)分类:根据胆管结石发病的病因,胆管结石可分为原发性胆管结石和继发性胆管结石。在胆管内形成的结石称为原发性胆管结石,以胆色素结石和混合性结石多见。胆管内结石来自于胆囊结石者,称为继发性胆管结石,以胆固醇结石多见。根据结石所在的部位,胆管结石可分为肝外胆管结石和肝内胆管结石。肝管分叉部以下的胆管结石为肝外胆管结石,肝管分叉部以上的胆管结石为肝内胆管结石。

(5)临床表现:取决于胆管有无梗阻、感染及其程度。当结石阻塞胆管并继发感染时,典型的表现是反复发作的腹痛、寒战、高热和黄疸,称为查科三联征(Charcot's triad)。

肝外胆管结石:①腹痛多为剑突下或右上腹部阵发性绞痛,或持续性疼痛,阵发性加剧,呈阵发性刀割样,疼痛常向右肩背部放射。这是由于结石下移嵌顿于胆总管下端或壶腹部,刺激胆管平滑肌,引起 Oddi 括约肌痉挛收缩和胆管高压所致。②寒战、高热是结石阻塞胆管并继发感染后引起的全身性中毒症状。由于胆管梗阻,胆管内压升高,感染随胆管逆行扩散,细菌和毒素通过肝窦入肝静脉进入体循环,引起菌血症或毒血症。多发生于剧烈腹痛后,体温可高达39~40 ℃,呈弛张热热型,伴有寒战。③黄疸是胆管梗阻后胆红素逆流入血所致。胆管结石嵌于Vater 壶腹部不缓解,1~2 天后即可出现黄疸。患者首先表现为尿黄,接着出现巩膜黄染,然后出现皮肤黄染伴瘙痒。黄疸的程度取决于梗阻的程度及是否继发感染,若梗阻不完全或结石有松动,则黄疸程度轻,且呈波动性;若为完全性梗阻,则黄疸呈进行性加深。若梗阻性黄疸长期未得到解决,将会导致严重的肝功能损害。部分患者结石嵌顿不重,阻塞的胆管近端扩张,胆石可漂移上浮,或小结石通过壶腹部排入十二指肠,使上述症状缓解。间歇性黄疸是肝外胆管结石的特点。④消化道症状多数患者有恶心、腹胀、嗳气、厌食油腻食物等。

肝内胆管结石:常与肝外胆管结石并存,其临床表现与肝外胆管结石相似。一般没有肝外胆管结石那样典型和严重。位于周围胆管的小结石平时可无症状。当胆管梗阻和感染仅发生在部分肝叶、段胆管时,患者可无症状或仅有轻微的肝区和患侧背部胀痛。位于Ⅱ、Ⅲ级胆管的结石平时只有肝区不适或轻微疼痛。结石位于Ⅰ、Ⅱ级胆管或整个肝内胆管充满结石,患者会有肝区胀痛,常无胆绞痛,一般无黄疸。若一侧肝内胆管结石合并感染而未能及时治疗,并发展为叶、段胆管积脓或肝脓肿时,则出现寒战、高热、轻度黄疸,甚至休克,称为急性梗阻性化脓性胆管炎(acute obstructive suppurative cholangitis, AOSC)。1983 年,我国胆管外科学组建议将原"AOSC"改称为"急性重症胆管炎(acute cholangitis of severe type, ACST)",因为,胆管梗阻引起的急性化脓性胆管炎并非全部表现为 AOSC,还有一部分表现为没有休克的轻型急性化脓性胆管炎,而且后者为多数。因此,目前在我国,AOST 一词已逐渐被废弃,被更能反映实际病因、病例特点的 ACST 替代。患者可由于长时间发热、消耗而出现消瘦、体弱等表现。部分患者可有肝大、肝区压痛和叩痛等体征。

(6)辅助检查:①实验室检查,血常规检查可见血白细胞计数和中性粒细胞比例明显升高;血清胆红素、转氨酶和碱性磷酸酶升高。尿液检查显示尿胆红素升高,尿胆原降低甚至消失,粪便检查显示粪中尿胆原减少。高热时血细菌培养阳性,以大肠埃希菌最多见,厌氧菌感染也属常见。②影像学检查,B超诊断肝内胆管结石的准确率可达100%。检查可显示胆管内结石影,提示胆石存在的部位、胆管有无扩张、有无肝萎缩。同时可提供是否合并肝硬化、脾大、门脉高压及肝外胆管结石等信息。PTC、ERCP 或 MRCP 等检查可显示梗阻部位、程度、结石大小和数量等。

(7)处理原则:以手术治疗为主。原则为解除胆管梗阻或狭窄,取净结石,去除感染灶。肝内胆管结石的治疗难度明显高于肝外胆管结石。胆管术后常放置 T 引流管。主要目的:①引流胆汁和减压,防止因胆汁排出受阻导致胆总管内压力增高、胆汁外漏而引起胆汁性腹膜炎。②引流残余结石,使胆管内残余结石,尤其是泥沙样结石通过 T 管排出体外。③支撑胆管,防止胆总管切口瘢痕狭窄、管腔变小、粘连狭窄等。④经 T 管溶石或造影等。

此外,术后注意调整水、电解质及酸碱失衡,合理应用抗生素,注意保护肝功能。

二、护理评估

(一)一般评估

1.生命体征(T、P、R、BP)

胆石症患者如与细菌感染并存,可出现体温偏高,疼痛刺激可能会导致心率加快、呼吸频率加快、血压上升,应监测生命体征的变化。还要注意评估患者的神志、皮肤色泽、肢端循环、尿量等,以判断有无休克的发生。

2.患者主诉

腹痛、腹胀、恶心等不适症状,发病及诊治经过等。

3.相关记录

体重、体位、饮食、面容与表情、皮肤、出入量等。

(二)身体评估

1.视诊

面部表情、皮肤黏膜颜色(黄疸、贫血)、体态、体位、腹部外形等。

2.触诊

(1)腹部触诊:腹壁紧张度、压痛与反跳痛、腹腔内包块。

(2)胆囊触诊:胆囊肿大、Murphy 征等。

3.叩诊

胆囊叩击痛(胆囊炎的重要体征)。

4.听诊

一般无特殊。

(三)心理-社会评估

患者在疾病治疗过程中的心理反应与需求,家庭及社会支持情况,引导患者正确配合疾病的治疗与护理。

(四)辅助检查阳性结果评估

1.实验室检查

胆管结石血常规检查可见血白细胞计数和中性粒细胞比例明显升高;血清胆红素、转氨酶和碱性磷酸酶升高,凝血酶原时间延长。尿液检查示尿胆红素升高,尿胆原降低甚至消失,粪便检查示粪中尿胆原减少。

2.影像学检查

胆囊结石 B 超检查可显示胆囊内结石影;胆管结石可显示胆管内结石影,近端胆管扩张。PTC、ERCP 或 MRCP 等检查可显示梗阻部位、程度、结石大小和数量等。

(五)治疗效果的评估

1.非手术治疗评估要点

生命体征平稳、疼痛缓解。

2.手术治疗评估要点

(1)患者自觉症状:有无腹痛、恶心、呕吐的情况。

（2）生命体征稳定,无腹部疼痛(术后伤口疼痛除外)。

（3）腹部及全身体征:腹部无阳性体征、肠鸣音恢复正常、皮肤无黄染及瘙痒等不适。

（4）伤口愈合情况:一期愈合。

（5）T管引流的评估:引流液色泽正常、引流量逐渐减少。

（6）结合辅助检查:如胆管造影无结石残留或结合B超检查判断。

三、主要护理诊断(问题)

(一)疼痛

与胆囊结石突然嵌顿、胆汁排空受阻致胆囊强烈收缩及手术后伤口疼痛有关。

(二)体温过高

与细菌感染致急性胆囊炎或胆管结石梗阻导致急性胆管炎有关。

(三)知识缺乏

与缺乏胆石症和腹腔镜手术相关知识、引流管及饮食保健知识有关。

(四)有体液不足的危险

与恶心、呕吐及感染性休克有关。

(五)营养失调

低于机体需要量与胆汁流动途径受阻有关。

(六)焦虑

与手术及不适有关。

(七)潜在并发症

1.术后出血

与术中结扎血管线脱落、肝断面渗血及凝血功能障碍有关。

2.胆瘘

与胆管损伤、胆总管下端梗阻、T管引流不畅等有关。

3.胆管感染

与腹部切口及多种置管(引流管、尿管、输液管)有关。

4.胆管梗阻

与手术及引流不畅有关。

5.水、电解质平衡紊乱

与患者恶心、呕吐、体液补充不足有关。

6.皮肤受损

与胆管梗阻、胆盐沉积致皮肤黄疸、瘙痒及术后胆汁渗漏有关。

四、主要护理措施

(一)减轻或控制疼痛

根据疼痛的程度,采取非药物或药物方法止痛。

1.加强观察

观察疼痛的程度、性质、发作的时间、诱因及缓解的相关因素;与饮食、体位、睡眠的关系;腹膜刺激征及Murphy征是否阳性等,为进一步治疗和护理提供依据。

2.卧床休息

协助患者采取舒适体位,指导其有节律地深呼吸,达到放松和减轻疼痛的效果。

3.合理饮食

根据病情指导患者进食清淡饮食,忌食油腻食物;病情严重者予以禁食、胃肠减压,以减轻腹胀和腹痛。

4.药物止痛

对诊断明确的剧烈疼痛者,可遵医嘱通过口服、注射等方式给予消炎利胆、解痉或止痛药,以缓解疼痛。

(二)降低体温

根据患者的体温情况,采取物理降温和(或)药物降温的方法尽快降低患者的体温。遵医嘱应用足量有效的抗生素,以有效控制感染,恢复患者正常体温。

(三)营养支持

对于梗阻未解除的禁食患者,通过胃肠外途径补充足够的热量、氨基酸、维生素、水、电解质等,以维持良好的营养状态。对梗阻已解除、进食量不足者,指导和鼓励患者进食高蛋白、高碳水化合物、高维生素和低脂饮食。

(四)皮肤护理

1.提供相关知识

胆管结石患者常因胆管梗阻致胆汁淤滞、胆盐沉积而引起皮肤瘙痒等,应告知患者相关知识,不可用手抓挠,防止抓破皮肤。

2.保持皮肤清洁

可用温水擦洗皮肤,减轻瘙痒。瘙痒剧烈者,遵医嘱使用外用药物和(或)其他药物治疗。

3.注意引流管周围皮肤的护理

若术后放置引流管,应注意其周围皮肤的护理。若引流管周围见胆汁样渗出物,应及时更换被胆汁浸湿的敷料,局部皮肤涂氧化锌软膏,防止胆汁刺激和损伤皮肤。

(五)心理护理

关心体贴患者,使患者保持良好情绪,减轻焦虑,安心接受治疗与护理。

(六)并发症的预防与护理

1.出血的预防和护理

术后早期出血的原因多由于术中结扎血管线脱落、肝断面渗血及凝血功能障碍所致,应加强预防和观察。

(1)卧床休息:对于肝部分切除术后的患者,术后应卧床 3～5 天,以防过早活动致肝断面出血。

(2)改善和纠正凝血功能:遵医嘱予以维生素 K 1 10 mg 肌内注射,每天 2 次,以纠正凝血机制障碍。

(3)加强观察:术后早期若患者腹腔引流管内引流出血性液增多,每小时 100 mL,持续 3 小时以上,或患者出现腹胀、腹围增大,伴面色苍白、脉搏细速、血压下降等表现时,提示患者可能有腹腔内出血,应立即报告医师,并配合医师进行相应的急救和护理。治疗上如经积极的保守治疗效果不佳,则应及时采用介入治疗或手术探查止血。

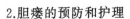

2.胆瘘的预防和护理

胆管损伤、胆总管下端梗阻、T管引流不畅等均可引起胆瘘。

(1)加强观察:术后患者若出现发热、腹胀、腹痛等腹膜炎的表现,或患者腹腔引流液呈黄绿色胆汁样,常提示患者发生胆瘘。应及时与医师联系,并配合进行相应处理。

(2)妥善固定引流管:无论是腹腔引流管还是 T 管,均应用缝线或胶布将其妥善固定于腹壁,避免将管道固定在床上,以防患者在翻身或活动时管道被牵拉而脱出,T 管引流袋挂于床旁应低于引流口平面。对躁动及不合作的患者,应采取相应的防护措施,防止脱出。

(3)保持引流通畅:避免腹腔引流管或 T 管扭曲、折叠及受压,定期从引流管的近端向远端挤捏,以保持引流通畅,术后 5~7 天内,禁止加压冲洗引流管。

(4)观察引流情况:定期观察并记录引流管引出胆汁的量、颜色及性质。正常成人每天分泌胆汁的量为 800~1 200 mL,呈黄绿色、清亮、无沉渣、有一定黏性。术后 24 小时内引流量为 300~500 mL,恢复进食后,每天可有 600~700 mL,以后逐渐减少至每天 200 mL 左右。术后 1~2 天胆汁的颜色可呈淡黄色、混浊状,以后逐渐加深、清亮。若胆汁突然减少甚至无胆汁引出,提示引流管阻塞、受压、扭曲、折叠或脱出,应及时查找原因和处理;若引出胆汁量较多,常提示胆管下端梗阻,应进一步检查,并采取相应的处理措施。

3.感染的预防和护理

(1)采取合适体位:病情允许时应采取半坐或斜坡卧位,以利于引流和防止腹腔内渗液积聚于膈下而发生感染;平卧时引流管的远端不可高于腋中线,处于坐位、站立或行走时不可高于腹部手术切口,以防止引流液和(或)胆汁逆流而引起感染。

(2)加强皮肤护理:每天清洁、消毒腹壁引流管口周围皮肤,并覆盖无菌纱布,保持局部干燥,防止胆汁浸润皮肤而引起炎症反应。

(3)加强引流管护理:定期更换引流袋,并严格执行无菌技术操作。

(4)保持引流通畅:避免腹腔引流管或 T 管扭曲、折叠和滑脱,以免胆汁引流不畅、胆管内压力升高而致胆汁渗漏和腹腔内感染。

(七)T 管拔管的护理

若 T 管引流出的胆汁色泽正常,且引流量逐渐减少,可在术后 10 天左右,试行夹管 1~2 天,夹管期间应注意观察病情,患者若无发热、腹痛、黄疸等症状,可经 T 管做胆管造影,如造影无异常发现,在持续开放 T 管 24 小时充分引流造影剂后,再次夹管 2~3 天,患者仍无不适时即可拔管。拔管后残留窦道可用凡士林纱布填塞,1~2 天可自行闭合。若胆管造影发现有结石残留,则需保留 T 管 6 周以上,再做取石或其他处理。

五、护理效果评估

(1)患者自觉症状好转(腹痛等不适消失),食欲增加。

(2)疾病愈合良好,无并发症发生。

(3)患者对疾病的心理压力得到及时的调适与干预。

(4)患者依从性较好,并对疾病的治疗和预防有一定的了解。

(徐凤杰)

第八节 胆 道 感 染

胆道感染是临床上常见的疾病,按发生部位分为胆囊炎和胆管炎。按发病急缓和病程经过分为急性、亚急性和慢性炎症。胆道感染与胆石症互为因果关系。胆石症引起胆道梗阻胆汁淤积,细菌繁殖致胆道感染,胆道感染的发作又是胆石形成的重要的致病因素和促发因素。

急性胆囊炎是胆囊发生的急性化学性或细菌性炎症。约 95% 的患者合并有胆囊结石,称结石性胆囊炎,发病原因为结石导致胆囊管梗阻及继发细菌感染所致。致病菌可通过胆道逆行侵入胆囊,或经血液循环或淋巴途径进入胆囊,致病菌主要为革兰氏阴性杆菌,以大肠埃希菌最常见,其次有肠球菌、铜绿假单胞菌、厌氧菌等。5% 的患者未合并有胆囊结石,称非结石性胆囊炎,发病原因尚不十分清楚,易发生在严重创伤、烧伤、手术后及危重患者中,可能是这些患者都有不同程度的低血压和组织低血流灌注,胆囊也受到低血流灌注损害,导致黏膜糜烂,胆囊壁受损。急性胆囊炎病理过程分为急性单纯性胆囊炎、急性化脓性胆囊炎和急性坏疽性胆囊炎 3 个阶段。

慢性胆囊炎是急性胆囊炎反复发作的结果,70%~95% 的患者合并胆囊结石。

急性梗阻性化脓性胆管炎(AOSC)又名急性重症胆管炎(ACST),是急性胆管炎和胆道梗阻未解除,感染未控制,病情进一步发展的结果。由于胆管内压力持续升高,管腔内充满脓性胆汁,高压脓性胆汁逆流入肝,大量细菌和毒素经肝窦入血,导致脓毒症和感染性休克。

一、护理评估

(一)健康史

注意询问患者饮食习惯和饮食种类,发病是否有与饱食和高脂饮食有关,既往有无胆囊结石、胆囊炎、胆管结石、胆管炎及黄疸病史。

(二)身体状况

1.急性胆囊炎

(1)腹痛:急性发作典型表现是突发右上腹阵发性绞痛,常在饱餐、进食油腻食物后,或在夜间发作。疼痛常放散到右肩部、肩胛部和背部。病变发展可出现持续性疼痛并阵发性加重。

(2)发热:患者常有轻度发热,通常无寒战。如果胆囊积脓、穿孔或合并急性胆管炎,可出现明显的寒战高热。

(3)消化道症状:疼痛时常伴有恶心、呕吐、厌食等消化道症状。

(4)体格检查:右上腹部可有不同程度和范围的压痛、反跳痛及肌紧张,Murphy 征阳性,可扪及肿大的胆囊。

(5)并发症:胆囊积脓、胆囊穿孔、弥漫性腹膜炎、急性化脓性胆管炎、急性坏死性胰腺炎。

2.慢性胆囊炎

临床症状常不典型,多数患者有胆绞痛病史,尔后有厌油腻、腹胀、嗳气等消化道症状,右上腹部和肩背部隐痛,一般无畏寒、高热和黄疸。体格检查右上腹胆囊区有轻压痛或不适感,Murphy 征可呈阳性。

3.急性梗阻性化脓性胆管炎

发病急骤、病情发展迅速、并发症凶险。除一般胆道感染的夏柯三联征(腹痛、寒战高热、黄疸)外,患者迅速出现休克、中枢神经系统受抑制表现,即雷诺(Reynolds)五联征,如果患者不及时治疗,可迅速死亡。查体可有不同程度的上腹部压痛和腹膜刺激征。

(三)心理-社会状况

患者因即将面临手术、担心预后、疾病反复发作等因素产生焦虑与恐惧。急性梗阻性化脓性胆管炎患者,因病情危重,患者及其亲属常难以应对。

(四)辅助检查

1.实验室检查

胆囊炎患者白细胞计数和中性粒细胞比例增高;急性梗阻性化脓性胆管炎患者,白细胞计数$>10×10^9$/L,中性粒细胞比例增高,胞质可出现中毒颗粒。血小板计数降低,凝血酶原时间延长。

2.B超检查

急性胆囊炎可见胆囊肿大、壁厚、囊内有结石。慢性胆囊炎囊壁厚或萎缩,其内有结石或胆固醇沉着。急性梗阻性化脓性胆管炎患者可在床旁检查,能及时了解胆道梗阻的部位合病变性质,以及肝内外胆管扩张情况。

(五)治疗要点

1.非手术治疗

保守治疗包括禁食,输液,纠正水、电解质及酸碱失衡,全身支持疗法,选用有效的抗生素控制感染,解痉止痛等处理。大多数急性胆囊炎患者病情能控制,待以后行择期手术。而急性梗阻性化脓性胆管炎患者,如病情较轻,可在6小时内试行非手术治疗,若无明显好转,应急症手术治疗。

2.手术治疗

(1)急性胆囊炎发病在72小时内、经非手术治疗无效且病情恶化或有胆囊穿孔、弥漫性腹膜炎、急性化脓性胆管炎、急性坏死性胰腺炎等并发症者,均应急症手术。争取行胆囊切除术,但高危患者,或局部炎症水肿、粘连重,解剖关系不清者,应选用胆囊造口术,3个月后再行胆囊切除术。

(2)其他胆囊炎患者均应在患者情况处于最佳状态时择期行胆囊切除术。

(3)急性梗阻性化脓性胆管炎手术的目的是抢救生命,应力求简单有效,常采用胆总管切开减压、T形管引流。其他方法还有PTCD、经内镜鼻胆管引流术(ENAD)等。

二、护理诊断及合作性问题

(一)焦虑与恐惧

与疼痛、病情反复发作、手术有关。

(二)急性疼痛

与疾病本身和手术伤口有关。

(三)体温升高

与术前感染、术后炎症反应有关。

(四)营养失调

低于机体需要量与胆道功能失调,胆汁排出受阻,或手术后胆汁引流至体外导致消化不良、食欲不佳、肝功能受损有关。

(五)体液不足

与 T 形管引流、呕吐、感染性休克有关。

(六)潜在并发症

胆囊穿孔、弥漫性腹膜炎、急性化脓性胆管炎、急性坏死性胰腺炎、感染性休克等。

三、护理目标

患者情绪平稳,积极配合治疗,疼痛缓解,体温正常,营养得到改善,能维持体液平衡,无胆囊穿孔、弥漫性腹膜炎、急性化脓性胆管炎、急性坏死性胰腺炎、感染性休克等并发症发生。

四、护理措施

(一)非手术疗法及术前护理

(1)心理护理:加强与患者沟通,介绍胆囊炎的有关知识,解释术前准备的目的和必要性,使之配合。急性梗阻性化脓性胆管炎患者应将其病情的严重性告知患者亲属,使其理解配合。

(2)病情观察:应密切观察体温、脉搏、血压、黄疸、神志、腹痛程度及腹部体征,发现异常,及时通知医师。

(3)禁食、输液:急性胆囊炎需禁食,补充水、电解质和纠正酸碱紊乱。凝血酶原低者,补充维生素 K,若紧急手术者,可输全血供给凝血酶原。

(4)营养支持:向慢性胆囊炎患者解释进食低脂饮食的意义,提供低脂、高热量饮食。

(5)抗感染与对症处理:遵医嘱应用解痉、镇痛及抗感染药物,高热者用物理或药物降温。

(6)急性梗阻性化脓性胆管炎患者应及时完成手术前各项准备工作,如扩容、广谱、足量、联合使用抗生素,视病情使用激素、血管活性药物等抗休克措施,争取尽快手术。

(二)术后护理

同胆石症患者术后护理,急性梗阻性化脓性胆管炎患者仍需严密观察病情变化,继续积极抗休克治疗。

(三)健康指导

指导患者宜进低脂、高热量、高维生素的易消化饮食,如出现发热、腹痛、黄疸等症状,及时来医院就诊。

五、护理评价

患者是否情绪平稳,是否积极配合治疗,疼痛是否缓解,体温是否恢复正常;营养是否得到改善,能否维持体液平衡,有无胆囊穿孔、弥漫性腹膜炎、急性化脓性胆管炎、急性坏死性胰腺炎、感染性休克等并发症发生。

(徐凤杰)

第九节 小 肠 破 裂

一、概述

小肠是消化管中最长的一段肌性管道,也是消化与吸收营养物质的重要场所。人类小肠全长3~9 m,平均5~7 m,个体差异很大。分为十二指肠、空肠和回肠3部分,十二指肠属上消化道,空肠及其以下肠段属下消化道。

各种外力的作用所致的小肠穿孔称为小肠破裂。小肠破裂在战时和平时均较常见,多见于交通事故,工矿事故,生活事故如坠落、挤压、刀伤和火器伤。小肠可因穿透性与闭合性损伤造成肠管破裂或肠系膜撕裂。小肠占满整个腹部,又无骨骼保护,因此易于受到损伤。由于小肠壁厚,血运丰富,故无论是穿孔修补或肠段切除吻合术,其成功率均较高,发生肠瘘的机会少。

二、护理评估

(一)健康史

了解患者腹部损伤的时间、地点及致伤源、伤情、就诊前的急救措施、受伤至就诊之间的病情变化,如果患者神志不清,应询问目击人员。

(二)临床表现

小肠破裂后在早期即产生明显的腹膜炎的体征,这是因为肠管破裂,肠内容物溢出腹腔所致。症状以腹痛为主,程度轻重不同,可伴有恶心及呕吐,腹部检查肠鸣音消失,腹膜刺激征明显。

小肠损伤初期一般均有轻重不等的休克症状,休克的深度除与损伤程度有关外,主要取决于内出血的多少,表现为面色苍白、烦躁不安、脉搏细速、血压下降、皮肤发冷等。若为多发性小肠损伤或肠系膜撕裂大出血,可迅速发生休克并进行性恶化。

(三)辅助检查

(1)实验室检查:白细胞计数升高说明腹腔炎症;血红蛋白含量取决于内出血的程度,内出血少时变化不大。

(2)X线检查:X线透视或摄片检查有无气腹与肠麻痹的征象,因为一般情况下小肠内气体很少,且损伤后伤口很快被封闭,不但膈下游离气体少见,且使一部分患者早期症状隐匿。因此,阳性气腹有诊断价值,但阴性结果也不能排除小肠破裂的可能。

(3)腹部B超检查:对小肠及肠系膜血肿、腹水均有重要的诊断价值。

(4)CT或磁共振检查:对小肠损伤有一定诊断价值,而且可对其他脏器进行检查,有时可能发现一些未曾预料的损伤,有助于减少漏诊。

(5)腹腔穿刺:有混浊的液体或胆汁色的液体,说明肠破裂,穿刺液中白细胞、淀粉酶含量均升高。

(四)治疗原则

一旦确诊小肠破裂,应立即进行手术治疗。手术方式以简单修补为主。肠管损伤严重时,则应做部分小肠切除吻合术。

（五）心理-社会状况

小肠损伤大多在意外情况下突然发生，加之伤口、出血及内脏脱出的视觉刺激和对预后的担忧，患者多表现为紧张、焦虑、恐惧。应了解其患病后的心理反应，对本病的认知程度和心理承受能力，家属及亲友对其支持情况、经济承受能力等。

三、护理问题

（一）有体液不足的危险

与创伤致腹腔内出血、体液过量丢失、渗出及呕吐有关。

（二）焦虑、恐惧

与意外创伤的刺激、疼痛、出血、内脏脱出的视觉刺激及担心疾病的预后等有关。

（三）体温过高

与腹腔内感染毒素吸收和伤口感染等因素有关。

（四）疼痛

与小肠破裂或手术有关。

（五）潜在并发症

腹腔感染、肠瘘、失血性休克。

（六）营养失调，低于机体需要量

与消化道的吸收面积减少有关。

四、护理目标

（1）患者体液平衡得到维持，生命体征稳定。

（2）患者情绪稳定，焦虑或恐惧减轻，主动配合医护工作。

（3）患者体温维持正常。

（4）患者主诉疼痛有所缓解。

（5）护士密切观察病情变化，如发现异常，及时报告医师，并配合处理。

（6）患者体重不下降。

五、护理措施

（一）一般护理

（1）伤口处理：对开放性腹部损伤者，妥善处理伤口，及时止血和包扎固定。若有肠管脱出，可用消毒或清洁器皿覆盖保护后再包扎，以免肠管受压、缺血而坏死。

（2）病情观察：密切观察生命体征的变化，每15分钟测定脉搏、呼吸、血压一次。重视患者的主诉，若主诉心慌、脉快、出冷汗等，及时报告医师。不注射止痛药（诊断明确者除外），以免掩盖伤情。不随意搬动伤者，以免加重病情。

（3）腹部检查：每30分钟检查一次腹部体征，注意腹膜刺激征的程度和范围变化。

（4）禁食和灌肠：禁食和灌肠可避免肠内容物进一步溢出，造成腹腔感染或加重病情。

（5）补充液体和营养：注意纠正水、电解质及酸碱平衡失调，保证输液通畅，对伴有休克或重症腹膜炎的患者可进行中心静脉补液，这不仅可以保证及时大量的液体输入，而且有利于中心静脉压的监测,根据患者具体情况,适量补给全血、血浆或人血清蛋白,尽可能补给足够的热量和蛋白质、氨基酸及维生素等。

(二)心理护理

关心患者,加强交流,讲解相关病情、治疗方式及预后,使患者了解自己的病情,消除患者的焦虑和恐惧,保持良好的心理状态,并与其一起制定合适的应对机制,鼓励患者,增加其治疗的信心。

(三)术后护理

(1)妥善安置患者:麻醉清醒后取半卧位,有利于腹腔炎症的局限,改善呼吸状态。了解手术的过程,查看手术的部位,对引流管、输液管、胃管及氧气管等进行妥善固定,做好护理记录。

(2)监测病情:观察患者血压、脉搏、呼吸、体温的变化。注意腹部体征的变化。适当应用止痛药,减轻患者的不适。若切口疼痛明显,应检查切口,排除感染。

(3)引流管的护理:腹腔引流管保持通畅,准确记录引流液的性状及量。腹腔引流液应为少量血性液,若为绿色或褐色渣样物,应警惕腹腔内感染或肠瘘的发生。

(4)饮食:继续禁食、胃肠减压,待肠功能逐渐恢复、肛门排气后,方可拔除胃肠减压管。拔除胃管当日可进清流质,第2天进流质饮食,第3天进半流质,逐渐过渡到普食。

(5)营养支持:维持水、电解质和酸碱平衡,增加营养。维生素主要是在小肠被吸收,小肠部分切除后,要及时补充维生素C、维生素D、维生素K和复合维生素B等维生素和微量元素钙、镁等,可经静脉、肌内注射或口服进行补充,预防贫血,促进伤口愈合。

(四)健康教育

(1)注意饮食卫生,避免暴饮暴食,进易消化食物,少食刺激性食物,避免腹部受凉和饭后剧烈活动,保持排便通畅。

(2)注意适当休息,加强锻炼,增加营养,特别是回肠切除的患者要长期定时补充维生素B_{12}等营养素。

(3)定期门诊随访。若有腹痛、腹胀、停止排便及伤口红、肿、热、痛等不适,应及时就诊。

(4)加强社会宣传,增进劳动保护、安全生产、安全行车、遵守交通规则等知识,避免损伤等意外的发生。

(5)普及各种急救知识,在发生意外损伤时,能进行简单的自救或急救。

(6)无论腹部损伤的轻重,都应经专业医务人员检查,以免贻误诊治。

(徐凤杰)

第七章　泌尿外科护理

第一节　泌尿系统结石

泌尿系统结石又称尿石症,是泌尿外科的最常见疾病之一。男性多于女性,约 3：1。由于结石形成机制未完全阐明,有多种学说,肾钙化斑、过饱和结晶、结石基质、晶体抑制物质、异质促进成核学说是结石形成的基本学说,常常是多种因素相互作用所致。目前仍没有十分理想的预防方法,故复发率高。我国尿石症多见于南方地区,北方相对少见。上尿路结石发病率明显高于下尿路结石。近 10 多年来尿路结石的治疗方法有很大改进,90％左右的结石可采用非手术治疗。

一、临床表现

(一)肾及输尿管结石

肾及输尿管结石好发于男性青壮年。多在肾盂内形成,少数形成于梗阻的输尿管内,亦称上尿路结石。主要表现为与结石活动有关的血尿和疼痛,其表现与结石的大小、部位、损伤、感染及梗阻程度有关。

1.疼痛

较大的结石不易活动,则引起腰腹部无痛或钝痛;较小的结石,易于活动,刺激肾盂、输尿管,引起平滑肌痉挛,出现剧烈的肾绞痛,表现为突然发作的腰部剧烈绞痛,向同侧下腹部、外阴及大腿内侧放射,伴恶心、呕吐,肾区叩击痛明显;输尿管末端结石常引起膀胱刺激症状。

2.血尿

患者常在活动或肾绞痛后出现血尿,表现轻重不一,多为镜下血尿。部分上尿路结石者以活动后镜下血尿为唯一症状。如果结石引起尿路完全性梗阻或固定不动,则可能不出现血尿。

3.其他

结石梗阻引起肾积水时,可触及增大的肾脏,双侧梗阻,引起肾功能慢性损害,重者可导致慢性肾衰竭。当结石并发急性尿路感染时,腰痛加重,伴寒战、发热和尿路刺激症状。

(二)膀胱结石

膀胱结石有原发性与继发性两种。原发性膀胱结石较多见于男孩,与营养不良和低蛋白饮食有关;继发性膀胱结石常见于良性前列腺增生,膀胱憩室,神经源性膀胱,异物或肾、输尿管结石排入膀胱。

1.尿流中断

为膀胱结石的典型表现。排尿过程中因结石阻塞尿道内口而产生尿流中断,可出现向阴茎头放射性疼痛,小儿常出现搓揉阴茎的现象。改变体位后结石退出尿道内口,尿液又可继续排出。

2.尿痛

结石较大或合并感染时可出现尿痛,以排尿终末期明显。

3.膀胱刺激征

继发感染时可出现膀胱刺激症状。

4.血尿

结石与膀胱黏膜发生摩擦可导致血尿,以终末血尿最明显。

(三)尿道结石

绝大多数尿道结石来自肾和膀胱。有尿道狭窄、尿道憩室及异物存在时亦可引起尿道结石。常见于男性,多数尿道结石位于前尿道。

典型症状为排尿困难,点滴状排尿,伴尿痛,严重者可发生急性尿潴留及会阴部剧烈疼痛。

二、诊断

(一)肾及输尿管结石

1.病史及体格检查

出现疼痛、血尿等典型临床表现,查体肾区有叩击痛,应首先考虑尿路结石。

2.实验室检查

尿常规检查可见有镜下血尿,有时可见较多的白细胞、脓球或结晶,感染性尿结石患者尿细菌培养呈阳性。当怀疑患者尿路结石与代谢状态有关时,应测定血和尿的钙、磷、尿酸、草酸等检查,必要时作钙负荷试验,此外,还应行肾功能检查。

3.影像学检查

(1)B型超声检查:能发现平片不显影的小结石和透X线结石,还能显示肾结构改变和肾积水程度,了解肾实质厚度及肾功能等情况。

(2)X线检查:①X线平片,95%以上结石能在尿路平片中显影,但应与胆囊结石、肠系膜淋巴结钙化、静脉结石相鉴别,需加拍侧位片。结石过小、钙化程度不高或相对纯的尿酸结石,常不显影。②排泄性尿路造影,显示结石所致的尿路形态和肾功能改变,有无引起结石的尿路局部因素,发现X线平片下不显影的尿酸结石。③逆行肾盂造影,当其他方法不能确诊时行逆行肾盂造影帮助诊断。④CT扫描可发现尿路平片、排泄性尿路造影、超声不能显示的或较小的输尿管中下段结石。此外,疑有甲状旁腺功能亢进者,应作骨摄片。

(3)反射性核素肾显影:判断泌尿系统梗阻程度和双肾功能受损情况;评价患肾治疗前后肾功能恢复情况。

4.内镜检查

内镜检查包括肾镜、输尿管镜和膀胱镜检查。当 B 超、影像学检查均不能确诊或需在内镜下直接治疗时,采用该方法。

(二)膀胱结石

(1)有排尿过程中尿流中断、血尿等典型临床表现,应首先考虑膀胱结石。

(2)X 线平片能显示绝大多数结石。

(3)B 型超声检查能显示结石声影。

(4)膀胱镜检查用于 X 线平片、B 超不能确诊时,可直接观察结石及膀胱病变,并能为治疗方法的选择提供依据。

(三)尿道结石

前尿道结石可沿尿道扪及。后尿道结石经直肠指检可触及。B 超和 X 线检查有助于明确诊断。

三、治疗

(一)肾及输尿管结石

根据结石的大小、数目、位置、肾功能和全身情况,结合不同的病因、有无梗阻和感染的程度综合考虑治疗方案。

1.保守治疗

适用于肾绞痛,结石直径<0.6 cm、表面光滑、无尿路梗阻的患者,主要应用止痛、抗感染、扩张输尿管、利尿、调节饮食及中草药等综合治疗措施,促使结石排出。

(1)解痉、止痛:发生肾绞痛时采用阿托品、哌替啶肌内注射。还可给予山莨菪碱,硝苯地平,吲哚美辛,黄体酮,双氯芬酸钠栓剂塞肛,针刺和耳针等方法缓解疼痛。

(2)大量饮水:增加尿量,促进结石排出,减少晶体沉积,保持每天尿量在 2 000 mL 以上,尤其是睡前饮水,保持夜间尿液呈稀释状态。

(3)饮食调节:少食含钙及草酸成分丰富的食物,多吃含纤维素丰富的食物。

(4)控制感染:可根据尿细菌培养结果选用敏感性强的抗菌药物。

(5)调节尿液 pH 值:对尿酸和胱氨酸结石可以服用碱化尿液药物,如枸橼酸钾、重碳酸氢钠。口服氯化铵使尿液酸化,有利于防止感染性结石生长。

(6)中西医结合治疗:包括中药排石治疗,多饮水,西药解痉止痛和利尿,采用针刺疗法止痛。

2.体外冲击波碎石

体外冲击波碎石是将冲击波在体外聚焦后,作用于经 X 线或 B 超定位的结石,将其击碎排出,最适宜于直径小于2.5 cm的结石。除结石远端尿路有狭窄、结石诱发癌变、非结石梗阻引起的肾损害、急性尿路感染、严重心脑血管疾病、安置心脏起搏器者、血肌酐$\geqslant$265 μmol/L、肺功能不全、出血性疾病或妊娠等以外,均可采用此方法治疗。但结石直径>3 cm者不宜首选此方法。应限制每次冲击波的能量和冲击波次数,以减少副损伤,2 次碎石的间隔最短不少于 7 天。

3.手术治疗

随着腔内泌尿外科和 ESWL 的迅猛发展,绝大多数上尿路结石不必行开放性手术,手术治疗前必须做排泄性尿路造影以了解肾功能,合并感染者先行抗感染治疗。同时合并梗阻因素时需在取石的同时解除梗阻,输尿管结石手术前需再做尿路平片做最后定位。

(1)非开放手术治疗。①输尿管镜取石或碎石术(URL):适用于输尿管中下段结石、X线片不显影结石及因肥胖、结石硬、在同一部位停留时间过长而不适宜用ESWL治疗者,可应用输尿管镜在直视下取出、套出;或经超声、液电、激光、气压弹道等将结石击碎后取出。②经皮肾镜取石或碎石术(PCNL):适用于直径>2.5 cm的肾盂结石及部分肾盏结石,可多次进行取石,还可与ESWL联合治疗复杂性肾结石。先用细针由腰部穿刺至肾盂,经反复扩张皮肤至肾内通道,插入肾镜,在直视下取出肾及输尿管上段结石。凝血机制障碍、脊柱畸形者等为禁忌证。

(2)腹腔镜输尿管切开取石术:20世纪90年代,微创技术迅速发展,腹腔镜施行输尿管切开取石术得到迅速推广应用,包括经腹腔和经后腹腔两种手术途径。适用于输尿管结石>2 cm,原考虑开放手术或经ESWL、输尿管镜手术治疗失败者。

(3)开放手术治疗:过去大多数尿石症采用开放手术取石,但是手术给患者造成的创伤较大,尤其是有的复杂性肾结石一次不易取净,有的复发率高,重复取石的手术难度较大,危险性增加,甚至有发生肾衰竭和失肾的可能。由于腔内泌尿外科及ESWL技术的普遍开展,大多数上尿路结石不需应用开放手术。目前开放手术适用于结石直径大于1 cm,经非手术治疗无效,合并梗阻和感染,甚至癌变者。手术方法有输尿管切开取石、肾盂切开取石、肾窦肾盂切开取石、肾实质切开取石、无萎缩性肾切开取石、肾部分切除术。如肾结石引起癌变、并发严重感染积脓,肾功能丧失,而对侧肾功能正常者可行肾切除术。

双侧上尿路结石手术治疗原则:①双侧输尿管结石,一般先处理梗阻严重侧,若患者一般情况好,可同时行双侧输尿管取石。②一侧肾结石而对侧输尿管结石,先处理输尿管结石。③双侧肾结石,在尽可能保留肾的前提下,先处理安全易取出的一侧,若梗阻严重,全身情况差可以先行肾造瘘,待病情改善后再处理结石。④双侧上尿路结石或孤立肾上尿路结石引起梗阻导致无尿时,诊断明确,若全身情况允许,应及时手术;若病情严重不能耐受手术,也可先行输尿管插管引流,如插管引流失败,则改行经皮肾造瘘。目的是引流尿液,改善肾功能,待病情好转再选择合适的治疗方法。

(二)膀胱结石

一般采用手术治疗。膀胱感染严重时,应抗感染治疗;若排尿困难,则先留置导尿管,以利于引流尿液及控制感染,并同时治疗病因。

1.经尿道膀胱镜取石或碎石

大多数结石应用碎石钳机械碎石,并将碎石取出,适用于直径<3 cm的膀胱结石者。较大结石需采用液电、超声激光或气压弹道碎石。

2.耻骨上膀胱切开取石术

结石过大、过硬采用液电、超声激光或气压弹道碎石失败者或合并膀胱憩室病变,小儿及膀胱感染严重者,应施行耻骨上膀胱切开取石。

(三)尿道结石

结石位于尿道舟状窝,可向尿道注入无菌石蜡油,尔后用力排尿、轻轻推压挤出或用小钳子取出。前尿道结石采用阴茎根部阻滞麻醉,压迫结石近端尿道,防止结石后退,注入无菌石蜡油,再向尿道远端轻轻挤出,尽量不做尿道切开取石。后尿道结石可用尿道探子将结石轻轻推入膀胱后,按膀胱结石处理,尽量不做尿道切开取石以防止尿道狭窄。

四、护理

(一)护理评估

1.健康史

主要是了解有无泌尿系统梗阻、感染和异物史,有无肾绞痛史、血尿史、排石史,有无甲状旁腺功能亢进、痛风、遗传性疾病或长期卧床等病史。

2.身体状况

(1)肾和输尿管结石:①疼痛。肾盂内的大结石和肾盏内结石比较固定,往往无明显症状,仅在人体活动后出现上腹或腰部钝痛。较小的肾盂结石及输尿管结石活动度大,并易嵌顿于输尿管狭窄处,引起平滑肌痉挛,以致发生剧烈的肾绞痛。其表现为阵发性剧痛,可放射至同侧下腹部、外生殖器及大腿内侧,疼痛持续的时间长短不等,可伴有面色苍白、出冷汗、恶心和呕吐等。发作期间肾区叩击痛明显,沿输尿管走行部位可有深压痛。②血尿。患者活动或绞痛发作后可出现血尿,多为镜下血尿。③感染。合并急性感染时,腰痛加重,并可出现寒战、高热、膀胱刺激征和脓尿等表现。④肾积水严重时,可在上腹部扪及包块。⑤双侧或孤立肾结石可造成肾功能损害,完全性梗阻时可出现肾衰竭的表现。⑥输尿管末端结石可出现膀胱刺激症状。

(2)膀胱结石:可出现膀胱刺激症状和排尿困难。典型表现是排尿突然中断,蹦跳或改变体位后又能继续排尿,可出现血尿,并发感染时可有脓尿。

(3)尿道结石:典型表现为排尿困难,尿液呈点滴状排出,常伴尿痛。严重者可发生急性尿潴留及会阴部剧痛。前尿道结石沿尿道可扪及,后尿道结石经直肠指检可扪及。

3.心理状况

患者因疼痛和排尿异常而烦躁、焦虑等。

4.辅助检查

(1)实验室检查:尿常规检查可见镜下或肉眼血尿,有时可见较多的白细胞或结晶。当怀疑结石的形成与代谢有关时,应测定血和尿中的钙、磷、尿酸、草酸、肌酐水平等,另外还应做肾功能检查。

(2)影像学检查:①X线检查是评估泌尿系统结石最重要的方法,不仅可明确临床诊断,而且还有助于确定治疗方法。常用的X线检查方法:泌尿系统平片,可显示绝大多数泌尿系统结石,但结石过小或钙化程度不高等情况下,X线平片不显示或显示不清楚;排泄性尿路造影,可进一步了解结石所处的位置,并可评价有无因结石所致的尿路形态和肾的形态改变及其改变程度,了解平片上的阴影是否在泌尿系统内,还可查出透X线的结石;逆行肾盂造影仅在其他方法不能确定结石的部位或结石以下尿路病变不明时被采用。②B型超声检查能发现泌尿系统平片不能显示的小结石和透X线的结石,还能显示肾积水及肾积水引起的肾结构改变,如肾影增大、肾实质萎缩等。③放射性核素检查可用于评价治疗前、后肾功能改变的情况及单双侧肾功能情况,若双侧尿路梗阻,可了解哪一侧肾功能较好。

(3)内镜检查:包括肾镜、输尿管镜和膀胱镜检查,多在X线检查不能明确诊断时,通过内镜既可明确诊断又可进行治疗。

(二)护理诊断及相关合作性问题

1.疼痛

疼痛是与结石刺激输尿管、感染、梗阻等有关。

2.排尿异常

与结石梗阻、感染有关。

3.有感染的危险

与尿路梗阻、黏膜损伤、术后伤口及各种引流管的污染等有关。

4.知识缺乏

缺乏有关病因、治疗及预防的相关知识。

5.焦虑

与疼痛和排尿异常有关。

(三)护理目标

(1)疼痛减轻或消失。

(2)恢复正常排尿。

(3)感染的危险性下降或不发生感染。

(4)患者能说出泌尿系统结石的病因、治疗措施和预防结石复发的方法。

(5)烦躁、焦虑解除,情绪稳定。

(四)护理措施

1.非手术治疗患者的护理

(1)疼痛的护理:肾绞痛发作期间应卧床休息,安排适当卧位,可给予软枕支托,局部热敷,有利于缓解疼痛;疼痛较重者,可遵医嘱注射哌替啶、阿托品、黄体酮等解痉止痛,也可应用吲哚美辛栓剂塞入肛门内(纳肛)止痛;疼痛严重者,可给予静脉滴注解痉止痛药。膀胱结石患者排尿困难合并疼痛时,可指导患者变换体位,如侧卧排尿,可缓解病情。

(2)促进排石的护理:①鼓励患者多饮水,保持每天尿量在2 000~3 000 mL,可减少泌尿系统结石形成的机会,并可促进小结石排出,还可预防或有助于治疗泌尿系统感染。②指导患者适当运动,在患者能承受的情况下适当做一些跳跃式的活动,促进输尿管蠕动和结石下移。③遵医嘱使用利尿药、解痉药和排石药。④观察排石效果,告诉患者每次排尿时均要注意有无结石排出,最好过滤尿液,若有结石排出应予以保留,以便分析其成分。

(3)饮食调节:根据结石成分、饮食习惯和生活条件适当调整饮食,如草酸盐结石,不宜进食马铃薯、菠菜等含草酸丰富的食物;尿酸盐结石不宜食用动物内脏及豆类等高嘌呤类食物;含钙结石应限制含钙丰富的食物,多食含纤维素丰富的食物。

(4)预防或控制感染:遵医嘱正确使用抗生素,注意在各项护理操作中严格遵守无菌操作原则。

2.体外冲击波碎石患者的护理

(1)碎石前患者的护理:①心理护理。向患者介绍碎石过程,说明该方法具有简单、安全、有效、可重复治疗等优点,但在碎石过程中有一定的噪声,不必紧张和恐慌。②说明定位的重要性,争取患者的主动配合,避免碎石过程中随意移动或改变体位。③应告诉患者碎石后可能会出现局部疼痛、血尿等,届时不要惊慌。④检查心、肝、肾等重要器官功能和凝血功能。⑤胃肠道准备。碎石前3天内禁食肉、蛋、奶、麦乳精等易产气的食物;碎石前1天服缓泻药或灌肠;碎石日晨禁饮食。

(2)碎石后患者的护理:①饮食。若患者无异常反应可正常饮食,鼓励患者多饮水,以增加尿量促进结石排出。必要时,遵医嘱应用排石药物。②体位。若患者无异常情况,可适当活动,以增加输尿管蠕动,促进结石排出,仅少数有并发症的患者需卧床休息;肾下盏结石可采取头低脚高位,并叩击背部,以促进排石。巨大肾结石碎石后因短时间内大量碎石充填输尿管而发生堵塞,可形成所谓的"石街",进一步发展可影响肾功能。因此,较大结石应分次碎石。另外,碎石后可采取患侧在下的侧卧位,并适当活动,以利结石随尿流排出。③观察并记录排尿情况,评估尿路有否梗阻,并观察尿液中碎石排出情况。一般碎石颗粒需4~6周才能排完。④碎石后出现常见并发症患者的护理。常见的并发症有肾绞痛、血尿等,一般无需特殊处理。必要时,遵医嘱应用解痉止痛药、止血药等;若血尿很严重,应及时向医师反映,并协助处理。若出现"石街"梗阻的表现,在预防感染的同时,应协助医师进行经直肠或阴道按摩。必要时,配合医师做好再次碎石、输尿管镜取石或开放性手术取石的有关护理。⑤两次体外冲击波碎石治疗的间隔时间不得少于1周。⑥定期进行X线检查,以了解结石排出情况。

3.手术治疗患者的护理

(1)手术前患者的护理:①心理护理,向患者及亲属介绍手术的相关知识,多关心、体贴患者,以消除患者的恐惧心理;②协助检查患者重要器官功能和凝血功能;③做好手术前其他各项常规准备。

(2)手术后患者的护理:①开放性手术后患者的护理。应注意维持呼吸道通畅,因为肾和上段输尿管手术常取12肋缘下切口或经11肋床切口,当深呼吸时,切口处疼痛加重,以至于影响呼吸状态,可导致肺不张或呼吸系统其他并发症。术后可适当给予止痛药,鼓励和指导患者做深呼吸运动和有效咳嗽,帮助患者翻身、拍背等。观察尿液排出情况,术后每小时尿量应在50 mL以上,若少于30 mL,注意是否发生了肾功能障碍,应及时向医师反映。但应注意,尿量是包括由肾造口管、输尿管支架引流管、膀胱造口管、导尿管等引流管引流出的尿液和渗湿敷料估计量的总和。观察尿液的颜色,刚刚手术后患者的尿液可带有血色,但应逐渐变浅。若未变浅反而加深,甚至呈鲜红色血尿时,应及时向医师反映,并协助处理。护士要注意维持各引流管通畅。施行肾和上段输尿管切开取石术,往往需要安放肾周引流管、肾造口管或输尿管支架引流管,施行膀胱切开取石术往往需要安放膀胱造口管、留置气囊导尿管等,护士必须了解各引流管安放的部位及目的,保持各引流管的通畅和适当的固定。引流袋的放置要低于肾或膀胱,直立位时应低于髋部,以免逆流。肾盂造口管一般需置管10天以上。拔管前应先夹管1~2天,无异常表现后再经造口管行肾盂造影,证实上尿路通畅后方可拔管。拔管后,瘘口用凡士林纱条填塞,外盖敷料并固定。患者应向健侧卧位,瘘口向上,以防漏尿。膀胱切开取石术后患者的护理,基本上同膀胱损伤手术后患者的护理。②非开放性手术后患者的护理。经内镜取石或碎石术后,患者几乎都有血尿,应卧床休息,多饮水,遵医嘱适当应用止血药、抗生素等药物;做好各种引流管的护理;观察病情,除术后常规观察的项目外,还应注意有无出血、穿孔、感染、输尿管狭窄等并发症的发生。

4.健康指导

(1)向患者及其亲属讲解泌尿系统结石的相关知识,使患者了解泌尿系统结石的病因、病理、身体表现、诊治原则及预防知识,增强患者康复的信心,在诊治和护理过程中得到患者的主动配合。

(2)鼓励和指导患者多饮水,以增加尿量,稀释尿液,预防结石形成,应保持每天尿量在2 000 mL以上。

(3)预防骨质脱钙,有甲状旁腺功能亢进者应积极治疗;注意适当活动,长期卧床的患者可进行床上活动,以减少尿钙排出。

（4）指导患者根据结石的成分合理安排饮食。

（5）告诉患者出院后还应定期到医院复查，以了解排石治疗后的结石碎块排出情况，或治疗后有无复发。

（徐凤杰）

第二节 肾 损 伤

一、概述

肾脏位于腹腔后，在解剖关系上受周围组织的保护：前面有腹壁和腹腔脏器，后面有脊柱、肋骨和厚层肌肉，对于暴力具有一定的缓冲作用，因此不易受伤。肾损伤常伴有其他脏器的损伤。当人体受到枪弹伤、刀刺伤、交通事故或受到直接暴力、间接暴力的打击而导致的肾脏组织结构的异常改变称为肾损伤。肾损伤可分为闭合性和开放性损伤两大类，以闭合性损伤最为常见。肾损伤临床上分为肾挫伤、肾部分裂伤、肾全层破裂、肾蒂裂伤，以肾蒂裂伤最为凶险。

二、病因与受伤机制

（一）按受伤机制分类

1.根据伤口开放与否

可分为开放性肾损伤、闭合性肾损伤两种。

（1）开放性肾损伤：开放性肾损伤多见于战时腹部枪弹伤或刀扎伤，且多合并胸、腹及其他器官损伤。

（2）闭合性肾损伤：闭合性肾损伤占肾损伤的70%，包括直接暴力、间接暴力、自发性肾破裂（见图7-1）。直接暴力伤系由上腹部或肾区受到外力的直接撞击或受到挤压所致，为最常见的致伤原因，如交通事故、打击伤等。间接暴力伤系指运动中突然加速或减速、高处坠落后双足或臀部着地、强烈的冲击波等致使肾脏受到惯性震动移位。躯体突然猛烈地移动、用力过猛、剧烈运动的肌肉强烈收缩也可导致肾脏受伤。自发性肾破裂系指在无创伤或轻微的外力作用下发生的肾创伤。

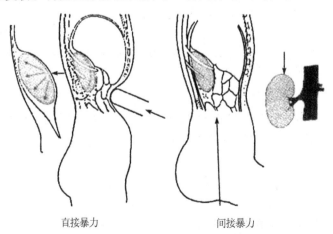

直接暴力　　　　　　　　间接暴力

图 7-1　肾损伤机制

2.根据病变部位

可分为肾实质、肾盂和肾血管破裂 3 种,可发生肾包膜下出血、肾周出血。

3.医源性肾损伤

系指在施行手术或施行内腔镜诊治时使肾脏受到意外的损伤。体外冲击波碎石亦可造成肾脏的损伤。

(二)按肾脏损伤的病理分类

1.肾挫伤

部分肾实质轻微损伤,形成肾实质内瘀斑、血肿或局部包膜下小血肿。肾被膜及肾盂肾盏完整,亦可涉及集合系统而有少量血尿(图 7-2)。

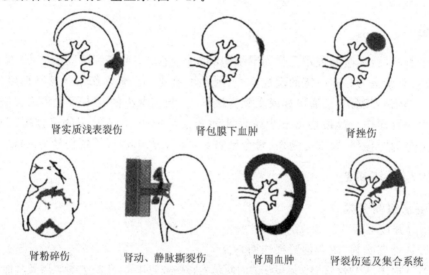

肾实质浅表裂伤　　　　　肾包膜下血肿　　　　　　肾挫伤

肾粉碎伤　　　肾动、静脉撕裂伤　　　肾周血肿　　　肾裂伤延及集合系统

图 7-2　肾脏损伤的病理分类

2.肾裂伤

肾裂伤是肾脏实质的挫裂伤。肾被膜及肾盂可完整,仅表现为肾被膜下血肿。

3.肾全层裂伤

肾实质严重损伤时肾被膜及收集系统同时破裂,此时常伴有肾周血肿、严重血尿及尿外渗。如肾周筋膜破裂,外渗的血和尿液可沿后腹膜蔓延。

4.肾蒂损伤

肾蒂血管撕裂伤时可致大出血、休克。锐器刺伤肾血管可致假性动脉瘤、动静脉瘘或肾盂静脉瘘。

5.病理性肾破裂

轻度的暴力即可导致有病理改变的肾脏破裂,如肾积水、肾肿瘤、肾囊肿、移植肾的排斥期等。有时暴力甚至不被察觉,而被称为自发性肾破裂。

三、护理

(一)评估

对患者进行全面评估,包括以下内容。

(1)健康史:了解受伤的时间、地点、暴力性质、部位。

（2）身体状况：如临床表现、合并伤、尿外渗、感染、特殊检查结果。

（3）心理-社会状况：如情绪、家庭状况。

（4）术后评估：如伤口引流、尿量、肾功能、心理状态、保健知识。

（二）临床表现

肾损伤的临床表现颇不一致。合并其他器官损伤时，肾损伤的症状可能不易被察觉。肾损伤的主要症状有休克、出血、血尿、疼痛、感染等。

1.休克

早期休克多因剧烈疼痛所致，后期与大量失血有关。其程度与伤势、失血量及有无其他器官合并伤有关。肾损伤出现休克症状，占30%～50%。休克程度多与出血速度、就诊时间、合并伤轻重和机体代偿能力有关。伤后数天出现的延迟性休克表示有持续性或再发性的大量出血，因此需要对伤员进行严密观察和及时处理。

2.血尿

血尿是肾损伤的主要症状之一，90%以上伤者有血尿，多数是肉眼血尿，也可为镜下血尿。血尿在肾损伤诊断中很重要，特别是血尿中有条索状血块者更有意义。一般说来，血尿程度与肾损伤的伤情并不完全一致。

3.疼痛及肿块

伤后出现同侧肾区及上腹部疼痛，轻重程度不一。一般为钝痛，腰痛多系腰部挫伤、肾被膜下出血或血尿渗入肾周围组织刺激腹膜后神经丛所引起。疼痛可局限于腰部、上腹，也可散布到全腹，或放射至肩部、髋区及腰骶部。由于肾周围局部肿胀饱满，肿块形成有明显的触痛和肌肉强直。肾损伤时由于血及外渗尿液积存于肾周，可形成一不规则的痛性肿块。

4.感染发热

血肿和尿外渗易继发感染，形成肾周围脓肿，局部压痛明显，并有全身中毒症状。

（三）辅助检查

1.尿液检查

血尿为诊断肾损伤的重要依据之一。对伤后不能自行排尿者，应进行导尿检查。血尿程度与肾损伤程度不成正比，对伤后无血尿者，不能忽视肾脏损伤的可能性。

2.影像学检查

X线检查对肾损伤的诊断极为重要，它包括腹部平片、排泄性尿路造影、逆行尿路造影、动脉造影及CT检查。

（1）腹部平片检查：应尽可能及早进行，否则可因肠胀气而遮蔽肾脏阴影轮廓。腹部平片可见肾阴影增大，腰大肌影消失，脊柱弯向伤侧等。这些都是肾周出血或尿外渗的征象。

（2）排泄性静脉肾盂造影检查：排泄性静脉肾盂造影可了解肾脏损伤的程度和范围。轻度肾挫伤可无任何表现，随着伤势加重，可表现肾盏变形，肾实质内不规则阴影，甚至伤肾不显影。多年来，排泄性静脉肾盂造影是诊断腹部钝性损伤有无泌尿系统合并伤的重要手段。对所有疑为肾损伤者均应予早期施行，不仅能显示损伤的范围，也可帮助了解对侧肾脏的功能是否正常，同时可以发现原来存在的病变。但由于创伤后影响检查操作的进行，有时肾脏分泌功能因严重损伤而减退或轻微外伤可能造成肾脏功能完全抑制或只排出少量对比剂，显影往往不够满意。为了提高准确性，采用大剂量静脉滴注对比剂肾盂造影加断层摄影，其正确诊断率可达60%～85%。

（3）肾动脉造影检查：经大剂量静脉肾盂造影检查伤肾未显影，此类病例中有 40％左右为肾蒂损伤。肾动脉造影可以发现肾实质和肾血管完整性的异常变化，如肾蒂损伤、肾内血管破裂或栓塞、肾内动静脉瘘、肾实质裂伤和包膜下血肿等。当然，无需对每个肾损伤患者施行这种检查，如果大剂量静脉尿路造影显示输尿管、肾盂、肾盏严重痉挛，及肾实质或排泄系统轮廓紊乱，包括肾影增大、不显影或对比剂外溢、肾盏分节或扭曲变形等，同时临床有严重出血表现者应考虑施行肾动脉造影，以指导临床治疗。

（4）膀胱镜检查及逆行尿路造影术：虽能了解膀胱、输尿管情况及肾损伤程度，但可能造成继发感染并加重伤员的痛苦，故对严重外伤患者应慎重施行。

（5）CT 扫描：CT 扫描在发现肾损伤和判断其严重性方面比排泄性静脉肾盂造影更敏感。

（6）其他检查：B 超有助于了解对侧肾脏，也可以随访血肿的大小变化，亦可用于鉴别肝、脾包膜下血肿。核素肾扫描在急诊情况下敏感性较 CT 或动脉造影差，对肾损伤的诊断及分类价值不大。

（四）护理问题

1.组织灌注量改变

与肾损伤后出血或同时合并其他器官损伤有关。

2.疼痛

由肾周软组织损伤、肾包膜张力增加、血和尿外渗刺激腹膜、手术切口所致。

3.有感染的危险

与损伤后血肿、尿外渗及免疫力低有关。

4.部分自理缺陷

与手术及卧床有关。

5.恐惧、焦虑

与外伤打击、担心预后不良有关。

（五）护理措施

1.生活护理

（1）保守治疗及肾部分切除时，遵医嘱绝对卧床休息，卧床期间协助患者完成生活护理，做到七洁，即皮肤、头发、指甲、会阴、口腔、手足、床单的干净整洁，使患者感到舒适。

（2）饮食要清淡，不吃易引起腹胀的食物，如牛奶、大豆等。

（3）保持管路的清洁，每天清洁尿道口 1～2 次，尿管定期更换，尿袋定期更换。

（4）保持排便通畅，多吃水果、蔬菜等粗纤维食物，必要时服润肠药。

2.心理护理

肾损伤后患者情绪紧张、恐惧，护士在密切观察病情的同时要向患者宣讲损伤后注意的问题，血尿是损伤后的临床表现之一，要严格按医嘱卧床休息，以免加重损伤。

3.治疗及护理配合

肾损伤的治疗分为非手术治疗和手术治疗。

（1）非手术治疗时的观察与护理配合：非手术治疗的适应证包括肾挫伤。轻型肾裂伤未合并胸、腹腔脏器损伤者，应采取非手术治疗。对重型肾裂伤中肾全层裂伤者亦有人主张采取非手术治疗。非手术治疗的护理配合包括：①密切监测生命体征的变化，积极预防、治疗失血性休克。②注意观察腹部体征变化，观察腰部肿块进展情况。③观察血尿的程度，判断血尿有无进行性加重。④动态监测血红蛋白及红细胞计数,估计出血情况。⑤输血、补液,扩充血容量,纠正水、电解质紊乱。⑥应用止血剂,达到有效止血目的。⑦预防及治疗感染,选择广谱的对肾脏无损害的抗生素。⑧绝对卧床,加强基础护理,避免再次出血及感染等并发症发生,保守治疗期间随时做好手术准备。

（2）紧急救治的护理配合:对有严重休克的患者,首先进行紧急抢救,包括迅速输血、补液、镇静、止痛等措施详见(见图 7-3)。

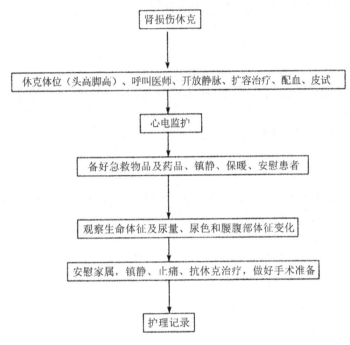

图 7-3　严重肾损伤抢救流程

（3）肾损伤手术治疗的适应证:①开放性肾损伤;②严重休克经大量输血仍不能纠正;③肾区包块迅速增大;④检查证实为肾粉碎伤;⑤影像学检查证实为肾蒂伤;⑥检查证实为肾盂破裂;⑦合并腹腔脏器损伤;⑧经 24～48 小时非手术治疗无效者。

（4）肾损伤的手术治疗方法:①开放性肾损伤的处理。少数病例经检查证实为轻微肾实质损伤且未合并其他脏器损伤者可采用非手术治疗。重度肾裂伤的处理:包括肾重度裂伤和肾脏粉碎伤,此类损伤常合并腹腔脏器损伤,必须外科手术,进行肾部分切除或肾切除。②肾盂破裂的处理。此类伤较少见,手术探查。③肾蒂损伤的处理。肾蒂损伤常由于出血严重、病情危急而来不及救治。对此类损伤一经确诊应立即手术探查,争取修复断裂或破裂的血管。④肾被膜下血肿的处理。肾被膜下血肿是轻型肾损伤中常见的一种临床类型。近年来,体外冲击波碎石后导致肾被膜下血肿也时有报道。小的肾被膜下血肿可自行吸收,一般不引起并发症。

（5）手术治疗的护理配合:①肾修补、肾部分切除手术的术后护理配合。a.手术后绝对卧床 2 周以上。b.持续心电监测,密切观察生命体征的变化。c.观察伤口引流的性质,准确记录 24 小时引流量。若 1 小时内引流量＞100 mL,应警惕出血可能。d.准确记录 24 小时尿量,观察肾功能情况。e.观察伤口敷料渗出情况,及时换药、预防感染。f.合理使用抗生素。密切注意体温的改变和白细胞的变化,减少再出血的危险因素。g.倾听患者主诉,对伤口疼痛剧烈、局部肿胀明显者应警惕再出血可能。h.保持大便通畅;及时处理咳嗽、咳痰;避免腹压增加因素,减少诱发出血的可能。i.加强基础护理,预防肺部、尿路感染。②肾切除术后护理配合。a.密切观察生命体征变化。观察有无胸膜损伤表现,如胸痛、呼吸困难。b.术后补液原则:根据尿量多少决定补液量。c.正确合理使用抗生素。d.观察体温变化,预防术后感染。e.观察伤口渗出情况;观察引流液性质及引流量。f.准确记录 24 小时出入量;术后记录尿量 3 天;观察对侧肾功能。g.术后卧床一周,加强生活护理;加强尿管及引流管的护理,防止逆行感染。h.保持排便通畅,必要时使用通便药。i.指导患者对单侧肾脏的保护方法,做好健康指导。

四、并发症

(一)近期并发症

近期并发症:①继发性出血;②尿性囊肿;③残余血肿并发感染;④形成脓肿;⑤特发性血尿。

(二)远期并发症

近期并发症有高血压和肾积水。

五、健康教育

肾损伤修补术或肾部分切除术后,近 1～3 个月内避免剧烈活动,注意有无腰部胀痛、血尿及尿量改变等情况,有不适要及时就诊。

(1)多饮水,保持尿路通畅。

(2)经常注意观察尿液颜色、肾局部有无胀痛,发现异常及时就诊。

(3)手术后 1 个月内不能从事重体力劳动,不做剧烈运动。

(4)血尿停止,肿块消失。5 年内定期复查。

六、对单肾的保健常识

(1)避免今后再次受到肾脏创伤。

(2)在饮食方面避免进食刺激性强的食物。

(3)使用药物时选择对肾脏不良反应小的药物。

(4)随时观察血压的变化。

(5)观察尿量变化,定期检查肾脏功能情况。对出现的泌尿系统症状如腰痛、血尿等及时就诊,及早治疗。再次手术时要提示医师患者曾经做过肾脏切除术。

(徐凤杰)

第三节　输尿管损伤

一、概述

输尿管位于腹膜后间隙,位置隐蔽,一般由外伤直接引起输尿管损伤不常见,多见于医源性损伤,如手术损伤或器械损伤及放射性损伤。凡腹腔、盆腔手术后患者发生无尿、漏尿,腹腔或盆腔有刺激症状时均应想到输尿管损伤的可能。对怀疑输尿管损伤的患者,应进行系统的泌尿系统检查。妇科手术特别是宫外孕破裂、剖宫产等急诊手术或妇科肿瘤根治术中,输尿管被钳夹或误扎等医源性损伤最为常见。

二、护理评估

采集患者外伤史,盆腔、腹腔、腹膜后手术史,妇科手术史及泌尿系统手术史,如出现相应的症状应警惕输尿管损伤的可能。

(一)临床表现

手术损伤输尿管引起临床表现需根据输尿管损伤程度而定,术中发现输尿管损伤,立即处理可不留后遗症。倘未被发现,多在 3～5 天起病。尿液起初渗在组织间隙里,临床上表现为高热、寒战、恶心、呕吐、损伤侧腰痛、肾肿大、下腹或盆腔内肿物、压痛及肌紧张等。

1.腹痛及感染症状

表现为腰部胀痛、寒战、局部触痛、叩击痛。若输尿管被误扎,多数病例数天内患侧腰部出现胀痛,并可出现寒战、发热,局部触痛、叩击痛并可扪及肿大的肾脏。若采用输尿管镜套石或碎石操作,不慎造成输尿管穿孔破损者,由于漏尿或尿液外渗可引起患侧腰痛及腹胀,继发感染后则出现寒战、发热,肾区压痛并可触及尿液积聚而形成的肿块。

2.尿瘘

分急性尿瘘与慢性尿瘘两种。前者在输尿管损伤后当日或数天内出现伤口漏尿,腹腔积尿或阴道漏尿。后者以盆腔手术所致输尿管阴道瘘最常见。尿瘘形成前,多有尿外渗引起感染症状,常见伤后2～3周内形成尿瘘。

3.无尿

双侧输尿管发生断裂或误扎,伤后即可无尿,应注意与创伤性休克所致急性肾衰竭的无尿鉴别。

4.血尿

输尿管损伤后可以出现肉眼或镜下血尿,但也可以尿液检查正常,一旦出现血尿,应高度怀疑有输尿管损伤。

(二)辅助检查

1.静脉肾盂造影

可显示患肾积水,损伤以上输尿管扩张、扭曲、成角、狭窄及对比剂外溢。

2.膀胱镜及逆行造影

可观察瘘口部位并与膀胱损伤鉴别,逆行造影对明确损伤部位、损伤程度有价值。

3.B超检查

可显示患肾积水和输尿管扩张。

4.CT扫描

对输尿管外伤性损伤部位、尿外渗及合并肾损伤或其他脏器损伤有一定的诊断意义。

5.阴道检查

有时可直接观察到瘘口的部位。

6.体格检查

膀胱腹膜外破裂后尿外渗,下腹耻骨上区有明显触痛,有时可触及包块。膀胱腹膜内破裂后,若有大量尿液进入腹腔,检查有腹壁紧张、压痛、反跳痛及移动性浊音。

(三)护理问题

首先对患者进行心理评估,了解患者的身体和心理状态,患者主要存在以下护理问题。

1.疼痛

疼痛与尿外渗及手术有关。

2.舒适的改变

舒适的改变与术后放置支架管、造瘘管有关。

3.恐惧、焦虑

恐惧、焦虑与尿瘘、担心预后不良有关。

4.有感染的危险

有感染的危险与尿外渗及各种管路有关。

三、护理措施

(一)心理护理

因为手术的损伤发生率较高,因此,心理护理显得尤为重要。要做到详细评估患者的心理状况及接受治疗的心理准备,与患者建立良好的护患关系,掌握患者的心理变化并给予相应的健康指导,减少医疗纠纷的发生。输尿管损伤后患者情绪紧张、恐惧,尤其是发生漏尿或无尿时,护士在密切观察病情的同时要向患者宣讲损伤后应注意的问题,鼓励患者树立信心,保持平和的心态,积极配合治疗,减轻患者的焦虑。

(二)生活护理

(1)主动巡视患者,帮助患者完成生活护理,保持"七洁":皮肤、头发、指甲、会阴、口腔、手足、床单的干净整洁,使患者感到舒适。

(2)观察并保持各种管路的清洁通畅,正确记录引流液的颜色及量,尿袋、引流袋定期更换。

(3)关心患者,讲解健康保健知识。

(4)观察尿外渗的腹部体征,腹痛的程度;观察体温的变化,每天测量体温4次,并记录在护理病例中,有发热及时通知医师。

(5)观察24小时尿量,注意血尿情况,少尿、无尿要立即通知医师处理。

(6)饮食要均衡,富于营养,易消化。不吃易引起腹胀的食物,如牛奶、大豆等。保持排便通畅,必要时服润肠药。

(三)治疗及护理配合

输尿管损伤后治疗采取修复输尿管、保持通畅、保护肾功能的原则。及时采用双J管引流,有利于损伤的修复和狭窄的改善。

1.治疗方法

(1)外伤所致输尿管损伤,应首先注意处理其全身情况及有无合并其他脏器的损伤,断裂的输尿管应根据具体情况给予修补或吻合。除不得已时不宜摘除肾脏。

(2)器械所致的输尿管损伤往往为裂伤,保守治疗多可痊愈。如尿外渗症状不断加重,应及早施行引流术。

(3)手术时误伤输尿管应根据具体情况及时予以修补或吻合,如果输尿管被结扎,应尽早松解结扎线,并在输尿管内安置导管,保留数天。输尿管切开,可进行缝合修补,然后置管引流。输尿管被切断,则进行端端吻合,置管引流两周左右。输尿管在低位被切断可行输尿管膀胱吻合术。输尿管被钳夹,损伤轻微时按结扎处理;较重时,为防止组织坏死形成尿瘘,可切除损伤部分,进行端端吻合。若输尿管缺损太多,根据具体情况可以选择输尿管外置造瘘,肾造瘘,利用膀胱组织或小肠做输尿管成形手术。

2.保守治疗的护理配合

(1)密切监测生命体征的变化,记录及时准确。

(2)观察腹痛情况,不能盲目给予止痛剂。

(3)保持各种管路的清洁通畅,正确记录引流液的颜色及量,尿袋定期更换。

(4)备皮、备血、皮试,做好必要时手术探查的准备。

(5)正确记录24小时尿量,注意血尿情况,少尿、无尿要立即通知医师处理。

(6)嘱患者卧床休息,做好生活护理,保持排便通畅,必要时服润肠药。

3.手术治疗的护理

(1)输尿管断端吻合术后留置双J管,在此期间嘱患者多饮水,保证引流尿液通畅,防止感染,促进输尿管损伤的愈合。

(2)预防感染,术后留置导尿管,注意各引流管的护理,定期更换引流袋。更换引流袋应无菌操作,防止感染,尿道口护理每天1~2次。女性患者每天冲洗会阴。

(3)严密观察尿量,间接地了解有无肾衰竭的发生。

(4)高热的护理。给予物理降温,鼓励患者多饮水,及时更换干净衣服,必要时遵医嘱给予药物降温。

4.留置双J管的护理

(1)留置双J管可引起患侧腰部不适,术后早期多有腰痛,主要是插管引起输尿管黏膜充血、水肿及放置双J管后输尿管反流(图7-4)。

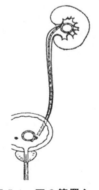

图7-4 双J管置入

(2)患者出现膀胱刺激症状,主要由于双J管放置不当或双J管下移,刺激膀胱三角区和后尿道所致。

(3)术后输尿管内放置双J管作内支架以向内引流,勿打折,保持通畅,同时防止血块聚集造成输尿管阻塞。

(4)要调整体位保持导尿管通畅,防止膀胱内尿液反流。

(5)观察尿液及引流状况。由于双J管置管时间长,且上下端盘曲刺激肾盂、膀胱黏膜,易引起血尿。因此,术后要注意尿液颜色及尿量的变化。观察血尿颜色的方法是每天清晨留取样本,

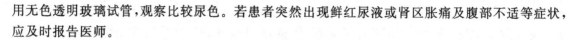

用无色透明玻璃试管,观察比较尿色。若患者突然出现鲜红尿液或肾区胀痛及腹部不适等症状,应及时报告医师。

(6)双J管于手术后1～3个月在膀胱镜下拔除。

四、健康教育

(1)输尿管损伤严重易引起输尿管狭窄,因此告之患者双J管需要定期更换直至狭窄改善为止。

(2)定期复查了解损伤愈合的情况及双J管的位置。若出现尿路刺激征、发热、腹痛、无尿等症状时,及时就诊。

(3)拔除留置导尿管后,指导患者增加饮水量,增加排尿次数,不宜憋尿。不宜做剧烈运动。有膀胱刺激征患者应遵医嘱给予解痉药物治疗。

(徐凤杰)

第八章 骨科护理

第一节 颈椎骨折脱位

一、概述

颈椎,指颈椎骨。颈椎位于头部以下、胸椎以上的部位。成人颈椎椎弓根骨椎通道的全长平均值约为 29 mm。颈椎骨折是一种严重的创伤性损伤,颈椎椎体骨折的同时,伴有椎节严重脱位者,称为颈椎骨折脱位。这是一种典型的完全性损伤。在临床上并不少见,多伴有脊髓损伤,好发于 $C_4 \sim C_7$ 3 个椎间隙。应注重现场急救,保持呼吸道通畅,及早安全转运,避免继发损伤,严密观察生命体征。颈椎损伤常引起脊髓损伤,导致高位截瘫。

二、发病机制

这种骨折脱位暴力作用更强,造成的破坏更大,临床症状更严重。常见于屈曲性损伤,椎体的压缩性骨折与小关节脱位几乎同时发生。也可见于垂直性暴力,在引起椎体爆裂性骨折的同时,小关节出现半脱位或交锁征,此种颈椎完全性损伤的伤情多较重,且大多数合并有颈脊髓损伤,仅少数矢状径较宽的"幸运性损伤"者例外。

三、临床表现

(一)颈部症状
颈部疼痛,活动障碍,颈肌痉挛,颈部广泛性压痛,以损伤椎节的棘突和棘间压痛最明显。

(二)脊髓损伤症状
除少数幸运者之外,一般均有程度不同的瘫痪体征,而且脊髓完全性损伤的概率较高,损伤平面以下感觉、运动和括约肌功能障碍。

(三)影像学检查
X 线平片可以显示骨折及脱位情况。椎前阴影增宽。CT 片可以显示有无碎骨片移位。脊

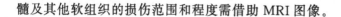

髓及其他软组织的损伤范围和程度需借助 MRI 图像。

四、并发症

因伤情严重,当瘫痪平面高,颈 4 平面的骨折脱位有可能由于呼吸肌麻痹引起呼吸困难,并继发坠积性肺炎;腹胀、压疮及尿路感染亦相当常见。

五、诊断与检查

主要依靠临床症状、体征和 X 线、CT、MRI、椎动脉造影等,可精确定性定位诊断,但 X 线平片仍是最简单、便捷、低廉的首选方法。

(一)外伤史

多系强烈外伤所致。

(二)临床表现

如前所述其症状多较复杂、危重,应全面检查。

(三)影像学检查

骨折及脱位的判定主要依据 X 线平片及 CT 扫描;但对软组织损伤情况及脊髓状态的判定,仍以 MRI 图像为清晰,应设法及早进行检查。

(四)其他辅助检查

如椎动脉造影、肌电图、体感诱发电位检查等。

六、急救

由于受伤者受力点多在头顶部,有时患者可有昏迷。现场应首先考虑有无颅脑及其他重要脏器的合并伤。现场急救应注意保持呼吸道通畅、注意观察生命体征,给予吸氧、颈椎制动。采用正确的搬运方法,避免颈椎伸屈或扭转,否则极易加重脊髓损伤,以确保安全转运。在急救、搬运过程和给患者翻身时一定要牵引头部,保持头部与躯体成为轴位,院内急救应持续保持颈椎稳定。尤其是 C_6 椎体以上的完全性脊髓损伤患者,更有可能由于呼吸肌麻痹而造成呼吸困难,肺部痰液无法咳出,导致呼吸衰竭。必要时应尽早切开气管,机械辅助呼吸。

七、治疗

(一)保持呼吸道通畅

呼吸道的通畅具有重要意义,对呼吸困难者给予吸氧,尤其是对颈 5 椎节以上的完全性脊髓损伤者更应注意,宜及早行气管切开。

(二)恢复椎管形态及椎节稳定

用牵引疗法使颈椎制动,还可酌情采取前路或后路手术疗法。

(三)消除椎管内致压因素

切除椎管内致压物,一般多选择颈前路手术。对个别病情严重者,也需同时予以颈后路固定术。对全身情况不佳者则可暂缓实施。

(四)促进脊髓功能的恢复

在减压的基础上,尽快地消除脊髓水肿及创伤反应,及早给予激素和脱水药物,伤后 8 小时的患者,应用大剂量激素疗法(甲泼尼龙)有较好疗效,第 1 小时内给予30 mg/kg,继续 23 小时内给予5.4 mg/(kg·h),同时,预防呼吸、泌尿系统感染和压疮,并积极做好其他术前准备。

八、护理措施

(一)术前护理

1.心理护理

患者神志清楚,易产生紧张、恐惧、焦虑、绝望的心理状态,情绪低落,不愿与人交谈,对生活绝望。因此,应多与患者进行沟通,介绍手术过程及手术成功的病例,关心、鼓励患者,解除其心理压力,增强信心,以良好的心理状态配合治疗与护理。

2.术前锻炼

(1)减少术后呼吸系统并发症,术前戒烟,进行呼吸功能训练,指导患者练习深呼吸活动,增加肺的通气量。并进行有效咳嗽,嘱患者深呼吸,在呼气末咳出,重复多次。

(2)指导患者做气管推移训练:气管推移训练主要是为颈椎前路手术做准备。告知患者气管推移训练的重要性,以取得积极配合。术前3～5天,指导患者或护士用示指、中指、环指将气管向左侧推移,必须超过中线,持续5～10分钟,逐渐增至15～20分钟,每天3～4次。

3.体位

受伤后应保持颈椎的稳定,采取正确的卧位,头、枕、颈部垫以棉垫保证颈部的稳定,以防头、颈部转动,翻身时采取轴向翻身法,即应使头、肩和髋部保持在同一平面,以保持颈椎固定不变,侧卧位时,颈部垫枕,避免过度屈伸和旋转,防止颈椎损伤加重。

4.湿化气道

给予雾化吸入,患者病情允许的情况下,尽量采取头高脚低位,床头抬高15°～30°,增大气体交换量,增加呼吸深度,有利于雾滴在终末支气管沉降。

5.皮肤护理

采用平卧位或侧卧位,应用马蹄枕或沙袋固定头部,避免因局部组织长期受压引起缺血缺氧而易发生压疮,应做到五勤(勤翻身、勤擦洗、勤按摩、勤更换、勤整理)。每2小时翻身1次,采取轴线翻身,特别注意患者足跟部用软枕垫起,防止压疮。为患者更换床单、内衣或使用便盆时,一定要将患者躯体抬起,避免拖、拉、拽而损伤皮肤。

(二)术后护理

1.体位护理

颈部制动,术后6小时内不宜进行全身翻身,术后6小时进行定时轴位翻身,术后2天可适当抬高床头,在颈托固定下逐渐过渡到半卧位,以减轻颈部水肿。

2.监测生命体征变化

监测血压、心率、呼吸、血氧饱和度,特别是呼吸情况,注意呼吸的节律及频率,注意血氧饱和度的变化,必要时进行血气分析。观察患者切口敷料渗出情况及切口引流情况。

3.保持气道通畅

保持鼻导管通畅,持续性低流量吸氧,每分钟2～3 L,以提高血氧饱和度和氧分压。教会及鼓励患者做有效的深呼吸及咳嗽、咳痰,痰液黏稠时给予氧化雾化吸入,以利排痰,做好体位排痰,必要时吸痰,严格无菌操作,防止交叉感染。

4.呼吸肌功能锻炼

通过呼吸肌功能锻炼,对于颈椎损伤患者可增大通气量,增强呼吸肌收缩力量,增强咳嗽、咳

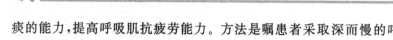

痰的能力,提高呼吸肌抗疲劳能力。方法是嘱患者采取深而慢的呼吸动作,经鼻吸气腹部鼓起、经口呼气腹部内收,呼气时嘴唇皱起,如吹哨,每天3～4次,每次练习10分钟,以达到锻炼呼吸肌及改善肺功能的目的。

5.呼吸道的护理

应严密观察患者的呼吸,备好氧气、吸引器及各种急救药品。鼓励患者进行有效的咳嗽、咳痰、深呼吸,每2小时帮助患者翻身拍背1次,气管切开患者应进行吸痰、湿化气道、清洁口腔等护理,定时消毒气管切开伤口,用人工鼻覆盖气管口,雾化吸入每天2次。

6.伤口的护理

正常情况下术后24小时内切口引流液量应少于100 mL,若引流量过多、色鲜红、切口敷料渗出多或局部隆起,颈部增粗且患者自觉呼吸费力,提示有活动性出血及局部血肿形成,应及时通知医师进行紧急处理。

7.饮食指导

术后1～2天给予温凉流质饮食,以减少咽部的充血水肿,2天后改半流质,逐渐过渡到普食,应告知患者多食高蛋白富含维生素、粗纤维的易消化的食物。

8.高热护理

颈椎损伤患者因自主神经系统紊乱,导致体温调节功能减退,常会出现高热。此种高热与感染性高热不同,应以物理降温为主,采用冰帽、酒精擦浴,并嘱患者多饮水。其次可遵医嘱应用激素,但应严密观察,以防消化道出血等并发症。

9.加强基础护理

预防并发症的发生 注意保暖,定时拍背排痰,清理呼吸道,预防坠积性肺炎。按时给予翻身,保持床单清洁干燥,每天按摩骨突部位,做好皮肤护理,防止压疮发生。躁动患者谨慎使用镇静剂,应设专人看护,给予适当约束,防止坠床及意外发生。

10.疼痛护理

采用连续评估方法,教会患者用自我放松法和转移注意力法等来缓解疼痛,3分以下的疼痛可采用精神分散法、松弛法、意象法等缓解疼痛。3分及以上的疼痛需用镇痛药物治疗,患者用药后30分钟进行再次评估,并进行相应的处理,直至疼痛缓解。

11.加强功能锻炼

术后早期进行肢体锻炼,包括肢体按摩及关节被动活动,避免关节强直和肌肉萎缩。患者在术后6～8周,骨折已基本愈合时,尽可能进行肢体主动锻炼,循序渐进,注意安全,以免跌伤。功能锻炼应贯穿于住院直至出院后的恢复期,持之以恒。

12.预防并发症

(1)预防呼吸系统感染:经常变换体位,每次翻身后叩击胸背部以利排痰,必要时给予雾化吸入,保持病室内空气新鲜、流通、温湿度适宜。

(2)预防泌尿系统感染、结石及便秘:鼓励患者多饮水,不输液的患者每天饮水3 000～4 000 mL,每天擦洗会阴2次,保持局部清洁、干燥,膀胱冲洗每天2次,每天更换引流袋,每14天更换尿管并妥善固定,观察记录尿的性质、量、颜色,定时开放,每4～6小时开放1次,定期做尿常规检查,养成定时排便的习惯,保证每2～3天大便1次,必要时可应用润滑剂或缓泻剂。鼓励进食富含维生素、高蛋白、富含纤维素的食物。

(3)预防压疮:术后常规卧电动气垫床,注意保持床铺平整、清洁、干燥和患者皮肤清洁、干燥；对皮肤受压局部给予定时按摩，病情允许时每 2～4 小时轴位翻身 1 次。

13.康复护理

从被动到主动，由简单到复杂，从弱到强，由床上到床下，从静止到运动的原则。

（1）防止肌肉萎缩、关节强直：防止关节长期不活动而强直，失去正常功能。做肢体被动运动，可保持关节韧带活动度，减慢肌肉萎缩，防止肌腱韧带退化和关节强直。各关节各方向被动活动时，幅度应从小到大，可做髋关节伸展及内旋，膝关节屈伸，踝关节内外旋等运动，同时按摩脚趾末梢小关节到大关节，以促进血液循环。

（2）肢体运动锻炼：对不全瘫痪的患者在伤后或术后 2 周即可行徒手体操训练，继而试用哑铃、拉力器增强臂力。下肢训练是利用床上吊环平衡牵引，充分使膝、踝等关节活动。伤后 3 个月进行躯干上部的平衡训练，依靠背部支具先倾斜 30°，再逐渐坐直。然后进行离床训练，最后借助工具站立、使用轮椅或行走。

（三）健康教育

增长患者对疾病的康复知识，使患者了解每项治疗、护理措施的目的、作用，以取得患者的积极配合，提高护理质量。对出院患者要做好出院指导：①嘱患者禁烟、多饮水，家属不得在室内吸烟，保持室内空气新鲜，鼓励患者自己咳嗽排痰、做深呼吸，在呼气末咳嗽，重复数次。②3 个月内带石膏颈围保护颈部，避免颈部屈伸和旋转活动。③若颈部出现剧烈疼痛或吞咽困难、有梗塞感，及时回院复查。④术后 3 个月，经拍 X 线片示植骨椎间隙已完全融合后，可进行颈部功能锻炼，开始时做颈部屈伸、旋左、旋右活动，然后再做颈部旋转活动。功能锻炼要循序渐进，若出现颈部不适时应暂时停止。

（胡　漫）

第二节　寰枢椎脱位

一、疾病概述

（1）定义：寰枢椎脱位是指先天畸形、创伤、退变、肿瘤、感染和手术等因素造成的寰椎与枢椎骨关节面失去正常的对合关系，发生关节功能障碍和/或神经压迫的病理改变。

（2）解剖：第一颈椎又叫寰椎，它没有椎体和棘突，由前后弓和侧块组成。寰椎容易发生脱位，与其解剖结构有着密切的关系。寰椎无椎体，寰、枢椎之间有 4 个关节，齿状突与寰椎前弓中部组成前关节，寰椎横韧带和齿状突组成后关节（即齿状突关节），寰椎外侧由两侧侧块下关节面和枢椎上关节面组成两个关节突关节。寰枢椎间无椎间盘组织，关节囊大而松弛，关节面平坦，活动范围较大，即局部的解剖结构不够坚固，稳定性较差。

（3）病因：寰枢椎脱位是上颈椎最常见的严重损伤。外伤多见，也有因颈部感染，韧带松弛，姿势不良及先天性畸形或不明原因引起。若不及时治疗，其脱位程度常进行性加重，导致脊髓高位受压而危及生命。

（4）临床表现：无特有体征，主要取决于脱位程度、是否对脊髓造成压迫，以及致伤机制的不同，临床表现差异较大。轻者颈痛，头痛，眩晕，恶心，呕吐，活动受限；重者因血管、神经脊髓受压出现不同程度的瘫痪,如不及时诊治,可导致终身残疾甚至死亡。①颈枕部疼痛及头颈部异常体位:寰椎前脱位伴旋转移位时,头部可斜向一侧。儿童头颈部外伤所致的寰枢椎半脱位多呈斜颈体征。②眩晕或视力障碍:寰椎向前脱位,位于寰椎横突孔中的椎动脉受到牵拉而引起供血不足时,可发生眩晕或视力障碍。③颈髓或延髓损害所引起的症状:颈脊髓压迫性病变可引起肢体麻木、四肢力弱、颈肌萎缩、手指精细动作障碍、行路不稳及踩棉花感等,而延髓部缺血性病变可表现为四肢运动麻痹、构音障碍及吞咽困难等症状。

(5)临床动态分型:可复型、难复型和不可复型寰枢椎脱位,该临床分型反映了患者寰枢椎脱位的病理机制和病变过程。所谓可复性寰枢椎脱位,是指经手法或颅骨牵引可复位者;难复性寰枢椎脱位(或称固定性脱位),指由于韧带、肌肉的挛缩或瘢痕粘连的形成,颅骨牵引不能使之复位、经口咽前路松解术后再牵引才可复位者;不可复性寰枢椎脱位是指长期瘢痕形成伴骨关节结构变性、经口咽前路松解再行牵引亦不能复位者。

(6)诊断标准:X线检查是诊断寰枢椎脱位最可靠的诊断方法,正位片可观察双侧椎板宽度是否对称,棘突位置是否有移动;侧位片可观察椎体排列,关节突关节位置的微细改变及棘突的位移及观察颈椎的生理曲度的改变;斜位片主要观察椎间孔的形态 Luschka 关节部骨质增生的程度。对所有患者进行颈椎正侧位、开口位 X 线片和 CT 扫描及三维重建,并进行颅骨牵引,在 X 线上观察 C_1 后弓和 C_2 峡部的高度,走行方向及后缘对应的解剖关系。

(7)治疗原则:除积极治疗原发病和损伤外,以矫正脱位、解除压迫、重建稳定、恢复功能为主。角度牵引配合手法复位治疗寰枢关节脱位是高效的方法。

(8)可复性寰枢椎脱位的手术治疗:治疗主要以复位、固定与融合为主。手术方式有前路齿突螺钉内固定术和后路寰枢椎后弓融合术。

二、护理评估

(一)健康史
评估受伤时间、原因和部位,受伤时的体位,急救、搬运和运送方式等。

(二)身体状况
身体状况包括三方面,具体如下。

(1)局部:躯体、肢体麻痹平面的变化,肢体感觉、运动的恢复状况。

(2)全身:有无高热、压疮、坠积性肺炎等并发症的出现。

(3)辅助检查:主要为影像学检查结果。

(三)心理-社会状况
患者对功能失调的感性认识和对现况的承受能力。患者及其家属对疾病治疗的态度。

三、护理诊断/问题

(一)清理呼吸道低效
呼吸肌麻痹、全麻插管术后、颈部过度制动所致。

(二)血肿压迫
伤口渗血多且引流不畅。

(三)潜在并发症——窒息
进食不当,误入气管。

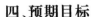

四、预期目标

(1)患者呼吸道通畅。

(2)患者伤口引流通畅,无血肿压迫。

(3)患者体位舒适,未出现头颈部剧烈移动。

(4)患者未出现窒息,患者一旦出现窒息,能得到及时地抢救。

五、护理措施

(一)术前护理

1.心理护理

通常,患者和家属对脊柱手术缺乏一定的了解,大多会存在紧张、焦虑和恐惧不安等不良情绪。首先要建立良好的护患关系,取得患者的信任,帮助患者了解病情,使患者配合医护人员做好各项必要的检查和治疗。耐心讲解手术前后的注意事项、术后可能出现的不适及减轻不适的方法。

2.口腔护理

手术为口咽入路,术前口腔准备十分重要。术前常规请相关科室检查,术前1周对患者的牙石、龋齿进行对症处理;指导患者进食温凉软食,禁食烫食及粗糙食物,避免损伤口腔黏膜。术前7天用1:5 000氯己定溶液或生理盐水100 mL加庆大霉素8万U漱口,每天4次,使用有效的抗生素,术前3天给予甲硝唑片口服,每次0.4 g,每天3次。复方呋喃西林滴鼻液滴鼻。术晨留置胃管,指导并鼓励患者做有效咳嗽和深呼吸运动。

3.术前训练

防止废用综合征的发生,对肢体功能障碍者被动活动四肢,每天4~6次,每次20~30分钟,包括肢体屈、伸、收、展、旋转及手的抓握动作。术前需有创气管切开,训练患者床上进食、大小便,教患者用手势、表情、肢体语言进行沟通,了解患者的需求及想表达的内容,便于治疗和护理。方法:患者侧卧,训练患者卧床吞咽水、食物。

4.颅骨牵引的护理

注意保持牵引的位置、方向和重量安全有效、枕下支架无阻力。防止颅钉松动,发现异常及时报告医师。保持牵引孔干燥,每天用盐水和酒精棉签清洁牵引孔周围皮肤并保持头面部清洁。翻身时应一人手扶头颈,一人手托肩背,注意轴向翻身,脊柱不可过旋。骶尾部垫水垫,定时按摩,防止压疮,随时了解观察患者的不良感受,及时处理。牵引重量5~6 kg,维持牵引重量一般2~3 kg;保持有效牵引,牵引松动的螺栓要及时旋紧。用75%乙醇纱条包绕针眼部位,每天更换1次;用消毒液喷洒牵引针道口,每天3次,防止针道感染;协助患者翻身,每2~3小时1次。翻身时保持头部与牵引弓、颈、躯干三点一线。

5.完善术前准备

纠正营养不良状况,给予胃肠外静脉营养疗法。吸烟可增加呼吸道分泌物引起咳嗽,加重术后伤口疼痛,延缓伤口愈合,且此手术需行气管切开,吸烟会延长气管堵管时间,因此,对吸烟患者要劝其立即戒烟。术前1天配血、备皮及药敏试验。术前30分钟常规置胃管,留置尿管、肌内注射术前用药。床旁备无菌口腔护理盘、气管切开护理操作盘。

(二)术后护理

1.搬运及卧位

术后搬运:患者由手术医师负责其头部、颈部,保持自然中立位,切忌扭转过屈或过伸,要注意保持头部、颈部、躯干轴位,防止扭动,术后尽量避免搬动患者头颈部,以免造成或加重颈、延髓损伤。患者头下垫高度为5 cm的枕头,颈部两侧置沙袋制动,严防头颈部突然转动,遵医嘱准确、及时地使用脱水剂和少量激素,以减轻脊髓、颈部水肿,防止窒息。

2.密切观察病情变化

(1)密切观察术后患者(尤其是术前有瘫痪者)有无呼吸困难等缺氧症状,并做如下准备:置抽吸装置于床旁,有痰时及时抽吸,保持呼吸道通畅,于床旁备气管切开包。

(2)动态监测BP、P及SpO_2变化,持续2~3天。

(3)手术的牵拉刺激脊髓产生水肿,术后4~5天是水肿高峰期。术后4~5天注意四肢感觉运动的改变,并要与术前比较,重点预防脊髓创伤性水肿的发生,发现异常应及时报告并处理。

(4)翻身时进行整体协调。

3.观察局部渗血情况

警惕血肿压迫脊髓、气管而窒息。①保持伤口内置负压引流装置通畅,以防术后肌肉创面渗血而致血肿。②观察颈部伤口敷料渗血及颈部肿胀情况。若伤口敷料渗血多,颈部逐渐肿胀,且负压引流装置引流量少,则很可能出现由于渗血导致肿胀,压迫脊髓、气管而窒息。③一旦发现肿胀明显且伴有气促、发绀等窒息前兆,立即报告医师,积极静脉用止血药及扩容,并做好血肿清除术的准备。

4.呼吸道护理

(1)术中常规行气管切开,术后定时气管内吸痰,保持呼吸道通畅。严格无菌操作,防止呼吸道感染。手术当日即行雾化吸入,每天2次。雾化后行轴位翻身、拍背、排痰,每次吸痰时套管内加入生理盐水2~3 mL,以湿化痰液,利于吸痰。

(2)密切观察患者的呼吸形态改变,脊髓受到的某种压力突然解除时,可出现不同程度水肿。脊髓损伤者尤其突出。深夜熟睡时,迷走神经兴奋性增高会加重呼吸肌麻痹症状,因此,夜间谨防呼吸骤停发生。

(3)术后5~6天当口腔咽部切口愈合、痰液减少后,可先试行堵管1天,无呼吸困难后,在无菌操作下拔除气管导管。

5.神经系统功能的观察

术后麻醉清醒后立即检查患者双手握力、双上肢及双下肢感觉运动功能,截瘫平面与术前进行对比,应警惕神经功能紊乱的发生。

6.疼痛护理

评估患者疼痛的程度。为患者提供舒适安静的环境。帮助患者调整舒适的体位。术后禁止头部前屈,平卧位颈下垫薄枕,使头部处于过伸位。翻身时保持头颈、躯干一致,不可自行翻身。遵医嘱给止痛药到术后3天。

7.口腔护理

切口位于口腔,术后预防口腔感染非常重要。上颈椎经口入路手术最易出现的术后并发症是经口的医源性感染,需特别加强口腔的护理。及时吸出口腔内分泌物及残存物,吸引时压力不可过大,用生理盐水行口腔护理,每天口腔护理 4 次。雾化吸入,每天 2 次,连续 7 天。在呼吸平稳的情况下应尽早拔管,以减轻吞咽困难,同时患者可更多吞咽唾液而保持伤口干净。预防伤口发生炎症、水肿。每天数次向鼻腔内滴入复方呋喃西林滴鼻液,防止呼吸道逆行感染。

8.预防压疮

加强皮肤护理,避免发生压疮,术后平卧 6 小时后每 2 小时轴位翻身 1 次,注意带颈围保护颈椎,防止颈部过伸、过屈、旋转,导致手术失败。翻身后在肩背臀处垫枕,使患者感觉舒适。

9.功能锻炼

骨科患者的康复与功能锻炼与患者愈后关系密切,患者术后第 2 天开始进行床上四肢的功能锻炼,以增强肌力,术后 10 天戴颈围,于床上坐起活动,逐渐床边活动,至自己行走,指导患者活动量由小到大,循序渐进。

10.饮食护理

(1)术后当天禁食,以后根据颈部肿胀、喉部舒适程度、呼吸道分泌物量来决定进食时间与种类(进食流质→半流质→软食)。

(2)饮水、进食速度宜慢且均匀。

(3)术后鼻饲流质可防止存留食物,摩擦伤口引起疼痛或感染,并保持伤口清洁。胃管内注入流质,维持鼻饲 1 周以上至伤口愈合

(4)少量多餐,每次鼻饲前需抽取胃液,了解有无应激性溃疡的发生,以及胃管的位置。每次注食量 200 mL,每天 6 次,温度在 38℃左右。

六、护理评价

(1)患者呼吸道是否通畅,有无痰鸣音。

(2)患者伤口引流是否通畅。

(3)患者颈部是否得到了妥善的制动。

(4)患者进食方式与种类是否依病情而异。

(5)患者一旦出现窒息,是否得到了急救。

康复指导:对康复期出院患者,应做好出院宣教、康复指导、定期复查,做好回访及随诊工作,让患者满意而归,增强对抗疾病的信心。

不完全截瘫患者的护理:术后 24 小时嘱患者做上肢运动,配合足背伸和股四头肌收缩、循序渐进,防止肌肉萎缩。尿管定时开放,训练膀胱舒缩功能,尽早恢复排尿功能。3 天后戴颈托可扶坐起,2 周拆线后戴颈托站立行走,宜缓慢进行,注意潜在直立性低血压,要搀扶防止摔伤。

对全瘫患者的护理:每天检查和评估患者感觉平面是否改善,并与术前进行比较。每天被动活动全身各关节 3 次,每次 30 分钟,防止关节强直及肌肉萎缩,为防足下垂可穿木底板鞋固定。帮助患者增加肺活量,练习吹气球。全身支持疗法,保持精神愉快,提高机体抵抗力。行中医针灸、按摩理疗配合康复治疗。

（**胡　漫**）

第三节　颈椎间盘突出症

一、概述

颈椎间盘突出症(LDH)是指颈椎间盘的髓核和相应破裂的纤维环突向椎管内,而引起的颈髓后神经根受压的一系列临床表现,致压物是单纯的椎间盘组织。它与颈椎病属于不同病理变化的颈椎疾病。颈椎间盘突出症临床上并不少见,是较为常见的脊柱疾病之一,发病率仅次于腰椎间盘突出。严重时可发生高位截瘫,危及生命。

颈椎间盘突出临床多见于 20～40 岁的青壮年,约占患者人数的 80%。有一定的职业倾向性,如长期保持固定姿势的人群:办公室职员、教师、手术室护士、长期观看显微镜者、油漆工等较易发生。颈椎间盘突出男性明显多于女性,农村多于城市。女性多发于孕产后,往往是突然发生的腰痛异常剧烈,活动有障碍。另外长期生活、工作在潮湿及寒冷环境中的人也较易发生。

二、分类

(一)根据病程分类

1.急性颈椎间盘突出症

有明确的外伤史,伤前无临床症状,伤后出现。影像学检查证实有椎间盘破裂或突出而无颈椎骨折或脱位,并有相应临床表现。

2.慢性颈椎间盘突出症

无明显诱因,缓慢发病或因为颈部姿势长期处于非生理位置,如长期持续低头工作者,不良嗜睡姿势者或强迫性屈曲头颈者等。

(二)根据症状分类

1.神经根型

颈神经受累所致。

2.脊髓型

脊髓型是椎间盘突出压迫脊髓引起的一系列症状,临床此类型多见。

3.混合型

同时表现以上两种症状。

(三)根据颈椎间盘向椎管内突出的位置不同分类

1.侧方突出型

突出部位在后纵韧带的外侧,钩椎关节的内侧。该处是颈脊神经经过的地方,因此突出的椎间盘可压迫脊神经根而产生神经根性症状。

2.旁中央突出型

突出部位偏向一侧而在脊髓与脊神经之间,因此可以同时压迫二者而产生单侧脊髓及神经根症状。

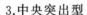

3.中央突出型

突出部位在椎管中央,因此可压迫脊髓双侧腹面而产生双侧症状。

三、病因机制

椎间盘是人体各组织中最早最易随年龄发生退行性改变的组织,椎间盘的退变多开始于20岁以后,随着年龄的增长退变程度不断加重,以 $C_5 \sim C_6$ 的退变最常见,其次是 $C_6 \sim C_7$,两者占颈椎间盘突出症的90%。颈椎间盘突出症常由颈部创伤、退行性变等因素导致。致伤原因主要是突然遭受到意外力量作用或颈椎突然快速屈伸旋转运动,使髓核突破纤维环,造成脊髓或神经根受压,出现急性发病,多见于交通事故或体育运动。临床还有部分患者呈慢性发病。

四、临床表现

颈椎间盘前部较高较厚,正常髓核位置偏后,且纤维环后方薄弱,故髓核容易向后方突出或脱出,而椎间盘的后方有脊髓、神经根等重要结构,因此突出的髓核容易刺激或压迫脊髓或神经根,产生临床症状。

(一)症状

症状呈现多样性:颈部不适、疼痛,并肩部酸痛、疲劳。单侧上肢及手部放射性疼痛、麻木、无力。双侧手麻木无力,跨步无力,步态不稳,腿有打软踩棉花感,容易跌倒,病重者可出现瘫痪等。

(二)一般体征

当椎间盘突出压迫颈神经根时,颈部可出现颈肌痉挛,颈发僵,生理前凸减小或消失,部分节段棘突有压痛,上肢可查出受压神经根分布区的痛觉过敏或麻木,肌肉力量减弱,肌萎缩,肌腱反射减退或消失。压迫脊髓时可表现为四肢肌张力增高,腹壁反射、提睾反射减退或消失,病理反射多呈阳性。当脊髓半侧受压时可出现典型 Brown-Sequard 征(即末梢性麻痹与病变脊髓分节相应的皮肤区域感觉消失)。

(三)特殊体检

1.颈椎间孔挤压试验

颈椎间孔挤压试验为患者取坐位,头颈后仰并向侧方旋转,检查者立于背后,用双手按压患者额头顶部,出现上肢放射痛或麻木者为阳性。对症状轻者可采用头顶叩击法检查。

2.神经根牵拉试验

神经根牵拉试验为患者端坐,检查者一手轻推患侧头颈部,另一手握住患侧腕部,对抗牵拉,可诱发上肢放射痛或麻木。

五、治疗

对颈椎间盘突出症诊断明确;对保守治疗无效、顽固性疼痛、神经根或脊髓压迫症状严重者应采取手术治疗。

(一)前路椎间盘切除融合

适用于中央型和旁中央型椎间盘突出症患者,对原有退变者应同时去除增生的骨赘,以免残留可能的致压物。

(二)后路椎间盘切除术

适用于侧方型颈椎间盘突出症或多节段受累,伴椎管狭窄或后纵韧带骨化者。单纯的椎间盘突出可采用半椎板及部分关节突切除术,通过减压孔摘除压迫神经根的椎间盘组织。若伴有椎管狭窄或后纵韧带骨化则可采用全椎板减压术。

(三)经皮椎间盘切除术

具有创伤小,出血少等优点,国内尚未广泛开展。

(四)经皮激光椎间盘减压术

首先用于治疗腰椎间盘突出症,近年来国内外学者将其用于颈椎间盘突出症的治疗。

(五)融核术

年轻患者,经非手术治疗数周无效则可选用此法。虽有不少学者报道该法疗效不亚于外科手术治疗,但诸多因素限制其广泛应用:①该法采用颈前路穿刺途径,而颈前方解剖结构密集,如血管神经束、气管食管束等,增加了穿刺的难度和危险性;②使用木瓜凝乳蛋白酶有损伤脊髓的潜在危险性。

六、护理

(一)术前护理

1.术前健康宣教

为保证患者术前训练质量和有一个良好的状态,积极配合治疗并安全渡过围术期,减少术后并发症,护理人员须做好患者的术前健康教育,以配合手术治疗的顺利开展,内容应包括以下几点。

(1)首先护理人员要有一个认真的工作态度、良好的精神面貌和熟练的操作技术;在对待患者及家属时要热情和蔼,以取得他们的信任。

(2)对术前准备的具体内容、术后需要进行监测的设备、管道,以及术后可能出现的一些状况,例如,切口疼痛、渗血,以及因麻醉、插管造成的咽喉部疼痛、痰多、痰中带血,以及恶心、呕吐等情况,仔细向患者和家属进行交代,消除因未知带来的恐惧、不安情绪,使在精神上、心理上都有所准备,以良好的心态迎接手术。

(3)护士应在医护观点一致的前提下进行健康教育。在进行术前健康教育时,不可将该手术治疗效果绝对化,避免引起患者的误解,成为引发医疗纠纷的隐患。另外患者也经常通过护理人员来了解手术医师的情况,患者非常注重主刀医师的技术与经验,担心人为因素增加手术的危险性。提示在进行术前健康教育时,可将同病种术后效果好的患者介绍给术前患者,让其现身说法,增加患者对术者的信赖。

2.心理护理

颈椎手术部位特殊,靠近脊髓,危险性大,患者对手术抱有恐惧心理,顾虑大,思想负担重。因此满足其心理需求是必要的,要通过细心观察,与患者及时沟通,缓解其心理压力。

3.指导训练

术前训练项目较为重要且不易掌握动作要领,医护人员要在训练中给予指导,并对训练效果给予评价,以减少患者自行训练所致效果偏差而影响手术。

(1)气管食管推移训练:主要用于颈前路手术。要求在术前3~5天即开始进行。方法:患者自己或护理人员用手的2~4指插入一侧颈部的内脏鞘与血管鞘间隙,持续向对侧牵拉;或用大拇指推移,循序渐进,开始时每次持续1~2分钟,逐渐增加至15~30分钟,每天2~3次。要求每次推拉气管过中线,以适应手术时对气管的牵拉,减轻不适感,注意要保护皮肤,勿损伤。

（2）有效咳嗽排痰训练。方法：嘱患者先缓慢吸气，同时上身向前倾，咳嗽时将腹壁内收，一次吸气连续咳三声，停止咳嗽将余气尽量呼出，再缓慢吸气，或平静呼吸片刻后，再次进行咳嗽练习。时间一般控制在 5 分钟以内，避免餐后、饮水后进行，以免引起恶心。患者无力咳痰时，可用右手示指和中指按压气管，以刺激咳嗽，或用双手压迫患者上腹部或下腹部，增加膈肌反弹力，帮助患者咳嗽、咳痰。同时要向患者解释通过有效咳嗽可预防肺部感染，并告知患者术后咳嗽可能会有些不舒服或疼痛，但不影响伤口愈合。对于接受能力较弱的老年患者和儿童，可通过指导其进行吹气球的练习方法来达到增加肺活量的目的。具体方法：准备一些普通气球，练习时每次将气球吹得尽可能大，然后放松 5～10 秒，重复以上动作，每次10～15 分钟，每天 3 次。

（3）体位训练：颈椎前路手术时患者的体位是仰卧时，颈部稍稍地过伸，因此术前患者需要练习去枕平卧或颈部稍稍地处于过伸仰卧位，以坚持 2～3 小时为宜，以免术中长期处于这一固定体位而产生不适感；俯卧位的练习，主要用于颈后路手术患者，患者俯卧在床上，胸部用高枕头或叠好的被子垫高 20～30 cm，额部垫一硬的东西如书本等，以保持颈部屈曲的姿势，坚持时间应超过手术所需的时间，一般以能坚持 3～4 小时为宜。

（4）床上大小便及肢体功能锻炼：强调其对手术及术后康复的积极意义，使患者在术前两日学会床上解大小便；教会患者术后如何在床上进行四肢的主动活动；讲解轴线翻身的配合要点和重要性。

4．感染的预防

住院患者要保持口腔清洁，经常用含漱液含漱；有吸烟习惯的患者应在入院时即劝其停止吸烟，以减少呼吸道的刺激及分泌物；对痰多黏稠者应给以雾化吸入，或使用祛痰药。指导患者训练深呼吸运动，可增加肺通气量，也有利于排痰，避免发生坠积性肺炎。

5．手术前日准备

（1）药敏试验：包括抗生素试验、碘过敏试验（手术中拟行造影者）。如过敏试验呈阳性者，及时通知医师，并做好标记。

（2）交叉配血：及时抽取血样本，送血库，做好血型鉴定和交叉配血试验。

（3）皮肤准备：按照手术要求常规备皮，范围如下：颈椎前路包括下颌部、颈部、上胸部；颈椎后路要理光头，包括颈项部、肩胛区；若需要取自体移植，供骨区（多为髂骨区）同时准备。另外，还要修剪指甲、沐浴、更换清洁衣裤。

（4）选配颈托：为达到充分减压的目的，术中需切除椎间盘组织及部分椎体骨质，并进行植骨，颈椎稳定性受到一定影响，因此术后需佩戴颈托进行保护。目前多采用前后两片式颈托，松紧可自由调节，根据患者个体选择不同的型号，术前试戴一段时间，达到既能控制颈部活动，又无特别不适为宜。让患者立、卧位试戴均合适，便于术后佩戴，预防术后并发症，因此要求护士应详细讲解颈托的佩戴、脱取、使用、保养等方法，并要求患者及家属能正确复述且能在护士指导下正确操作。佩戴颈托松紧适宜，维持颈椎的生理曲度，过松影响制动效果，过紧颈托边缘易压伤枕骨处皮肤，并影响呼吸；颈托勿直接与患者皮肤接触，因其材料为优质泡沫，吸汗性能差，故颈托内应垫棉质软衬垫，有利于汗液吸收，每天更换内衬垫 1～2 次，确保颈部舒适、清洁；佩戴期间，保持颈托清洁，必要时用软刷蘸洗洁精清洗干净，用毛巾擦干，置阴凉处晾干；加强颈部皮肤护理，向患者及家属详细讲解佩戴颈托期间皮肤护理的重要性，指导、协助并教会家属定时检查颈托边缘及枕部皮肤情况，并定时按摩。

（5）胃肠道准备：术前一天以半流质或流质饮食为佳，对于择期手术患者、大便功能障碍导致便秘及排便困难的患者,为了防止麻醉后肛门松弛,不能控制粪便的排出,增加污染的机会或避免术后腹胀及术后排便的痛苦,宜在术前晚及术日晨用0.1%～0.2%的肥皂水各清洁灌肠一次。

6.手术当日的护理

(1)观察:夜班护士要观察患者的情绪,精神状况、生命体征、禁食禁饮情况;若患者出现体温突然升高、女性患者月经来潮及其他异常情况要及时与医师联系,择期手术的患者应推迟手术日期。

(2)饮食:术日晨患者禁食禁水,术前禁食12小时以上,禁饮4～6小时,防止麻醉或手术过程中呕吐而致窒息或吸入性肺炎。但抗结核药、降糖药、降血压药应根据情况服用。

(3)用物准备:准备好带往手术室的各种用物,包括颈托、术中用药、影像学资料、病历等,并全面检查术前各项准备工作是否完善,应确认所有术前医嘱、操作及医疗文书均已完成。

(4)着装准备:要求患者仅穿病员服,里面不穿任何内衣。告知患者不要化妆、涂口红、指甲油,以免影响术中对皮肤颜色的观察。请患者取下佩戴的饰物、义齿、手表、隐形眼镜等,贵重物品交由家属保管。

(5)交接患者:向接病员的手术室工作人员交点术中用物、病历等,扶患者上平车,转运期间把患者的安全放在首位。并仔细核对确认患者为拟行手术的患者。

(6)病床准备:患者进入手术室后,病床更换清洁床单、被套等物,准备输液架、氧气装置、吸引器、气管切开包、监护仪、两个沙袋及其他必需用物。

(二)术后护理

1.体位

患者术后返回病房,搬运时至少有3～4人参与,当班护士应协助将患者抬上病床,手术医师负责头颈部,搬运时必须保持脊柱水平位,头颈部置于自然中立位,局部不弯曲,不扭转,动作轻稳,步调一致,尽量减少震动,注意保护伤口,如有引流管、输液管要防止牵拉脱出。因术后均戴有颈托,将患者放置适当体位后,需摘下颈托,头颈部两侧各放一沙袋以固定并制动,局部制动不仅可减少出血,还可以防止植骨块或内固定的移位。交接输血、输液及引流管情况。

2.密切观察病情变化

术后进行心电监护,术后6小时内监测血压、脉搏、呼吸、血氧饱和度,每15～30分钟1次,病情平稳后改为1～2小时1次。因手术过程中刺激脊髓导致脊髓神经根水肿,可造成呼吸肌麻痹;牵拉气管、食管、喉上、喉返神经可出现呼吸道分泌物增多、声嘶、呛咳、吞咽和呼吸困难等异常情况,应重点观察呼吸的频率、节律、深浅、面色的变化,以及四肢皮肤感觉、运动和肌力情况。低流量给氧12～24小时。用醋酸地塞米松、硫酸庆大霉素或盐酸氨溴索加入生理盐水行超声雾化每天2～3次。鼓励患者咳嗽,促进排痰,必要时使用吸痰器,保持呼吸道通畅。如出现憋气、呼吸表浅、口唇及四肢末梢发绀,血氧饱和度降低,应立即报告医师并协助处理。

3.观察伤口敷料情况有无渗出

如有渗出及时更换潮湿的敷料,并观察渗出液的量和色;妥善固定引流管并保持通畅,一般术后24～48小时,引流量少于50 mL,且色淡即可拔管。并注意观察有无脑脊液漏。

4.皮肤护理

避免皮肤长时间受压,注意保持床单位清洁、平整,协助翻身,拍背每2小时1次。更换体位时脊柱保持中立位,防止颈部过屈、过伸及旋转。

5.预防肺部、泌尿系统感染

卧床期间给予口腔护理每天 2 次,术后第 2 天即可嘱患者做深呼吸及扩胸运动。每天 1∶5 000呋喃西林或生理盐水 500 mL 密闭式冲洗膀胱 2 次,会阴擦洗 2 次,每天更换尿袋,定时放尿,并嘱其多饮水,每天不少于 2 500 mL。

6.活动护理

下床时先坐起,逐渐移至床边,双足垂于床下,适应片刻,无头晕、眼花等感觉时,再站立行走,防止因长时间卧床后突然站立导致直立性低血压而摔倒。

7.加强锻炼

术后第一天协助患者做肢体抬高、关节被动活动及肌肉按摩等,第二天嘱患者练习握拳、抬臂,伸、曲髋、膝,肘各关节,每天 2～3 次,每天 15～30 分钟,循序渐进,以患者不疲劳为主。

(三)出院指导

(1)嘱患者术后 3 个月内继续佩戴颈托保护颈部,避免颈部屈伸和旋转运动。

(2)术后继续佩戴颈托 3 个月,保持颈托清洁,松紧适中,内垫小毛巾或软布确保舒适,防止皮肤压伤;始终保持颈部置中立位,平视前方,卧位时去枕平卧或仅垫小薄枕,保持颈椎正常曲度;禁止做低头、仰头、旋转动作;避免长时间看电视、看电脑、看书报,防颈部过度疲劳;避免用高枕,保持颈部功能位,有利于康复,特殊情况遵医嘱。

(3)继续加强功能锻炼,保持正常肌力,加大关节活动度。持之以恒,促进颈部肌肉血液循环,防止颈背肌失用性萎缩。

(4)术后 3 个月门诊复查随访。若颈部出现剧烈疼痛或吞咽困难,有梗塞感,应及时来院复查,可能为植骨块、内固定松动、移位、脱落。

(5)6 个月后可恢复工作,工作中注意不能长时间持续屈颈,保持颈椎正常曲度防复发;术后 3 个月内禁抬重物。

(6)营养神经药物应用 1～3 个月。

(胡　漫)

第四节　颈椎管狭窄症

一、概述

颈椎管狭窄症是指组成颈椎椎管的诸解剖结构因先天性或继发性因素引起一个或多个平面管腔狭窄,而导致脊髓或神经根受压并出现一系列的临床症状。其发病率仅次于腰椎管狭窄症。颈椎管狭窄症多见于 40 岁以上的中老年人,起病隐匿,发展较缓慢,很多在创伤后出现症状,以下颈椎为好发部位,C_4～C_6最多见。本病常与颈椎病并存。

二、病因和分类

颈椎管狭窄症包括先天性椎管狭窄和继发性椎管狭窄两类,根据病因将颈椎管狭窄症分为 4 类。

(一)发育性颈椎管狭窄症

发育性颈椎管狭窄症是指个体在发育过程中,椎弓发育障碍,颈椎椎管矢状径较正常发育狭小,致使椎管内容积缩小,而致脊髓或神经根受到刺激或压迫,并出现一系列的临床症状。发育性颈椎管狭窄具有家族遗传倾向,其确切病因尚不清楚。

早期或未受到外伤时,可不出现症状,但随着脊柱的退变或者在某些继发性因素作用下,如头颈部的外伤、椎节不稳、骨刺形成、髓核突出或脱出、黄韧带肥厚等均可使椎管进一步狭窄,导致脊髓受压的一系列临床表现。矢状径越小,症状越重。

(二)退变性颈椎管狭窄症

退变性颈椎管狭窄症是最常见的一种类型。退变发生的时间和程度与个体差异、职业、劳动强度、创伤等因素有关。颈椎活动较多,且活动范围大,因此中年以后容易发生颈椎劳损。此时如遭遇外伤,很容易破坏椎管内的骨性或纤维结构,迅速出现颈脊髓受压的表现,退行变的椎间盘更易受损而发生破裂。

(三)医源性颈椎管狭窄症

医源性颈椎管狭窄症主要由手术引起,在临床上有增多的趋势。其主要原因:①椎板切除过多或范围过大,未行融合固定,导致颈椎不稳,引起继发性创伤和纤维结构增生性改变;②手术创伤或出血,形成瘢痕组织与硬脊膜粘连,缩小了椎管容积,造成脊髓压迫;③颈椎前路减压植骨后,骨块突入椎管,使椎管容积迅速减小或直接压迫脊髓;颈后路手术后植骨块更易突入椎管内形成新的压迫源;④椎管成型失败,如椎管成形术时铰链处断裂,使回植的椎板对脊髓造成压迫。

(四)其他病变

如颈椎病、颈椎间盘突出症、颈椎后纵韧带骨化症、颈椎肿瘤和结核等因素,造成椎管容积的减小,可出现椎管狭窄的表现。

三、临床表现

(一)感觉障碍

出现较早,且比较明显,表现为四肢麻木、疼痛或过敏。大多数患者上肢为始发症状,临床亦可见一侧肢体先出现症状者。另外也有患者主诉胸部束带感,严重者可出现呼吸困难。感觉障碍出现后,一般持续时间较长,可有阵发性加剧。

(二)运动障碍

大多在感觉障碍后出现,表现为锥体束征,四肢无力,活动不便,僵硬,多数先有下肢无力,行走有踩棉花感,重者站立不稳,步态蹒跚,严重者可出现四肢瘫痪。

(三)大小便功能障碍

一般出现较晚,早期以尿频、尿急、便秘多见,晚期出现尿潴留、大小便失禁。

(四)其他表现

1.自主神经症状

约35%的患者可出现,以胃肠和心血管症状居多,包括心慌、失眠、头晕、耳鸣等,严重者可出现 Horner 征。

2.局部症状

患者颈部可有疼痛、僵硬感,颈部常保持自然仰伸位,惧怕后仰。因颈椎伸屈位椎管容积有相应变化,多数患者可前屈。椎节后缘有骨刺形成者,亦惧前屈。

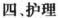

四、护理

颈椎手术风险较大,术中、术后可能发生各种意外,并且患者常因担心手术风险及效果而有很大心理压力。因此,护士应在充分评估患者的基础上,术前给予最佳的照顾和指导,提高手术耐受力,确保患者以最佳的身心状态接受手术;并在术后给予妥善的护理,预防和减少术后并发症,促进早日康复。所以,重视并加强围术期护理对颈椎手术成功的实施极为重要。

(一)术前护理

1.术前健康宣教

为使患者能有一个良好的状态,积极配合治疗并安全渡过围术期,护理人员须做好患者的术前健康教育,以配合手术治疗的顺利开展,内容应包括以下几点。

(1)首先护理人员要有认真的工作态度、良好的精神面貌和熟练的操作技术;在对待患者及其家属时要热情和蔼,以取得他们的信任。

(2)对术前准备的具体内容、术后需要进行监测的设备、管道及术后可能出现的一些状况,例如,切口疼痛、渗血及因麻醉、插管造成的咽喉部疼痛、痰多、痰中带血,以及恶心、呕吐等情况仔细向患者和家属进行交代,消除因未知带来的恐惧、不安情绪,使在精神上、心理上都有所准备。

(3)护士应在医护观点一致的前提下进行健康教育。在进行术前健康教育时,不可将该手术的治疗效果绝对化,避免引起患者的误解,成为引发医疗纠纷的隐患。另外患者也经常通过护理人员来了解手术医师的情况,他们非常注重主刀医师的技术与经验,担心人为因素增加手术的危险性。提示在进行术前健康教育时,可将同病种术后效果好的患者介绍给术前患者,让其现身说法,增加患者对术者的信赖。

(4)心理护理:颈椎手术部位特殊,靠近脊髓,危险性大,患者顾虑大,思想负担重,对手术抱有恐惧心理。因此要通过细心观察,与患者及时沟通,缓解其心理压力。

2.指导训练

(1)气管食管推移训练:主要用于颈前路手术,要求术前3~5天即开始进行。方法:患者自己或护理人员用手的2~4指插入一侧颈部的内脏鞘与血管鞘间隙,持续向对侧牵拉;或用手大拇指推移,循序渐进,开始时每次持续1~2分钟,逐渐增加至15~30分钟,要求每次推拉气管过中线,以适应手术时对气管的牵拉,减轻不适感,注意要保护皮肤,勿损伤。

(2)有效咳嗽排痰训练。方法:嘱患者先缓慢吸气,同时上身向前倾,咳嗽时将腹壁内收,一次吸气连续咳三声,停止咳嗽将余气尽量呼出,再缓慢吸气,或平静呼吸片刻后,再次咳嗽练习。时间一般控制在5分钟以内,避免餐后、饮水后进行,以免引起恶心。患者无力咳痰时,可用右手示指和中指按压气管,以刺激咳嗽,或用双手压迫患者上腹部或下腹部,增加膈肌反弹力,帮助患者咳嗽咳痰。同时要向患者解释通过有效咳嗽可预防肺部感染,并告知患者术后咳嗽可能会有些不舒服或疼痛,但不影响伤口愈合。

对于接受能力较弱的老年患者和儿童,可通过指导其进行吹气球的练习方法来达到增加肺活量的目的。具体方法:准备一些普通气球,练习时每次将气球吹得尽可能大,然后放松5~10秒,重复以上动作,每次10~15分钟,每天3次。

(3)体位训练:颈椎前路手术时患者的体位是仰卧时颈部稍稍地过伸,因此术前患者需要练习去枕平卧或颈部稍稍地处于过伸仰卧位,以坚持2~3小时为宜,以免术中长期处于这一固定体位而产生不适感;俯卧位的练习,主要用于颈后路手术患者,患者俯卧在床上,胸部用高枕头或叠好的被子垫高 20～30 cm,额部垫一硬的东西如书本等,以保持颈部屈曲的姿势,坚持时间应超过手术所需的时间,一般以能坚持 3～4 小时为宜;另外还有床上大小便训练等。必须反复向患者强调术前训练的重要性,并准确的教会患者和家属训练的方法、内容、要求和目标。

3.感染的预防

住院患者要保持口腔清洁,经常用含漱液含漱;有吸烟习惯的患者应在入院时即劝其停止吸烟,以减少呼吸道的刺激及分泌物;对痰多黏稠者应给以雾化吸入,或使用祛痰药。指导患者训练深呼吸运动,可增加肺通气量,也有利于排痰,避免发生坠积性肺炎。

4.手术前日准备

(1)药敏试验:包括抗生素试验、碘过敏试验(手术中拟行造影者)。如过敏试验呈阳性者,及时通知医师,并做好标记。

(2)交叉配血:及时抽取血样本,送血库,做好血型鉴定和交叉配血试验。

(3)皮肤准备:按照手术要求常规备皮,范围如下:颈椎前路包括下颌部、颈部、上胸部;颈椎后路要理光头,包括颈项部、肩胛区;若需要取自体移植,供骨区(多为髂骨区)同时准备。另外,还要修剪指甲、沐浴、更换清洁衣裤。

(4)选配颈托:为达到充分减压的目的,术中需切除椎间盘组织及部分椎体骨质,并进行植骨,颈椎稳定性受到一定影响,因此术后需佩戴颈托进行保护。目前多采用前后两片式颈托,松紧可自由调节,根据患者个体选择不同的型号,术前试戴一段时间,达到既能控制颈部活动,又无特别不适为宜。让患者立、卧位试戴均合适,便于术后佩戴,预防术后并发症,因此要求护士应详细讲解颈托的佩戴、脱取、使用、保养等方法,并要求患者及家属能正确复述且能在护士指导下正确操作。佩戴颈托松紧适宜,维持颈椎的生理曲度,过松会影响制动效果,过紧颈托边缘易压伤枕骨处皮肤,并影响呼吸;颈托勿直接与患者皮肤接触,因其材料为优质泡沫,吸汗性能差,故颈托内应垫棉质软衬垫,有利于汗液吸收,每天更换内衬垫 1～2 次,确保颈部舒适、清洁;佩戴期间,保持颈托清洁,必要时用软刷蘸洗洁精清洗干净,用毛巾擦干,置阴凉处晾干;加强颈部皮肤护理,向患者及家属详细讲解佩戴颈托期间皮肤护理的重要性,指导、协助并教会家属定时检查颈托边缘及枕部皮肤情况,并定时按摩。

(5)胃肠道准备:术前 1 天以半流质或流质饮食为佳,对于择期手术患者、大便功能障碍导致便秘及排便困难的患者,为了防止麻醉后肛门松弛,不能控制粪便的排出,增加污染的机会或避免术后腹胀及术后排便的痛苦,宜在术前晚及术日晨用 0.1%～0.2% 的肥皂水各清洁灌肠一次。

5.手术当日的护理

(1)观察:夜班护士要观察患者的情绪,精神状况、生命体征、禁食禁饮情况;若患者出现体温突然升高、女性患者月经来潮及其他异常情况要及时与医师联系,择期手术的患者应推迟手术日期。

(2)饮食:术日晨患者禁食禁水,术前禁食 12 小时以上,禁饮 4～6 小时,防止麻醉或手术过程中呕吐而致窒息或吸入性肺炎。但抗结核药、降糖药、降血压药应根据情况服用。

(3)用物准备:准备好带往手术室的各种用物,包括颈托、术中用药、影像学资料、病历等,并全面检查术前各项准备工作是否完善,应确认所有术前医嘱、操作及医疗文书均已完成。

(4)着装准备:要求患者仅穿病员服,里面不穿任何内衣。告知患者不要化妆、涂口红、指甲油,以免影响术中对皮肤颜色的观察。请患者取下佩戴的饰物、义齿、手表、隐形眼镜等,贵重物品交由家属保管。

(5)交接患者:向接病员的手术室工作人员,交点术中用物、病历等,扶患者上平车,转运期间把患者的安全放在首位,并仔细核对确认患者为拟行手术的患者。

(6)病床准备:患者进入手术室后,病床更换清洁床单、被套等物,准备输液架、氧气装置、吸引器、气管切开包、监护仪、两个沙袋及其他必需用物。

(二)术后护理

1.术后搬运与体位

患者术后返回病房,搬运时要十分谨慎,至少有 3 人参与,当班护士应协助将患者抬上病床,此时手术医师负责头颈部的体位与搬动,搬运时必须保持脊柱水平位,头颈部置于自然中立位,局部不弯曲,不扭转,动作轻稳,步调一致,尽量减少震动,注意保护伤口,如有引流管、输液管要防止牵拉脱出。因术后均带有颈托,将患者放置适当体位后,需摘下颈托,头颈部两侧各放一沙袋以固定并制动,局部制动不仅可减少出血,还可以防止植骨块或内固定的移位。病房护士与手术室护士交接输血、输液及引流管情况,并迅速连接好血压、血氧饱和度等监测仪器,观察患者的一般情况,调整好输血输液的滴速。如有异常变化及时处理。

2.保持呼吸道通畅

术后可取去枕平卧位或垫枕侧卧位,保持颈椎平直及呼吸道通畅,低流量吸氧。如有呕吐及时吸出呕吐物,防止误吸;保持有效的分泌物引流,及时清除口腔、咽喉部的黏痰。若患者烦躁不安、发绀、呼吸困难、颈部增大、四肢感觉运动障碍进行性加重,应考虑颈部血肿压迫气管、颈脊髓的可能,立即通知医师采取紧急措施,在床旁剪开缝线,清除积血,待呼吸改善后,急送手术室清创、消毒、寻找出血点。不伴有颈部肿胀的呼吸困难者,多系喉头水肿所致。主要是由于术中牵拉与刺激气管所致,此时应在吸氧的同时,静脉滴注醋酸地塞米松 5～10 mg。并做好气管切开的准备。

3.全身情况的观察

术后定时观察患者的生命体征、面色、表情、四肢运动和感觉及引流等情况。全麻未清醒前,每 15～30 分钟巡视一次,观察血压、脉搏、血氧饱和度等并作好记录,连续 6 小时。如病情稳定,可 2～4 小时一次。术后由于机体对手术损伤的反应,患者体温可略升高,一般不超过 38 ℃,临床上称为外科热,不需特殊处理。若体温持续不退,或 3 天后出现发热,应检查伤口有无感染或其他并发症。

4.翻身的护理

为防止压疮的发生,应每 2 小时翻身一次,并对受压的骨突处按摩 5～10 分钟,翻身时一般由 3 人共同完成,并准备 2 个翻身用的枕头。如果将患者由仰卧位翻身至左侧,其中 2 人分别站在病床的两侧,第 1 人站在右侧靠床头的位置,负责扶住患者的颈部与头部,位于床左侧的第 2 人用双手向自己一侧扒住患者的右侧肩背部及腰臀部,与第 1 人同步行动,将患者的躯干呈轴线向左侧翻转,并保持颈部与胸腰椎始终成一直线,不可使颈部左右偏斜、扭转。位于床右侧的第 3 人则迅速用枕头顶住患者的右侧肩部和腰臀部,同时垫高头颈部的枕头,使之适合于侧卧,侧卧时枕头高度同一侧肩宽,并在两侧置沙袋以制动。双下肢屈曲,两膝间放一软枕,增加舒适感。翻身时可用手掌拍打背部,力量要适中,不可过猛,可协助排痰,预防肺部并发症。同法翻至右侧。

5.饮食的护理

术后第一天给予流质或半流质饮食,1 周后视病情改为普食,给高蛋白、高热量、高维生素、易消化食物,如鱼类、蛋类、蔬菜、水果等,促进患者康复。

6.引流管的护理

引流的目的是及时引出可能成为细菌生长温床的血液和渗液,在术后恢复过程中虽然出血的危险逐渐减少,但在引流部位则仍可能发生。因此应密切观察和记录引流液的量、色和性状,避免引流管打折;妥善固定,确保引流管有效引流;每天更换引流袋并严格无菌操作;注意引流管内有无血块、坏死组织填塞;一般24～48小时拔除引流管。遵医嘱给氧,提高血氧饱和度,观察给氧效果,给氧时间超过24小时应常规更换湿化瓶、给氧导管、鼻塞;准确记录尿量,随时调节输液速度。

(三)术后并发症的预防及护理

1.喉头痉挛水肿

喉头痉挛水肿表现为声音嘶哑或失声,吞咽困难。预防处理措施包括以下几点。

(1)术前向患者强调气管推移训练的重要性,并检查推移效果,根据情况给予指导。

(2)控制水肿。颈椎术后1周水肿期,应加强监护,遵医嘱常规使用醋酸地塞米松或甲泼尼龙和甘露醇静脉滴注,以脱水消炎。

(3)由于伤口疼痛引起吞咽困难,为防止呛咳和误吸,术后宜小口进食,少量多餐,并禁食生硬瓜果。

(4)遵医嘱给予缓解喉头痉挛的药物,并以醋酸地塞米松和庆大霉素雾化吸入。

2.神经损伤

神经损伤表现为双下肢无力并进行性加重;声音嘶哑,发音不清;饮水或进食时呛咳。预防处理措施如下。

(1)注意观察患者双下肢感觉、运动情况,让患者自主活动脚趾,如发现异常及时报告。

(2)及早鼓励并指导患者做抗阻力肌肉锻炼,及时给予按摩,促进局部血液循环,防止失用性萎缩。

(3)嘱患者尽量少说话,使损伤的喉返神经及早恢复功能。

(4)给予饮食指导,进食半流饮食,必要时协助坐起,以免发生呛咳。

3.脑脊液漏

表现为切口引流管中引流液持续增多,每小时引流量＞8 mL,呈淡红色或类似于血浆;患者有头痛、恶心、呕吐等低颅压症状。主要护理有以下几点。

(1)心理护理:向患者及家属说明外渗脑脊液身体每天可自行产生,少量漏出不会影响伤口愈合,也无后遗症。经医师妥善处理,伤口可以痊愈。

(2)体位护理:采取头低脚高位,床尾抬高15～20 cm,抬高床尾可减低脊髓腔内脑脊液压力,增加颅腔脑脊液压力,改善颅腔与脊髓腔之间的脑脊液压力上的动力学变化。该姿势有利于减少脑脊液漏出,促进裂口愈合。患者如不能耐受长时间俯卧者,可与侧卧位交替。脑脊液漏未愈前禁止患者下床活动。

(3)伤口护理:保持切口敷料清洁干燥,敷料被污染后随时更换,严格遵守无菌操作规程。必要时伤口局部加压包扎或加密缝合。保持床单清洁、干燥,加强皮肤护理。同时保持病室空气通畅,温度、湿度适宜。

(4)饮食护理:鼓励患者进食营养丰富易消化饮食,适量食用含纤维素多的食物,保持大便通畅,以降低腹内压,促进脑脊液漏的愈合。

4.呼吸道并发症

表现为咽干、咽痛、咽部异物感;呼吸困难、发绀、烦躁等,氧饱和度＜90％。随时可导致呼吸道阻塞引起窒息甚至死亡。主要护理措施如下。

(1)超声雾化吸入:地塞米松 5 mg、庆大霉素 8 万 U、加入生理盐水雾化吸入,每天 2 次,以减轻呼吸道水肿、炎症。可嘱患者多次少量饮水,减轻呼吸道干燥。

(2)保持呼吸道通畅:术后严密观察患者呼吸频率、节律及面色的变化,必要时及时吸出呼吸道分泌物,保持气道通畅,防止坠积性肺炎的发生。同时保证充分有效地供氧。

(3)密切观察:颈椎术后 1 周为水肿期,术后 1～2 天为水肿形成期,4～5 天为水肿高峰期。在此期间密切观察患者呼吸情况。对肥胖及打鼾者应加强夜间观察,注意有无呼吸抑制或睡眠呼吸暂停综合征的发生。

(4)药物治疗:常规遵医嘱静脉滴注甘露醇、醋酸地塞米松等药物,防止喉头水肿及控制血肿对脊髓的压迫。

5.颈部血肿

术后用力咳嗽、呕吐、过度活动或谈话是出血的诱因。表现:颈部增粗、发音改变,严重时可出现呼吸困难,口唇发绀,鼻翼翕动等症状。护理上主要应注意以下几点。

(1)颈部血肿多发生在术后 24～48 小时。所以术后严密观察切口渗血情况,倾听患者主诉,经常询问患者有无憋气、呼吸困难等症状。如患者颈部明显增粗,进行性呼吸困难,考虑有血肿可能。一旦发生血肿压迫,立即拆开颈部缝线,清除血肿,必要时行气管切开。

(2)保持引流通畅,妥善固定。正常情况下,术后引流量 24 小时内应少于 100 mL,若引流液过多,色鲜红,应及时报告医师。

(四)出院指导

1.出院护送

防止颈部外伤,尤其汽车急刹车时的惯性原理致颈部前后剧烈活动,导致损伤,所以出院乘车回家需平卧为妥;如无法平卧,取侧坐位。

2.头颈的位置与制动

术后继续佩戴颈托 3 个月,保持颈托清洁,松紧适中,内垫小毛巾或软布确保舒适,防止皮肤压伤;始终保持颈置中立位,平视前方,卧位时去枕平卧或仅垫小薄枕,保持颈椎正常曲度;禁止做低头、仰头、旋转动作;避免长时间看电视、看电脑、看书报、防颈部过度疲劳;避免用高枕,保持颈部功能位,有利于康复,特殊情况遵医嘱。

3.锻炼

循序渐进加强肢体及各关节的锻炼,保持正常肌力,加大关节活动度。术后 8 周开始在颈托保护下做项背肌的抗阻训练,每次用力 5 秒,休息 5 秒,每组做 20～30 次,每 2 小时做 1 组,持之以恒,促进颈部肌肉血液循环,防止颈背肌失用性萎缩。

4.复查

一般要求 3 个月内每个月复查 1 次,如伤口有红肿、疼痛、渗液等症状要及时复诊,3 个月后每 6 个月复查 1 次。

5.注意事项

6 个月后可恢复工作,工作中注意不能长时间持续屈颈,保持颈椎正常曲度防复发;术后 3 个月内禁抬重物。

(胡　漫)

第五节 锁 骨 骨 折

一、基础知识

(一)解剖生理

锁骨又名"锁子骨""缺盆骨",位于胸廓前上部两侧,全骨浅居皮下,桥架于胸骨与肩峰之间,是联系肩胛带与躯干的唯一支架。其骨干较细,内侧 2/3 呈三棱棒形,凸向前,有胸锁乳突肌和胸大肌附着,中外 1/3 交界处是骨折的好发部位。锁骨的功能是支持肩胛骨,使上肢骨与胸廓之间保持一定的距离,从而保证上肢的灵活运动。骨折后,近折端受胸锁乳突肌的牵拉而向上向后移位,远折端因上肢本身重量牵拉而向下移位,又因胸大肌、斜方肌、背阔肌的牵拉而向前向内移位,造成断端重叠(图 8-1)。锁骨骨折可发生于各种年龄,但多见于儿童及青壮年,约有 2/3 为儿童患者,又以幼儿多见。

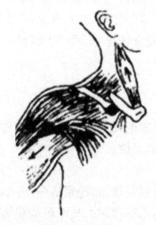

图 8-1　锁骨骨折

(二)病因

直接暴力和间接暴力均可造成锁骨骨折,但多为间接暴力所致。

(三)分类

1.横断骨折

跌倒时肩部外侧或手掌先着地,向上传导的外力经肩锁关节传至锁骨而发生骨折,以斜形或横断骨折为多。除有重叠移位,内侧段因胸锁乳突肌的牵拉向后上方移位,外侧段则由于上肢的重力和胸大肌、斜方肌、三角肌的牵拉而向前下方移位。

2.青枝骨折

幼儿骨质柔嫩而富有韧性,多发生青枝骨折。

3.粉碎骨折

直接暴力所致,多因棒打、撞击等外力直接作用于锁骨而造成横断或粉碎骨折。粉碎骨折若严重移位,骨折片向下、向内移位时刺破胸膜或肺尖,可造成气胸、血胸。

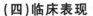

(四)临床表现

骨折后局部疼痛、肿胀明显,锁骨上、下窝变浅或消失,骨折处异常隆起,出现功能障碍,患肩下垂并向前、内倾斜。患者常以健手托着患侧肘部,以减轻上肢重力牵拉而引起的疼痛。幼儿如不愿活动上肢,穿衣伸袖时哭闹,提示有锁骨骨折。X线检查,可了解骨折和移位情况。

二、治疗原则

(1)幼儿青枝骨折用三角巾悬吊即可,有移位骨折用"8"字绷带固定1~2周。

(2)少年或成年人有移位骨折,手法复位"8"字石膏固定。手法复位可在局麻下进行。患者坐在木凳上,双手叉腰,肩部外旋后伸挺胸,医师站于背后,一脚踏在凳上,顶在患者肩胛间区,双手握住两肩向后、向外、向上牵拉纠正移位。复位后用纱布棉垫保护腋窝,用绷带缠绕两肩在背后交叉呈"8"字形,然后用石膏绷带同样固定,使两肩固定在高度后伸、外旋和轻度外展位置。固定后即可练习握拳、伸屈肘关节及双手叉腰后伸,卧木板床休息,肩胛区可稍垫高,保持肩部后伸。3~4周后拆除。锁骨骨折复位并不难,但不易保持位置,愈合后上肢功能无影响,所以临床不强求解剖复位。

(3)锁骨骨折合并神经、血管压迫症状,畸形愈合影响功能,不愈合或少数要求解剖复位者,可切开复位内固定。

三、护理

(一)护理要点

(1)手法复位固定患者,要经常检查固定情况,既保持有效固定,又不能压迫腋窝。若发现患肢有麻木、发凉、运动障碍时,说明固定过紧,压迫血管神经,应及时调整固定。

(2)对粉碎性骨折,不必强行按压碎片使之复位,以防其刺伤肺尖及臂丛神经。对此种类型患者要严密观察呼吸及患肢运动情况,以便及时发现有无气胸、血胸及神经症状。

(3)术后患者要严密观察伤口渗血及末梢血液循环、感觉、运动情况,发现问题及时记录并处理。

(4)保持正常的固定姿势。复位后,站立时保持挺胸提肩,卧位时应去枕仰卧于硬板床上。两肩胛间垫一窄枕,以使两肩后伸、外展,维持良好的复位位置。局部未加固定的患者,不可随便更换卧位。

(二)护理问题

有肩关节强直的可能。

(三)护理措施

(1)向患者解释功能锻炼的目的是促进气血运行,防止患肢肿胀,避免肩关节僵直,以取得患者配合。

(2)正确适时指导患者功能锻炼。

(四)出院指导

(1)锁骨骨折复位固定后,极少发生骨折不愈合,即使复位稍差,骨折畸形愈合,也不影响上肢功能,应先向患者及家属说明情况。

(2)复位固定后即出院的患者,应告诉其保持正确姿势,早期禁止做肩前屈动作,防止骨折移位;解除外固定出院的患者,应告诉其全面练习肩关节活动的要求;首先分别练习肩关节每个方向的动作,重点练习薄弱方面如肩前屈,活动范围由小到大,次数由少到多,然后进行各方面动作的综合练习,如肩关节环转活动,两臂做"箭步云手"等。不可过于急躁,活动幅度不可过大,力量不可过猛,以免造成软组织损伤。

(3)按时用药,患者出院时将药的名称、剂量、时间、用法、注意事项,向患者介绍清楚。

(4)饮食调养,骨折早期宜进清淡可口、易消化的半流质或软食;骨折中后期,饮食宜富有营养,增加钙质、胶质和滋补肝肾食品的摄入。

(5)注意休息,保持心情愉快,勿急躁。

(胡　漫)

第六节　肩关节脱位

一、基础知识

(一)解剖生理

肩关节由肩胛骨的关节盂与肱骨头构成,为上肢最大最灵活的关节。关节盂周缘有盂唇,略增加关节盂的深度。关节囊在肩胛骨附着于关节盂的周缘,肱骨则附着于解剖颈。肩关节囊薄而松弛,囊的上部有韧带,囊的后部和前方有肌肉,以增强联结。此外,关节腔内有肱二头肌腱通过,经结节间沟出关节囊。在肩关节的上方还有喙肩韧带和肌肉,最为薄弱,因此,临床上常见的肩关节脱位以前下方脱位最常见,好发于青壮年,在全身关节脱位中居第 2 位。肩关节在冠状轴上可做屈、伸运动;矢状轴上可做内收、外展运动;垂直轴上可做内旋、外旋运动,此外还可做旋转运动。

(二)病因

肩关节脱位多由间接暴力所致,当跌倒时手掌或肘部撑地,肩关节外展、外旋,使肩关节前方关节囊破裂,肱骨头滑出肩胛盂而脱位。肩关节脱位的主要病理改变是关节囊撕裂和肱骨头移位。

(三)分类

肩关节脱位分为前脱位、后脱位、下脱位和盂上脱位,以前脱位多见。前脱位根据肱骨头的位置可分为喙突下脱位、盂下脱位和锁骨下脱位。脱位时可合并肱骨大结节撕脱骨折。

1.喙突下脱位

患者侧向跌倒,上肢呈高度外展、外旋位,手掌或肘部着地,地面的反作用力由下向上,经手掌沿肱骨纵轴传递到肱骨头,肱骨头向肩胛下肌与大圆肌的薄弱部分冲击,将关节囊的前下部顶破而脱出,加之喙肱肌等的痉挛,将肱骨头拉至喙突下凹陷处,形成喙突下脱位。

2.锁骨下脱位

在形成喙突下脱位的同时,若外力继续作用,肱骨头可被推至锁骨下部,形成锁骨下脱位。

3.胸腔内脱位

若暴力强大,则肱骨头可冲破肋骨进入胸腔,形成胸腔内脱位。

(四)临床表现

1.症状

患肩疼痛、肿胀、功能障碍,患者不敢活动肩关节。

2.体征

三角肌塌陷,肩部失去正常轮廓,成方肩畸形,关节盂空虚,在关节盂外可触及肱骨头。搭肩试验阳性,即患侧手掌搭于健侧肩部时,肘部不能紧贴胸壁。如果肘部紧贴胸壁,患侧手掌无法搭于健侧肩部,而正常情况下则可以做到。

3.X线检查

能明确脱位的类型及有无合并骨折。

二、治疗原则

新鲜肩关节脱位,一般采用手法复位,肩部"∞"字绷带贴胸固定即可;大结节骨折,腋神经及血管受压,往往可随脱位整复使骨折复位,血管神经受压解除;陈旧性脱位先试行手法复位,若不能整复,则根据年龄、职业及其他情况,考虑做切开复位;合并肱骨外科颈骨折,新鲜者,可先试行手法复位;若手法复位不成功或陈旧者,应考虑切开复位内固定;习惯性脱位,可做关节囊缩紧术。

(一)手法复位

一般在局麻下行手法复位,复位手法:牵引推拿法、手牵足蹬法、拔伸托入法、椅背整复法、膝顶推拉法、牵引回旋法等。临床最常用的为手牵足蹬法和牵引回旋法。

(二)固定

复位后,一般采用胸壁绷带固定,将肩关节固定于内收、内旋位,肘关节屈曲 90°～120°,前臂依附胸前,用绷带将上臂固定在胸壁,前臂用颈腕带或三角巾悬吊于胸前、腋下。患侧腋下及肘部内侧放置纱布棉垫,固定时间为 2～3 周,如合并撕脱骨折,可适当延长固定时间。肩关节后脱位不能用腕颈带悬吊。悬吊即又脱位,需用外展石膏管型或外展支架将患肢固定于肩关节外展 80°、背伸 30°～40°的位置,肘关节屈曲位 3～4 周。

(三)功能锻炼

固定期间须活动腕部与手指,解除固定后,鼓励患者主动进行肩关节各方向活动的功能锻炼。

三、护理

(一)护理问题

(1)焦虑:与自理能力下降有关。

(2)疼痛。

(3)知识缺乏:缺乏有关功能锻炼的方法。

(二)护理措施

1.对自理能力下降的防护措施

(1)护理人员应热情接待患者,关心体贴患者,消除其紧张恐惧心理,使患者尽快进入角色转位,以利配合治疗。

(2)患者固定后,生活很不方便,护理人员应帮助患者生活所需,真正做到"急患者所急,想患者所想"。

(3)加强饮食调护,宜食易消化、清淡且富有营养之品,忌食辛辣之物。

2.疼痛护理

(1)给予活血化瘀、消肿止痛药物:如内服舒筋活血汤、活血止痛汤或筋骨痛消丸等,外敷活血散、消定膏等。

(2)分散患者注意力,如听一些轻松愉快的音乐或针刺止痛等,必要时口服止痛药物。

3.指导患者功能锻炼

(1)向患者介绍功能锻炼的目的和方法,尤其是老年人,以提高其对该病的认识,取得合作。

(2)固定后即鼓励患者做手腕及手指活动:新鲜脱位1周后去绷带,保留三角巾悬吊前臂,开始练习肩关节前屈、后伸运动;2周后去除三角巾,开始逐渐做有关关节向各方向的主动功能锻炼,如手拉滑车、手指爬墙等运动,并配合按摩理疗等,以防肩关节周围组织粘连和挛缩,加快肩关节功能恢复。

(3)在固定期间,禁止做上臂外旋活动,以免影响软组织修复;固定去除后,禁止做强力的被动牵拉活动,以免造成软组织损伤及并发骨化性肌炎。

(4)陈旧性脱位,固定期间应加强肩部按摩理疗。

(胡 漫)

第七节 肱骨干骨折

一、基础知识

(一)解剖生理

肱骨干是指肱骨外科颈下 1 cm 至肱骨髁上 2 cm 之间的部分,肱骨干中下 1/3 交界处后外侧有桡神经沟,此处骨折易损伤桡神经;肱骨中段有营养动脉穿入下行,中段以下骨折易损伤营养血管而影响骨折愈合。此外,肱骨干骨折有时也伤及由上臂经过的肱动脉、肱静脉、正中神经和尺神经。

(二)病因

直接暴力和间接暴力均可造成肱骨干骨折,肱骨干的上 1/3、中 1/3 骨质较为坚硬。该段骨折多由直接暴力引起,如棍棒打击、重物挤压和机器缠绞等,折线多为横断或粉碎。肱骨干周围有许多肌肉附着,由于肩部和上臂周围肌肉牵拉,在不同平面的骨折可造成不同方向的移位。

(三)分类

1.肱骨干上 1/3 骨折

骨折线若在胸大肌附着点以下,三角肌止点以上,则近折端受三角肌、喙肱肌、肱二头肌和肱三头肌的牵拉而向上向外移位。

2.肱骨干中 1/3 骨折

骨折线若在三角肌止点以下,近折端受三角肌牵拉向前、向外移位,远折端受肱二头肌、肱三头肌牵拉而向上移位。如患者将患肢屈肘悬于胸前,远折端将向内旋转移位。

3.肱骨干下 1/3 骨折

多为间接暴力引起,折线多为斜形或螺旋形,暴力方向、前臂和肘关节的位置不同可引起不同移位,大多都有成角移位(图 8-2)。

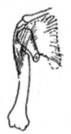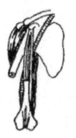

图 8-2　肱骨干骨折

(四)临床表现

伤后患臂疼痛、肿胀明显、活动障碍,患肢不能抬举,局部有明显环形压痛和纵向叩击痛。检查时必须注意腕及手指的功能,以便确定是否合并有神经损伤。肱骨中下 1/3 骨折常易合并桡神经损伤,桡神经损伤后,可出现腕下垂、掌指关节不能伸直,拇指不能伸展,手背第 1、2 掌骨间(虎口区)皮肤感觉障碍。

二、治疗原则

(一)手法复位小夹板固定

肱骨干各型骨折均可在局麻下或臂丛麻醉下行手法整复,根据 X 线检查移位情况,分析受伤机制,采取复位手法。麻醉后,纵向牵引纠正重叠,推按骨折两断端复位,小夹板固定。长管型石膏也可固定,但限制肩、肘关节活动。若石膏过重造成骨端分离,影响骨折愈合。

(二)骨折合并桡神经损伤

骨折无移位,神经多为挫伤,用小夹板或石膏固定,观察 1～3 个月,神经无恢复可手术探查。骨折移位明显,桡神经有嵌入骨折断端可能。手法复位可造成神经断裂,应特别小心。手术探查神经时,同时做骨折复位内固定。晚期神经损伤多为压迫或粘连,应考虑手术治疗。

(三)开放骨折

伤势轻、无神经受损,可彻底清创,关闭伤口,闭合复位外固定,变开放伤为闭合伤。伤情重、错位多可彻底清创,探查神经、血管,同时复位,固定骨折。

(四)陈旧性肱骨干骨折不愈合

肱骨干骨折无论用石膏或小夹板固定,都因肢体重量悬吊作用很少发生重叠、旋转及成角畸形,而因牵拉过度造成延迟愈合或不愈合者则多见,用石膏固定尤为常见。治疗肱骨干骨折时,要注意骨折断端分离,早期发现及时处理。已经不愈合者,应手术内固定并植骨促进愈合。

三、护理要点

(一)非手术治疗及术前护理

(1)减轻或预防不良情绪。

(2)给予高蛋白、高热量、高维生素、含钙丰富的饮食。

(3)U 形石膏托固定时可平卧。患肢以枕垫起,悬垂固定,2 周内只能取坐位或半坐位。

(4)合并桡神经损伤者应注意预防皮肤溃疡。

(5)外固定期间注意观察伤肢血液循环;合并桡神经损伤者观察感觉和运动功能恢复情况;注意肱动脉、肱静脉损伤情况。如发生可出现肢端皮肤苍白、皮温低、肿胀、发绀、湿冷等。

(6)功能锻炼:①早、中期:骨折固定后立即进行伤臂肌肉的收缩活动。握拳、腕伸屈及主动耸肩等动作,每天3次。②晚期:去除固定后逐渐行摆肩。做肩屈伸、内收、外展、内外旋等练习。

(二)术后护理

(1)内固定术后或使用外展架固定者,宜半卧位,平卧位时患肢下垫软枕。

(2)疼痛的护理:①找出引起疼痛的原因。②手术切口疼痛可用镇痛药;缺血性疼痛及时解除压迫;感染时及时处理伤口,应用抗生素。③移动时保护患处。

(3)预防血管痉挛:进行神经修复和血管重建术后,可能出现血管痉挛,应做到以下几点:①避免一切不良刺激;②1周内应用扩血管、抗凝药物;③密切观察患肢血液循环变化;④功能锻炼。

四、健康指导

(1)注意保持功能体位。

(2)合并桡神经损伤者遵医嘱服用神经营养药物。

(3)继续进行功能锻炼:复位固定后即可进行手指主动伸屈运动。外固定或手术内固定者,2～3周后进行腕、肘关节的主动运动和肩关节的内收、外展运动;4～6周后进行肩关节的旋转活动。

(4)复诊:U形石膏固定者,肿胀消退后复诊;悬吊石膏固定2周后更换长臂石膏托,维持6周左右;伴桡神经损伤者,定期复查肌电图。

(胡　漫)

第八节　肱骨髁上骨折

肱骨髁上骨折指在肱骨干与肱骨髁交界处发生的骨折。多发生于10岁以下儿童。易损伤神经和血管,导致前臂缺血性肌挛缩,引起爪形手畸形。

一、病因与发病机制

(一)伸直型骨折

肘关节处于过伸位跌倒时,手掌着地,暴力经前臂向上,加上身体前倾,向下产生剪式应力,尺骨鹰嘴向前的杠杆力,使肱骨干与肱骨髁交界处发生骨折。骨折远端向后上移位,近折端向前下移位,尺神经、桡神经可因肱骨髁上骨折的侧方移位受伤。

(二)屈曲型骨折

此型较少见,由间接暴力引起。跌倒时,肘关节屈曲,肘后方着地,暴力向上传导至肱骨下端,导致髁上屈曲型骨折。较少合并血管和神经损伤。

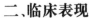

二、临床表现

肘部明显疼痛、肿胀、皮下瘀斑和功能障碍,伸直型骨折肘部向后突出,近折端向前移,并处于半屈位。局部明显压痛,有骨摩擦音及假关节活动,与肘关节脱位相比较肘后三角关系正常。如果合并有正中神经、尺神经、桡神经、肱动脉损伤,则出现前臂和手相应的神经支配区的感觉减弱或消失,以及相应的功能障碍。如复位不当可致肘内翻畸形。

三、实验室及其他检查

肘部正、侧位 X 线片可以明确骨折部位、类型、移位方向,为选择治疗方法提供依据。

四、诊断要点

根据 X 线片和受伤病史可以明确诊断。

五、治疗要点

(一)手法复位外固定

若受伤时间短,血液循环良好,局部肿胀不明显者,可行手法复位后外固定。给予局部麻醉或臂丛神经阻滞麻醉。在持续牵引下,行手法复位,使患肢肘关节屈曲 60°～90°,给予后侧石膏托固定 4～5 周,X 线片证实骨折愈合良好,即可拆除石膏。

(二)持续牵引

对于手法复位不成功,受伤时间较长,肢体肿胀明显者,可行尺骨鹰嘴牵引,牵引重量 1～2 kg,牵引时间控制在 4～6 周。

(三)手术复位

对于骨折移位严重,手法复位失败,有神经、血管损伤者,采取手术复位。复位方法有经皮穿针内固定、切开复位内固定。

六、护理要点

(一)保持有效的固定

观察固定的屈曲角度,离床活动时要用三角巾悬吊患肢于胸前。发现固定体位改变时,要及时给予纠正。

(二)严密观察

重点观察患肢的血液循环、感觉、活动情况,以利于及时发现外伤后肱动脉、正中神经、尺桡神经的损伤。

(三)康复锻炼

复位固定后当日可作握拳、屈伸手指练习,1 周后可作肩部主动活动,并逐渐加大运动幅度。3 周后去除外固定,可做腕、肘、肩部的屈伸练习。伸直型骨折注意恢复屈曲活动,屈曲型骨折注意恢复、增加伸展活动。

(胡 漫)

第九节　肘关节脱位

全身大关节中,肘关节脱位的发生率相对低,约占总发病数的 1/5。脱位后如不及时复位,容易导致前臂缺血性痉挛。

一、病因与脱位机制

肘关节脱位可有后脱位、外侧方脱位、内侧方脱位和前脱位,其中后脱位最常见(见图 8-3),多为间接暴力所致。摔倒时前臂旋后位手掌撑地,由于肱骨滑车横轴线向外倾斜,使所传达的暴力达到肘部时转成肘外翻及前臂旋后过伸的应力,尺骨鹰嘴突在鹰嘴窝内呈杠杆作用,导致尺桡骨近端同时被推向后外侧,产生后脱位。肘前关节囊及肱前肌撕裂,后关节囊及内侧副韧带损伤,可合并肱骨内上髁骨折、正中神经和尺神经损伤。晚期可发生骨化性肌炎。

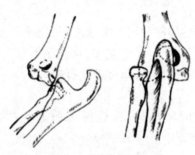

图 8-3　肘关节后脱位

二、临床表现

(一)一般表现
伤后局部疼痛、肿胀、功能和活动受限。

(二)特异体征
1.畸形

肘后突,前臂短缩,肘后三角相互关系改变,鹰嘴突出内外髁,肘前皮下可触及肱骨下端。

2.弹性固定

肘处于半屈近于伸直位,屈伸活动有阻力。

3.关节窝空虚

肘后侧可触及鹰嘴的半月切迹。

(三)并发症
脱位后,由于肿胀而压迫周围神经血管。后脱位时可伤及正中神经、尺神经、肱动脉。

1.正中神经损伤

成"猿手"畸形,拇指、示指、中指感觉迟钝或消失,不能屈曲,拇指不能外展和对掌。

2.尺神经损伤

成"爪状手"畸形,表现为手部尺侧皮肤感觉消失,小鱼际及骨间肌萎缩,掌指关节过伸,拇指

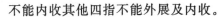

不能内收其他四指不能外展及内收。

3.动脉受压

患肢血液循环障碍,表现为患肢苍白、发冷、大动脉搏动减弱或消失。

三、实验室及其他检查

X线检查用以证实脱位及发现合并的骨折。

四、诊断要点

有外伤史,以跌倒手掌撑地最常见,根据临床表现和X线检查可明确诊断。

五、治疗要点

(一)复位

一般均能通过闭合方法完成复位。助手沿畸形关节方向对前臂和上臂作牵引和反牵引,术者从肘后用双手握住肘关节,以指推压尺骨鹰嘴向前下,同时矫正侧方移位,助手在复位过程中配合维持牵引并逐渐屈肘,出现弹跳感则表示复位成功。

(二)固定

用长臂石膏或超关节夹板固定肘关节于功能位,3周后去除固定。

(三)功能锻炼

要求主动渐进活动关节,避免超限和被动牵拉关节。固定期间,可主动伸掌、握拳、屈伸手指等,去除固定后练习肘关节屈伸旋转以利功能恢复。

六、护理要点

(一)固定

注意观察固定的正确有效,固定期间保持肘关节的功能位,不可随意放松。

(二)保持清洁、平整

肘关节周围皮肤保持清洁,石膏夹板内衬物保持平整。

(三)指导活动

指导患者活动患侧掌指,按摩患肢,防止肌肉萎缩。

(胡　漫)

第十节　尺、桡骨干骨折

尺、桡骨干骨折可由直接暴力、间接暴力、扭转暴力引起,青少年多见,占各类骨折的6%。

一、病因与发病机制

(一)直接暴力

由重物打击、机器或车轮直接碾压,导致同一平面的横形或粉碎性骨折。

（二）间接暴力

跌倒时手掌着地，暴力通过腕关节向上传导，暴力作用首先使桡骨骨折。若暴力较强，则通过骨间膜向内下方传导，可引起低位尺骨斜形骨折。

（三）扭转暴力

跌倒时前臂旋转、手掌着地，或手遭受机器扭转暴力，导致不同平面的尺桡骨螺旋形骨折或斜形骨折。可并发软组织撕裂、神经血管损伤，或合并其他处骨折。

二、临床表现

伤侧前臂出现疼痛、肿胀、成角畸形及功能障碍，主要不能进行旋转活动。局部明显压痛，严重者出现剧痛、患肢肿胀、手指屈曲。可扪及骨折端、骨摩擦感及假关节活动。听诊骨传导音减弱或消失。严重者可发生骨筋膜室综合征。

三、实验室及其他检查

正位及侧位 X 线片可见骨折的部位、类型及移位方向，及是否合并有桡骨头脱位或尺骨小头脱位。

四、诊断要点

可依据临床检查、X 线正、侧位片确诊。

五、治疗要点

（一）手法复位外固定

可在局部麻醉或臂丛神经阻滞麻醉下进行，重点是矫正旋转移位，恢复骨膜紧张度，紧张的骨间膜牵动骨折端复位。复位成功后，用小夹板或石膏托固定。

（二）切开复位内固定

不稳定骨折或手法复位失败者倾向于切开复位，螺钉钢板或髓内针内固定术治疗。

六、护理要点

（一）保持有效的固定

注意观察石膏或夹板是否有松动和移位。

（二）维持患肢良好血液循环

术后抬高患肢，观察患肢皮肤的颜色、温度、有无肿胀及桡动脉搏动情况。如出现剧痛，手部皮肤苍白、发凉、麻木，被动伸指疼痛，桡动脉搏动减弱或消失等表现时，提示骨筋膜室综合征的发生。如有缺血表现，立即通知医师处理。

（三）康复锻炼

术后 2 周开始练习手指屈伸活动和腕关节活动。4 周后开始练习肘、肩关节活动。8～10 周后 X 线片证实骨折愈合后，可进行前臂旋转活动。

（胡　漫）

第十一节 桡骨远端骨折

桡骨远端骨折(Colles 骨折)指距桡骨远端关节面 3 cm 内的骨折,占全身骨折的 6.7%~11.0%,多见于有骨质疏松的中老年人。

一、病因与发病机制

多由间接暴力引起,通常跌倒时腕关节处于背伸位、手掌着地、前臂旋前,应力由手掌传导到桡骨下端发生骨折。骨折远端向背侧及桡侧移位。

二、临床表现

骨折部疼痛、肿胀,可出现典型畸形,由于骨折远端向背侧移位,侧面看呈"银叉"畸形,骨折远端向桡侧移位,并有缩短桡骨茎突上移畸形,正面看呈"枪刺刀样"畸形(见图 8-4)。检查局部压痛明显,腕关节活动障碍,皮下出现瘀斑。

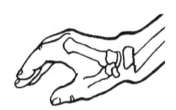

图 8-4 骨折后典型移位

三、实验室及其他检查

X 线片可见骨折端移位表现:桡骨远骨折端向背侧移位,远端向桡侧移位,骨折端向掌侧成角。可同时有下尺桡关节脱位及尺骨茎突撕脱骨折。

四、诊断要点

根据 X 线检查结果和受伤史可明确诊断。

五、治疗要点

(一)手法复位外固定

局部麻醉下手法复位后,用超过腕关节的小夹板固定或石膏夹板在屈腕、尺偏位固定 2 周,消肿后,腕关节中立位继续用小夹板或改用前臂管型石膏固定。

(二)切开复位内固定

严重粉碎性骨折有明显移位者,桡骨下端关节面破坏;手法复位失败,或复位后不能维持固定者,应切开复位,用松质骨螺钉或钢针固定。

六、护理要点

(一)保持有效的固定

骨折复位固定后不可随意移动位置,注意维持骨折远端旋前、掌曲、尺偏位。避免腕关节旋后或旋前。肿胀消除后要及时调整石膏或夹板的松紧度。

(二)密切观察患肢血液循环情况

如有无腕部肿胀、疼痛、颜色异常、皮温降低等。

(三)康复锻炼

复位当天或手术后次日可做肩部的前后摆动练习,2～3 天后可做肩肘部的主动活动。2～3 周后可进行手和腕部的抗阻力练习。后期做腕部的主动屈伸练习和前臂的旋前、旋后牵引练习。

(胡　漫)

第十二节　胸椎管狭窄症

脊椎管狭窄症多发生在腰椎和颈椎,胸椎管狭窄症(TSS)较少见。随着诊断技术的发展和认识水平的提高,确诊胸椎管狭窄症的病例逐渐增多。

一、病因与病理

(一)退变性胸椎管狭窄

退变性胸椎管狭窄见于中年以上,主要由于胸椎的退行变性致椎管狭窄,其病理改变主要有以下几点。

(1)椎板增厚骨质坚硬,有厚达 20～25 mm 者。

(2)关节突起增生、肥大、向椎管内聚,特别是上关节突向椎管内增生前倾,压迫脊髓后侧方。

(3)黄韧带肥厚可达 7～15 mm。在手术中多可见到黄韧带有不同程度骨化。骨化后的黄韧带与椎板常融合成一整块骨板,使椎板增厚可达 30 mm 以上。多数骨质硬化,如象牙样改变。少数病例椎板疏松、出血多,又称为黄韧带骨化症。

(4)硬膜外间隙消失,胸椎硬膜外脂肪本来较少,于椎管狭窄后硬膜外脂肪消失而静脉淤血,故切开一处椎板后,常有硬膜外出血。

(5)硬脊膜增厚,有的病例可达 2～3 mm,约束着脊髓。当椎板切除减压后,硬膜搏动仍不明显,剪开硬膜后,脑脊液搏动出现。多数病例硬膜轻度增厚,椎板减压后即出现波动。由上述病理改变可以看出,构成胸椎管后壁及侧后壁(关节突)的骨及纤维组织,均有不同程度增厚,向椎管内占位使椎管狭窄,压迫脊髓。在多椎节胸椎管狭窄,每椎节的不同部位,其狭窄程度并不一致,以上关节突上部最重,由肥大的关节突、关节囊与增厚甚至骨化的黄韧带一起向椎管内突入,呈一横行骨纤维嵴或骨嵴压迫脊髓。在下关节突起部位则内聚较少,向椎管内占位少,压迫脊髓较轻。二者相连呈葫芦腰状压迫,多椎节连在一起则呈串珠状压痕。脊髓造影或 MRI 改变显示此种狭窄病理。胸椎退变,上述胸椎管狭窄仅是其病理改变的一部分。还可见到椎间盘变窄,椎体前缘侧缘骨赘增生或形成骨桥,后缘亦有骨赘形成者,向椎管内突出压迫脊髓。胸椎管退变性狭窄病例,除胸椎退变外,还可见到颈椎或腰椎有退行改变,本组中以搬运工人、农民等重体力劳动者较多,胸椎退变可能与重劳动有关。

(二)胸椎后纵韧带骨化所致胸椎管狭窄

可以是单椎节,亦可为多椎节,增厚并骨化的后纵韧带可达数毫米,向椎管内突出压迫脊髓。

(三)胸椎间盘突出

多发生在下部胸椎,单独椎间盘突出压迫胸脊髓或神经根者,称胸椎间盘突出症;本节所指系多椎节或单节椎间突出或膨出,与胸椎退变性改变在一起者,构成胸椎管狭窄的因素之一。

(四)其他

脊柱氟骨症亦可致胸椎管狭窄,使骨质变硬、韧带退变和骨化,可引起广泛严重椎管狭窄,患者长期饮用高氟水,血氟、尿氟增高,血钙、尿钙、碱性磷酸酶增高,X线片脊柱骨质密度增高可资诊断。此外,尚有少数病例,在胸椎退变基础上,伴有急性胸椎间盘突出,损伤脊髓,此种病例多有轻微外伤,发病较急。

二、临床表现

(一)发病部位和节段

发病部位以下半胸椎为多,累及 $T_6 \sim T_{12}$ 节段者占87%,向下可达腰,累及上部胸椎 $T_1 \sim T_5$ 者占4.8%。少数病例病变呈间隔型或跳跃型,即两段病变椎节之间有无狭窄的节段,如病变累及 $T_6 \sim T_7$、$T_9 \sim T_{11}$ 和 T_8 为无狭窄节。

(二)病史与发病年龄

胸椎管狭窄症的病史,一般均较长,慢性发病,从6个月至20年不等,平均5年左右;发病年龄,最年轻28~30岁,是极少数,大多为中年以上,50岁左右发病最多,可达60余岁;男性较多,占80%以上,女性不及20%。

(三)发病较缓慢

起初下肢麻木、无力、发凉、僵硬不灵活。双下肢可同时发病,也可一侧下肢先出现症状,然后累及另一下肢。半数患者有间歇跛行,行走一段距离后症状加重,须弯腰或蹲下休息片刻方能再走。较重者站立及步态不稳,需持双拐或扶墙行走,严重者截瘫。半数病例胸腹部有束紧感或束带感,胸闷、腹胀,如病变平面高,严重者有呼吸困难。半数患者有腰背痛,有的时间长达数年,仅有1/4患者伴腿痛,疼痛多不严重。大小便功能障碍出现较晚,多为解大小便无力,尿失禁约占1/10。患者一旦发病,多呈进行性加重,缓解期少而短。病情发展速度快慢不一,快者数月即发生截瘫。

(四)物理检查

多数患者呈痉挛步态,行走缓慢。脊柱多无畸形,偶有轻度驼背、侧弯。下肢肌张力增高,肌力减弱。膝及踝反射亢进。髌阵挛和踝阵挛阳性。巴宾斯基征(Babinski征)、奥本海姆征(Oppenheim征)、戈登征(Gordon征)等上神经单位体征。胸部及下肢感觉减退或消失,胸部皮肤感觉节段性分布明显,准确检查有助于确定椎管狭窄的上界,70%患者胸椎压痛明显,压痛范围大,棘突叩击痛并有放射痛。伴有腿痛者直腿抬高受限,确切上界参考MRI确定。

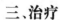

三、治疗

(一)手术适应证和时机选择

目前对退变性胸椎管狭窄,尚无有效的非手术疗法,手术减压是解除压迫,恢复脊髓功能的唯一有效的方法。因此,诊断一经确立,应尽早手术治疗,特别是脊髓损害发展较快者。

(二)手术途径选择

(1)后路全椎板切除减压术是首选方法,可直接解除椎管后壁的压迫,减压后脊髓轻度后移,间接缓解前壁的压迫,减压范围可按需要向上下延长,在直视下手术操作较方便和安全;合并有旁侧型椎间盘突出者可同时摘除髓核。

(2)以后纵韧带骨化为主要因素的椎管狭窄,尤以巨大孤立型后纵韧带骨化,后路手术效果不佳,会引起症状加重,应从侧前方减压切除骨化块,可解除脊髓压迫。

(3)胸椎管狭窄合并中央型椎间盘突出时,从后路手术摘除髓核很困难且易损伤脊髓及神经根,也以采用侧前方减压为宜。侧前方入路可切除后纵韧带骨化块、严重椎体后缘增生骨赘和摘除突出的髓核,还可以切除一侧椎弓根、后关节、椎板及黄韧带以充分减压。

四、护理

(一)术前护理

1.心理护理

对大多数患者而言,手术都是一个强烈的刺激源。焦虑是术前患者最明显的心理特征,焦虑程度对手术效果及预后均有很大影响。对患者必须做好术前心理健康教育,进行心理疏导,耐心倾听患者意见,了解其心理动态;认真地向患者阐明手术的必要性和重要性,介绍有关专家根据病情反复研究的最佳手术方案,使患者深感医务人员高度的责任心,以缓解其不良心理状态,增加食欲,保证充足睡眠,提高机体免疫能力。消除患者紧张焦虑情绪,使患者增加战胜疾病的信心,以最佳的心理状态配合手术。

2.进行手术后适应性训练

(1)床上大便练习:骨科患者由于治疗需要,需长期卧床,胃肠蠕动减弱,易产生便秘。因此,在术前应做好以下健康教育:①嘱患者多饮水,多食新鲜蔬菜和水果,多食粗纤维食物,如韭菜、芹菜、香蕉等;②指导患者按摩腹部,以脐为中心,按顺时针方向进行,促进肠蠕动;③指导患者养成每天定时床上排便的习惯。

(2)床上排尿练习:骨科患者由于治疗需要,需长期卧床,排尿方式发生改变,引起紧张、恐惧心理,担心尿液污染伤口及床单,造成排尿困难。因此,术前进行床上排尿训练,指导患者用手掌轻轻按压下腹部,增加腹压,以利尿液排出。

(3)关节、肌肉功能锻炼:进行肌肉的主、被动收缩练习和关节屈伸运动,为术后肢体功能锻炼打下基础,以便更好、更快地恢复肢体功能,减少术后并发症发生。

3.体位及翻身训练

指导患者练习轴位翻身,翻身时脊柱成一直线,不可扭转,以适应术后翻身需要。

4.指导患者掌握深呼吸和有效咳嗽的方法

用鼻深吸气后,屏气数秒,然后微微张嘴缓慢将气体呼出,在将气体呼出的同时,连续咳嗽2次,休息数秒,再深吸气、咳嗽。如此反复,其目的是增加肺通气量,利于痰液排出,避免肺部感染的发生。

5.一般术前护理

完善术前各项检查,如肝功能、血糖、心电图等,对于老年患者的常见病如糖尿病、高血压病、心脏病等,应积极进行治疗,排除不利手术的因素。指导术前禁烟禁酒,加强营养支持,以增强体质。术前备皮、交叉配血、抗生素试验,术前晚予以灌肠。

(二)术后护理

1.生命体征监测

术后予心电监护,密切观察患者生命体征变化,监测血压、脉搏、呼吸及血氧饱和度,做好记录,同时注意观察患者的神志、面色、口唇颜色、皮肤黏膜变化、尿量,有无打哈欠、头晕等血容量不足的早期症状。询问患者有何不适,给予吸氧。每4小时测体温1次,术后3天内体温可升高达38.5℃左右,应向患者讲解是术后吸收热所致,不用紧张,7天内可恢复正常,如体温持续39℃以上数天,应警惕感染的可能,及时通知医师。

2.脊髓神经功能观察

神经损伤的原因可以是手术直接造成、间接损伤和术中强行减压;胸段脊髓对缺血及术中的刺激耐受性差,可能也是损伤的原因;硬膜外血肿可直接压迫脊髓,造成脊髓损伤,导致双下肢麻木、疼痛、活动障碍、大小便障碍等一系列神经系统症状,以及原有的神经症状加重。因此术后应密切观察神经功能的恢复情况;全身麻醉清醒后,以钝形针尖如回形针尖轻触患者双下肢或趾尖皮肤,观察有无知觉或痛觉、双下肢活动,以及肢体温度、颜色,观察排尿、排便情况并及时记录。早期发现神经功能异常非常重要,脊髓功能的恢复与症状出现的时间有直接关系。如发现异常应立即通知医师及时对症处理。

3.切口引流管的护理

应保持切口敷料干燥完整,注意观察切口敷料渗血情况,如果渗血较多,要及时通知医师,更换敷料,观察切口有无红肿,警惕感染的可能。术后切口处放置负压引流管,目的是为了防止切口内形成血肿压迫硬脊膜造成再手术的危险,并防止血肿感染、机化、粘连。在放置引流管期间,应确保引流管固定、畅通,并观察记录引流液的性质、颜色和量。48小时后引流液逐渐减少,可拔除引流管。

4.体位护理

手术回病房后予去枕平卧4～6小时,头偏向一侧,以利于后路手术切口压迫止血和预防全身麻醉术后呕吐。由护士协助患者,一手置患者肩部,一手置患者臀部,两手同时用力,作滚筒式翻身,动作应稳而准,避免拖、拉、推动作。翻身时要保持整个脊柱平直,勿屈曲扭转,避免脊柱过度扭曲造成伤口出血,一般平卧2～3小时,侧卧15～30分钟,左右侧卧及平卧交替使用。

5.排泄的护理

(1)排便异常的护理。①预防便秘:多饮水,给予高热量、高蛋白、高维生素的饮食,少吃甜食及易产气食物,避免腹胀。由于卧床,肠蠕动减弱,易出现便秘,每天按摩下腹部3～4次,以脐为中心,按顺时针方向进行,促进肠蠕动,预防便秘。出现便秘时,用开塞露塞肛或带橡胶手套将干结的粪便掏出;②排便失禁的护理:排便失禁者,由于液状或糊状粪便浸泡在肛周,易导致局部皮肤糜烂。因此,要及时轻轻擦拭和清洗肛周皮肤,并用润滑油保护。

(2)排尿异常的护理。①尿失禁的护理:女性尿失禁者,选择适当型号的双腔气囊导尿管进行导尿并妥善固定,留置尿管;男性尿失禁者,用保鲜袋将阴茎套住,并妥善固定,每2小时清洗并更换1次。②尿潴留的护理:立即诱导患者自行排尿,如热敷按摩、外阴冲洗、听流水声等。诱导排尿失败者,给予导尿并妥善固定,留置尿管或间歇性清洁导尿。③留置尿管的护理:定时夹管训练,白天每3～4小时放尿1次,夜间每4～6小时放尿1次,以训练膀胱逼尿肌的功能。遵医嘱每天2次膀胱冲洗,防止感染。④间歇性清洁导尿:选用橡胶导尿管,操作者洗手或戴手套,插管前用温盐水冲洗会阴部或碘伏消毒尿道口,然后插导尿管(导尿管前端蘸少量石蜡油)至所需深度,见尿液流出,然后右手扶住导尿管,左手按摩膀胱,力量由轻到重使尿液慢慢流出(或嘱患者自己按摩)。

6.并发症的护理

(1)脊髓损伤:这是最严重的并发症。临床表现为原有的截瘫症状加重,或术前脊髓神经功能正常的患者出现双下肢麻木、疼痛、活动障碍、大小便障碍等一系列神经系统症状。因此全身麻醉清醒后应立即观察下肢的活动、感觉等是否同术前一致,如出现上述情况应立即向医师汇报并及时处理。

(2)脑脊液漏:在胸椎管狭窄手术时脑脊液漏发生的可能性较其他手术大,尤其是黄韧带骨化与硬脊膜粘连时更易发生。临床表现为切口敷料渗出增多,渗出液颜色为淡红色,患者自觉头痛、头晕、恶心等不适。一旦出现脑脊液漏,应立即报告医师,患者取去枕平卧位,将负压引流改为普通引流,或者减低负压球负压,必要时拔除引流管,加强换药,保持切口敷料清洁,并用消毒棉垫覆盖后沙袋加压,保持床单清洁干燥,静脉应用抗生素及等渗盐水,必要时抽吸切口皮下脑脊液,探查伤口,行裂口缝合或修补硬膜或肌瓣填塞。

(3)血肿形成:术后血肿形成多见于当天,有伤口局部血肿和椎管内血肿。主要为切口渗血较多而引流不畅。伤口局部血肿有增加伤口感染的可能,并引起切口裂开;椎管内血肿可引起脊髓压迫。术后密切观察伤口情况及双下肢感觉、运动情况及双下肢肌力,如发现双下肢感觉、运动功能较术前减弱或出现障碍应及时报告医师,如诊断明确,应立即再次手术行血肿清除。

(4)预防双下肢深静脉栓塞甚至肺栓塞:指导并协助、鼓励患者早期进行四肢肌肉和各关节的运动。促进下肢静脉血液循环,抬高下肢,促进下肢静脉血液回流。若无胸部、脑部外伤者,突然出现胸闷、发绀、烦躁不安、呼吸困难进行性加重、血压下降等症状,应警惕肺栓塞的发生,立即做好抢救准备并通知医师。

(5)自主神经功能紊乱:胸段脊髓损伤后可出现自主神经功能紊乱,加之卧床,在坐起或站起时易出现直立性低血压;指导患者逐渐抬高床头等以纠正。还有可能出现心律失常等症状,需要监测心率、心律情况。

(6)预防压疮:避免局部皮肤长期受压,每2小时更换1次体位;翻身时,头颈和躯体要在同一水平线。同时做好皮肤护理,保持床单、内衣及皮肤清洁、干燥,避免皮肤受潮湿的刺激,保持床单、内衣的平整,避免皮肤局部受压。在更换内衣、床单、体位时,应避免拖、拽等摩擦性动作,以免损伤皮肤。

(7)肢体关节挛缩:如患者肢体能运动,鼓励患者进行主动运动。如患者肢体无运动,应进行各关节被动运动,保持正确的体位摆放,否则可能出现关节挛缩,最常见的为踝跖屈畸形。

7.其他护理

(1)患者年龄大时,静脉输液,除脱水药外,速度不宜过快,防止急性肺水肿的发生。

(2)合并高血压患者,遵医嘱指导患者服用降压药,每天监测血压,避免排便用力过大。

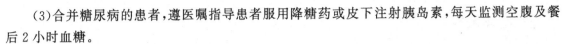

（3）合并糖尿病的患者,遵医嘱指导患者服用降糖药或皮下注射胰岛素,每天监测空腹及餐后 2 小时血糖。

（胡　漫）

第十三节　腰椎间盘突出症

一、概述

腰椎间盘突出症是指因腰椎间盘变性、破裂后髓核组织向后方或突至椎板内,致使相邻组织遭受刺激或压迫而出现的一系列临床症状。腰椎间盘突出症为临床上最为常见的疾病之一,多见于青壮年,虽然腰椎各节段均可发生,但以 $L_4 \sim L_5$、$L_5 \sim S_1$ 最为多见。

二、病因

(一)退行性变

腰椎间盘突出症的危险因素(又称诱发因素)有很多,其中腰椎间盘退行性变是根本原因。椎间盘的生理退变从 20 岁即开始,30 岁时退变已很明显。此时,在组织学方面可见到软骨终板柱状排列的生长层消失,其关节层逐渐钙化,并伴有骨形成和血管的侵入。

(二)职业特性

腰椎间盘突出有明显的职业特性。从业有反复举重物、垂直震动、扭转等特点者,腰椎间盘突出症的发病率高。腰椎间盘长期受颠簸震荡,产生慢性压应力,使椎间盘退变和突出。长期弯腰工作者,尤其是蹲位或坐位(如铸工和伏案)工作者,髓核长期被挤向后侧,纤维环后部长期受到较大的张应力,再加之腰椎间盘后方纤维环较薄弱,易发生突出,所以并非重体力劳动者是腰椎间盘突出的高危人群。

(三)外伤

外伤是腰椎间盘突出的重要因素,特别是儿童与青少年的发病与之关系密切。

(四)遗传因素

腰椎间盘突出有家族性发病的报道,而有些人种的发病率较低。

(五)腰骶先天异常

腰骶椎畸形可使发病率增高,包括腰椎骶化、骶椎腰化、半椎体畸形等。

(六)体育运动

很多体育活动虽能强身健体,但也可增加腰椎间盘突出发生的可能性,如跳高、跳远、高山滑雪、体操、足球、投掷等,这些活动都能使椎间盘在瞬间受到巨大的压应力和旋转应力,使纤维环受损的可能性大大增加。

(七)其他因素

寒冷、酗酒、腹肌无力、肥胖、多产妇和某些不良站、坐姿,也是腰椎间盘突出症的危险因素。

三、临床表现

(一)疼痛

腰痛是最早的症状。由于腰椎间盘突出是在腰椎间盘退行性变的基础上发展起来的,所以在突出以前的椎间盘退行性变即可出现腰腿痛。腰部的疼痛多数是由慢性肌肉失衡、姿势不当或情绪紧张引起。椎间关节引起的牵涉性疼痛是由椎旁肌肉、韧带、关节突关节囊、椎间盘或硬膜囊受损引起,疼痛在腰骶部或患侧下肢。若是腰部的肌肉慢性劳损,其疼痛一般局限于腰骶部,不向下肢放射。神经根引起的牵涉性疼痛,其支配的皮节易出现刺痛、麻木感,若前根的运动神经受压,可出现支配肌肉的力量下降和萎缩。

(二)下肢放射痛、麻木

主要是因为突出的椎间盘对脊神经根造成化学性和机械性刺激,表现为腰部至大腿及小腿后侧的放射性疼痛或麻木感。肢体麻木多与下肢放射痛伴发。麻木是突出的椎间盘压迫本体感觉和触觉纤维引起的。有少数患者自觉下肢发凉、无汗或出现下肢水肿,这与腰部交感神经根受到刺激有关。中央型巨大突出者,可出现会阴部麻木、刺痛、排便及排尿困难,男性阳痿,双下肢坐骨神经疼痛。

(三)肌肉萎缩

腰椎间盘突出较重者,常伴有患下肢的肌萎缩,以踇趾背屈肌力减弱多见。

(四)活动范围减小

腰椎间盘突出常引起腰椎的活动度受限,前屈受限病变多在上腰椎,侧屈受限有神经根受刺激的情况存在,伸展受限多有关节突关节的病损。

(五)马尾神经症状

主要表现为会阴部麻木和刺痛感,排便和排尿困难。

(六)体格检查

可发现腰椎生理曲度改变,腰背部压痛和叩痛,步态异常,直腿抬高试验阳性等。

四、诊断

(一)病史

详细了解与患病有关的情况,如有无外伤,从事何种职业,治疗经过等。

(二)体格检查

观察患者步态,是否跛行,腰椎生理曲线,脊柱是否出现侧突,直腿抬高试验等。

(三)辅助检查

摄腰椎正侧位、斜位 X 线片,CT、MRI 检查,对有马尾神经损伤者行肌电图检查。

五、治疗

(一)非手术治疗

首次发病者、较轻者、诊断不清者,以及全身及局部情况不宜手术者。方法包括卧床休息,卧床休息加牵引,支具固定,推拿、理疗、按摩,封闭、髓核溶解术。

(二)手术治疗

(1)诊断明确,病史超过半年,经过严格保守治疗至少 6 周无效;或保守治疗有效,经常复发且疼痛较重者,影响工作和生活者。

(2)首次发作的腰椎间盘突出症疼痛剧烈,尤以下肢症状者,患者因疼痛难以行动及睡眠,被迫处于屈髋屈膝侧卧位,甚至跪位。

(3)出现单根神经麻痹或马尾神经受压麻痹,表现为肌肉瘫痪或出现直肠、膀胱症状。

(4)病史虽不典型,经脊髓造影或其他影像学检查,显示硬脊膜明显充盈缺损或神经根压迫征象,或示巨大突出。

(5)椎间盘突出并有腰椎管狭窄。

六、护理

(一)术前护理

1.心理护理

腰椎间盘突出症大多病程长、反复发作、痛苦大,给生活及工作带来极大不便,心理负担重,故应深入病房与患者交流谈心,了解患者所思所虑,给予正确疏导,解除患者各种疑虑。针对自身疾病转归不了解的患者,护理人员应根据患者的年龄、性别、文化背景、职业、性格特点,耐心向患者介绍疾病的病因、解剖知识、临床症状、体征,使患者对自己的疾病有一概括的了解,且能正确描述自己的症状,掌握本病的基本知识,能配合治疗及护理。对担心手术不成功及预后的患者,要向患者介绍主管医师技术水平及可靠性,简明扼要介绍手术过程、注意事项及体位的要求,介绍本病区同种疾病成功患者现身说法,增强患者对手术信心,使患者身心处于最佳状态接受手术。

2.术前检查

本病患者年龄一般较大,故术前应认真协助患者做好各项检查,了解患者全身情况,是否有心脏病、高血压、糖尿病等严重全身疾病,如有异常给予相应的治疗,使各项指标接近正常,减少术后并发症的发生。

3.体位准备

术前3～5天,指导患者在床上练习大小便,防止术后卧床期间因体位改变而发生尿潴留或便秘。

4.皮肤准备

术前3天嘱患者洗澡清洁全身,活动不便的患者认真擦洗手术部位,术前1天备皮、消毒,注意勿损伤皮肤。

(二)术后护理

1.生命体征观察

术后监测体温、脉搏、血压、呼吸及面色等情况,持续心电监护,每1小时记录1次,发现异常立即报告医师。观察患者双下肢运动、感觉情况及大小便有无异常,及时询问患者腰腿痛和麻木的改善情况。如发现患者体温升高同时伴有腰部剧烈疼痛,这是椎间隙感染的征兆,应及时给予处理。

2.切口引流管的护理

观察伤口敷料外观有无渗血及脱落或移位,伤口有无红肿和缝线周围情况。术后一般需在硬膜外放置负压引流管,观察并准确记录引出液的色、质、量。保持引流通畅,防止引流管扭曲、受压、滑出。第1天引流量应<400 mL,第3天应<50 mL,此时即可拔除引流管,一般术后48～

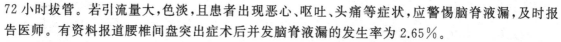

72 小时拔管。若引流量大,色淡,且患者出现恶心、呕吐、头痛等症状,应警惕脑脊液漏,及时报告医师。有资料报道腰椎间盘突出症术后并发脑脊液漏的发生率为 2.65%。

3.体位护理

术后仰卧硬板床 4～6 小时,以减轻切口疼痛和术后出血,以后则以手术方法不同可以侧卧或俯卧位。翻身按摩受压部位,必要时加铺气垫床,避免压疮发生,翻身时保持脊柱平直勿屈曲、扭转,避免拖、拉、推等动作。

4.饮食护理

术后给予清淡、易消化、富有营养的食物,如蔬菜、水果、米粥、汤类。禁食辛辣、油腻、易产气的豆类食品及含糖较高的食物,待大便通畅后可逐步增加肉类及营养丰富的食物。

5.尿潴留及便秘的护理

了解患者产生尿潴留的原因,给予必要的解释和心理安慰,给患者创造良好排便环境,让患者听流水声及用温水冲洗会阴部,必要时用穴位按摩排尿或导尿解除尿潴留。指导患者掌握床上大便方法,术后3天禁食辛辣及含糖较高的食物,多食富含粗纤维蔬菜、水果。按结肠走向按摩腹部,每天早晨空腹饮淡盐水 1 杯。必要时用缓泻剂灌肠解除便秘。

6.并发症的护理

(1)脑脊液漏:由多种原因引起,如锐利的骨刺、手术时硬膜损伤。表现为恶心、呕吐和头痛等,伤口负压引流量大,色淡。患者去枕平卧,伤口局部用 1 kg 沙袋压迫,同时减轻引流球负压。遵医嘱静脉输注林格液。必要时探查伤口,行裂口缝合或修补硬膜。

(2)椎间隙感染:是椎节深部的感染,多见于椎间盘造影、髓核化学溶解或经皮椎间盘切除术后。表现为背部疼痛和肌肉痉挛,并伴有体温升高,MRI 是可靠的检查手段。一般采用抗生素治疗。

七、健康教育

(1)向患者说明术后功能锻炼对恢复腰背肌的功能及防止神经根粘连的重要性。因为虽然手术摘除了突出的髓核,解除了对神经根的压迫和粘连,但受压后(尤其是病程较长者)所出现的神经根症状及腰腿部功能恢复,仍需一个较长的过程,而手术又不可避免地引起不同程度的神经根粘连;进行功能锻炼对防止神经根粘连,增加疗效起着重要作用,科学合理的功能锻炼,可促进损伤组织的修复,使肌肉恢复平衡状态,改善肌肉萎缩,肌力下降等病理现象,有利于纠正不良姿势。功能锻炼的原则:先少量活动,以后逐渐增加运动量,以锻炼后身体无明显不适为度、持之以恒。

(2)直腿抬高锻炼:术后 2～3 天,指导患者做双下肢直腿抬高锻炼,每次抬高应超过 40°,持续 30～60 秒,2～3 次/天,15～30 分钟/次,高度逐渐增加,以能耐受为限。

(3)腰背肌功能锻炼:术后应尽早锻炼以恢复腰背肌的功能,缩短康复过程。腰背肌功能锻炼时应严格掌握锻炼时间及强度,遵循循序渐进、持之以恒的原则。一般开窗减压,半椎板切除术患者术后 1 周,全椎板切除术 3～4 周,植骨融合术后 6～8 周开始。具体锻炼方法:五点支撑法,患者先仰卧位,屈肘伸肩,然后屈膝伸髋,同时收缩背伸肌,以双脚、双肘及头部为支点,使腰部离开床面,每天坚持锻炼数十次。1～2 周后改为三点支撑法,患者双肘屈曲贴胸,以双脚及头枕为三支点,使整个身体离开床面,每天坚持数十次,最少持续 4～6 周。飞燕法:先俯卧位,颈部向后伸,稍用力抬起胸部离开床面,两上肢向背后伸,两膝伸直,再从床上抬起双腿,以腹部为支撑点,身体上下两头翘起,3～4 次/天,20～30 分钟/次。功能锻炼应坚持锻炼半年以上。

八、出院指导

(一)日常指导

保持心情愉快,注意饮食起居,劳逸结合。要注意保证正常食饮,防止因饮食不当引起便秘,少吃或忌吃辛辣食物,多吃蔬菜、水果。注意腰部及下肢的保暖、防寒、防潮。避免因咳嗽、打喷嚏等而增加腹压。

(二)休息

指导患者出院后继续卧硬板床休息,3 个月内尽可能多卧床。

(三)正确的姿势

说明正确的身体力学原理及规则,保持正确姿势如坐、走、站及举物的正确姿势,运动的重要性。包括日常生活中指导患者站立时挺胸、脊背挺直,收缩小腹;坐位时两脚平踏地面,背部平靠椅背,臀部坐满整个椅背面;仰卧时,双膝下置一软枕;捡东西时尽量保持腰背部平直,以下蹲弯曲膝部代替弯腰,物体尽量靠近身体;取高处物品时,用矮凳垫高,勿踮脚取物;起床时,先将身体沿轴线翻向一侧,用对侧上肢支撑床铺,使上半身保持平直起床;另外,半年内禁止脊柱弯曲、扭转、提重物等活动或劳动。

(四)功能锻炼

继续进行腰背肌功能锻炼指导,指导患者根据自己的体力在原有锻炼基础上,增加锻炼的强度,做到循序渐进,持之以恒。

(胡 漫)

第十四节 腰椎管狭窄症

一、概述

腰椎管狭窄症是指由各种原因引起的骨质增生或纤维组织增生肥厚,导致椎管或神经根管的矢状径较正常者狭窄,刺激或压迫由此通过的脊神经根或马尾神经而引起的一系列临床症状。它是导致腰痛或腰腿痛的最常见原因之一。腰椎管狭窄包括 3 个部分,即主椎管、神经根管及椎间孔狭窄。发育性腰椎管狭窄症发病大多在中年以后,而退变所致者多见于老年。本病男性多于女性。

二、病因

(一)先天性椎管狭窄

系先天发育过程中,腰椎弓根短而致椎管矢径短小。此种情况临床甚为少见。

(二)退变性椎管狭窄

临床最为多见,系腰椎退变的结果,随年龄增长,退行变性表现如下。

(1)腰椎间盘首先退变。

（2）椎体唇样增生。

（3）后方小关节也增生、肥大、内聚、突入椎管，上关节突肥大增生时，在下腰椎（L_4、L_5 或 L_3、L_4、L_5）由上关节突背面与椎体后缘间组成的侧隐窝发生狭窄，该处为神经根所通过，从而可被压迫。

（4）椎板增厚。

（5）黄韧带增厚，甚至骨化，这些均占据椎管内一定空间，合起来成为退变性腰椎管狭窄。

（三）其他原因所致的椎管狭窄

（1）腰椎滑脱：该平面椎管矢状径减小。

（2）中央型腰椎间盘突出，占据腰椎管的空间，可产生椎管狭窄症状。此两种情况均有明确诊断，临床上并不称其为腰椎管狭窄。

（3）继发性，如全椎板切除之后，形成的瘢痕，再使椎管狭窄，或椎板融合之后，椎板相对增厚，致局部椎管狭窄。此种情况均很少见。

（4）腰椎爆裂骨折，椎体向椎管内移位，急性期休息，无症状，起床活动后或活动增加后，可出现椎管狭窄症状。

三、临床表现

（1）间歇性跛行。表现为患者行走后，出现一侧或双侧腰酸、腰痛、下肢麻木无力，以至跛行；但若蹲下或坐下休息片刻，症状即可缓解或消失，患者继续行走，上述症状又会出现。

（2）腰部后伸受限及疼痛。

（3）腰骶痛伴单侧或双侧臀部、大腿外侧胀痛、感觉异常或下肢无力。

（4）主诉多而体征少患者均有许多主诉，但体格检查时多无阳性所见，直腿抬高试验常为阴性。

四、诊断

（一）病史

详细了解与患病有关的情况，如有无先天性脊柱发育不良，腰椎有否外伤及手术史等。

（二）体格检查

本病阳性体征少，有时表现为膝反射、跟腱反射减弱。

（三）辅助检查

X 线片表现椎管矢状径小，小关节增生，椎板间隙狭窄；CT 扫描检查能清晰显示腰椎各横截面的骨性和软组织结构，MRI 检查可显示腰段椎管情况，硬膜后方受压节段黄韧带肥厚，腰椎间盘膨出或突出或脱出，马尾有无异常等。

五、治疗

（一）非手术治疗

腰椎管狭窄症系慢性疾病，有急性加重者常因走路过多、负重或手提重物、劳累而引起，腰椎管内软组织及马尾神经根可能有水肿，对此应卧床休息；腰部理疗，按摩等有助于水肿消退；而慢性腰椎管狭窄症者，可练习腹肌，使腰椎管生理前突得到暂时减轻，从而缓解症状，此仅对早期病例有效，如伴有急性腰椎间盘突出症，除休息外，可行牵引治疗，需知单独腰椎管狭窄症，牵引并无效果。

(二)手术治疗

适应证:①经较正规的非手术治疗无效;②自觉症状明显并持续加重,影响正常生活和工作;③明显的神经根痛和明确的神经功能损害,尤其是严重的马尾神经损害;④进行性加重的滑脱、侧凸伴相应的临床症状和体征。

六、护理

(一)术前护理

1.心理护理

该病多发生于中老年,病情较重,病程长,发病后不但影响工作,生活难以自理,且易反复发作,逐渐加重,易出现焦虑、悲观情绪,又由于缺乏医学知识,对手术持怀疑态度,担心手术安全、术后肢体康复程度及劳动能力是否丧失,表现为紧张焦虑。护士要针对患者不同的心理特点,多与患者交谈,给患者以关心、理解和安慰,向患者讲解腰椎管狭窄症的有关知识、手术疗效及目前对此病的治疗水平,以典型病例作现身说法,让患者与术后患者交流,了解手术的可靠性,消除患者紧张焦虑情绪,使患者增加战胜疾病的信心,以最佳的心理状态配合手术。

2.床上排便训练

以防术后因创伤、姿势、体位的改变不习惯卧位排便,导致尿潴留、排便困难,术前需要在床上进行排便训练。所以术前2～3天要指导患者在床上练习大小便,同时要向患者讲解术前在床上训练大小便的重要性,使其自觉的接受,以减少术后便秘和排尿困难的发生。

3.体位及翻身的训练

腰椎管狭窄术中多采用俯卧位,术前2～3天要指导患者在床上练习俯卧位,练习3～4次/天,时间从1小时延长至3～4小时,使全身肌肉放松,呼吸平稳。同时术前要指导患者练习轴位翻身,翻身时脊柱成一直线,不可扭转,以适应术后翻身需要。

4.一般术前护理

完善术前各项检查,如肝功能、血糖、心电图等,对于老年患者的常见病如糖尿病、高血压病、心脏病等,应积极进行治疗,排除不利手术的因素。指导术前禁烟禁酒,教会患者做深呼吸和有效地咳嗽,预防肺部感染,加强营养支持,以增强体质。术前备皮、交叉配血、抗生素过敏试验,术前晚予以灌肠。

(二)术后护理

1.生命体征监测

术后予心电监护,密切观察患者生命体征变化,每0.5～1.0小时测量血压、脉搏、呼吸及血氧饱和度1次,做好记录,同时应注意观察患者的神志、面色、口唇颜色、尿量,询问患者有何不适,予以氧气吸入。每4小时测体温1次。

2.脊髓神经功能观察

腰椎管狭窄症若在融合时应用内固定,神经根损伤较常见;而伤口负压引流不畅,血留于伤口内致血凝块压迫神经根或硬脊膜,亦加重术后粘连;术中因神经牵拉,可致术后神经根水肿。因此术后应密切观察神经功能恢复情况,全身麻醉清醒后,以钝形针尖如回形针尖轻触患者双下肢或趾尖皮肤,观察有无知觉或痛觉,早期发现神经功能异常非常重要,脊髓功能恢复与症状出现的时间有直接关系。

3.切口引流管的护理

应保持切口敷料干燥完整,注意观察切口敷料渗血情况,如渗血较多,要及时通知医师,更换敷料,观察切口有无红肿,警惕感染的可能。术后切口处放置负压引流管,目的是为了防止切口内形成血肿压迫硬脊膜,造成再手术的危险,并防止血肿感染、机化、粘连。在放置引流管期间,应确保引流管的固定、畅通,一般术后 6 小时每 30 分钟挤管 1 次,以后每 1～2 小时挤管 1 次,以防血块堵塞,并观察记录引流液的性质、颜色和量。引流液应为暗红色血性液体,术后当天100～300 mL,24 小时后引流液明显减少或无引流液,最多 20～40 mL,如引流液 24 小时多于500 mL,呈粉红色,患者诉头痛、头晕应警惕脑脊液漏,首先应把负压引流改为一般引流,并协助患者取去枕平卧位或适当抬高床尾10°～20°,同时报告医师给予及时恰当的处理。一般引流管放置24～48 小时,48 小时后引流液逐渐减少,可拔除引流管。

4.体位护理

一般手术回病房后予去枕平卧 6 小时,头偏向一侧,以利于后路手术切口压迫止血和预防全身麻醉术后呕吐,过早翻身会引起伤口活动性出血。由护士协助患者,一手置患者肩部,一手置患者臀部,两手同时用力,作滚筒式翻身,动作应稳而准,避免拖、拉、推动作。翻身时要保持整个脊柱平直,勿屈曲扭转,避免脊柱过度扭曲造成伤口出血,一般平卧 2～3 小时,侧卧 15～30 分钟,左右侧卧及平卧交替使用。

5.排泄的护理

术后向患者讲明及时排便可消除腹胀、尿潴留,减轻腹内压以减少切口出血,有利于切口愈合,术后4～6 小时,要督促患者自行排便,1～3 天排大便 1 次,不能自行排尿者,可按摩下腹部、听流水声等诱导排尿,无效者采用无菌导尿术保留尿管,采取间断夹闭尿管定时放尿,以训练膀胱功能,要用碘伏棉球擦洗外阴,2 次/天,以预防泌尿系统感染,3 天无大便者要及时通知医师,采用开塞露塞肛或番泻叶泡茶饮,同时指导患者进食高热量、高蛋白、易消化的富含纤维素的饮食。

6.并发症的护理

(1)硬膜外血肿:脊柱手术创面大、剥离深,术后渗血较多,若引流不畅,易造成硬膜外血肿。术后密切观察双下肢感觉、运动情况及双下肢肌力,如发现双下肢感觉、运动功能较术前减弱或出现障碍应及时报告医师。行 CT 及 MRI 检查,如诊断明确,应立即再次手术行血肿清除术。

(2)脑脊液漏:脑脊液漏在腰椎管狭窄手术时发生率约 5%,临床表现为切口敷料渗出增多,渗出液颜色为淡红或淡黄色,患者自觉头痛、头晕、恶心。一旦出现脑脊液漏,立即报告医师,患者去枕平卧位,将负压引流改为普通引流,或者减低负压球负压,必要时拔除引流管,加强换药,保持切口敷料清洁,并用消毒棉垫覆盖后沙袋加压,保持床单清洁干燥,静脉应用抗生素及等渗盐水,必要时抽吸切口皮下脑脊液,探查伤口,行裂口缝合或修补硬膜。

(三)健康教育

1.术后功能锻炼

向患者说明术后功能锻炼对防止神经根粘连及恢复腰背肌的功能的重要性,以争取患者的积极配合。术后第 1 天练习股四头肌收缩及直腿抬高训练,以防脊神经根粘连。方法是膝关节伸直,踝关节为功能位,下肢抬起坚持 5～10 秒,两腿重复此动作,锻炼次数以患者能耐受为宜。术后 1 周进行腰背肌功能训练,提高腰背肌肌力,增加脊柱的稳定性。指导患者仰卧做腰背肌功能锻炼,根据病情及患者体质,循序渐进,由腰背半弓直至全弓,由五点支撑到三点、四点支撑,还可采用飞燕法:患者取俯卧位,颈部后伸,稍用力后抬起胸部离开床面,两上肢向背后伸,形似飞燕点水。术后 12~14 天在支具保护下下床活动。

2.出院指导

指导患者出院后卧硬板床休息 1 个月,尽量少做弯腰及扭腰动作、注意腰部保暖,避免受凉。应用人体力学的原理来指导患者的坐、立、行、卧及持重的姿势。指出患者不正确的姿势和活动方法,指导其生活和工作中保持正确的姿势和习惯,身体不能过早和过度负重,并应避免腰部长时间保持同一种姿势和直体弯腰动作,同时积极参加适当体育锻炼,尤其是注意腰背肌功能锻炼,以增加脊柱的稳定性,同时加强营养,以减缓机体组织和器官的退行性变。

(胡　漫)

第十五节　胸、腰椎骨折脱位

胸、腰椎骨折合并截瘫是一种很严重的创伤,给患者造成不同程度的残废,椎板切除减压及脊柱内固定术是治疗胸腰椎骨折合并截瘫可靠而有效的方法。

一、术前护理

(一)心理护理

患者有焦虑、恐惧心理,了解患者的心理状态和实际需要,主动与患者交流沟通,增进护患间的了解和信任,使患者在心理上有充分的准备,能够配合手术,增强战胜疾病的信心。

(二)监测生命体征的变化

评估有无腹痛,皮肤颜色及肢体温度改变,评估尿量、尿色,以掌握病情变化。需对神经损伤情况全面了解,并鼓励患者多做深呼吸运动,预防术后的肺部感染,防止感冒,同时指导其深呼吸,有效咳嗽、咳痰。

(三)交给患者正确的翻身方法

正确的翻身方法是治疗脊柱骨折最重要的措施,可以避免加重脊髓损伤,给予卧硬板床,翻身时保证身体纵轴的一致性,严禁躯干扭曲、旋转,使颈胸腰呈一条直线,向一侧翻动。

(四)垫枕护理

卧硬板床,在伤椎后凸处垫软枕,以便恢复压缩椎体的高度,避免并发症,受伤当天即可垫软枕,高度逐渐增高,可达 10~15 cm,垫枕应保持光滑,衣服应拉平,防皱褶,应定时巡视防止产生压疮。

(五)牵引护理

为恢复椎体高度,可采用双踝悬吊牵引、骨盆牵引、脊椎兜带悬吊牵引等。脊柱科采用的是脊椎兜带悬吊牵引,牵引时应注意兜带的宽度和舒适度,预防皮肤损伤。牵引时护士应注意以下几点。

1.牵引选择

牵引方法较多,有手法牵引、悬吊牵引、骨盆牵引、电动牵引等。

2.牵引力线

头低脚高位;头高脚低位;左右旋转位(三维牵引)。

3.牵引重量

首次牵引患者,以自身体重的 40％为宜,逐渐加至 50％;年老体弱者,以自身体重的 30％开始,而后逐渐加至 40％。

4.牵引时间

每次牵引时间 30 分钟,每天 1～2 次,10 天为 1 个疗程。

(六)饮食护理

受伤 2～3 天,患者肠蠕动减弱,大量进食易引起腹胀。应少量进食,以流质清淡为主,辅助静脉营养。

(七)术前准备

(1)了解患者术前疼痛部位及下肢感觉、运动情况,为术后观察病情提供对比依据。

(2)术前指导患者习惯卧床生活,如练习卧床进食、卧床大小便等。

(3)术前皮肤准备应彻底,备皮范围要足够,上至肩胛骨,下至臀下,两侧过腋中线,术前连续3 天,每天 2 次清洗手术区。

(4)年老体弱患者准备:要预防肺炎、压疮等并发症,指导患者在床上做扩胸运动,增强肺部机能,保持皮肤干燥清洁,骨突部加用海绵垫及气圈保护,加强皮肤按摩。

(5)饮食及辅助检查:嘱患者多饮水,多食富含粗纤维和维生素的蔬菜、水果及蜂蜜等,饮食宜清淡、富营养,避免油腻、辛辣食物。另外,做好药物皮试及血常规、凝血机制、肝功能、肾功能、心电图等相关的辅助检查。

(6)术前 1 天准备:常规备皮、备血、检验血常规和抗 HIV。做药物试验,向患者解释麻醉和手术的方式及主刀医师,术前术后的配合,消除患者紧张恐惧的心理,禁食 12 小时,禁水 6 小时。

(7)术日晨准备:术日晨起给予清洁灌肠,留置导尿管,静脉输入抗生素,手术部位消毒后无菌巾包扎和手术室人员共同核对后送患者入手术室。

二、术后护理

(一)生命体征监测

测体温、血压、脉搏、呼吸的变化并记录,应每 30～60 分钟测量血压、脉搏、呼吸 1 次;注意观察患者神志、面色、尿量的变化;保持呼吸道通畅,术后低流量给氧 4～6 小时。密切观察是否存在脱水、电解质紊乱现象,并遵医嘱合理补液。

(二)体位护理

使患者保持水平位移至病床平卧;平卧 4～6 小时,切口下可垫棉垫以压迫切口减少出血;保持滚轴式翻身,每 2 小时 1 次,避免脊柱扭曲,翻身时防止引流管脱出。注意轴线翻身,防止脊柱扭曲和压疮发生。术后 24 小时严密观察双下肢神经功能、远端血运情况,如肢端颜色、温度、感觉、足背动脉搏动及背伸、跖屈运动。

(三)脊髓神经功能的观察

密切观察双下肢感觉、运动、肌力及括约肌功能,注意感觉平面的变化,并与术前作比较,时发现术后有无脊髓损伤加重和记录术后肢体恢复情况。术后每天观察双下肢感觉及运动恢复情况,并做好记录。

(四)切口及引流管护理

切口加压包扎,密切观察敷料的渗出情况,伤口持续负压引流,保持引流管通畅,防止管道受

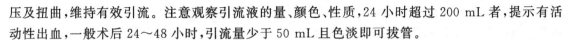

压及扭曲,维持有效引流。注意观察引流液的量、颜色、性质,24 小时超过 200 mL 者,提示有活动性出血,一般术后 24～48 小时,引流量少于 50 mL 且色淡即可拔管。

(五)疼痛的护理

评估患者疼痛的性质、程度、范围,保持周围环境安静舒适,多与患者沟通,分散其注意力。咳嗽时用手按压伤口,能有效缓解咳嗽引起的疼痛。翻身时避免触及切口及牵拉引流管。挤压引流管时用手固定引流管近端,可减轻引流管刺激引起的疼痛。

(六)饮食护理

患者伤后第 1 天可禁饮食,观察腹胀情况,待肠蠕动恢复后,再逐渐由流质、半流质,过渡到普通饮食。术后给予高蛋白、高热量、富含维生素而易消化的食物,富含粗纤维的蔬菜和水果。腹胀时给予腹部热敷、按摩以增加肠蠕动,必要时留置胃管或肛管排气。

三、并发症的护理

(一)预防泌尿系统感染和结石

对能自行排尿的患者应鼓励患者术后及时排尿,如需留置尿管者,每天温水清洗会阴部 2～3 次,用 5% 碘伏消毒尿道口及尿管。尿管于患者腿下经过固定,引流袋低于膀胱。防尿液倒流逆行感染,并定时夹闭尿管,训练膀胱功能。并鼓励患者多饮水,间断饮水,每天 2 500～3 000 mL,以增加尿量,同时注意观察并记录尿液的颜色、性质及量。

(二)防止压疮

术后每 2 小时行轴线翻身 1 次,平卧、侧卧交替,保持床铺的清洁、平整,每天温水擦洗全身。保持会阴部清洁。正确指导和帮助患者滚动翻身,同时建立翻身卡,严格交接班,预防压疮发生。

(三)预防肺部感染

术前练习深呼吸、咳嗽、咳痰。术后给予超声雾化吸入,每天 2 次,鼓励患者双手轮流叩击胸部。每次翻身后叩击背部,使痰液震动脱落咳出。注意给患者保暖,避免因受凉而诱发呼吸道感染。同时根据医嘱合理使用抗生素,以减少肺部感染及并发症的发生。

(四)防止腹胀和便秘

指导患者养成定时排便的习惯,便秘者给予按摩腹部促进肠蠕动。严重者给予缓泻药。腹胀者减少进食,热敷、按摩腹部,肛管排气,针灸或足三里封闭,急性胃扩张者可以行胃肠减压。养成良好的排便习惯,便秘者给予按摩腹部,促进肠蠕动。

(五)防止切口出血及脑脊液漏

术后由于伤口渗出大量血性液体,定时测量生命体征,必要时检查末梢血来确定是否需要补液和输血。在放置有引流管的患者,如 1 天的量超过 300 mL 提示有活动性出血,如术后 2～3 天引流呈清水样则示有脑脊液漏,不能拔管,须体位引流。如术后 1 周脑脊液漏可以俯卧位也可平卧位,切口下加垫压迫。

(六)预防感染

术中严格遵守无菌原则,术后引流管不得超过切口高度以防止倒流。保持切口敷料干燥、清洁,及时更换敷料。术后 4 小时测体温一次,术后 3～5 天低热为吸收热,若体温降至正常后再度升高,应怀疑存在感染的情况,给予积极抗感染治疗。

(七)预防下肢深静脉血栓

观察患者下肢,若出现肿胀疼痛,皮肤发绀或潮红,皮肤温度略高,应警惕下肢深静脉血栓的发生。监测患者术后的体温、脉搏、小腿周径、腓肠肌触痛等情况。术后早期活动对预防下肢深静脉血栓有重要意义,可常规给予抗凝药物,保持血液流动性。

(八)防止肌肉萎缩及康复训练

术后早期功能锻炼可防止神经根粘连,促进血液循环,避免并发症出现,促进康复。活动可因人而异,循序渐进增加活动量,以患者不感到疲劳和痛苦为宜。

（胡　漫）

第十六节　脊柱侧凸

一、概述

正常人脊柱矢状面有 4 个生理弧度,即颈椎前凸,胸椎后凸,腰椎前凸和骶椎后凸,但在额状面则无侧凸,呈一直线,各个棘突的连线通过臀沟垂直于地面。若脊柱的某一段偏离身体的中线,向侧方弯曲则称为脊柱侧弯,又称脊柱侧凸。

二、病理

脊柱侧弯多发生在脊柱胸段或腰段,且大多凸向右侧,凸向左侧者较少。椎骨的病理改变主要为椎体的楔形变、脊椎骨的旋转畸形和凹侧椎弓根变矮。椎体左右楔形变形成脊柱侧凸,若合并前后位楔形变,则形成侧后凸畸形。整个脊椎骨有旋转畸形。

三、脊柱畸形对患者的影响

脊柱畸形所致的肺功能低下、疼痛,神经系统症状和丧失自信心在各治疗单位中均可遇到。脊柱侧凸的主要趋势:重度胸弯患者(90°以上),肺活量必然要下降,死于肺源性心脏病的人为正常人的 2 倍。背部不适发生率增加,引起明显的自卑情绪以致心理紊乱(但不是精神病)。

四、治疗

(一)非手术治疗

1.非手术治疗的目的

防止侧凸继续加重,对所有侧凸类型有效,治疗能达到满意的外观,减少手术的可能。其方法包括支具、电刺激、生物反馈治疗等。支具治疗目前最常见,应用最广泛。

2.治疗内容

理疗、表面电刺激、石膏及支具。

(二)手术治疗

1.手术治疗的目的

安全地矫正畸形;在三维空间上平衡躯体;尽可能短地融合脊柱;尽可能地矫正畸形,将脊柱融合,防止畸形进一步加重;术后躯干与骨盆保持平衡。

2.治疗内容

植骨融合和矫形手术。

五、护理

(一)术前患者的护理

1.手术前期的护理重点

评估并矫正可能增加手术危险性的生理和心理问题,帮助患者做好心理和身体护理。向患者和家属提供有关手术的卫生指导。帮助制定出院和生活形态改变的调适计划。

2.手术前期患者的评估

准备一般资料,评估既往史、健康状况、心理状况,亲属对手术的看法、关心程度及经济承受能力及患者对手术的耐受性、实验室检查结果及重要脏器功能。

3.手术前期患者护理

(1)心理准备:由于脊柱侧凸手术部位特殊,病变复杂,患者对手术安全性,治疗效果有不同程度的担心。护士应对患者的情绪表示理解,关心和鼓励患者,增进与患者及家属的交流,对患者的病情、诊断、手术方法、手术的必要性、手术的效果,以及可能发生的并发症及预防措施、手术的危险性、手术后的恢复过程及预后,向患者及家属交代清楚,提出要求患者配合的事项和手术前后应注意的问题,以取得患者的信任和配合,使患者愉快地接受手术,手术护士的术前访视也能使患者产生安全感。

(2)环境准备:保持病室清洁,病房温度应保持在 18~20 ℃,湿度 50%~60%,减少陪护。对新入院的患者,护士要介绍病区环境。

(3)身体准备:完善检查,帮助患者完善各种检查,护士向患者讲解各项检查的意义,帮助和督促患者接受检查。对于留取样本的血、尿、便化验检查,应向患者交代各种样本的采集要求。

(4)影像学检查前准备。患者检查准备包括 X 线、CT 和 MRI 的检查。

X 线片:普通 X 线检查患者无需特殊的检查前准备。

CT 检查前患者的准备:①检查前须将详细病情摘要等相关资料提供给 CT 医师以备参考;②检查前 4 小时禁食,腹部扫描者,检查前 1 周内不可做钡剂造影;③增强检查须经患者本人和家属签字后行碘过敏试验,呈阴性者方可进行;④去除检查部位衣服上的金属物品和饰品;⑤检查时保持体位不动,配合检查进行平静呼吸、屏气等;⑥生命垂危的急诊患者,须在急诊医护人员监护下进行检查;⑦妊娠妇女、情绪不稳定或急性持续痉挛者不宜做本项检查;⑧不能配合的儿童患者,采取镇定措施如水合氯醛灌肠等后方可进行检查。

MRI 检查前患者的准备:①携带相关资料,供 MRI 检查时参考;②腹部检查前 4 小时禁食、水;③对于胆道水成像的患者需在检查前一晚 10 点禁食、水;④MRI 设备具有强磁场,装有心脏起搏器、体内有金属或磁性物质植入的患者和早期妊娠的患者不能进行检查,以免发生意外;⑤患者勿穿戴有金属的内衣,检查头颈部的患者在前一晚洗头;⑥因检查时间长,环境噪声大幽暗,嘱其有思想准备,不要急躁,耐心配合;⑦有意识障碍、昏迷、精神症状等不能有效配合检查的患者,除非经相关专业临床医师同意,否则不能检查;⑧不能配合的儿童患者须采取镇静措施,如水合氯醛灌肠;⑨宫内节育器有可能对检查产生影响,必要时取出再检查。

(5)其他术前准备:教会患者床上大小便,咳嗽和咳痰方法,术前两周开始停止吸烟。术前训练目的是使患者更好地适应术后情况和减少术后并发症的发生。①大便、小便训练。脊柱手术后一般不能早期下床,而患者多不习惯在卧位大便和小便。因此,术后常发生排便、排尿困难,增加患者的痛苦和发生尿路感染的机会,大便困难可引起术后腹胀、便秘。所以,在术前2天内护士应指导患者应学会在卧位大便和小便。②呼吸训练。可以明显减少术后呼吸道并发症的发生。训练包括充分的深呼吸和有效的咳嗽。术前指导患者练习深呼吸,可通过吹气球训练,间歇吹气球,促使肺膨胀;练习正确的咳嗽方法,深吸气后声门紧闭,在腹肌、膈肌同时收缩后放开声门,一声将气咳出。每次深吸气后闭气30秒,然后再呼气,呼气末再闭气15秒。周期性深呼吸刺激肺泡表面活性物质的活力。③肢体活动训练。适当的肢体活动在术前可以增加机体代谢,改善心肺功能,提高手术耐受性。术后促进血液循环,避免深静脉血栓形成,还能增强患者康复的信心。因此,应指导患者在床上进行四肢运动。术中需要进行"唤醒试验"的患者,教会其按医嘱进行握拳和趾伸屈活动。唤醒的护理主要有术前查看患者双脚及脚趾活动情况,用双手感受患者双脚的肌力以便与术中患者双脚及脚趾活动情况及双脚肌力做对比,告知患者双脚活动方法及活动双脚及脚趾的重要性以便取得患者的主动配合。④手术卧姿的训练。脊柱后路手术需俯卧时进行,术前应训练患者逐步延长俯卧时间,直到能支持2小时以上的俯倒状态。护士在术前应判断患者在俯卧中是否舒适,有无呼吸障碍。如果手术在局麻下进行,这种训练更为必要。

(6)备血和补液:纠正水、电解质紊乱及酸碱平衡失调及贫血;血型鉴定及交叉配合试验,备好一定量的全血。

(7)预防感染:不与有感染的患者接触,杜绝有上呼吸道感染的人员进入手术室,预防性使用抗菌药物。

(8)热量、蛋白质和维生素:手术前准备、手术和饮食限制都会造成热量、蛋白质和维生素摄入或合成不足,影响组织修复和伤口愈合,削弱防御感染的能力。如果是择期手术,最好能有1周左右的时间,通过口服、注射高价静脉营养,为患者提供充分的热量、蛋白质和维生素。

(9)皮肤准备:脊柱术后伤口感染常导致严重后果。这是由于脊柱手术多要暴露椎管,甚至切开硬脊膜,感染可扩散到中枢神经系统。各种脊柱内固定器均为异物,一旦伤口感染则不易控制,而内固定器又不能轻易拆除,使处理十分棘手。因此,必须强调局部皮肤准备的质量。术前注意保护皮肤。沐浴时勿擦伤、搔破皮肤。夏季,尤其背部的皮肤不可被蚊子叮咬。背部若有毛囊炎,应及早治疗,可涂2%碘酒,待炎症消退后方可手术。卧床时间不久,皮肤无破损者,术前1天剃净手术消毒区域皮肤的汗毛和毛发,用肥皂水轻柔擦洗3次,拭干后用75%酒精涂擦1分钟,用无菌巾包扎。手术当日晨,再次检查皮肤准备情况,如有遗漏应补充备皮。用75%酒精擦手术区皮肤1次,再用无菌巾包扎送入手术室。在剃除毛发时,如有皮肤划伤,用碘酒消毒,无菌纱布覆盖。卧床时间较久,尤其经过颅骨牵引或睡过石膏床的患者,局部准备应从术前3天开始。因其皮肤表面常有痂皮形成且与汗毛紧密粘连。如在手术前日才强行除去,可在皮肤上遗留较多小创面,增加术后感染机会。宜用温热肥皂水,轻轻擦洗;或用液体石蜡浸透痂皮,再逐渐剥去。在剃除毛发时应十分轻柔和仔细,以免损伤皮肤。手术区皮肤有脓点或皮肤损伤后结痂未脱落及痂下有分泌物的患者,应暂缓进行脊柱择期手术。手术区皮肤有损伤而又必须紧急手术的情况下,如开放性脊柱损伤则用清创术处理。

(10)呼吸道准备:目的是改善通气功能,预防术后并发症。主要措施是戒烟和深呼吸、咳嗽、咳痰训练。如患者患有呼吸系统疾病,术前应行体位引流,雾化吸入,必要时应用抗生素。注意保暖,防止着凉,严密行心电监护和血气分析,预防肺炎的发生。

(11)胃肠道准备:术前12小时禁食,术前4小时禁水,以防因麻醉或手术过程中的呕吐而引

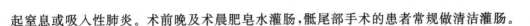

起窒息或吸入性肺炎。术前晚及术晨肥皂水灌肠,骶尾部手术的患者常规做清洁灌肠。

(12)手术前患者健康教育:尽量使用简单易懂的言语进行交流;告诉患者各种事项,操作的理由或原因。术前患者应掌握的术后基本活动方法:深呼吸,有效咳痰,体位改变和肢体功能锻炼,练习床上大、小便。

(二)术中患者的护理

1.手术室的环境

手术室应邻近手术科室和相关科室。手术室分为无菌区,清洁区,半清洁区和污染区。适宜温度为 20～24 ℃,湿度为 50%～60%。

2.手术中患者的护理

(1)手术体位的要求:最大限度地保证患者的舒适与安全;有利于暴露手术野,方便术者操作;对呼吸、循环影响最小;不使肢体因过度牵拉或压迫而受损;肢体不可悬空放置,应有托架支托。

(2)手术野皮肤消毒:消毒用药液不可过多;从手术中心开始,用力稳重均匀地环行涂擦;消毒范围应超过手术切口所需面积。

(3)手术过程中的观察:巡回护士应密切观察患者的反应,及时发现患者的不适,或意外情况,防止并发症的发生,确保患者的安全。

(三)术后患者的护理

1.术后患者的评估

评估麻醉的恢复情况及身体重要脏器的功能,查看伤口及引流物情况及患者的情绪反应。患者由手术室转送回病房或监护病室的过程中应注意以下内容。

(1)全麻患者:拔管前需吸尽呼吸道和口腔内的分泌物。在经胸手术者,检查肺复张情况。听诊肺部,确定无异常呼吸音、痰鸣音存在时再拔管。如有气胸,应立即穿刺抽气或进行胸腔闭式引流。如有舌后坠,呼吸不畅可插入口咽管或托起下颌,保持呼吸道通畅。

(2)初步检查患者的神经功能:对清醒患者,主要了解下肢的主动运动,尤其是足趾和踝关节的伸屈功能。

(3)将患者搬上推床,检查血压、脉搏、呼吸无异常后,才可推送出手术室。

(4)脊柱不稳的患者:护士在搬抬过程中监督和指导,保持脊柱位置稳定。尤其在颈椎手术后,需有专人保持头颈位置,以免发生意外。

(5)患者返回病房前准备工作:病房应准备好床位和术后所需物品,如生命体征监护仪、无菌负压吸引瓶、吸痰器、氧气等。颈椎前路手术后,常规准备气管切开包。需术后牵引者,安置好牵引用具。

2.术后患者的具体护理内容

(1)术后体位:麻醉未清醒前取侧卧或仰卧位,头偏向一侧,清醒前防止坠床与脊柱扭曲。腰麻患者术后去枕平卧 6 小时,硬膜外麻醉患者平卧 4～6 小时后每 2 小时变换一次体位,翻转患者时,应注意保持脊椎平直,以维持脊柱的正常生理弯曲度;如果患者是行颈椎手术,术后搬运患者返回病床过程中应保持头颈部的自然中立位,切勿扭转、过屈或过伸,3 人搬运时动作协调,一人固定头部,保持头、颈、胸在同一水平面,轻搬轻放,应由另一位护理人员负责支托患者的头部颈部,保持颈椎平直;翻身时注意保护患者,防止坠床。如患者伴有休克,应取仰卧中凹位,即下肢或床脚抬高 20°,头部和躯干同时抬高 15°的体位。脊柱或臀部手术后可采用俯卧或仰卧位。

(2)一般观察内容:①神志、血压、脉搏、呼吸,对任何微小的异常变化都应注意,因其常是意外情况的先兆;②引流装置固定情况,管道是否通畅,引流液的颜色和数量,手术创口的渗出情况;③小便排出的时间和量;④静脉通道有无阻塞,有无输血、输液并发症;⑤术后医嘱执行情况;⑥具体手术后所需特殊观察项目。

(3)正常生理功能的维护。包括维持呼吸功能、有效循环血量和水、电解质平衡,控制疼痛、增进舒适和引流管的护理。

维持呼吸功能:保持呼吸道通畅。鼓励自行咳嗽排痰,必要时及时吸痰。有呕吐物要及时清除。术后48小时内,严密观察呼吸情况并持续高流量吸氧,给氧。如发现患者烦躁不安、鼻翼翕动、呼吸困难,应立即查明原因,尽快处理。患者生命体征平稳后,协助床上翻身、变换体位,鼓励其做深呼吸和咳嗽、咳痰。咳嗽时,用双手或用枕头按住疼痛部位,以减轻疼痛。对于痰液黏稠者:①保证摄入足够的水分;②遵医嘱进行雾化吸入;③翻身时叩击胸、背部。

维持有效循环血量和水、电解质平衡:给予静脉补液,保持各种管道通畅,记录尿液的颜色、性质和量,检查皮肤的温度、湿度和颜色,观察敷料渗血情况。

重建正常的饮食和排便形态:术后饮食形态的恢复步骤由麻醉方法、手术的种类、患者的反应来决定。要鼓励患者及早恢复经口进食。术后需观察患者排尿情况,记录其自行排尿的时间。

控制疼痛、增进舒适:麻醉作用过去之后,切口开始感觉疼痛,术后当天下午或晚上疼痛最为剧烈,24~48小时后痛感会逐渐减轻。切口痛与切口的大小、切口的部位、体位和情绪状态等因素有关。控制疼痛的措施包括取合适体位、药物止痛和减轻焦虑。使用药物止痛是术后24小时切口疼痛最有效的止痛措施。止痛剂的作用时间因药物、剂量不同,以及患者的疼痛强度,对药物的吸收、转换和排泄能力的不同而异。

引流管的护理:妥善固定;密切观察切口渗血及引流情况,保持引流通畅,经常挤压引流管,并保持引流管为负压状态,防止折叠、扭曲、松动、受压,经常检查引流管有无漏气或导管松脱以免影响持续负压吸引效果。术后1~2天,特别是24小时内要密切观察引流液的颜色、性质和量。术后24小时引流量一般不超过500 mL,如引流液过多应警惕有无潜在失血性休克,严密观察血压、脉搏、尿量及意识变化,有异常情况及时报告医师,对症处理。一般在术后48~72小时引流量每天<50 mL时可拔出引流管。保持引流通畅,每天观察、记录引流液的颜色、性质和量;按需要进行特殊护理,如冲洗;不可过久留置各种引流管道。橡皮条引流在术后24~48小时拔除。引流管在无明显血液或渗出液流出后拔除,一般为术后第2~3天。引流量在第2~3天还不减少,应考虑和鉴别有无内出血或脑脊液漏发生。每天需更换无菌引流瓶,记录引流量。

(4)发热护理:重度脊柱侧凸患者在接受矫形内固定手术后,因手术时间较长,创伤大且内植入物较大,并且有植骨,术后感染的概率大大增加。术后切口内的负压引流管一定要保持通畅,引出的血量在200~400 mL时方可放心。否则引出量过少,有残留血肿是术后伤口感染的主要原因。另外由于剃刀背的切除,患者胸廓完整性受损,咳痰困难,因此术后必须严密监测并控制体温,以防术后切口及肺部感染并发症的发生。术后常规使用抗生素,体温高于39 ℃时,应观察切口有无红肿、渗出,皮肤有无压伤,并且观察患者有无胸痛、咳痰等症状,及时通知医师给予处理。术后病房紫外线消毒30分钟,2次/日,进行有效的房间通风,保持空气的新鲜、清洁,适当控制探视。

(5)饮食的护理:局麻下进行的脊柱中小手术,对胃肠道功能影响小,术后恢复快,可不必限制饮食;蛛网膜下腔麻醉和硬脊膜外腔麻醉在手术后6小时后可根据患者需要而进食;全身麻醉者,应待麻醉清醒,恶心、呕吐反应消失后,方可进食。行较大的脊柱手术者,胃肠功能恢复后才能进食,其标志是肠鸣音正常,肛门已经排气。术后每天饮食能量应达3 000 kJ以上,富含蛋白质、维生素和粗纤维。需长期卧床,尤其不能随意翻身的患者,在胃肠功能恢复后,宜进食易消化食物,以免排便困难。术后3日内暂停进食易引起胃肠道胀气的食品,如牛奶、豆浆、甜食、生冷食品等。应进食高蛋白、易消化的流质或半流质饮食,保证足够的热量,多吃蔬菜、水果、多饮水。保持二便通畅。如果术后3日未排便,给予缓泻剂,如开塞露、麻仁丸等,减少术后腹部胀气。

(6)活动的护理:凡脊柱稳定的患者,术后应鼓励早期下床活动。早期活动有增加肺活量、减少肺部并发症、改善全身血液循环、促进切口愈合、减少因下肢静脉淤血而形成血栓的优点。此外,尚有利于肠道和膀胱功能的恢复,从而减少腹胀和尿潴留的发生。

脊柱不稳定的患者,术后需卧床较长时间。有休克、心力衰竭、严重感染、出血、极度衰弱等情况,以及施行过若干有特殊固定、制动要求的手术患者,则不应该强调早期活动。这种情况下,应指导患者进行深呼吸、上肢及下肢运动、足趾和踝关节伸屈活动、下肢肌肉松弛和收缩的交替运动、间歇翻身活动,以促进血液循环,减少并发症,并增强患者信心。痰多者也应定时咳痰。瘫痪患者应进行肢体各关节被动活动和肌肉按摩,以免出现关节强直和肌肉萎缩。

(7)基础护理:切实做好口腔、皮肤、会阴护理,预防压疮、口腔炎、尿路感染、坠积性肺炎的发生。疼痛护理:评估疼痛性质(如绞痛、刺痛、钝痛)、强度(如严重、温和)和形态(如间歇性或持续性),并向患者解释疼痛的原因,协助其取舒适卧位,维持安宁、舒适的环境。也可以按摩伤口周围皮肤以分散注意力,教导患者深呼吸、哈气等松弛技巧,并鼓励听收音机、阅读书报等,以转移注意力。必要时视病情需要按医嘱使用止痛剂并监测用药效果。

(8)实施出院计划:出院计划的目的是让患者及家属做好出院准备,保持医疗、护理工作的连续性、完整性。实际上出院计划的制订在患者入院后、手术前即已开始。

（胡　漫）

第十七节　脊柱后凸

一、概述

脊柱后凸畸形是脊柱在矢状面上向后方凸出,而前凸则表现为在矢状面上向前凸出。正常情况下,脊柱的胸段及骶段向后凸出,而颈段和腰段向前凸出。在正常人群中,如颈腰段脊柱出现后凸,则视为异常,胸骶椎后凸过度则亦视为异常。

二、治疗原则

尽管不同类型的脊柱后凸畸形的具体治疗方法是不同的,但其治疗原则是相同的。包括后凸畸形非手术治疗;柔韧性后凸畸形的手术矫形,阻止其进一步发展;固定性后凸畸形的手术矫正。

三、脊柱后凸的治疗

(一)卧床休息

早期应平卧硬板床,局部症状减轻后开始腰背肌功能锻炼,根据椎体破坏和骨愈合程度决定2～3个月后下床活动。

(二)脊柱牵引

对急性脊柱损伤伴有椎体压缩或楔形变引起的脊柱后凸,在无严重的复合伤情况下,可给予适当的脊椎牵引,同时以骨折部位为中心加垫软枕,使脊柱过伸,在前纵韧带和椎间盘的牵张力作用下,使压缩或楔形变椎体逐渐复位,纠正局部畸形。

(三)支具治疗

对允许下床活动的脊柱结核或外伤患者,应及时佩戴胸腰背支具,以限制脊柱的屈曲、伸展和旋转活动,利于局部的骨愈合,支具佩戴时间应在6个月以上,其间要每隔3个月复查脊柱X线片一次,观察病椎的病变范围和局部的骨愈合情况,必要时可拍摄动态位X线片,明确局部是否存在异常活动,以便决定继续佩戴支具的时间。

(四)手术治疗

前路松解、颅盆环牵引术;后路椎体楔形截骨术。

四、护理

(一)术前患者的护理

1.手术前期的护理重点

评估并矫正可能增加手术危险性的生理和心理问题,帮助患者做好心理和身体护理。向患者和家属提供有关手术的卫生指导。帮助制订出院和生活形态改变的调适计划。

2.手术前期患者的评估

准备一般资料;评估既往史、健康状况、心理状况,亲属对手术的看法、关心程度、经济承受能力、患者对手术的耐受性、实验室检查结果及重要脏器功能。

3.手术前期患者护理具体内容

(1)心理准备:由于脊柱侧凸手术部位特殊,病变复杂,患者对手术安全性、治疗效果有不同程度的担心。护士应对患者的情绪表示理解,关心和鼓励患者,增进与患者及家属的交流,对患者的病情、诊断、手术方法、手术的必要性、手术的效果,以及可能发生的并发症及预防措施、手术的危险性、手术后的恢复过程及预后,向患者及家属交代清楚,提出要求患者配合的事项和手术前后应注意的问题,以取得患者的信任和配合,使患者愉快地接受手术,手术护士的术前访视也能使患者产生安全感。

(2)环境准备:保持病室清洁,病房温度应保持在18～20 ℃,湿度50%～60%,减少陪护。对新入院的患者,护士要介绍病区环境。

(3)身体准备:完善检查,帮助患者完善各种检查,护士向患者讲解各项检查的意义,帮助和督促患者接受检查。对于留取样本的血、尿、便化验检查,应向患者交代各种样本的采集要求。

(4)影像学检查前准备。包括X线检查、CT检查和MRI检查的检查前准备。

X线检查:普通X线检查患者无须特殊的检查前准备。

CT检查前患者的准备:①检查前须将详细病情摘要等相关资料提供给CT医师以备参考;

②检查前 4 小时禁食。腹部扫描者,检查前一周内不可做钡剂造影;③增强检查,患者须经本人和家属签字后行碘过敏试验,呈阴性者方可进行;④去除检查部位衣服上的金属物品和饰品;⑤检查时保持体位不动,配合检查进行平静呼吸、屏气等;⑥生命垂危的急诊患者,须在急诊医护人员监护下进行检查;⑦妊娠妇女、情绪不稳定或急性持续痉挛者不宜做本项检查;⑧不能配合的儿童患者,采取镇定措施如水合氯醛灌肠等方可进行检查。

MRI 检查前患者准备:①携带相关资料,供 MRI 检查时参考;②腹部检查前 4 小时禁食禁水;③对于胆道水成像的患者需在检查前一晚 10 点禁食禁水;④MRI 设备具有强磁场,如装有心脏起搏器、体内有金属或磁性物质植入的患者和早期妊娠的患者不能进行检查,以免发生意外;⑤患者勿穿戴有金属的内衣,检查头颈部的患者在前一晚洗头;⑥因检查时间长,环境噪声大且幽暗,嘱其有思想准备,不要急躁,耐心配合;⑦有意识障碍、昏迷、精神症状等不能有效配合检查的患者,除非经相关专业临床医师同意,否则不能检查;⑧对不能配合的儿童患者须采取镇静措施,如水合氯醛灌肠;⑨宫内节育器有可能对其产生影响,必要时取出再检查。

(5)其他术前准备。包括大便、小便训练,呼吸训练,肢体活动训练等。

大便、小便训练:脊柱手术后一般不能早期下床,而患者多不习惯在卧位大便和小便。因此,术后常发生排便、排尿困难,增加患者的痛苦和发生尿路感染的机会,大便困难可引起术后腹胀、便秘。所以,在术前 2 天内护士应指导患者学会在卧位大便和小便。

呼吸训练:可以明显减少术后呼吸道并发症的发生。包括充分的深呼吸和有效的咳嗽。术前指导患者练习深呼吸,可通过吹气球训练,间歇吹气球,促使肺膨胀;练习正确的咳嗽方法,深吸气后声门紧闭,在腹肌、膈肌同时收缩后放开声门,一声将气咳出。每次深吸气后闭气 30 秒,然后再呼气,呼气末再闭气15秒。周期性深呼吸刺激肺泡表面活性物质的活力。具体的方法:①指导患者深吸一口气,再把气完全吐出,尽可能达到最大通气量,每天 3 次,每次 5～10 分钟深呼吸训练;②指导患者深吸一口气,在患者呼气 2/3 时,用力咳嗽,每天 3 次,每次 5～10 分钟;③利用简单的器械辅助,如向装有水的瓶内吹气或者吹气球训练,每天 3 次,每次 5～10 分钟。在进行深呼吸训练时,应使患者体会到分别使用肋间肌和膈肌进行最大吸气时的感觉和两者共同使用时的感觉。这样,术后患者可以使用能尽量减小伤口疼痛的呼吸肌做到充分深呼吸。有效的咳嗽,应该是呼吸肌突然收缩,气流在呼吸道内迅速通过,达到排出分泌物的目的。训练的关键在于使患者克服喉头发声的"假咳",这可以通过咳嗽时的声音鉴别。必要时可以通过按压胸骨上窝处的气管刺激患者咳嗽。

肢体活动训练:适当的肢体活动,在术前可以增加机体代谢,改善心肺功能,提高手术耐受性。术后促进血液循环,避免深静脉血栓形成,还能增强患者康复的信心。因此,应指导患者在床上进行四肢运动。术中需要进行"唤醒试验"的患者,教会其按医嘱进行握拳和趾伸屈活动。唤醒的护理主要有术前查看患者双脚及脚趾活动情况,用双手感受患者双脚的肌力以便与术中患者双脚及脚趾活动情况及双脚肌力做对比,告知患者双脚活动方法及活动双脚及脚趾的重要性以便取得患者的主动配合。

手术卧姿的训练:脊柱后路手术需在俯卧进行时,术前应训练患者逐步延长俯卧时间,直到能支持2小时以上状态。护士在术前应判断患者在俯卧中是否舒适,有无呼吸障碍。如果手术在局麻下进行,这种训练更为必要。

备血和补液:纠正水、电解质紊乱及酸碱平衡失调及贫血;血型鉴定及交叉配合试验,备好一定量的全血。

预防感染:不与有感染的患者接触,杜绝有上呼吸道感染的人员进入手术室,预防性使用抗菌药物。

热量、蛋白质和维生素:手术前准备、手术和饮食限制都会造成热量、蛋白质和维生素摄入或合成不足,影响组织修复和伤口愈合,削弱防御感染的能力。如果是择期手术,最好能有1周左右的时间,通过口服、注射高价静脉营养提供充分的热量、蛋白质和维生素。

皮肤准备:脊柱术后伤口感染常导致严重后果。这是由于脊柱手术多要暴露椎管,甚至切开硬脊膜,感染可扩散到中枢神经系统。各种脊柱内固定器均为异物,一旦伤口感染则不易控制,而内固定器又不能轻易拆除,使处理十分棘手。因此必须强调局部皮肤准备的质量。术前注意保护皮肤。沐浴时勿擦伤、搔破皮肤。夏季,尤其背部的皮肤不可被蚊子叮咬。背部若有毛囊炎,应及早治疗,可涂2%碘酒,待炎症消退后方可手术。卧床时间不久,皮肤无破损者,术前1天剃净手术消毒区域皮肤的汗毛和毛发,用肥皂水轻柔擦洗3次,拭干后用75%酒精涂擦1分钟,用无菌巾包扎。手术当日晨,再次检查皮肤准备情况,如有遗漏应补充备皮。用75%酒精擦手术区皮肤1次,再用无菌巾包扎送入手术室。在剃除毛发时,如有皮肤划伤,用碘酒消毒,无菌纱布覆盖。卧床时间较久,尤其经过颅骨牵引或睡过石膏床的患者,局部准备应从术前3天开始。因其皮肤表面常有痂皮形成且与汗毛紧密粘连。如在手术前日才强行除去,可在皮肤上遗留较多小创面,增加术后感染机会。宜用温热肥皂水,轻轻擦洗;或用液体石蜡浸透痂皮,再逐渐剥去。在剃除毛发时应十分轻柔和仔细,以免损伤皮肤。手术区皮肤有脓点或皮肤损伤后结痂未脱落及痂下有分泌物的患者,应暂缓进行脊柱择期手术。手术区皮肤有损伤而又必须紧急手术的情况下,如开放性脊柱损伤则用清创术处理。

呼吸道准备:目的是改善通气功能,预防术后并发症。主要措施是戒烟、深呼吸、咳嗽、咳痰训练。如患者患有呼吸系统疾病,术前应行体位引流,雾化吸入,必要时应用抗生素。注意保暖,防止着凉,严密行心电监护和血气分析,预防肺炎的发生。

胃肠道准备:术前12小时禁食,术前4小时禁水,以防因麻醉或手术过程中的呕吐而引起窒息或吸入性肺炎。术前晚及术晨肥皂水灌肠,骶尾部手术的患者常规做清洁灌肠。

(二)术中患者的护理

1.手术室的环境

手术室应邻近手术科室和相关科室。手术室分为无菌区,清洁区,半清洁区和污染区。适宜温度为20~24 ℃,湿度为50%~60%。

2.手术中患者的护理

(1)手术体位的要求:最大限度地保证患者的舒适与安全;有利于暴露手术野,方便术者操作;对呼吸、循环影响最小;不使肢体过度牵拉或压迫而受损;肢体不可悬空放置,应有托架支托。

(2)手术野皮肤消毒:消毒用药液不可过多;从手术中心开始,用力稳重均匀环形涂擦;消毒范围应超过手术切口所需面积。

(3)手术过程中的观察:巡回护士应密切观察患者的反应,及时发现患者的不适或意外情况,防止并发症的发生,确保患者的安全。

(三)术后患者的护理

1.术后患者的评估

评估麻醉的恢复情况及身体重要脏器的功能;查看伤口及引流物情况及患者的情绪反应。患者由手术室转送回病房或监护病室的过程中应注意以下几点。

(1)全麻患者拔管前需吸尽呼吸道和口腔内的分泌物。在经胸手术者,检查肺复张情况。听诊肺部,确定无异常呼吸音、痰鸣音存在时再拔管。如有气胸,应立即穿刺抽气或进行胸腔闭式引流。如有舌后坠,呼吸不畅可插入口咽管或托起下颌,保持呼吸道通畅。

(2)初步检查患者的神经功能。对清醒患者,主要了解其下肢的主动运动,尤其是足趾和踝关节的伸屈功能。

(3)将患者搬上推床,检查血压、脉搏、呼吸无异常后,才可推出手术室。

(4)对脊柱不稳的患者,护士在搬抬过程中监督和指导,保持脊柱位置稳定。尤其在颈椎手术后,需有专人保持头颈位置,以免发生意外。

(5)患者返回病房前,病房应准备好床位,术后所需物品,如生命体征监护仪、无菌负压吸引瓶、吸痰器、氧气等。颈椎前路手术后,常规准备气管切开包。需术后牵引者,安置好牵引用具。

2.术后患者的护理

(1)术后体位:麻醉未清醒前取侧卧或仰卧位,头偏向一侧,清醒前防止坠床与脊柱扭曲。腰麻患者术后去枕平卧6小时,硬膜外麻醉患者平卧4~6小时后每2小时变换一次体位,翻转患者时,应注意保持脊椎平直,以维持脊柱的正常生理弯曲度;如果患者是颈椎手术时,术后搬运患者返回病床过程中应保持头颈部的自然中立位,切勿扭转、过屈或过伸,3人搬运时动作协调,一人固定头部,保持头、颈、胸在同一水平面,轻搬轻放,应由另一位护理人员负责支托患者的头部颈部,保持颈椎平直;翻身时注意保护患者,防止坠床。如患者伴有休克,应取仰卧中凹位,即下肢或床脚抬高20°,头部和躯干同时抬高15°的体位。脊柱或臀部手术后可采用俯卧或仰卧位。

(2)一般观察内容:①神志、血压、脉搏、呼吸。对任何微小的异常变化都应注意,因其常是意外情况的先兆;②引流装置固定情况,管道是否通畅,引流液的颜色和数量,手术创口的渗出情况;③小便排出的时间和量;④静脉通道有无阻塞,有无输血、输液并发症;⑤术后医嘱执行情况;⑥具体手术后所需特殊观察项目。

3.正常生理功能的维护

(1)维持呼吸功能:保持呼吸道通畅。鼓励自行咳嗽排痰,必要时及时吸痰。有呕吐物及时清除。术后48小时内,严密观察呼吸情况并持续高流量吸氧、给氧。如发现患者烦躁不安、鼻翼翕动、呼吸困难,应立即查明原因,尽快处理。患者生命体征平稳后,协助床上翻身、变换体位,鼓励其做深呼吸和咳嗽、咳痰。咳嗽时,用双手或用枕头按住疼痛部位,以减轻疼痛。对于痰液黏稠者:①保证摄入足够的水分;②遵医嘱进行雾化吸入;③翻身时叩击胸、背部。

(2)维持有效循环血量和水、电解质酸碱平衡:给予静脉补液,保持各种管道通畅,记录尿液的颜色、性质和量,检查皮肤的温度、湿度和颜色,观察敷料渗血情况。

(3)重建正常饮食和排便形态:术后饮食形态的恢复步骤由麻醉方法、手术的种类、患者的反应来决定。要鼓励患者及早恢复经口进食。术后需观察患者排尿情况,记录自行排尿的时间。

(4)控制疼痛、增进舒适:麻醉作用过去之后,切口开始感觉疼痛,术后当天下午或晚上疼痛最为剧烈,24~48小时后痛感会逐渐减轻。切口痛与切口的大小、切口的部位、体位和情绪状态等因素有关。控制疼痛的措施包括取合适体位、药物止痛和减轻焦虑。使用药物止痛是术后24小时切口疼痛最有效的止痛措施。止痛剂的作用时间因药物、剂量不同,以及患者的疼痛强度,对药物的吸收、转换和排泄能力的不同而异。

(5)引流管的护理:妥善固定,密切观察切口渗血及引流情况,保持引流通畅,经常挤压引流管,并保持引流管为负压状态,防止折叠、扭曲、松动、受压、经常检查引流管有无漏气或导管松脱以免影响持续负压吸引效果。术后1～2天,特别是24小时内要密切观察引流液的颜色、性质和量。术后24小时引流量一般不超过500 mL,如引流液过多应警惕有无潜在失血性休克,严密观察血压、脉搏、尿量及意识变化,有异常及时报告医师,对症处理。一般在术后48～72小时每天引流量<50 mL时可拔出引流管。保持通畅;每天观察、记录引流液的颜色、性质和量;按需要进行特殊护理,如冲洗;不可过久留置各种引流管道。橡皮条引流在术后24～48小时拔除。引流管在无明显血液或渗出液流出后拔除,一般为术后第2～3天。引流量在第2～3天还不减少,应考虑和鉴别有无内出血或脑脊液漏发生。每天需更换无菌引流瓶,记录引流量。

4.发热护理

重度脊柱侧凸患者在接受矫形内固定手术后,因手术时间较长,创伤大且内植入物较大,并且有植骨,术后感染的概率大大增加。术后切口内的负压引流管一定要保持通畅,引出的血量在200～400 mL时方可放心。否则引出量过少,有残留血肿是术后伤口感染的主要原因。另外由于剃刀背的切除,患者胸廓完整性受损,咳痰困难,因此术后必须严密监测并控制体温,以防术后切口及肺部感染并发症的发生。术后常规使用抗生素,体温高于39 ℃时,应观察切口有无红肿、渗出,皮肤有无压伤,并且观察患者有无胸痛、咳痰等症状,及时通知医师给予处理。术后病房紫外线消毒30分钟,2次/日,有效的房间通风,保持空气的新鲜、清洁,适当控制探视。

5.饮食的护理

局麻下进行的脊柱中小手术,对胃肠道功能影响小,术后恢复快,可不必限制饮食;蛛网膜下腔麻醉和硬脊膜外腔麻醉在手术后6小时后可根据患者需要而进饮食;全身麻醉者,应待麻醉清醒,恶心、呕吐反应消失后,方可进食。较大的脊柱手术后,胃肠功能恢复后才能进食,其标志是肠鸣音正常,肛门已经排气。术后每天饮食能量应达3 000 kJ以上,富含蛋白质、维生素和粗纤维。需长期卧床,尤其不能随意翻身的患者,在胃肠功能恢复后,宜进食易消化的食物,以免排便困难。术后3天内暂停进食易引起胃肠道胀气的食品,如牛奶、豆浆、甜食、生冷食品等。应进食高蛋白、易消化的流质或半流质饮食,保证足够的热量,多吃蔬菜、水果,多饮水。保持二便通畅。如果术后3日未排便给予缓泻剂,如开塞露、麻仁丸等,减少术后腹部胀气。

6.活动的护理

凡脊柱稳定的患者,术后应鼓励早期下床活动。早期活动有增加肺活量、减少肺部并发症、改善全身血液循环、促进切口愈合、减少因下肢静脉淤血而形成血栓的优点。此外,尚有利于肠道和膀胱功能的恢复,从而减少腹胀和尿潴留的发生。脊柱不稳定的患者,术后需卧床较长时间。有休克、心力衰竭、严重感染、出血、极度衰弱等情况,以及施行过若干有特殊固定、制动要求的手术患者,则不应该强调早期活动。这种情况下,应指导患者进行深呼吸、上肢及下肢运动、足趾和踝关节伸屈活动、下肢肌肉松弛和收缩的交替运动、间歇翻身活动,以促进血液循环,减少并发症,并增强患者信心。痰多者,也应定时咳痰。瘫痪患者应进行肢体各关节被动活动和肌肉按摩,以免关节强直和肌肉萎缩。

7.基础护理

切实做好口腔、皮肤、会阴护理,预防褥疮、口腔炎、尿路感染、坠积性肺炎的发生。疼痛护理:评估疼痛性质(如绞痛、刺痛、钝痛)、强度(如严重、温和)和形态(如间歇性或持续性),并向患者解释疼痛的原因,协助采取舒适卧位,维持安宁、舒适的环境。也可以按摩伤口周围皮肤以分散注意力,教导深呼吸、哈气等松弛技巧,并鼓励患者听收音机、阅读书报等,以转移注意力。必要时视病情需要按医嘱使用止痛剂并监测用药效果。

8.实施出院计划

出院计划的目的是让患者及家属做好出院准备,保持医疗、护理工作的连续性、完整性。实际上出院计划的制订在患者入院后、手术前即已开始。

(胡 漫)

第十八节 骶骨骨折

一、骶骨骨折机制及特征

骶骨骨折常与骨盆骨折伴发,单纯骶骨骨折很少见。骨盆骨折患者中骶骨骨折的发病率为35%(4%～74%)。正常情况下骶骨抗压缩应力很强,而抗剪力和张力较弱;而在骨盆环完整时,除了直接暴力外骶骨只能受到压缩应力作用,所以骶骨骨折常伴发于骨盆骨折。骶骨骨折常常是单侧下肢或者单侧躯体的暴力沿髋骨间接作用于骶骨所致,最常见的应力是张力和剪力。

旋转力:伴发耻骨联合分离或者耻骨、坐骨支骨折的严重暴力。作用于下肢的强大的过伸张力导致髋骨沿骶髂关节的水平轴旋转,如果骶髂关节不旋转(骶髂关节抗这种应力的能力很强),就会发生经 S_1～S_2 的骶孔骨折。骨折后髂后上棘上移而髋骨不上移。反方向的髋骨旋转可见耻骨联合端上移,这种损伤相对少见。

杠杆作用:一旦骨盆环的前方被破坏,骨盆的两个半环产生明显分离,常见于碾压伤或者下肢极度外展。骶髂关节张开到极限,就会产生经骶骨翼的骨折;骨折常常介于第1、2骶孔水平之间。其机制类似于完全张开的合页将固定螺钉拔出。反方向的损伤导致耻骨联合端相互重叠,相对少见。

剪切力:坐位时暴力作用于膝部,使半侧骨盆直接向后移位。这种暴力更容易导致髋关节后脱位;但是如果受伤时髋关节轻度外展,就可能导致半侧骨盆向后向上移位,导致骶椎侧块承受剪切力而骨折。

具体到某一例患者时,各种应力结合到一起,并占不同的比例,因此不可能精确地分析某种应力的作用。例如在坠落伤时,身体的重力和下肢、骨盆传导地面的抵抗力共同作用于骶骨水平,使骨盆沿水平轴旋转,同时骶骨则受到来自身体重力的作用而产生垂直向尾侧移位的倾向,从而导致骶骨的横行骨折。

二、骶骨骨折诊断

(一)骶骨骨折的分类

目前尚无统一的骶骨骨折分类方法。骶骨骨折分类总体而言可以分为3种。

第一种分类方法是将骶骨骨折作为骨盆环损伤的一部分。Letournel、Tile 等将骨盆骨折按照损伤机制和骨盆的稳定程度分为3种类型,在此基础上发展成为 AO-ASIF 分类。①A 型骨折:单纯髂骨骨折或骶尾骨骨折,由于骨盆后弓仍保持完整,骨盆稳定性不受影响。②B 型骨折:由旋转暴力而致伤,骨盆环的完整性受到不完全破坏,骨折表现为旋转不稳。B1 型为单侧"翻书样"外旋损伤;B2 型为侧方挤压性内旋损伤,骶骨前方受到撞击而发生压缩骨折,同时合并对侧或双侧的耻骨支骨折;B3 型则损伤更为严重,表现为双侧的翻书损伤或内旋损伤。③C 型骨折:

为一侧或双侧骨盆环的完全性断裂,不仅表现为旋转不稳,而且存在后方及垂直不稳。此时骶骨骨折已不应被作为孤立性损伤来对待,而是应将其作为不稳定性骨盆骨折的一部分来处理。

第二种骶骨骨折分类方法针对累及腰骶交界的骨折,这类骨折非常不容易诊断。腰骶韧带非常坚强,除非有骨质疏松,这个节段的损伤通常只发生于高能量外伤。Isler 根据主要骨折线相对于 $L_5 \sim S_1$ 椎小关节的位置,以及腰骶交界稳定性将这种损伤分为 3 型(图 8-5)。Ⅰ型,$L_5 \sim S_1$ 椎小关节外侧的经骶骨翼的骨折,这种骨折不影响腰骶的稳定性,但是可能影响骨盆环稳定性;Ⅱ型,经 $L_5 \sim S_1$ 椎小关节的骨折,这种骨折可能会影响腰骶稳定性及骨盆的稳定性,可伴有不同程度移位和神经损伤;Ⅲ型:累及椎管的骨折,这类骨折都不稳定,如果是双侧骨折则可以导致腰骨盆分离,需要予以固定。

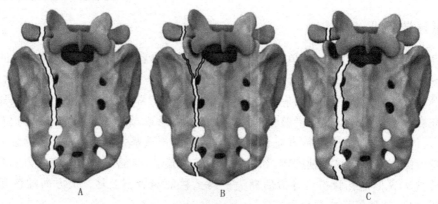

图 8-5　骶骨骨折的 Isler 分型

最后一种骶骨骨折分型强调骶骨的内在特征。根据 Denis 分区对骶骨骨折进行分类,即 1 区(骶孔外侧)骨折、2 区(累及骶孔但未累及骶管)骨折和 3 区(累及骶管)骨折。

Roy-Camille、Strange-Vognsen 和 Lebch 将 Denis Ⅲ 区的横行骨折进一步进行分类(图 8-6)。Ⅰ型损伤最轻,表现为后凸畸形而没有移位或者轻度移位;Ⅱ型骨折表现为后凸畸形,骶骨不完全向前脱位;Ⅲ型表现为骶骨完全脱位;Ⅳ型骨折包含的范围比较大,包括伴有 S_1 椎体粉碎性骨折的全部上述 3 个类型的骨折,这种类型的骶骨骨折非常少见。Roy-Camille 的骨折分型仅考虑到发生于 $S_1 \sim S_2$ 的横行骨折;但是在少数情况下,横行骨折也可以发生于 S_3 以下。根据横行骨折发生的位置,又将发生于 $S_1 \sim S_2$ 的骨折称为高位骶骨骨折,发生于 S_3 以下的骨折称为低位骶骨骨折。

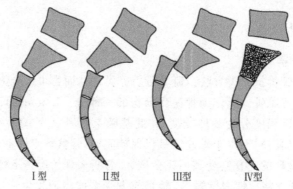

Ⅰ型　　Ⅱ型　　Ⅲ型　　Ⅳ型

图 8-6　骶骨骨折的 Ryo-Camille 分型

而 Gibbons 等则将 Denis Ⅲ型骨折又分为两型：纵行和横行骨折。纵行常伴有严重的骨盆损伤；横行常见于高处坠落伤和交通伤，常伴有严重的神经损伤，又称为跳跃者骨折，或自杀者骨折。当横行骨折同时伴有纵行骨折时，根据骨折线的形状，可以将骶骨骨折分成 H、U、L 及 T 形骨折（图 8-7）。

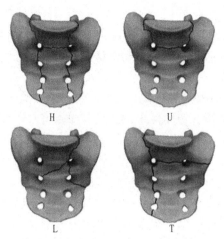

图 8-7　按骨折线形状对骶骨骨折进行分型

此外，根据骶骨骨折的原因不同还可分为暴力性骨折和骶骨不全骨折（SIF）。骶骨不全骨折是指非肿瘤因素引起的骶骨强度下降而发生的应力性骨折，好发于 60 岁以上的女性。

（二）物理检查

据报道，有 24%～70% 的骶骨骨折患者在首诊时被漏诊。骶骨骨折的延误诊断可能会对患者的预后产生不良影响。骶骨骨折的患者常常有多发损伤。对于高能量钝性损伤的患者必须进行全面的物理检查；尤其是对于有骨盆周围疼痛的患者更应该高度警惕骶骨损伤，应全面检查骨盆环的稳定性。

除了检查患者的运动和感觉功能及下肢的反射，神经系统检查还应当包括肛门指诊，并记录肛门括约肌的自发收缩和最大主动收缩的力量，肛周 S_2～S_5 支配区轻触觉和针刺觉的情况，以及肛周刺激收缩反射、球海绵体反射和提睾反射的情况。女性患者怀疑有骶骨骨折时应当考虑进行阴道检查。除支配膀胱和直肠的神经受损外，外伤和骨折移位也可能会损伤支配生殖系统功能的神经。必要时需要请泌尿外科及妇科医师会诊。

骶骨骨折，尤其是伴有神经系统损伤时需要对双侧下肢的血供进行检查。除评估远端的动脉搏动情况外，还应当测量踝臂指数。发现异常时应当考虑行下肢血管造影。

骨盆周围有软组织损伤时应当考虑到有骶骨骨折的可能性。如果有皮下积液，提示腰骶筋膜脱套伤，应当特别重视；因为经该区域的手术感染风险很高、切口不易愈合。

骶骨骨折的患者常常伴发胸腰椎骨折，在进行神经损伤评估时，应当全面地检查分析。

（三）影像学检查

常规的骨盆 X 线正、侧位片表现为骶孔线、椎间盘线的异常，如模糊、中断、消失、结构紊乱、硬化、左右不对称等征象。

1.脊髓造影检查

脊髓造影解决了脊神经根不能显影的困难，同时理想的脊髓造影片也可对 S_1、S_2 以上脊神经根袖内的部分神经显影,而对于 S_2 以下骶神经根、硬脊膜外神经根、骶丛神经、坐骨神经均不能显影。

2.CT 检查

CT 检查能很好地显示骨结构,确定骨折部位,显示椎管形态及椎管内有无骨折块。

3.MRI 检查

MRI 较其他影像技术对神经、软组织有良好的显像,采用先进的 MRI 技术,使用适当的表面线圈和脉冲序列能够获得较清楚的周围神经影像。

4.放射性核素扫描(^{99m}Tc)

诊断骶骨不全骨折(SIF)的敏感性很高,表现为单侧或双侧骶骨翼上位于骶髂关节与骶孔之间核素异常浓聚。不过此种检查特异性差,炎症、肿瘤也可有浓聚征。

三、骶骨骨折的治疗

处理骶骨骨折患者时,必须首先遵循创伤患者诊治的总体原则。骶骨骨折时常伴有骨盆环的破坏、神经根损伤、马尾神经损伤及脊柱的损伤,它们之间相互影响。总体而言,应当根据骨盆环和腰骶的稳定性、神经损伤情况,以及患者的全身状况来制订治疗方案。

骶骨骨折应当初步分为以下 4 类:①伴有稳定或不稳定性骨盆环损伤。②伴有腰骶椎小关节损伤。③伴有腰骶分离。④伴有神经损伤及马尾神经或脊髓压迫。

(一)伴有骨盆环损伤的骶骨骨折

必须对骨盆环的稳定性进行评估。当存在明显的骨盆环不稳定时,需要对骨盆环进行初步的复位和固定;方法包括骨牵引、外固定架、骨盆固定带、骨盆钳等。这些方法都可以达到复位骨折、减少出血的目的。如果患者的血流动力学不稳定,可以考虑进行血管造影栓塞。

对于骨盆环稳定的患者,并且无神经损伤、软组织损伤也较轻,保守治疗效果比较好。具体方法:对于无移位的稳定骨折采用卧床休息,早期不负重下床活动;对于移位的骶骨骨折可手法复位后行骨牵引,牵引复位时需要准确地设计好牵引的方向和力量。牵引重量一般为患者自身体重的 1/5~1/4,牵引时间应在伤后 24 小时内完成且不少于 8 周。

(二)伴有腰骶椎小关节损伤的骶骨骨折

Isler 第一个提出了腰骶交界损伤与不稳定性骶骨骨折的关系。他提出骨折线经过 S_1 上关节突或者位于 S_1 上关节突内侧的垂直型骶骨骨折会影响腰骶交界的稳定性。他还发现腰骶交界损伤与半骨盆脱位有关。这种类型的损伤见于 38% 的垂直不稳定型骶骨骨折和 3.5% 的旋转不稳定型骶骨骨折。

但是 Isler 可能低估了伴有腰骶椎小关节损伤的骶骨骨折的发病率,因为限于那个时代的影像学检查条件,很多病例可能漏诊了。对于经骶孔的尤其是伴有移位的骶骨骨折,应当考虑腰骶交界损伤的可能,应当行进一步检查。一旦确诊,应进行手术固定。

(三)腰骶脱位的骶骨骨折

腰骶脱位,也称为创伤性腰骶前脱位,非常少见。临床表现为腰椎滑脱至骶骨前方,可能伴有双侧 L_5~S_1 椎小关节脱位、同侧的椎小关节骨折或者经骶骨椎体的骨折。可能有多种受伤机制,都属于高能量损伤。

腰骶脱位非常少见、表现通常不典型,而且患者的病情通常都非常重,所以腰骶脱位在首诊时常漏诊。脊柱骨盆分离(也称为 U 形骶骨骨折)的损伤与此类似,治疗相当困难。它们的共同特征是骶骨与腰椎及骨盆分离,都是高能量损伤所致,患者存活的概率很小。这种损伤高度不稳定。

固定方法包括骶髂螺钉、接骨板螺钉及腰椎-骨盆桥接固定等。因为发病率很低,虽然各种方法都有一定的临床应用效果的报道,但是目前还无法准确评价各种固定方法的优缺点及临床适应证。

(四)伴有神经损伤和压迫的骶骨骨折

神经损伤的情况对治疗方法的选择也有指导作用。马尾神经完全横断的患者减压固定手术的重要性比马尾神经不完全断裂患者就差一些。

骶骨骨折手术治疗指征:有神经损伤的表现同时存在神经压迫的客观证据,伴有软组织裂伤及广泛的腰骶结构损伤。对于多发伤患者固定骶骨骨折后早期活动,可作为相对手术指征,有利于患者康复。手术的目的是稳定骨折、恢复腰骶对线、改善神经状态、充分地覆盖软组织及改善全身状况。

(五)减压

骶骨骨折时神经损伤的程度不同;轻者可为单一神经根病变,重者可能为马尾神经完全横断。横行骶骨骨折时马尾神经完全断裂的发生率是35%。根据骶骨骨折的移位和成角情况,骶神经根可能会受压、挫伤或者受牵拉。因此可以通过骨折复位间接减压,也可以通过椎板切除或骶孔扩大来直接减压。对于马尾神经横断或者骶神经根撕脱的患者,单纯减压是没有意义的。

减压手术没有绝对的适应证,术后的结果也无法预测。然而在伴有神经损伤的骶骨骨折患者,骨折愈合后神经周围纤维化、骨管及骶孔内瘢痕的形成会令骶神经根减压更加困难。因此,神经减压最好在受伤后的24~72小时完成。对于伴有足下垂的患者行保守治疗或者延期手术,75%的患者预后差。尽管L_5神经根在骶骨水平位于椎管外,但是骶骨翼的骨折块向上向后移位可能会导致L_5神经根受牵拉、压迫甚至卡压于骨折块与L_5横突之间,需要手术减压。

(六)固定

骨折的手术固定通常是与减压同时进行的,因为减压本身就可能会加重不稳定。固定手术指征包括伴有骨盆环或腰骶不稳定及软组织裂伤的骶骨骨折。固定方法包括前方骨盆固定、骶髂螺钉、骶骨直接固定及腰骨盆固定等。建议对大多数骶骨骨折患者采用骶髂螺钉固定。

对于需要手术固定的骶骨骨折,应当首先考虑到恢复骨盆前环的稳定性。利用接骨板、外固定架等固定骨盆前环,可以增加骨盆后方结构(包括骶骨)的稳定性。在俯卧位行后路手术时,前方固定还可以起到保护骨盆的作用。但是对伴有垂直不稳定骨盆骨折的骶骨骨折,单独固定骨盆前环并不能为骶骨骨折提供足够的稳定性,还应当手术固定骶骨骨折。

骶骨固定方法的选择不单纯取决于骨折的移位程度和生物力学需要,还应当考虑到局部软组织条件。理想的固定系统应当能够提供足够的生物力学稳定性,同时对软组织刺激小、软组织并发症(如伤口裂开、感染等)少。大多数的骶骨骨折都可以用骶髂螺钉固定。

1.骶髂螺钉

最初设计用于骶髂关节损伤的骶髂螺钉在治疗垂直型骨盆后方损伤及骶骨骨折时非常有用,在U形骶骨骨折的治疗中也取得了很好的疗效,但是很少用于横行骶骨骨折。患者仰卧位或俯卧位,可以在透视条件下经皮植入螺钉。螺钉的植入高度依赖于透视成像。这种技术的安全性已经得到广泛验证。相对常见的并发症包括骨折复位的丢失和骨折复位不良,神经损伤或肠道结构损伤非常少见。考虑到骶孔可能会受损,应当避免加压。骶骨翼及骶骨斜坡的解剖存在变异,这种解剖变异可能会导致植入螺钉过程中的神经损伤。此外,经皮骶髂螺钉固定不适用于腰骶严重解剖异常及无法闭合复位的患者。

2.骶骨棒

后路骶骨棒固定手术简单、安全、创伤小。缺点如下:①过度加压可能致骶骨压缩骨折加重,损伤骶神经。②双侧骶髂关节脱位或骨折不适用。③髂后上棘损伤也不适用。骶骨棒适用于Denis Ⅰ型骨折,如用于Denis Ⅱ型、Denis Ⅲ型骨折,骶骨棒的横向加压作用可能会引起或加重骶神经损伤。骶骨棒加外支架治疗也可用于治疗 Tile C 型骨折,能够达到很好的复位固定效果,也可将骶骨棒穿过髂骨、骶骨,然后穿过对侧髂骨固定,用于双侧骶髂关节脱位或骨折、中度分离骨折,甚至产后骨盆带不稳定者。由骶骨棒和 CD 棒组合而成的 π 棒也可用于治疗骶骨骨折,由于有 CD 棒的纵向支撑对抗骶骨的垂直移位,骶骨棒无须加压过紧,对于Ⅱ、Ⅲ型骨折可使用在髂后棘内侧的螺帽防止过度加压,从而避免损伤骶神经。由于骶骨的复杂化和个体变化大,骶骨棒固定方法操作复杂、难度大、技术要求高,术前应仔细设计骶骨棒的通道。

3.三角接骨术

三角接骨术即联合应用椎弓根螺钉系统和骶骨横行固定系统(骶髂螺钉或骶骨接骨板),适用于治疗垂直剪力引起的骶骨骨折,提供了多平面的稳定,术后即可下床,疗效良好。对于垂直不稳定骶骨骨折治疗,三角固定接骨较单独应用骶髂螺钉固定更稳定。三角固定为静力固定,虽然固定牢靠,但可能产生应力遮挡效应而影响骨愈合,且手术创伤大。

4.接骨板

后路或前路接骨板固定骨盆前环骨折合并骶髂关节骨折,可采用后侧小块接骨板局部固定骶髂关节骨折,单纯后侧接骨板固定的抗分离及抗旋转能力与单枚骶髂螺钉固定相近,但比2枚骶髂螺钉固定差。也可采用2块3~4孔重建接骨板前路固定,前路接骨板固定可解剖复位,提高关节的稳定性,其缺点如下:①对骨折仅起连接作用,抗旋转作用差,不能早期下地。②手术创伤大,前路显露困难,操作复杂,出血多。

5.锁定加压接骨板

随着内固定器材的发展,锁定加压接骨板的出现,微创技术的要求及骨质疏松症患者的增多,近来出现了引入内支架治疗骶骨骨折的理念,将 LCP 用于骶骨骨折治疗。LCP 可用于骨质疏松症患者或骨质薄的患者(Denis Ⅱ型、Denis Ⅲ型骨折及粉碎性骨折)。LCP 固定创伤小,不足之处在于费用较高。

6.腰椎-骨盆桥接固定

在改良 Galveston 技术基础上发展而来的腰椎-骨盆固定技术包括 L_3~S_2 椎弓根螺钉、髂骨钉、骶髂钉、Jackson 棒、纵向的连接棒及横联构成,适用于伴腰骶不稳定的骶骨骨折。通过腰椎-骨盆桥接提供腰骶及骶骨骨盆间的稳定性。患者可以不借助支具进行早期活动。手术过程中可以进行广泛的神经根减压,还可以与骶髂螺钉联合应用。对于腰骶交界部骨折及 L_5~S_1 椎间盘突出的患者还可以行 L_5~S_1 的椎间融合。近年来,该方法得到不断改进,应用也越来越多,但是该技术对软组织条件要求高,内固定断裂、深部感染、切口愈合困难等并发症不容忽视。

(七)骶骨不全骨折的治疗

几乎所有学者都认为卧床休息是最好的治疗方法,可有效控制疼痛,一般 1 个月内疼痛缓解,6~12 个月疼痛消失。同时应针对骨质疏松治疗。但也有学者主张早期下床活动,因为骶骨不全骨折属于稳定性骨折,不需手术,且患者多为老年人,卧床休息时间过长将导致肌肉、心脏、呼吸、消化、泌尿生殖、血管、内分泌等系统的并发症,严重影响患者的治疗效果和生活质量,某些并发症甚至会导致患者死亡。在控制疼痛、严密监控的情况下,让患者借助支撑物早期下床活动将会有效减少上述并发症,并可减少患者的住院时间和费用。近年来兴起的骶骨成形术为治疗提供了新的选择;这项技术可以达到即刻缓解疼痛的目的,但是目前还没有随机对照的临床研究和长期临床应用结果的报道。

(胡　漫)

第十九节　脊髓损伤

脊髓损伤早在5千年前就有埃及医师描述。在全身损伤中约占0.3%,以胸腰段损伤的发生率最高。脊髓损伤多发于年轻人,且后果严重,预后较差,虽已引起广泛的重视,但仍未有很好的解决方法。

一、病因

(一)脊髓损伤的原因

(1)意外事故,包括工伤坠落、交通事故、垮塌挤压、日常摔倒、运动外伤等。

(2)脊柱肿瘤、炎症、畸形或退变性压迫。

(3)脊髓肿瘤、炎症、变性、畸形或血管闭塞。

(4)医源性损伤,如颈椎推拿导致四肢瘫痪,椎管减压术导致脊髓损伤加重或截瘫等。

(二)损伤类型

(1)挫伤,如脊柱骨折脱位时挫伤脊髓。

(2)压迫,如椎管内骨折块或血肿压迫脊髓。

(3)缺血,如胸腹主动脉瘤破裂或手术阻断,致其供养的脊髓发生缺血。

(4)锐器切割伤。

(5)其他,如枪弹、火器伤等。

在脊柱骨折脱位时,可同时存在几种损伤因素。如骨折脱位时脊髓可被切断或挫伤,骨折片可持续压迫脊髓,骨折脱位又可损伤脊髓的根动脉或前动脉。特别在下胸段,可使脊髓发生缺血性损伤。本章主要阐述创伤引起的脊髓损伤。

二、病理生理

(一)脊髓震荡

大体病理无明显器质性变化,显微镜下仅有少许水肿,神经细胞和神经纤维结构完整。脊髓损伤后出现短暂性功能抑制,在数分钟或数小时内即可完全恢复。

(二)脊髓挫伤

该损伤为各种机械因素造成的脊髓的实质性破坏。脊髓外形虽连续,但脊髓内部可有出血、水肿、神经细胞破坏和神经传导纤维束的变性、中断,发生坏死退变。脊髓挫伤的程度有很大的差别,轻者为不完全损伤,可不同程度恢复。重者为完全性损伤而不能恢复,因此预后极不相同。

（三）脊髓断裂

该损伤是脊髓连续性发生中断，可为完全性或不完全性，不完全性常伴有挫伤。两断端间常有间隙，神经元、胶质成分，以及经过断裂区的轴突的缺损为永久性，不能修复。断端最终形成空腔，并为瘢痕组织所填充。预后极差。

（四）脊髓血管损伤

脊髓血管的断裂可导致脊髓的广泛出血，红细胞还可发生自损伤的血管壁渗出。小血管可发生栓塞。损伤的血管经过一段时间的恢复后可见血管再生现象。

三、临床表现

（一）脊髓休克初期

在脊髓受到创伤时可发生功能的暂时性抑制，脊髓突然失去了高级中枢的调节，神经元的兴奋性处于极度低下状态，表现出感觉、运动、反射和自主神经系统的功能变化，称为脊髓休克。脊髓休克期的长短不同，在脊髓震荡及不完全脊髓损伤时，可无休克期或休克期极为短暂。损伤平面越高，损伤越严重，其休克期越长，有时甚至长达 8 周。脊髓休克期间表现为受伤平面以下出现弛缓性瘫痪，运动、反射及括约肌功能丧失，有感觉丧失平面及大小便不能控制。2~4 周逐渐演变成痉挛性瘫痪，表现为肌张力增高，腱反射亢进，并出现病理性锥体束征。

（二）脊髓休克后期

1.完全性脊髓损伤

完全性脊髓损伤在病理上对应于脊髓的连接全部中断，损伤平面以下完全瘫痪，深浅感觉完全丧失，肌力 0 级。上颈髓损伤的四肢瘫均为痉挛性瘫痪，下颈髓损伤的四肢瘫由于脊髓颈膨大部位和神经根的毁损，上肢表现为弛缓性瘫痪，下肢仍为痉挛性瘫痪。在四肢瘫时出现总体反射，即损伤平面以下肢体受到刺激时表现为上肢及下肢肌肉痉挛，下肢内收，屈髋屈膝，踝跖屈，腹肌痉挛，反射性排尿及阴茎勃起，肢体反射性屈曲后并不立即伸直，呈单相反射。

2.不完全性脊髓损伤

表现为不完全性感觉和运动功能障碍，依脊髓损伤的程度和部位不同，临床表现有很大的差异。感觉和运动功能在损伤早期即可开始恢复，其恢复出现越早，预后越好。肢体受到刺激时出现屈曲反射后又可伸展回原位，呈双相反射。常见的脊髓不完全损伤综合征有以下几种。

（1）脊髓中央管周围综合征：多见于中老年有获得性或先天性椎管狭窄者，常发生于颈椎过伸性损伤，亦见于爆裂骨折。因颈椎过伸而发生颈椎管容积急剧变化，使脊髓中央管周围的传导束受到损伤。由于皮质脊髓束和脊髓丘脑束纤维在脊髓中的排列为支配上肢的纤维靠内侧，支配下肢的纤维靠外侧，因此，骶部纤维受损最小。表现为损伤平面以下的四肢瘫，上肢重于下肢，骶部损伤最轻，手部最重。感觉和运动均为不全损害，预后较差。功能恢复一般也从下肢开始。

（2）布朗-塞卡综合征：系一侧脊髓损伤，常见的原因有穿透伤、偏外侧型椎间盘突出或骨折脱位等。临床表现为损伤平面以下同侧肢体的运动及本体感觉消失，对侧肢体痛温觉消失。除锐器伤外，多系不完全损伤。

（3）脊髓前综合征：主要的原因有以下两种。①骨折片或椎间盘突出压迫脊髓前方；②脊髓前动脉损伤或受压使脊髓相应部分发生血供障碍，造成脊髓前动脉支配区脊髓受损，包括全部灰质及中部以前的部分白质，仅后索白质保存即肢体本体感觉保存，温、痛、触觉及运动丧失大多是完全的，少数是不完全的。

临床表现为损伤平面以下四肢瘫痪,下肢瘫痪重于上肢瘫痪,但下肢和会阴部仍保持位置觉和深感觉,有时甚至还保留有浅感觉。

(4)脊髓后综合征:由于脊髓后结构和脊神经后根损伤所致,常见于脊柱过伸性损伤。临床表现为损伤平面以下深感觉障碍,躯干和四肢对称性疼痛,有时可出现锥体束征。

(5)脊髓圆锥综合征:当神经根与圆锥均损伤时,下肢感觉及运动功能、膀胱与直肠功能障碍或丧失。而当神经根无损伤,仅损伤圆锥时,表现为会阴部皮肤鞍状感觉缺失,膀胱与直肠功能障碍或丧失。两下肢的感觉和运动功能仍正常。

(6)马尾损伤综合征:马尾神经起自第 2 腰椎,一般终止于第 1 骶椎下缘。此平面损伤,表现为下肢感觉及运动功能、膀胱与直肠功能部分障碍或完全丧失。双侧可不在同一平面。下肢瘫痪为弛缓性。

3.迟发性脊髓损伤

脊柱损伤后早期无神经症状,经过几个月或几年,逐渐出现脊髓受累症状,甚至严重瘫痪。这类迟发性损伤的原因很多,较常见为椎间盘突出造成脊髓受压;脊柱不稳、成角、移位致脊髓磨损;脊柱骨折后过多的骨痂向椎管内生长,压迫脊髓等。

四、诊断

重点应对脊柱损伤的病因、程度、范围和脊髓有无损伤及损伤的程度范围作出明确的诊断。其检查方法有以下几种。

(一)神经系统检查

脊髓神经损伤的诊断应该对运动、感觉、反射和自主神经系统 4 项内容分别予以检查,详细记录检查结果,以便日后比较。左右两侧的损伤平面常常不一致,因此应对左右两侧分别检查和记录。

1.感觉检查

美国脊髓损伤学会推荐检查身体两侧各 28 个皮区关键点,每个关键点要检查针刺觉和轻触觉两种感觉,并按 3 个等级打分。0=缺失;1=障碍(部分障碍或感觉改变,包括感觉过敏);2=正常;NT=无法检查。感觉平面指该侧感觉功能正常的最低脊髓节段。通过这些关键点的检查和评分可以判断感觉平面、部分保留区域和感觉障碍分级。

2.运动检查

肌力按 0~5 级记录。美国脊髓损伤协会推荐检查 10 对肌节中的关键肌。自上而下按肌肉分节,C5 为屈肘肌(肱二头肌、肱肌),C6 为伸腕肌(桡侧腕长、短伸肌),C7 为伸肘肌(肱三头肌),C8 为中指屈指肌(指深屈肌),T1 为小指外展肌(小指展肌),L2 为屈髋肌(髂腰肌),L3 为伸膝肌(股四头肌),L4 为踝关节背伸肌(胫前肌),L5 为趾长伸肌(拇长伸肌),S1 踝关节跖屈肌(腓肠肌和比目鱼肌)。

运动平面指运动功能正常的最低节段,根据肌力至少为三级的那块关键肌来确定运动平面,但要求该平面以上节段支配的关键肌肌力必须是正常的(4~5 级)。例如,C7 支配的肌肉无任何收缩,C6 支配的肌肉肌力为 3 级,C5 支配的肌肉肌力为 4 级或以上,则运动平面定为 C6。神经平面即截瘫平面,依据感觉平面和运动平面可以确定。

3.肛管括约肌及会阴感觉检查

肛管括约肌的检查是指带指套插入患者肛管中(略等片刻),问其有无感觉并嘱其收缩肛管,存在肛管括约肌收缩与肛管黏膜感觉及会阴部感觉者为不全脊髓损伤,消失者为完全性损伤。

脊髓损伤后功能丧失的程度可以分级表示。Frankel 分级法简单实用,美国脊髓损伤学会在其基础上经过多次讨论修改,发表了美国脊髓损伤学会脊髓损害分级法,得到越来越广泛的应用。

(1)A 级,完全性损害:骶段($S_4 \sim S_5$)无任何感觉或运动功能残留。

(2)B 级,不完全性损害:包括骶段($S_4 \sim S_5$)在内的神经平面以下感觉功能残留,但无运动功能。

(3)C 级,不完全性损害:神经平面以下运动功能残留,并且半数以上的关键肌肉肌力<3 级(0~2 级)。

(4)D 级,不完全性损害:神经平面以下运动功能残留,并且半数以上的关键肌肉肌力≥3 级。

(5)E 级,正常:感觉和运动功能正常。

(二)特殊检查

该检查方法包括一般 X 线正、侧、斜位摄片,CT,MRI 及腰椎穿刺,脊髓造影等检查和电生理检查。

X 线检查能清楚地显示脊椎关节突关节、椎弓根骨折、移位情况,椎管的变化,能粗略估计脊髓损伤的可能性,结合神经系统检查,可进一步判断损伤程度。

CT 和 MRI 均为无损伤的检查,能反映骨折、脱位或椎间盘破裂后对椎管形状的影响,如椎管前后径的变化或有无组织突向椎管内,结合临床检查能较好地反映椎管狭窄和脊髓受压的程度,给手术定位、入路和手术范围提供明确目标,减少手术探查时的盲目性。MRI 还能清楚地显示脊髓损伤的情况,如脊髓中心出血及脊髓受压迫、横断的部位、范围和长度等。CT 和 MRI 的出现已基本取代了腰椎穿刺和脊髓造影检查。

电生理检查如脊髓诱发电位(ESCP)检查等可协助了解脊髓损伤的程度。

五、治疗原则

根据脊髓损伤的病理改变,在脊髓发生完全坏死之前进行有效的治疗才有希望使脊髓功能得到恢复。治疗应是越早越好,伤后 6 小时内最佳。

(一)早期复位与制动

防止因损伤部位的移位而产生脊髓的再损伤。颈椎损伤一般先采用颌枕带牵引或持续的颅骨牵引。但是寰枕关节的脱位,头颅在脊柱上方保持中立位比任何牵引或手法复位更重要。胸腰椎损伤可根据不同情况采用卧床休息、悬吊牵引、闭合手法复位等方法来复位制动。脊髓损伤的患者院前急救尤其重要。转运的过程中一定要避免脊髓的再次损伤。

(二)减轻脊髓水肿的药物

1.糖皮质激素

实验室中发现能维持细胞膜和溶酶体膜的稳定性,防止细胞受损及溶酶体酶释放,具有抗炎、减轻水肿的作用,从而防止和减轻脊髓水肿,并减少氧自由基对神经组织的破坏。但是最近的临床观察发现对脊髓损伤并没有作用。

2.利尿剂

脊髓损伤后因局部水肿,可使脊髓受压加重。因此,受伤后除限制水、钠的摄入量外,还可应

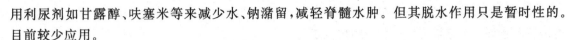

用利尿剂如甘露醇、呋塞米等来减少水、钠潴留,减轻脊髓水肿。但其脱水作用只是暂时性的。目前较少应用。

3.神经生长因子和干细胞

损失的部位注射神经生长因子或干细胞的方法还在研究阶段。

总的来说,对于脊髓损伤,到目前为止,尚无明确有效的药物治疗方案。

(三)手术治疗

手术可以使骨折脱位的脊柱复位,去除碎骨块、血肿、水肿等对脊髓的压迫,改善脊髓的血液循环,稳定脊柱使之能支撑头部及上身,以利于尽早进行康复治疗。因此手术的目的是复位、减压和稳定脊柱,对已经损伤的脊髓目前尚无法直接手术干预。手术后脊髓损伤改善的效果术前难以预料,与损伤当时的严重程度有关。一般而言,手术后截瘫指数可望至少提高一级。对于不完全性瘫痪而言,提高一级意味着可能改善生活质量。因此,对于不全瘫痪者更应持积极态度。这一原则也适用于陈旧性病例。

手术的途径和方式视骨折的类型和致压物的部位而定,常用的方法有前路减压术、侧前方减压术和后路椎板切除减压术,必要时同时行植骨内固定术。原则上手术应当越早越好。在伴有重要脏器损伤时,应先救治危及生命的损伤,在此基础上尽早治疗脊髓损伤。

六、并发症

截瘫和四肢瘫痪一般不直接危及生命,但它的并发症则常常是导致患者死亡的主要原因。如果对并发症能有效地预防和治疗,则可大大降低脊髓损伤患者的死亡率。

(一)呼吸功能障碍和呼吸道感染

呼吸功能障碍是脊髓损伤的早期并发症,一般发生于颈髓损伤者,是早期导致死亡的主要原因之一。颈髓损伤后,肋间肌完全麻痹,因此伤者能否生存,很大程度上取决于腹式呼吸是否幸存。如果损伤在 $C_1 \sim C_2$ 水平,伤者往往在现场即已死亡,$C_3 \sim C_4$ 的损伤由于引起膈肌麻痹,早期发生急性呼吸衰竭而死亡。C_4 以下的损伤,膈肌可部分或全部保持完整。但有时脊髓损伤部位可有上行出血性水肿,呼吸功能可逐渐受累。上胸段脊髓损伤的患者,由于常伴有肋间肌麻痹,呼吸肌肉力量不足,呼吸非常费力,使呼吸道的阻力相应增加,加之咳嗽力量降低,难以清除呼吸道的分泌物,可发生呼吸道感染和肺不张等。

治疗呼吸困难,应以保持呼吸道畅通为目的,可采用人工呼吸和机械呼吸。对 C_4 水平以上的损伤或肺活量明显减小、有缺氧表现者,应行气管切开术。对于呼吸道感染,应选用合适的抗生素、化痰药物,并采用定期翻身拍背、鼓励患者咳痰等方法以利于控制肺部感染。由于排痰不畅而发生肺不张时,可用气管镜排出堵塞物,恢复通气。气管切开应用呼吸机者应加强呼吸机管理。

(二)泌尿道感染和结石

圆锥以上脊髓损伤的患者,尿道外括约肌失去高级神经的支配,不能自主放松,括约肌功能丧失,患者出现尿潴留而需长期留置导尿管。在圆锥损伤的患者,阴部神经中枢受损,尿道外括约肌放松,出现尿失禁。这些都是神经源性膀胱,容易发生泌尿道的感染与结石,甚至导致肾衰竭。男性患者还会发生附睾炎。防治方法为导尿引流尿液。导尿可分为留置导尿和间断性导尿。间断性导尿是不留置导尿管,每2~4小时导尿1次,可明显减少泌尿感染。但操作时要严格遵循无菌操作法。需长期留置导尿管而又无法控制泌尿生殖道感染者,可作永久性耻骨上膀

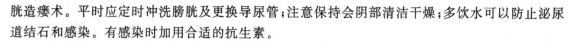

胱造瘘术。平时应定时冲洗膀胱及更换导尿管;注意保持会阴部清洁干燥;多饮水可以防止泌尿道结石和感染。有感染时加用合适的抗生素。

(三)压疮

压疮是截瘫最常见的并发症之一。截瘫患者损伤平面以下感觉障碍,缺少保护性反应,且自主神经功能紊乱,皮肤营养失调,是容易发生压疮的生理基础。加之患者长期卧床,难以翻身,骨隆突部位的皮肤长时期受压于床褥与骨隆突之间而发生神经营养性改变,皮肤出现坏死,产生压疮。压疮最常发生的部位为骶部、股骨大粗隆、背部和足跟等处。预防方法:①卧气垫床或水床,减少受压部位的压力;②定时翻身,每2～3小时1次;③床褥应平整柔软有弹性;④保持皮肤清洁干燥,对骨隆突部位每天用50%红花乙醇擦洗,滑石粉按摩。治疗:1、2度浅表压疮可通过去除压迫因素,创面换药治愈;3、4度的巨大压疮应提高机体的营养状态,积极补充蛋白质,并根据压疮部位、深度和炎症情况进行创面切除、皮瓣或肌皮瓣移植。

(四)体温失调

颈髓损伤后,由于交感神经系统和副交感神经系统失去平衡,受伤平面以下皮肤排汗及体温调节功能丧失,对气温的变化丧失了调节和适应能力,常易产生高热。因支配汗腺的交感神经多在伤后1个月左右开始恢复,因此发热一般持续1～2个月,而后逐渐恢复正常。处理方法如下:①注意调节室内气温;②物理降温,如冰敷、冰水灌肠、乙醇擦浴;③输液,补充足够的水和电解质,以补充高热的消耗,输入经过降温的液体(4～20 ℃),也有一定的降温作用;④药物降温:冬眠药物除具有降温作用外,还有止痛和镇静作用。

四肢瘫痪患者由于体温调节功能丧失,受环境低温影响,也可出现低温,同时还可伴有低血压。治疗方法是物理复温。有低血压者应注意补液以维持有效循环血容量,并适当应用升压药物。

(五)异位骨化

截瘫患者的异位骨化属于神经源性,好发于髋关节前方,也可发生于膝、肩、肘关节等处,发生率为16%～30%。通常在伤后1～4个月开始出现。引起异位骨化的原因尚不明确,强烈被动活动关节导致软组织撕裂可能是诱因之一。临床表现为关节周围肿胀,可扪及坚实的肿块,关节被动活动减小。以后肿块越来越硬,甚至出现关节僵直。血液中碱性磷酸酶升高。早期X线片上可为阴性,后期则可清楚显示异位骨化的部位和范围。治疗应休息,勿理疗。对不妨碍关节活动的异位骨化不需要治疗;对关节活动障碍者,于骨化停止后,凿断异位骨化骨,恢复关节活动。

（胡　漫）

第九章　麻醉科护理

第一节　麻醉前准备

麻醉前的准备是保障患者围术期安全的重要环节。通过麻醉前评估和准备工作,对患者的全身情况和重要器官生理功能做出充分的评估,有利于消除或减轻患者的恐惧紧张心理,建立良好的医患关系,减少并发症和加速患者的康复。

一、心理准备

手术前绝大多数患者处于恐惧、焦虑状态。术前访视应正确评估患者的心理状态,并针对其实际情况进行解释、说明和安慰,服务态度应和蔼可亲,以取得患者的信任。并将麻醉和手术中需要注意的问题及可能遇到的不适适当交代,使患者了解麻醉方法及麻醉后的可能反应,以取得合作,消除患者对麻醉的恐惧与不安心理,必要时可以使用药物解除焦虑,并要耐心回答患者所提出的问题。

二、麻醉前评估内容

通过病史复习和体格检查,评估患者的麻醉及手术耐受性,以采取有效措施积极预防术后可能的并发症。

(一)病史复习

详细复习全部住院记录,着重了解以下方面。

1.个人史

包括患者的劳动能力,能否胜任较重的体力劳动或剧烈活动,是否有心慌气短的症状;有无长期饮酒吸烟史;有无吸服麻醉毒品成瘾史;有无长期服用安眠药史。

2.过去史

了解既往疾病史;如抽搐、癫痫、冠心病、高血压及相应的治疗情况;既往手术麻醉史,做过何种手术,麻醉方式,有无不良反应;以往长期用药史,了解药名、药量。

3.现病史

查看近日化验结果、用药情况及治疗效果。

(二)体格检查

1.全身状况

观察有无发育不良、营养障碍、贫血、脱水、浮肿、发热及意识障碍等,了解近期体重变化。

2.器官功能

(1)呼吸系统:询问有无咳嗽、咳痰,每天痰量及痰的性状,是否咯血及咯血量。观察呼吸频率,呼吸深度及呼吸形式,评估呼吸道的通畅程度,听诊双肺呼吸音是否对称,有无干湿啰音。参阅胸部 X 片和 CT 检查结果。必要时应有肺功能检查结果。

(2)心血管系统:检查血压、脉搏、皮肤黏膜颜色及温度,叩诊心界,听诊心音,有无心脏长大、心律失常及心力衰竭发作。术前应常规检查心电图。

(3)其他:明确脊柱有无畸形、病变或变形,需麻醉的局部有无感染;检查四肢浅表静脉,选定输血输液穿刺点,估计有无静脉穿刺困难。

(三)麻醉危险分级

根据麻醉前访视结果,进行综合分析,可对患者全身情况和麻醉耐受力做出评估。美国麻醉医师协会(American Society of Anesthesiologists,ASA)将患者的身体状况进行分级。具体如下:第一级,正常健康患者;第二级,有轻度系统性疾病的患者,但无功能性障碍;第三级,有重度系统性疾病的患者,日常活动受限,但未丧失工作能力;第四级,有重度系统性疾病的患者,威胁生命;第五级,无论是否实施手术,不期望 24 小时内能存活的患者。第 1、2 级麻醉耐受力一般均良好,麻醉经过平稳。第 3 级对接受麻醉存在一定风险,麻醉前尽可能做好充分准备,对麻醉中和麻醉后可能发生的并发症采取有效措施,积极预防。第 4、5 级患者的麻醉风险极大,随时有生命危险。急诊手术患者在评级注明"急"(emergency,E),常用 E 表示。

三、一般准备

(一)适应手术后需要的训练

大多数患者不习惯床上大小便,术前需进行锻炼。同时还进行膈肌呼吸、有效咳嗽及深呼吸等胸部体疗训练及术后功能锻炼。

(二)胃肠道准备

麻醉前应常规禁食 6～12 个小时,禁饮 4～6 小时,以减少术中术后呕吐物误吸的危险。即使是局部麻醉,除门诊小手术外,以防止可能由于麻醉效果差而在术中将局麻方式改为全身麻醉的方式,也应术前禁食、禁饮。

(三)输液输血准备

所有手术患者,术前需检查血型。尤其是危重及大型手术,术前应配备适量的血液。选定四肢浅表静脉输血输液穿刺点,通常多选在上肢部位,有利于麻醉医师管理和患者早期下床活动。

(四)其他

嘱患者入手术室前排空膀胱。危重或长时间手术,麻醉后需留置尿管。嘱患者早晚刷牙,入手术室前将活动假牙取下,并将随身物品保管好。

四、麻醉前用药

麻醉前用药主要目的在于解除焦虑、镇静、减少气道分泌物、预防自主神经反射及降低误吸

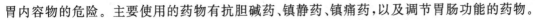

胃内容物的危险。主要使用的药物有抗胆碱药、镇静药、镇痛药,以及调节胃肠功能的药物。

(一)抗胆碱药

目的在于抑制呼吸道腺体分泌,减少气道分泌物。常用药有东莨菪碱 0.3 mg 或阿托品 0.5 mg,术前 30 分钟肌内注射或皮下注射。盐酸戊乙奎醚 0.5 mg 皮下注射,其作用时间长,减少呼吸道分泌物效果好,特别适用于手术时间长和心血管手术患者。

(二)镇静药

通过使用镇静药解除患者的焦虑状态,使患者充分的安静和顺行性遗忘。常用药有地西泮 5～10 mg,术前 1～2 小时口服,或咪达唑仑 1～3 mg,术前 30 分钟静脉注射或肌内注射。

(三)镇痛药

使用镇痛药有利于减轻麻醉前各种有创操作所致的疼痛,控制应激反应。吗啡是主要应用的麻醉性镇痛药,既能镇静又能镇痛,常在进入手术室前 60～90 分钟给予肌内注射 5～10 mg。

(四)H_2 受体拮抗剂

常用于饱胃、孕妇及其他有呕吐误吸危险的人,目的在于减少胃酸分泌,提高胃液 pH 值,以预防误吸及减轻误吸后危害。常用药有雷尼替丁 50～100 mg 术前静脉注射或肌内注射。

五、麻醉方法的选择

麻醉方法及麻醉药物多种多样,应在综合分析患者手术的需要、麻醉医师自身的能力及设备条件后做出选择。同时还需要尽可能考虑到手术者对麻醉选择的意见及患者的意愿,做到安全、无痛、肌松、镇静、遗忘,为手术提供方便。

(陈 萃)

第二节 常用麻醉方法的护理配合

麻醉分为全身麻醉、局部麻醉和椎管内麻醉。椎管内麻醉属于局部麻醉的范畴。不同的麻醉方式,各有其优劣,目前依据患者的情况及手术方式,将多种麻醉药物和麻醉方法合并使用,相互配合,取长补短,称为复合麻醉。

一、全身麻醉期间的护理配合

随着我国医疗条件的改善,人民生活水平的提高,全麻的比例逐渐增加,在大型医院可达 70％～90％。手术室护理人员在全麻期间的护理配合成为其工作的重要内容之一。

(一)麻醉前准备期

1.物品准备

麻醉机,心电监护仪,吸引设备,麻醉药物和抢救药物。全套急救设备及全套插管用具,如各种型号气管导管、管芯、牙垫、开口器、插管钳、麻醉喉镜、吸痰管等。

2.患者准备

核对患者,取下患者随身佩戴物品,协助患者移至手术台,摆放体位,确保患者姿势的安全与舒适,防止身体受压,同时固定四肢,做到完全制动。

3.静脉通道

建立静脉通道,常选用留置针,保证静脉通道通畅。

(二)全麻诱导期

(1)关上手术室门,保持室内安静,避免大声喧哗及器械碰撞声。

(2)留在患者身边,提供患者心理支持,协助麻醉医师行全麻诱导及气管插管。

(3)保证患者体位安全、固定、防止患者入睡后坠落损伤。

(4)出现意外情况时积极协助抢救,如:准备抢救药物、提供抢救设备、寻求其他医务人员的帮助及开放多条静脉通道等。

(5)麻醉诱导结束后完成最后的准备,如安置保留导尿、胃管、准备患者的皮肤、摆放手术所需的患者体位。

(三)全麻维持期

全身麻醉维持期间,主要由麻醉医师负责管理患者。麻醉巡回护士应配合麻醉医师完成麻醉患者生命体征、麻醉深度的监控。

(1)密切观察监护仪患者呼吸、血压、心率、心律及病情的改变,有需要时及时报告。

(2)对危重的手术患者,配合输血、输液、临时用药,及时计算出血量、尿量、冲洗量。刷手护士需关注手术进展,及时发现术中意外情况,如出血、脏器损伤、神经牵拉等,给麻醉医师提供信息。

(四)全麻苏醒期

(1)守护在患者旁边,准备好吸引器。

(2)密切观察患者的病情变化,若出现并发症时及时通知医师并协助处理。①防止恶心、呕吐及反流误吸:若患者出现呕吐先兆(频繁吞咽),应立即将其头偏向一侧、降低床头,使呕吐物容易排出,并用干纱布或吸引器清除口鼻腔内食物残渣,必要时行气管插管,反复吸引,清除吸入气管内的异物,直至呼吸音恢复正常。②防止舌后坠:当出现鼾声时,用手托起下颌,使下颌切牙收合于上颌切牙之前,鼾声即消失,呼吸道梗阻因之解除。必要时置入口咽或鼻咽通气道。③约束患者:对患者制动,防止躁动患者坠落,撕抓引流管、输液管道、伤口敷料等。④保持引流通畅:检查各类导管的情况,包括胃管、引流管、尿管,检查引流瓶的引流情况。⑤维持体温正常:多数全麻大手术后患者体温过低,应注意保暖,宜给予 50 ℃以下的热水袋,热水袋外用布袋套好,以防烫伤。少数患者,尤其是小儿,全麻后可有高热甚至惊厥,给予吸氧、物理降温。

(3)协助将患者移至推床或病床,与麻醉医师一起护送患者至麻醉后恢复室,并与麻醉后恢复室护理人员进行交接。

二、局部麻醉期间的护理配合

局部麻醉指应用局部麻醉药物后,身体某一区域的神经传导被暂时阻滞的麻醉方法。患者表现为局部的痛觉及感觉的抑制或消失,肌肉运动减弱或完全松弛,意识保持清醒。这种阻滞是暂时的、完全可逆的。其优点在于简便易行、安全性大、并发症少,对患者生理功能干扰小。不仅能有效地阻断痛觉,而且可阻断各种不良神经反射,对预防手术创伤所引起的应激反应有一定的作用。

局部麻醉可单独应用于各种小型手术,以及全身情况差或伴有其他严重病变而不宜采用其他麻醉方法的患者。也可作为全身麻醉的辅助手段,增强麻醉效果,减少全麻药物的使用量,从而减轻麻醉对机体生理功能的干扰。

(一)局部麻醉药

局部麻醉药(简称局麻药)指可逆性地阻滞兴奋或冲动在组织中产生和传播的药物。自1860年从南美洲古柯树叶中分离出可卡因,1884年将可卡因应用于临床以来,人们合成了多种局麻药并应用于临床。

1.分类

局麻药依其分子结构的不同分为酯类局麻药和酰胺类局麻药。

(1)酯类局麻药:包括普鲁卡因、氯普鲁卡因、丁卡因、可卡因。可卡因毒性大,有中枢神经兴奋作用,故目前仅用于表面麻醉。普鲁卡因毒性小,但弥散性差,多用于局部浸润麻醉,不用于表面麻醉,其水溶液不稳定,不宜长期贮存。丁卡因毒性强,很少做局部浸润用,多用于表面麻醉、神经干阻滞、硬膜外麻醉和蛛网膜下腔麻醉。

(2)酰胺类局麻药:包括利多卡因、丁哌卡因、罗哌卡因。利多卡因弥散性能好,性质稳定,毒性小,变态反应少见,可用于各种局麻。丁哌卡因为长效局麻药,无表面麻醉作用,对运动神经阻滞差,起效慢,维持时间长,心脏毒性大。罗哌卡因是近年来合成的一种新的、长效酰胺类局麻药,同丁哌卡因相比具有心血管毒性小的优点。

2.局麻药的不良反应

(1)高敏反应:当用小剂量的局麻药时,患者即发生毒性反应。一旦发生,立即停止给药,进行抢救。

(2)变态反应:其发生率仅占局麻药不良反应的2%,多见于酯类局麻药。临床表现为气道水肿、支气管痉挛、呼吸困难、低血压及荨麻疹,并伴有瘙痒。

(3)毒性反应:主要包括中枢神经毒性反应和心脏毒性反应等。

1)中枢神经毒性反应:多因药物直接注入静脉或过量使用。临床表现按其轻重程度排序:舌或唇麻木、头痛、头晕、耳鸣、视力模糊、注视困难或眼球震颤、言语不清、肌肉颤搐、语无伦次、意识不清、惊厥、昏迷、呼吸停止等。一旦出现上述表现,应立即停药、给氧。给予地西泮或咪达唑仑抗惊厥治疗。必要时行气管插管,应用呼吸机支持呼吸。

2)心脏毒性反应:心血管系统对局麻药的耐受性较强,多见于使用丁哌卡因过量时。①临床表现为心肌收缩力降低、传导减慢、外周血管张力降低,从而循环虚脱。②处理:给氧,补液,给予血管收缩药支持循环。室性心律失常需进行复律。溴苄胺可用于治疗丁哌卡因引起的室性心律失常。③预防:实施麻醉前用巴比妥类药物、抗组胺类药物、地西泮,可预防或减轻毒性反应。给予局麻药前反复回抽,确认刺入血管内再推药,以防止药物直接进入静脉。局麻药中加入肾上腺素。小量分次给予局麻药完成阻滞。

3)血管收缩药反应:局麻药中加入肾上腺素可收缩局部血管,缓解局麻药吸收,延长阻滞时间,减少局麻药的毒性反应,消除局麻药引起的血管扩张作用,减少创面渗血。除可卡因本身具有缩血管作用外,其他局麻药中加入肾上腺素,配成1:(200 000~400 000)的浓度。肾上腺素一次用量限于0.25 mg。如加入过多误入动脉可引起面色苍白、心动过速、高血压,称为血管收缩药反应。必须与变态反应、毒性反应区分开来。值得注意的是在末梢动脉部位,气管内表面麻醉时,老年患者、高血压、甲状腺功能亢进、糖尿病及周围血管痉挛性疾病的患者,氟烷全麻时,局麻药液中不应加入肾上腺素。

(二)局部麻醉方法分类

1.表面麻醉

(1)定义:将渗透作用强的局麻与局部皮肤、黏膜接触,使其透过皮肤、黏膜阻滞浅表神经末梢而产生无痛称为表面麻醉。适用于眼、鼻、气道及尿道等部位的浅表手术或内镜检查术。

(2)分类:依使用部位不同,可分为眼部、鼻腔、气道及尿道表面麻醉。依方法不同分为滴入法、填敷法、喷雾法。常用的表面麻醉药有可卡因、利多卡因和丁卡因。

2.局部浸润麻醉

(1)定义:沿手术切口线分层注射局麻药,阻滞组织中的神经末梢,称为局部浸润麻醉。

(2)常用局麻药:0.25%～0.50%的利多卡因溶液,作用时间为 120 分钟(加入肾上腺素),一次用量不超过 500 mg。

(3)操作方法:取 24～25 G 皮内注射针,斜形刺入皮内后推注局麻药,局部皮肤出现白色的橘皮样皮丘,然后取 22 G 长 10 cm 穿刺针经皮丘刺入,分层注射,若需浸润远方组织,应由上次已经浸润过的部位进针以减少疼痛。注射局麻药时应适当用力加压。

3.神经阻滞

(1)定义:神经阻滞(nerve block)是将局麻药注射到神经干或神经丛旁,暂时阻断神经传导,达到手术无痛。由于外周神经干是混合性神经,不仅感觉神经纤维被阻断,运动神经和交感、副交感神经纤维也同时被不同程度地阻断,所以能产生无痛、肌肉松弛和外周血管扩张,若阻滞成功,其效果优于局部浸润麻醉。随着神经丛刺激器在麻醉领域的应用,神经干及神经丛的阻滞方法在临床麻醉中的应用有所上升。

(2)适应证与禁忌证:神经阻滞的适应证主要取决于手术范围、手术时间及患者的精神状态、合作程度。只要阻滞的区域和时间能满足手术的要求,神经阻滞可单独应用或作为其他麻醉方法的辅助手段。穿刺部位有感染、肿瘤、严重畸形,以及对局麻药过敏者应作为神经阻滞的禁忌证。

(3)神经阻滞方法:常用方法有颈神经丛阻滞、臂丛神经阻滞、上肢正中神经阻滞、尺神经阻滞和桡神经阻滞、腕部阻滞、下肢腰神经丛阻滞、坐骨神经阻滞、骶神经丛阻滞、股神经阻滞。其他如颅神经阻滞、肋间神经阻滞、星状神经节阻滞等,在临床麻醉中用的很少,而在慢性疼痛治疗中则得到较为广泛的应用。

4.静脉局部麻醉

(1)定义:静脉局部麻醉是指在肢体上结扎止血带后,经静脉注入局麻药,使止血带远端肢体得到麻醉。该法操作简单,肌肉松弛良好,可减少手术出血,单作用时间较短,有发生局麻药中毒的危险,且术后无镇痛作用。

(2)适应证:适用于肘关节或膝关节以下部位的手术。手术时间不可超过 90 分钟,下肢不可超过2 小时。

(3)操作步骤:①在尽量远离手术部位的肢体远端行静脉穿刺,妥善固定。②将患肢抬高数分钟后,在肢体近端、手术部位以上束扎充气止血带。通常上肢充气压力为 26.7～33.4 kPa(200～250 mmHg),下肢为 53.4～66.7 kPa(400～500 mmHg)。③经静脉穿刺处注入局麻药,成人上肢用利多卡因 0.5%溶液40 mL,下肢用量为上肢的 1.5～2.0 倍,3～10 分钟后即可产生麻醉作用。④手术结束,缓慢放松止血带,2～15 分钟痛觉即可恢复。

(4)注意事项:为防止出现止血带疼痛,可在肢体上缚两套止血带,先给近端止血带充气,待

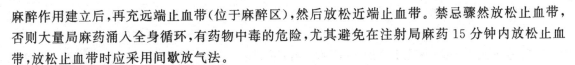

麻醉作用建立后,再充远端止血带(位于麻醉区),然后放松近端止血带。禁忌骤然放松止血带,否则大量局麻药涌入全身循环,有药物中毒的危险,尤其避免在注射局麻药 15 分钟内放松止血带,放松止血带时应采用间歇放气法。

(三)局部麻醉的并发症

局部麻醉小的、暂时的并发症很常见,严重的并发症虽不常见,一旦发生,后果很严重。

1.局部并发症

包括局部水肿、发炎、脓肿、坏死及坏疽、神经损伤等。通常由无菌操作不严格,不适当地使用血管收缩药,针头机械性损伤引起。预防措施包括严格无菌操作,注药速度缓慢,末梢部位禁忌使用血管收缩药,针头避免触碰神经等。

2.全身并发症

包括局部麻醉药物不良反应,神经阻滞时操作不当引起的气胸、血胸、喉返神经阻滞、脊髓损伤等。

(四)局部麻醉的护理配合

(1)由于绝大多数的局部麻醉由护理人员或手术医师完成,护理人员在整个过程中负有相当的责任,故应具有相关知识、技术,并会使用监护仪和急救设备。

(2)准备麻醉药品、抢救药品及急救设备且保证功能良好。重复审阅药物标签,对标签已脱落或字迹不清楚者、药物已变色或呈混浊者,必须丢弃不用。皮肤消毒剂不要放在注射盘内,以免混淆为麻醉剂而注射入患者体内。

(3)手术前核对患者,向患者解释手术前及手术中的注意事项。鼓励患者提出问题、说出不舒服,陪伴患者并给予心理安慰。

(4)术中持续监测及评估者,及早确认患者对局麻药的不正常反应,提供护理措施预防并发症的发生。

(5)术中注意保持手术室安静,保护患者隐私。

(6)术中正确摆放患者体位,以保证安全、舒适,避免局部受压为原则,适当约束患者手臂。术中注意患者的保暖。

(7)门诊患者,术后至少每隔 30 分钟观察一次患者直至其离开医院。告知患者可能的不良反应及正确的处理方法。提供患者及家属手术医师和急诊室的电话号码,可以使患者及时反映术后情况,以及时给予指导处理。

三、椎管内麻醉

椎管内麻醉指将药物注射至椎管内不同腔隙,暂时阻滞相应部位的脊神经,使其支配的区域产生无痛和运动阻滞称为椎管内麻醉,分为蛛网膜下腔阻滞麻醉(含鞍区麻醉)和硬脊膜外腔麻醉(含骶管阻滞麻醉)。该法所需要设备少,对患者生理功能干扰小,麻醉恢复期短,同时由于患者能保持清醒,保护性反射存在,保证了呼吸道通畅,避免了全麻的并发症,故适合于门诊患者、需要保持清醒的外科手术及有全麻禁忌的患者。

(一)分类

1.蛛网膜下腔阻滞麻醉

(1)定义:蛛网膜下腔阻滞麻醉是将局麻药注入脊髓腰段蛛网膜下腔,使脊神经根、背神经根及脊髓表面部分产生不同程度的阻滞,简称脊麻。若仅骶尾神经被阻滞,称为鞍区麻醉。随着患者自主神经的阻断,其依序消失的感觉及运动神经为触觉、痛觉、运动觉、压力觉、体位觉;感觉消失的部位从脚趾开始,然后依序为小腿、大腿及腹部。该法肌肉松弛及镇痛效果佳。

(2)适应证及禁忌证:几乎可用于任何横隔以下的各种手术。下肢、会阴、肛门直肠及泌尿道的手术最为合适。老年人、休克患者、穿刺部位感染及凝血功能障碍为其禁忌证。

(3)并发症:血压下降、呼吸抑制、恶心、呕吐、头痛、背痛、尿潴留、下肢麻痹或肌肉无力。

2.硬脊膜外腔阻滞麻醉

(1)定义:将局麻药注入硬脊膜外间隙,阻滞脊神经根,使其支配区域产生麻醉,即硬脊膜外腔阻滞麻醉,简称硬膜外阻滞或硬膜外麻醉。

(2)适应证:应用范围广,腰段硬膜外阻滞可用于横隔以下任何部位的手术,包括肛门直肠、阴道、会阴、产科及腹部和下肢的手术。胸段硬膜外阻滞可复合应用于胸部手术及术后镇痛。由于颈段硬膜外阻滞在穿刺技术、穿刺风险及麻醉管理上难度大,已较少采用。禁忌证同蛛网膜下腔阻滞。

(3)并发症:①全脊髓麻醉是最严重的麻醉意外事件,因大量局麻药误入到蛛网膜下腔所致。表现为呼吸困难,甚至呼吸停止,血压剧降甚至心跳停止。必须争分夺秒地进行有效人工呼吸,维持循环,大量输液,给予适量升压药,如抢救及时多能缓解。②血压下降是最常见的并发症,多发生于年老、体弱、血容量不足等患者行阻滞胸段脊神经根时。处理方法:控制药量,合理使用升压药、给氧和辅助呼吸等。③呼吸抑制常发生于颈段和上胸段神经根阻滞麻醉。预防措施为严密观察呼吸,做好辅助呼吸的准备。

(二)椎管内麻醉的护理配合

(1)术前核对患者,用酯类局麻药前,询问患者有无过敏史,有药物过敏史的患者应在皮试阴性后方能使用。

(2)用药前严格执行查对制度,仔细核对药物名称、剂量、浓度,以防用错或过量。严格掌握局麻药的一次限量,防止局麻药中毒。

(3)准备所需要的物质和药品,如消毒的硬膜外包或腰麻包,急救设备及所需要的局麻药和抢救药。

(4)建立静脉输液通道后可开始进行麻醉操作。

(5)协助麻醉师摆好麻醉所需要体位,给予良好的灯光照明。穿刺成功后,密切观察监护仪与患者的变化,一旦出现不良反应,立即停药,及时汇报,做好急救准备,护士不得随意离开患者。

(6)麻醉成功后妥善摆放患者手术体位,给予患者安全与舒适的护理。

(7)手术过程中满足患者的需要,陪伴患者并给予心理护理。

(8)手术结束后,电话通知麻醉后恢复室护士,告知患者将要到达及患者的特别情况与所需要准备的设备。协助将患者移至推床或病床,护送入麻醉后恢复室。

(陈 萃)

第三节 麻醉安全的护理管理

良好的麻醉不但可消除患者疼痛感、保持患者安静,利于术者顺利操作,还可降低术中应激反应,减轻或消除不良心理体验,提高围术期安全性。随着近代新麻醉药、新型麻醉机的临床应用及电子监护仪的不断更新和完善,临床麻醉进入了一个更安全的境地;但由于医师应用麻醉技术的熟练程度、应急状态判断和处理的方法、患者对麻醉药及手术耐受的个体差异,使既有的"手术风险"依然存在;同时随着手术适应证扩大,高龄、幼儿、复杂、危重和急诊手术的患者日趋增多等因素,新的"手术风险"不断产生。手术室护士与麻醉医师是一个工作整体,手术过程需要相互密切配合。因此,加强手术室护理技术和质量管理,尤其是提高对麻醉实施、病情监护、意外情况的救治过程中的护理技术水平,落实麻醉安全所必需的具体护理措施是麻醉安全不可或缺的重要环节。

一、护理技术管理

"质量就是生命"。手术室是外科治疗、抢救的重要场所,人员复杂,工作节奏快,各种意外情况多。其中,麻醉意外常突然发生、病情变化快,抢救不当或不及时将导致严重后果,要求医务人员应急能力强,医护配合好,因此,加强麻醉护理技术的质量管理必不可少。

(一)规范护理工作行为

制度是工作的法规,是处理各项工作的准则,是评价工作的依据,是消灭事故、差错的重要措施。因此,要把建章立制作为确保安全的关键环节来抓。

1.依法从事

临床工作是事关患者健康甚至生命的行为,为保障患者的切身利益和医护人员合法权益,需运用现有法律、法规对医疗过程加以规范。因此,医护人员在执行各项医疗护理技术操作过程中,必须遵守国家制订的各种法律、法规,严格按国家卫生部或军队总后卫生部制定医疗护理技术操作常规执行(以下简称常规)。各省、市卫生部门及各医院制订的相关补充规定,也作为其工作依据。科室在制订管理规定、操作标准时必须遵循常规要求,对个别操作项目暂时不能够按照规范要求执行时,必须报告医院职能部门,征求他们的意见和建议,获得技术指导和支持,有利于保护医护人员合法权益。任何人或科室不要私自更改操作方法或标准,以免造成医疗问题。麻醉更是高风险、易出意外的医护行为,更需遵守各种医疗法律、法规,严格按麻醉医疗护理技术操作常规进行,并以此制定各种麻醉医疗护理技术操作规范和质量管理措施。

2.制度先行

确保安全的良方在于事前预防,而不是事后检讨。认真执行查对制度、交接班制度和各种操作规程,建立健全各项管理制度。经常将科室的具体工作与医护技术操作常规、各项管理规定、标准流程等进行对照检查,及时纠正存在的问题,以适应情况的不断变化。在不断健全制度的基础上,做到学制度、用制度,以制度或规定规范各项护理行为;此外,定期召开安全分析会,查找工作问题,制订改进措施;利用"质量园地",定期张贴标准流程、隐患告示、防护措施等警示,起到常提醒的作用。对于麻醉过程中的护理、护理配合内容和程序可辅以"麻醉护理安全防护预案",协助进行。

3.有章可循

对各专科具体的基础操作、难点环节、质量重点等,制订标准流程、质量标准和检查细则,做到各项管理有章可循,质量评价有量化指标。对一些高危操作、急救技术,在制订标准操作流程、应急处理流程的基础上,应将其置放在机器旁或玻璃下,使每位医护人员都能遵从执行。尤其是对各专科在麻醉、手术过程中所出现常见麻醉和专科意外的应急处理、护理配合更应有明确的标准流程。

(二)强化理论技能培训

手术工作是一项科学性、实践性很强的工作,要高度重视麻醉手术的风险性,严防麻醉意外的发生,要不断进行理论和技能培训,以具备娴熟的技术和丰富的临床经验,治病救人。

1.加强作风养成

手术配合与麻醉工作是一个不可分割的整体,而医师实施麻醉与护理配合也是密不可分的。麻醉医师与护士定期开展业务培训、安全质量分析、危重病例讨论等,不断提高诊治能力和救治水平;培养护士能胜任各种手术麻醉配合、药物反应判断和熟知急救器材操作、充分评估术中出血,以及在意外情况发生时护士的应急准备和护理配合;严格麻醉期间的医护管理,密切观察患者病情变化,适时调整麻醉用药,确保各项治疗操作及时、正确、有效。在麻醉或手术操作中发现问题,要及时报告,确保手术麻醉安全或将负面影响降至最低。通过以上医护的互动,养成麻醉过程中医护间的默契配合的良好作风。

2.拓宽知识结构

随着医学的发展和技术的不断创新,新医药、新设备不断在临床上的应用,在强化专业理论知识学习和技能培训的同时,加强临床麻醉学、危重医学、现代药理学及法律知识的学习和运用,尤其是监护设备的应用和技术参数的分析等,不断培养护士对手术病情的观察力、判断力和处理问题的能力,做好麻醉医师的参谋和助手,确保手术安全。

(三)提高患者手术麻醉耐受力

1.实施术前访视

手术和麻醉均为有创性治疗,术前常导致患者出现生理和心理的应激反应,表现为对手术和麻醉怀有紧张、恐惧、焦虑等负性心理,并对麻醉用药的药物效应造成直接影响。因此,术前1天应访视患者。术前1天,医护人员应深入病房向患者简单介绍手术环境、麻醉手术经过,耐心解答患者的提问,让其对手术有一个大概了解,尤其是非全麻状态下可能听到电刀切割、心电监护、手术器械操作等发出的各种声音,应做必要的说明,消除恐惧心理,使其处于良好的心理状态接受麻醉和手术;配合护士查看手术病历,明确诊断、手术方式、手术部位、生化检验结果(尤其是生化阳性结果)及药物过敏情况等,以便做好术前各项物品准备;同时,与患者接触时,医护人员应仪表端庄、态度和蔼、举止稳重,以增加亲近感和信任感,起到安定患者情绪的作用。

2.完善手术工作内容

保持手术间安静,关闭门户,既保障患者隐私,又排除使患者兴奋的因素。患者进入手术间实施麻醉前,护士应立即给予问候和自我介绍,利用有限的时间与患者进行简单交流,稳定其情绪,安抚其进入陌生环境后的恐惧感;通过术前核对手术资料,了解患者前日的饮食、睡眠、术前医嘱执行等情况;对药物高敏者,应及时报告麻醉医师;对患者提出的某些合理要求,应及时予以帮助、解决,使其体会到医护人员的关心、爱护。

术中非全麻患者,多数意识存在或未完全丧失。因此,手术人员应做到说话、走步和拿放物品轻;各种监护仪器的报警声应调低音量,尽量减少噪声;避免大声谈笑,不谈与手术无关的事情,更不能拿患者的隐私或病情开玩笑。护理操作及配合过程中,动作要轻巧、利索,给患者安全感。遇病情变化或紧急抢救时,应有条不紊,积极配合医师采取有效抢救措施,以免增加患者的恐惧和焦虑。

术后护送患者返回病房,应摆好麻醉后体位,说明麻醉注意事项,主动告知患者或亲属手术

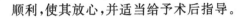

顺利,使其放心,并适当给予术后指导。

二、麻醉安全的护理措施

(一)麻醉前配合

麻醉前准备的目的在于消除或减轻患者对麻醉与手术的恐惧与紧张心理,以减少麻醉的并发症,利于麻醉的诱导与维持,减少麻醉意外。

1.核对记录手术资料

患者入手术室后,将手术患者与手术通知单、病历进行资料核对,核对患者姓名、性别、住院号、手术名称(何侧)、手术时间,以及术前禁食、禁饮、术前用药等情况,并将相关资料记录于"手术护理记录登记本",防止开错刀。

若患者进食后实施急诊手术,可能会发生呕吐和误吸。巡回护士应将其去枕,头偏向一侧或垂头仰卧,有助于呕吐物排出,防止误吸。

2.建立静脉通道

通常在下肢建立静脉通道,以免影响手术者操作;手术历时短、术后下地活动早的手术患者,可选择上肢静脉穿刺。全麻、大手术,宜选择大号套管针(如 18 号、20 号),连接输液专用三通接头,方便术中加药;输液连接头一定要解除紧密,必要时用胶布加固,防止肢体移动或摆体位时松脱;小儿输液,应选择小儿输液装置,每次液体量100~150 mL,方便麻醉医师临时调整用药。选择近关节部位的静脉穿刺后,应用小夹板或空纸盒跨关节固定,既保证输液通畅,又防止套管针脱出。

静脉穿刺前,应脱下患者衣服,以便手术消毒和麻醉医师观察呼吸、测量血压。

3.麻醉用药护理

严格执行查对制度:术中用药多为口头医嘱(无医嘱单),护士在给药过程中必须严格执行给药前的二人查对制度及大声重复药名、浓度、剂量、用法,无误后方可执行;若为大制剂(如哈特曼500 mL换瓶),也应先征得医师同意后方可悬挂使用,严防用错药。用药毕,及时提醒麻醉医师将用药情况记录在麻醉记录单上,以便核查。克服习惯性思维方式,以免用错药。抽吸药液的注射器,必须贴药品标签纸或用油笔标记,套上原药空安瓿,定位放置;所有使用后的液体瓶或空袋、空安瓿,必须保留,待患者离室后方可处理。

严格执行无菌操作技术:操作前应着装整齐,洗手;抽取麻药前,瓶口应消毒,尤其是腰麻的操作配合,避免污染。

掌握正确用药方法:不同部位黏膜吸收麻药的速度不同,在大片黏膜上应用高浓度及大剂量麻药时,易出现毒性反应。因此,局部浸润麻醉时,应按组织解剖逐层注射、反复抽吸,以免误入血管;感染及癌肿部位不宜做局部浸润麻醉,以防扩散及转移。若麻醉剂量使用较大时,宜采用低浓度麻醉药;采用气管及支气管喷雾法时,局麻药吸收最快,应严格控制剂量。

常用局麻药中加用肾上腺素时,要注意浓度及适应证;浸渍局麻药的棉片,填敷于黏膜表面之前,应先挤去多余的药液,以防黏膜吸入过多药液而引起中毒反应;易引起变态反应的药物,使用前注意应查对药物过敏试验结果,并及时转告医师。

准备急救药品和器材:巡回护士连接吸引器、吸引管,并处于备用状态;协助麻醉医师备好麻醉机、氧气、气管插管、急救药品及复苏器材。

(二)麻醉配合护理要点

1.气管插管全麻的护理配合

气管插管全麻成功的关键在于物品准备充分、体位摆放合适、选择用药合理及医护人员默契配合。

协助医师准备麻醉用品,如吸引器、心电监护仪、抢救药品及宽胶布等;去枕,协助患者头向后仰,肩部抬高。

全麻诱导时,由于患者最后丧失的知觉是听觉,应关闭手术间的门,维持正压,停止谈话,室内保持安静;行气管插管时,患者可能会有咳嗽和"强烈反抗",护士应床旁看护,给予适当约束和精神支持,避免发生意外伤;外科麻醉期,护士应再次检查患者卧位,注意遮挡和保护患者身体暴露部位。

急诊手术患者可能在急性发病前或事故发生前刚进食、进饮,应仔细询问,以供麻醉方式的选择;若必须立即行全麻手术,应先插管将胃内容物排空,此时巡回护士应备好插管用物,协助麻醉医师插管。

若只有一位医师实施全麻操作,巡回护士应协助医师工作,面罩给氧、患者口咽部局麻药喷雾,快速插管时静脉推注肌松剂,插管时协助显露声门、固定导管等。

插管过程中要注意:①保证喉镜片明亮,特别是在快速诱导致呼吸肌松弛,需迅速插入气管导管接通氧气。②固定气管插管时,应先安置牙垫再退出喉镜,防止患者咬瘪导管致通气障碍。③正确判断气管插管位置,护士可在患者胸前按压1~2下,辅助麻醉医师用面部感触气流或用听诊器试听双肺呼吸音,确保在气管中,避免导管插入过深进入支气管妨碍肺通气。④注入气管导管套囊内空气5~8 mL。气压过大,可压迫气管导管使管腔通气变小,也可压迫气管黏膜致坏死。

气管拔管时,麻醉变浅,气管导管机械性刺激,切口疼痛、吸痰操作等,使患者肾上腺素能神经过度兴奋、血管紧张素-醛固酮系统失衡致血浆肾上腺素浓度明显升高。因此,拔管过程中要注意监测血氧饱和度、血压、心率变化,给予相应的拮抗药物;吸痰动作要轻柔,减少刺激,保持患者略带俯倾的侧卧位,易使分泌物排出,防止误吸;苏醒期患者烦躁不安,护士要守在床旁,上好约束带,将患者卧位固定稳妥,防止因烦躁而坠床、输液管道脱出、引流管拔出等意外情况发生。如患者未能彻底清醒,应在复苏室观察,待生命体征平稳后方可送回病房。

护送患者回病房时,仍应交代护士监测呼吸、血压情况,防止由于麻醉药和肌松药的残余作用,熟睡后下颌松弛造成的上呼吸道梗阻或由于腹部手术后切口疼痛、腹部膨胀、腹带过紧造成的呼吸困难或呼吸停止。

若为浅麻醉复合硬膜外阻滞麻醉时,体位变动多,应向患者做必要解释,以取得配合;同时,加强体位护理,防止摔伤。

2.椎管内麻醉的护理配合

(1)协助麻醉医师摆放穿刺体位,即患者背部靠近手术边缘,头下垫枕,尽量前屈;肩部与臀部水平内收,双手或单手抱屈膝,显露脊柱。可利用术前访视的机会指导患者体位摆放要点,说明意义,以便能较好配合。

(2)穿刺前应备好穿刺包及药品,核查患者有无局麻药过敏史,协助麻醉医师抽药;穿刺操作时,护士站在患者腹侧,保持患者身体姿势平稳,不宜摇摆身体或旋转头部,防止躯体移动造成邻近椎体移位致穿透硬膜甚至损伤脊髓神经或导致穿刺针折断等意外发生。

（3）穿刺过程中，护士应注意观察患者面部表情、呼吸、脉搏情况，发现异常及时报告麻醉医师；同时，不时与患者交谈，分散其注意力，减轻紧张心理。

（4）实施腰麻的患者，宜在穿刺前建立静脉通路，以便及时扩容；根据麻醉需要，调节手术床的倾斜度。

（5）固定硬膜外导管时，应先用胶布压住穿刺点，再顺势平推黏附两端，防止导管误拔；在翻身摆放体位和移动患者时，应用手托扶穿刺点进行移位，防止导管脱出。

（6）护送患者返回病房时，向病房护士交代患者术中的情况及注意事项；鼓励患者消除术后切口疼痛心理，指导术后康复锻炼。

3.小儿麻醉的护理配合

（1）一般护理：由于患者对就医持有本能的害怕、恐惧，拒绝接受治疗操作。因此，进入手术室前，可让亲属在等候厅陪护，协助安抚患者情绪，必要时准备玩具，减轻患者的焦虑和哭闹，减少胃肠胀气和呼吸道分泌物的增加；一般情况下，术前禁食，2岁以上为8小时、1～2岁为6小时、6个月左右为4小时；由于婴幼儿耐受饥饿的能力差，患儿择期手术宜安排在上午第一台为宜。

提前准备好麻醉后体位所需物品，长条形软垫一个置于患者肩背部、四头带4个固定四肢腕踝部、小夹板1块固定静脉穿刺部位。

手术铺巾前，室温宜相对调高（尤其是冬天），防止受凉；选择小号套管针（如24号）、小包装液体，控制滴速；备好吸引器、氧气、4 mm吸氧导管（可用头皮针上的导管代替）、气管插管等急救物品。

连续监测氧分压、呼吸、心率变化，＞2岁则应监测无创血压，严密观察患者辅助呼吸参与的强弱及呼吸节律，皮肤、指甲、口唇色泽，如患者出现分压下降或呼吸抑制（口唇发绀），应立即托起下颌，面罩吸氧2～3分钟，一般情况下症状可缓解；如患者有痰鸣音，呼吸短促，口中有涎液流出时，应予吸痰，吸痰不超过10秒，动作轻柔，边吸边向上旋转。

（2）全面恢复期护理：苏醒前期，患儿意识尚未恢复，出现幻觉、呼吸不规则、躁动、哭闹，四肢随意运动，往往容易发生窒息和意外伤。因此，应注意观察患儿意识，年长儿尤应注意其神志变化；加强床旁看护和制动，防止坠床；保持呼吸道通畅，防止窒息。躁动也可由尿潴留、疼痛引起，应观察膀胱充盈情况，及时对症处理。同时，患者躁动时可能将被子踢开，应随时盖好，注意保暖。及时处理并发症：①呼吸不规则，多由全麻后分泌物积聚于咽喉及呼吸道、麻醉本身对呼吸抑制及口腔手术后出血、舌根后坠等引起。应立即吸出呼吸道分泌物；口腔手术的患者取肩部垫高头偏向一侧仰卧位；呼吸有鼾声、屏气等症状的患者，应立即托住下颌，双手将下颌向前向上托起至听到呼吸音通畅为止，若效果不佳，可用舌钳拉出舌头或置通气导管。②喉头水肿，可由于插管时动作粗暴或管径较粗、插管时间过长引起。积极协助医师用药处理。③呕吐物误吸造成窒息、肺不张或吸入性肺炎。

（3）用药护理：小儿施行手术和麻醉多不能合作，常选择氯胺酮作为基础麻醉药。患者进入手术室前，应准确测量体重，保证用药剂量的准确；氯胺酮作用快、维持时间短，麻醉诱导后应尽早开始手术，节省手术过程时间，减少氯胺酮用量。

氯胺酮用药后分泌物明显增加，麻醉浅、手术刺激、缺氧等情况均可诱发喉痉挛。因此，术中应将患者头偏向一侧，及时吸出口腔分泌物，给予吸氧，保证呼吸道通畅，备好气管插管用物及抢救药物。

采取深部肌内注射,促进药物吸收、减少麻醉药及组织刺激。由于小儿自制能力差,多不能很好地配合肌内注射或静脉穿刺;肌内注射时应固定好针头,防止断针。

防止液体外渗,穿刺部位在足背与手背的患者,穿刺好后常规用一小药盒或夹板,在穿刺部位上下方各用一长胶布固定,注意松紧度,以不影响血液回流为宜。穿刺部位在关节处的患者,术后常规用小夹板固定,尽可能使用套管针进行静脉穿刺输液,可避免因患者躁动致穿刺针损伤血管而造成液体外渗。

(4)椎管阻滞麻醉的体位配合:小儿腹部、会阴部、下肢手术采用基础麻醉加复合骶管阻滞麻醉,可有效减轻内脏牵拉和神经刺激反应、减少麻醉药使用剂量、起到术后患者苏醒快的麻醉效果。但临床上常见骶管阻滞不全或出现单侧阻滞现象,若单纯追加麻药用量将使药物中毒概率增加。因此,穿刺时协助麻醉医师让患者取倾侧卧位,暴露骶裂孔,此时应显露患者面部,观察呼吸情况,防止患者口鼻被被褥堵塞;穿刺成功后缓慢注入麻药,并保持手术侧在下 5 分钟,然后再摆放手术体位。同时,基础麻醉加复合骶麻是在患者无知觉下变动体位,容易导致缺氧,故术中应严密监护。

4.局麻的护理配合

(1)局麻下手术的患者更易出现精神紧张、恐惧,手术时肌肉紧张甚至颤抖,严重者出现面色苍白、心悸、出冷汗、恶心、眩晕、脉搏加快、血压升高等。适时与患者进行交流,分散注意力,解释术中可能出现的感觉,必要时为患者按摩一下受压部位,有助于提高麻醉效果,使手术顺利完成。

(2)熟悉所用局麻药的性质、用法及剂量,严格落实用药查对制度。

正确识别局麻后各种不良反应:①中毒反应。轻者出现精神紧张、面部肌肉抽搐、多语不安、判断力一时减退、心悸脉快、呼吸急促、血压升高;重者出现谵望、肌肉抽动、皮肤发绀、血压稍下降、脉率减慢、周围循环迟滞、出冷汗、昏睡及深度昏迷,处理不及时会导致呼吸抑制或停止、循环衰竭及心跳停止。②防治。掌握局麻药的一次性剂量,采用小剂量分次注射的方法;局麻药中加用肾上腺素,减慢吸收;麻醉注药前必须回抽,防止误入血管。出现中毒反应,立即停止局麻药,报告麻醉医师;早期吸氧、补液严密观察病情变化,积极配合麻醉医师,维持呼吸循环稳定。

(3)巡回护士在手术过程中应坚守岗位,不可离开手术间。

(三)合理摆放手术体位

不同体位对椎管内麻醉效果有影响,根据需要调节体位,有利于麻醉药的扩散、增加麻醉平面。因此,正确摆放体位,可充分显露手术野、让患者舒适、防止意外伤,又可减少药物用量,避免麻药中毒。

1.麻醉侧卧位

侧卧位穿刺插管麻醉时,协助患者摆放体位,尽量显露椎间隙;穿刺过程,护士站在患者腹侧进行床旁照顾,并协助固定穿刺部位,嘱患者若有不适可立即说明但不要移动身体,防止断针;穿刺中,注意观察患者面部表情,必要时与患者交谈,分散其注意力。

2.升腰桥(或折床)侧卧位

据报道,患者行硬膜外阻滞麻醉后丧失知觉,肌肉处于松弛状态,机体的保护性反射及自身调节能力下降,此时给予侧卧位升腰桥,可导致回心血量减少,心排血量下降。体位摆放不适,随着手术时间延长,患者耐受能力下降,出现躁动、不配合等。因此,摆放体位时,动作轻柔,准确迅速,一次到位,减少重复移动。侧卧前,应准备好体位垫、托手板、床沿挡板、肢体约束带等物品;翻身侧卧时,注意头部、肩部、髂部的着力点均匀受力,平移患者身体,避免压迫神经和血管;肾及肾区手术升高腰桥(或折床),应正对肋缘下3 cm,使患侧腰部皮肤有轻微的张力,髂嵴抬高,腰部平展;腋下、髂嵴前后、双腿之间放置体位垫固定,必要时上骨盆挡板,四肢上约束带,防止术中因患者烦躁发生身体移位,造成意外损伤和增加出血机会。

3.剖宫产仰卧位

硬膜外阻滞麻醉下剖宫产术,由于产妇巨大的子宫压迫下腔静脉,可造成一时性回心血量减少、心排血量下降,出现血压下降;同时,硬膜外阻滞麻醉给药后,阻滞了腰以下的感觉运动及交感神经,腹部及下腔静脉扩张,血管容量增加,血液存留于腹部及下肢,造成血容量相对不足,出现血压下降,常常发生低血压。因此,麻醉后取水平位仰卧时,应将手术床左倾15°～30°,将产妇子宫推向左侧,减少下腔静脉的压迫。同时,选择左上肢静脉穿刺,左侧卧位麻醉穿刺,麻醉后仰卧,适当加快输液速度,积极配合医师进行补液,预防低血压。

(四)注意保暖

手术创面越大、麻醉范围越广、手术时间越长及输液量越多,患者体温降低的可能性和降温幅度也就越大。环境温度在23 ℃时,冷感受器受到刺激,经体温调节中枢发生肌肉寒战产热,以维持体温;冷的消毒液直接刺激皮肤,引起患者寒战;冷的生理盐水冲洗体腔,吸收机体热量,额外增加机体能量消耗,使体温下降。对手术紧张、害怕引起情绪波动,使周围血管痉挛收缩。硬膜外阻滞麻醉阻断了交感神经,使阻滞区皮肤血管扩张,骨骼肌已丧失收缩产热能力,为保持体温恒定则通过非阻滞区的骨骼肌收缩,即发生寒战。同时,硬膜外阻滞麻药初量用足后,阻滞区血管扩张,有效循环减少,血量下降。此时麻醉医师往往用加快输液速度来纠正,造成单位时间内大量冷液体进入血液,直接刺激体温调节中枢出现寒战。因此,加强术中保暖,对小儿、老人的术后恢复尤为重要(如预热输入的液体、切口冲洗,体弱或手术历时长的手术患者使用变温毯等)。

1.控制手术间温度

接患者前30分钟,将手术间空调调至24～26 ℃,冬季应适当调高至26～27 ℃;等待麻醉期间,应盖好小棉被,注意双肩、双足保暖,在对皮肤进行消毒时,患者穿衣少或不穿衣,注意覆盖非消毒区域躯体部位,必要时暂停冷气输入,待手术铺巾盖好后再降室温;手术过程中,台上应加强术野以外部位的敷料覆盖,台下应注意肢体暴露部位的遮盖保暖,避免不必要的暴露;手术结束前将室温及时调高;对于婴幼儿、老年人、低温麻醉患者,最好使用变温毯,必要时提前预热被褥或暖箱。如果使用热水袋,温度不得超过50 ℃,以免烫伤。

2.加温输液

为防止体温下降过多,术中静脉输注的液体及血液应加以温输注为宜。可将液体加温至37 ℃左右、库存血加温至34 ℃左右,必要时使用液体加温器控制;及时处理输液引起的热源反应,此类反应除寒战外,伴有皮疹等临床表现,应认真细致观察并加以区别,及时给予抗过敏处理。

3.温水冲洗体腔

提醒医师尽量缩短皮肤消毒时间,减少体热丢失;术中使用盐水纱布拭血;进行体腔冲洗时,应使用37 ℃左右热盐水冲洗,以免引起体热散失。

4.严格规范麻醉药品及用量

低体温可引起麻醉加深,出现苏醒延迟,增加呼吸系统的并发症等,如区域麻醉时,阻滞区域的血管不能代偿性收缩,削弱了机体对寒冷的血管收缩防御反应,体热由深部向外传导,使体温下降,甚至刺激机体的温度感受器引起寒战反应;全麻药可抑制体温调节中枢,导致全身皮肤血管扩张,散热增加;肌松药使全身骨骼肌处于松弛状态,消除肌紧张及肌肉运动产热的来源。因此,必须科学、正确、合理地使用麻醉药。

(五)紧急抢救原则

(1)迅速解除呼吸道梗阻,保持呼吸道通畅,给氧、吸痰。

(2)迅速建立静脉输液通道,若穿刺困难,立即协助医师做深静脉穿刺或静脉切开,需要动脉输血者,立即准备输血器材。迅速备齐急救药品和器材,包括盐酸肾上腺素、阿托品、多巴胺、地塞米松、利多卡因、氯化钙、盐酸异丙嗪、肾上腺素、呋塞米、5%碳酸氢钠,以及除颤器、心电图机、心脏监护仪、血液加温仪及心脏按压包等,除颤器应处于备用状态,并置于手术间便于取用的中心位置上。

(3)严格按医嘱用药,严格执行三查七对制度,及时记录用药、治疗、复苏的全过程;使用中的注射器、液体袋,必须贴有药名、浓度、剂量标志;使用后的药袋或瓶、安瓿,全部保留至抢救结束。

(4)固定患者,上好约束带,防止坠床,并注意保暖。

(5)保持良好照明,协助安装人工呼吸机、除颤器等。

(6)密切观察体温、脉搏、呼吸及血液变化,并详细记录。

(7)严格执行无菌技术操作规程,及时、准确留取各种样本,随时配合手术、麻醉医师工作。

(8)具有防受伤观念,一切操作应轻、稳,防止粗暴,避免在抢救中并发其他损伤。

(9)抢救完毕,及时清洁、整理、补充急救药品和器材,保持基数齐备,器材性能良好。

三、局部麻醉

(一)麻醉药液的配置和用药

采用复方局部浸润麻醉剂,其中包括盐酸普鲁卡因 3 g,盐酸利多卡因 400 mg,盐酸丁哌卡因 200 mg,哌替啶 100 mg,盐酸肾上腺素(1∶1 000)0.5 mL,生理盐水加到 1 000 mL。要求一次性将 1 000 mL 药液配置好备用,不允许随用随配以免在药量比例上发生问题,影响麻醉效果或出现中毒现象。局部浸润麻醉时分次进行皮内、皮下、肌肉或神经根周围注射。成人量 500~1 000 mL,8 岁以内的小儿用量减半(250~500 mL)。

(二)术中用药

术中患者如果有难以忍受的疼痛时,还可以在 3~5 小时内再给予二次哌替啶肌内注射,每次 50 mg,8 岁以内的小儿减半量,加上局部麻药液中的哌替啶 100 mg,共计不超过 200 mg。

四、术前护理配合

(一)术前访视

手术患者难免存在种种思想顾虑、恐惧、紧张和焦虑心情。情绪激动和失眠均可导致中枢神经系统和交感神经系统过度活动。这些反应过于强烈,不仅对神经、内分泌及循环系统产生影响,并且会直接干扰麻醉和手术,因而削弱患者对麻醉和手术的耐受力,引发术中术后的并发症,通过术前访视患者,护士能够全面了解每个患者在身心方面的需求,从关怀、安慰、解释和鼓励着手,酌情将手术目的、麻醉方式、手术体位及麻醉和术中可能出现的不适情况,用通俗、恰当的语言向患者做具体的解释,针对存在的顾虑疑问进行交谈,取得患者的信任和配合,顺利地完成麻醉和手术。

(二)麻醉前用药护理

麻醉前给患者注射苯巴比妥钠、阿托品、哌替啶等药物,以达到镇定、止痛、降低基础代谢及神经反射的应激性,减少麻醉药用量,减少术中发生反射性低血压症,预防和对抗某些麻醉药物的不良反应。因此,麻醉前和用药后注意观察患者的血压、脉搏和呼吸,并且应用推车将患者送到手术室,以避免因其步行引起直立性低血压而发生意外。

(三)严格执行查对制度

患者入手术室后,仔细核对患者姓名、性别、床号、住院号、麻醉方式、手术名称、手术部位等,检查麻醉前用药情况,各种皮试反应结果,是否禁饮禁食等。

(四)建立静脉通道

建立和保持静脉通路通畅,是麻醉及术中给药、补液、输血和患者出现危症时极为重要的一项抢救措施。静脉通路首选上肢静脉,因为循环时间短,药效发生快,便于麻醉管理,较大手术或紧急情况可做锁骨下静脉穿刺,监测中心静脉压,以指导输液。

五、术后护理配合

手术完毕,手术室护士应与麻醉师一同护送患者回病房,并与病房护士详细交接所施手术麻醉方法,手术中用药及术中和麻醉过程中患者的基本情况,麻醉后注意事项等。

（陈 萃）

第四节 围麻醉期并发症的护理

围麻醉期导致并发症的 3 个方面:患者的疾病情况,麻醉医师素质,麻醉药、麻醉器械及相关设备的影响和故障。麻醉期间常见的并发症包括呼吸道梗阻、呼吸抑制、低血压和高血压、心肌缺血、体温升高或降低、术中知晓和苏醒延迟、咳嗽、呃逆、术后呕吐、术后肺感染、恶性高热等,下面将介绍与患者疾病情况、麻醉操作与不当、麻醉药影响及麻醉器械故障有关的并发症。

一、围麻醉期环境

良好的麻醉不但可消除患者痛感、保持安静,利于术者顺利操作,还可以降低术中应激反应,减轻或消除不良心理体验,提高围术期安全性。随着近代新麻醉药、新型麻醉机的临床应用及电子监护仪的不断更新和完善,临床麻醉进入了一个更安全的境地;但由于医师应用麻醉技术的熟练程度、应急状态判断和处理方法、患者对麻醉及手术耐受的个体差异,使既有的"手术风险"依然存在;同时随着手术适应证扩大、高龄、幼儿、复杂、危重和急诊手术的患者日趋增多等因素,新的"手术风险"不断产生。手术室护士与麻醉医师是一个工作整体,手术过程需要相互密切配合。因此,加强手术室护理技术和质量管理,尤其是提高对麻醉实施、病情监护、意外情况救治过程中的护理技术水平,落实麻醉安全、具体护理措施是麻醉安全不可或缺的重要环节。

(一)护理技术管理

"质量就是生命"。手术室是外科治疗、抢救的重要场所,人员复杂、工作节奏快,各种意外情况多。其中,麻醉意外常突然发生、病情变化快,抢救不当或不及时将导致严重后果,要求医务人员应急能力强,医护配合好,因此,加强麻醉护理技术的质量管理必不可少。

1.规范护理工作行为

制度是工作的法规,是处理各项工作的准则,是评价工作的依据,是消灭事故、差错的重要措施。因此,要把建章立制作为确保安全的关键环节来抓。

(1)依法从事:临床工作是事关患者健康甚至生命的行为,为保障患者的切身利益和医护人员的合法权益,需运用现有法律、法规对医疗过程加以规范。

(2)制度先行:确保安全的方法在于事前预防,而不是事后检讨。认真执行查对制度、交接班制度和各种操作规程,建立健全各项管理制度。

(3)有章可循:对各专科具体基础操作、难点环节、质量重点等,制定标准流程、质量标准和检查细则,做到各项管理有章可循,质量评价有量化指标。

2.强化理论技能培训

手术工作是一项科学性、实践性很强的工作,要高度重视麻醉手术的风险性,严防麻醉意外的发生,要不断进行理论和技能培训,以具备娴熟的技术和丰富的临床经验,治病救人。

(1)加强作风养成,确保手术麻醉的质量控制。

(2)拓宽知识结构,注重临床能力的培养。

3.提高患者手术麻醉耐受力

(1)提高患者手术麻醉耐受力就要实施手术前访视。

(2)提高患者手术麻醉耐受力需要完善手术内容。

(二)麻醉安全的护理措施

1.麻醉前配合

麻醉前准备的目的在于消除或减轻患者对麻醉手术的恐惧与紧张心理,以减少麻醉的并发症,利于麻醉的诱导与维持,减少麻醉意外。

(1)核对记录手术资料。

(2)建立静脉通道。

(3)麻醉用药护理:①严格执行查对制度;②严格执行无菌操作技术;③掌握正确用药方法;④准备急救药品和器材。

2.麻醉配合护理要点

(1)气管插管全麻的护理配合:气管插管全麻成功的关键在于物品准备充分、体位摆放合适、选择用药合理及医护人员默契配合。①协助医师准备麻醉用品,如吸引器、心电监护仪、抢救药品及宽胶布等;去枕,协助患者头向后仰,肩部抬高。②全麻诱导时,由于患者最后丧失的知觉是听觉,所以当开始施行麻醉时,应关闭手术间的门,维持正压,停止谈话,室内保持安静;行气管插管时,患者可能会有咳嗽和"强烈反抗",护士应床旁看护,给予适当约束和精神支持,避免发生意外伤;外科麻醉期,护士应再次检查患者卧位,注意遮挡和保护患者身体暴露部位。③急诊手术患者可能在急性发病前或事故发生前刚进食、进饮,应仔细询问,以供麻醉方式的选择;若必须立即全麻手术,应先插胃管将胃内容物排空,此时巡回护士应备好插管用物,协助麻醉医师插管。④若只有一位医师实施全麻操作,巡回护士应协助医师工作,插管时协助显露声门、固定导管等。⑤插管过程中要注意:保证喉镜片明亮;固定气管插管;正确判断气管插管位置;注入气管导管套囊内空气 5～8 mL。⑥气管拔管时,麻醉变浅,气管导管机械性刺激,切口疼痛、吸痰操作等,使患者肾上腺素神经过度兴奋、血管紧张素失衡致血浆肾上腺素浓度明显升高。因此拔管过程中要注意检测血氧饱和度、血压、心率变化,给予相应的抵抗药物;吸痰动作要轻柔,减少刺激;苏醒

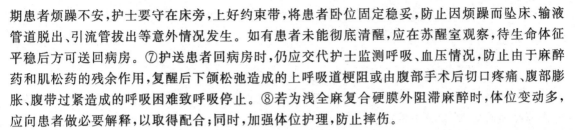

期患者烦躁不安,护士要守在床旁,上好约束带,将患者卧位固定稳妥,防止因烦躁而坠床、输液管道脱出、引流管拔出等意外情况发生。如有患者未能彻底清醒,应在苏醒室观察,待生命体征平稳后方可送回病房。⑦护送患者回病房时,仍应交代护士监测呼吸、血压情况,防止由于麻醉药和肌松药的残余作用,复醒后下颌松弛造成的上呼吸道梗阻或由腹部手术后切口疼痛、腹部膨胀、腹带过紧造成的呼吸困难致呼吸停止。⑧若为浅全麻复合硬膜外阻滞麻醉时,体位变动多,应向患者做必要解释,以取得配合;同时,加强体位护理,防止摔伤。

(2)椎管内麻醉的护理配合:①协助麻醉医师摆放穿刺体位,即患者背部靠近手术床边缘,头下垫枕,尽量前屈;肩部与臀部水平内收,双手或单手抱屈膝,显露脊柱。②穿刺前应备好穿刺物品及药品,核查患者有无局麻药过敏史,协助麻醉医师抽药;穿刺操作时,护士站在患者腹侧,保持患者身体姿势平稳,不宜摇摆身体或旋转头部,防止躯体移动造成邻近椎体移位致穿透硬膜甚至损伤脊髓神经或导致穿刺针折断等意外发生。③穿刺过程中,护士应注意观察患者面部表情、呼吸、脉搏情况,发现异常及时报告麻醉医师;同时,不时与患者交谈,分散其注意力,减轻紧张心理。④实施腰麻的患者,宜在穿刺前建立静脉通路,以便及时扩容;根据麻醉需要,调节手术床的倾斜度。⑤固定硬膜外导管时,应先用胶布压住穿刺点,再顺势平推黏附两端,防止导管误拔;在翻身摆放体位和移动患者时,应用手托扶穿刺点进行移位,防止导管脱出。⑥护送患者返回病房时,向病房护士交代患者术中的情况及注意事项;鼓励患者消除术后切口疼痛心理,指导术后康复锻炼。

3.合理摆放手术体位

不同体位对椎管内麻醉效果有影响,根据需要调节体位有利于麻醉的扩散、增加麻醉平面。因此,正确摆放体位,可充分显露手术野、让患者舒适、防止意外伤,又可减少药物用量,避免麻药中毒。

4.注意保暖

手术创面越大、麻醉范围越广、手术时间越长及输液量越多,患者体温降低的可能性和降温幅度也就越大。环境温度在23℃时,冷感受器受到刺激,经体温调节中枢发生肌肉寒战产热,以维持体温;冷的消毒液直接刺激皮肤,引起患者寒战;冷的生理盐水冲洗体腔,吸收机体热量,额外增加机体能量消耗,使体温下降。对手术紧张、害怕引起情绪波动,使周围血管痉挛收缩。硬膜外阻滞麻醉阻断了交感神经,使阻滞区皮肤血管扩张,骨骼肌已丧失收缩产热能力,为保持体温恒定则通过非阻滞区的骨骼肌收缩,即发生寒战。同时,硬膜外阻滞麻药初量用足后,阻滞区血管扩张,有效循环减少,血压下降。此时,麻醉医师往往用加快输液速度来纠正,造成单位时间内大量冷液体进入血液,直接刺激体温调节中枢出现寒战。因此,加强术中保暖,对小儿、老人的术后恢复尤为重要(如预热输入的液体、切口冲洗液,体弱或手术历时长的手术患者使用变温毯等)。

(1)控制手术间温度:接患者前30分钟,将手术间空调调至24~26℃,冬季适当调高至26~27℃;等待麻醉期间,应盖好小棉被,注意双肩、双足保暖;在对皮肤进行消毒时,患者穿衣少或不穿衣,注意覆盖非消毒区域躯体部位。

(2)加温输液:为防止体温下降过多,术中静脉输注的液体及血液应加以温输注为宜。可将液体加温至37℃左右、库存血加温至34℃左右,必要时使用液体加温器控制。

(3)温水冲洗体腔:提醒医师尽量缩短皮肤消毒时间,减少体热丢失;术中使用温盐水纱布拭血;进行体腔冲洗时。应使用37℃左右热盐水冲洗,以免引起体热散失。

(4)严格规范麻醉药品及用量:低体温可引起麻醉加深,出现苏醒延迟,增加呼吸系统的并发症等,因此,必须科学、正确、合理地使用麻醉药。

5.紧急抢救原则

(1)迅速解除呼吸道梗阻,保持呼吸通畅,给氧、吸痰。

(2)迅速建立静脉输液通道,若穿刺困难,立即协助医师做深静脉穿刺或静脉切开,迅速备齐急救药品和器材,并置于手术室便于取用的中心位置上。

(3)严格按医嘱用药,严格执行三查七对制度,及时记录用药、治疗、苏醒的全过程;使用中的注射器、液体袋,必须贴有药名、浓度、剂量标志;使用后的药袋或瓶、全部保留至抢救结束。

(4)固定患者,上好约束带,防止坠床,并注意保暖。

(5)保持良好照明,协助安装人工呼吸机、除颤器等。

(6)密切观察体温、脉搏、呼吸及血压变化,并详细记录。

(7)严格执行无菌技术操作规程,及时、准确留取各种样本,随时配合手术、麻醉医师工作。

(8)具有防受伤观念,一切操作应轻、稳,防止粗暴,避免在抢救中并发其他损伤。

(9)抢救完毕,及时清洁、整理、补充急救药品和器材,保持基数齐备,器材性能良好。

二、术后麻醉评估

麻醉药物的影响、手术的直接创伤、神经反射的亢进,以及患者原有的病理生理的特殊性等,均可导致某些并发症的发生。手术结束后,麻醉作用并未结束。即使患者已经清醒,药效却未必完全消除,保护性反射也未必恢复正常,如意识不清醒,难免发生意外。麻醉时如果对发生并发症的可能不予考虑,或是缺乏经验或认识,如此则对并发症毫无防范措施,并发症不仅易于发生,甚至可以酿成事故。

(一)全麻术后护理常规

(1)对于麻醉清醒的患者,去枕仰卧位6小时,头偏向一侧,以防唾液或呕吐物吸入呼吸道,引起呼吸道感染或误吸。去枕平卧6小时后可改为半卧位。

(2)保持呼吸道通畅,及时清除呼吸道内分泌物,防止舌根下坠或呕吐物堵塞呼吸道。

(3)给予吸氧,一般用低流量吸氧(一般呼吸功能恢复良好的30%左右,呼吸差的需要面罩,提高浓度)。

(4)密切观察患者病情变化,每30~60分钟监测血压、脉搏、呼吸1次并做好记录。

(5)妥善固定好各类引流管,防止扭曲、折叠和脱落。

(6)一般术后禁食6小时,根据医嘱给予饮食。

(二)蛛网膜下腔阻滞麻醉后护理常规

(1)术后去枕平卧或头低位6~8小时。麻醉后头痛者平卧24小时,必要时取头高足低位。

(2)保持呼吸道通畅,及时清理呼吸道分泌物。术后有呼吸抑制或呼吸困难者,给予吸氧或使用人工呼吸器辅助呼吸。

(3)严密观察病情变化,每60分钟监测呼吸、血压、脉搏1次至血压平稳,并做好记录。

(4)观察患者有无恶心、呕吐、头痛、尿潴留及神经系统症状,对症处理。避免突然改变体位,引起血压下降。

(5)评估患者下肢活动情况,注意有无局部麻木、刺痛、麻痹、瘫痪等,并及时报告医师处理。

(6)术后6小时遵医嘱给予饮食。

(三)硬脊膜外腔阻滞麻醉后护理常规

(1)术后平卧6小时,血压平稳后酌情取适当卧位。避免突然改变体位,引起血压下降。

(2)监测患者生命体征变化,做好记录。

(3)麻醉后出现恶心、呕吐、穿刺处疼痛及尿潴留等现象,及时报告医师,查明原因,对症处理。

(4)术后禁食4～6小时后,遵医嘱给予饮食。

三、气道完整性

(一)支气管痉挛

在麻醉过程和手术后均可发生急性支气管痉挛,表现为支气管平滑肌痉挛性收缩,气道变窄,气道阻力骤然增加,呼气性呼吸困难,引起严重缺氧和CO_2蓄积。若不及时予以解除,患者不能进行有效通气,不仅发生血流动力学的变化,甚至发生心律失常和心搏骤停。

1.病因

(1)气道高反应性:患有呼吸道疾病的患者如支气管哮喘或慢性炎症,使气道对各种刺激反应较正常人更为敏感。此与兴奋性神经和受体活性增强,而抑制性神经和受体活性的减弱有关。还有炎症细胞致敏、气道上皮损伤,以及气道表面液体分子渗透浓度改变等,也都是不容忽视的诱发因素。

(2)与麻醉手术有关的神经反射,如牵拉反射、疼痛反射,乃至咳嗽反射和肺牵张反射都可成为诱发气道收缩的因素。

(3)气管插管等局部刺激是麻醉诱导期间发生气道痉挛最常见的原因。由于气道上皮下富含迷走神经传入纤维,尤其是隆突部位。气管插管过深直接刺激隆突,或浅麻醉下行气管插管、吸痰也可引起反射性支气管痉挛。一般认为,其反射途径除经迷走神经中枢反射外,还有轴反射和释放的神经递质,如P物质、神经激肽A和降钙基因相关肽受体、色胺受体的参与。

(4)应用了具有兴奋性迷走神经、增加气道分泌物促使组胺释放的麻醉药、肌松药或其他药物。如支气管哮喘患者应避免应用兴奋性迷走神经药物(如硫喷妥钠、γ-羟丁酸钠),或促进组胺释放的肌松药(简箭毒碱)。手术后早期的支气管痉挛,多非哮喘所致,常见的原因是由于气管内导管移位或受阻,以致气管发生部分梗阻或受到刺激而引起支气管痉挛。应该指出的是,支气管痉挛可能是急性肺水肿早期唯一的症状,远比啰音或泡沫痰出现得更早。

2.预防

(1)对既往有呼吸道慢性炎症或支气管哮喘史的患者应仔细了解其过去发病的情况,分析可能存在的诱发因素。术前应禁吸烟2周以上。若近期有炎症急性发作,则应延缓择期手术2～3周。术前患者应行呼吸功能的检查,可请呼吸专科医师会诊,必要时应用激素、支气管扩张药、抗生素等作为手术前准备。

(2)避免应用可诱发支气管痉挛的药物,如可用哌替啶或芬太尼来取代吗啡,因前几种药对支气管平滑肌张力影响较弱。异喹啉类肌松药要比甾类肌松药更易引起组胺释放,如泮库溴铵、维库溴铵、哌库溴铵在临床剂量下不至于引起明显的组胺释放。肌松药引起组胺释放是与药量、注药速度有关,减少用药量和注药速度可减少组胺释放量。琥珀胆碱仍可引起少量组胺释放,故文献上既有用来治疗支气管痉挛,也有数例患者引起支气管痉挛的报道。吸入性麻醉药则可选用氟烷、恩氟烷、异氟烷等,氯胺酮可明显减低支气管痉挛的气道阻力,这与拟交感效应,促进内源性儿茶酚胺释放有关。此外,还能抑制肥大细胞释放组胺,故对气道高反应性患者,可选用氯胺酮麻醉诱导。

(3)阻断气道的反射,选用局麻药进行完善的咽喉部和气管表面的麻醉,可防止因刺激气道而诱发支气管痉挛。

3.处理

(1)明确诱因、消除刺激因素,若与药物有关应立即停用并更换。

(2)如因麻醉过浅所致,则应加深麻醉。

(3)面罩吸氧,必要时施行辅助或控制呼吸。

(4)静脉输注皮质类固醇类药(如氢化可的松和地塞米松)、氨茶碱等,两药同时应用可能吸收效果更好。若无心血管方面的禁忌,可用 β 受体激动药如异丙肾上腺素,稀释后静脉滴注或雾化吸入。目前,还可采用选择性 β_2 受体激动药如吸入特布他林,尤其适用于心脏病患者。

呼吸系统的并发症仍是全身麻醉后能威胁患者生命安危的主要原因之一,以及拖延术后的康复。除误吸之外还包括气道阻塞、低氧血症和通气不足(高碳酸血症)等。据报告在接受全身麻醉后转入麻醉后恢复室(PACU)的 24 057 例患者中,发生呼吸系统紧急问题的有 1.3%,其中低氧血症发生率为 0.9%,通气不足发生率为 0.2%,气道阻塞发生率为 0.2%。需要置入口咽或鼻咽气道的为 59.7%,需手法处理气道者占 47.6%。只有 2 例患者(占 0.1%)需要行气管内插管,80 例需行人工通气。

(二)气道阻塞

全麻后气道阻塞最常见的原因是神志未完全恢复,发生舌后坠而引起咽部的阻塞;喉阻塞则可因喉痉挛或气道直接损伤所致。对舌后坠处理采用最有效的手法是患者头后仰的同时,前提下颌骨,下门齿反咬于上门齿。根据患者不同的体位进行适当的调整,以达到气道完全畅通。如果上述手法处理未能解除阻塞,则应置入鼻咽或口咽气道。但在置入口咽气道时,有可能诱发患者恶心、呕吐甚至喉痉挛,故需密切观察。极少数患者才需重行气管内插管。

(三)低氧血症

低氧血症不仅是全身麻醉后常见的并发症,而且可导致严重的后果。据文献报道,术后发生一次或一次以上低氧血症[动脉血氧饱和度(SaO_2<90%]的患者占 55%,并指出其发生是与全麻时间、麻醉药应用及吸烟史有关。自采用脉搏血氧饱和度(SpO_2)的监测方法后,能及时地发现低氧血症,且有了较准确的评估标准。

1.易于引起麻醉后低氧血症的因素

(1)患者的年龄>65 岁。

(2)体重超重的患者,如>100 kg。

(3)施行全身麻醉的患者要比区域性麻醉更易于发生。

(4)麻醉时间>4 小时。

(5)施行腹部手术者对呼吸的影响显著于胸部,以肢体手术的影响较为轻微。

(6)麻醉用药:如苯二氮䓬类与阿片类药物并用,用硫喷妥钠诱导麻醉对呼吸的影响要显于异丙酚。术前应用芬太尼>2.0 $\mu g/(kg \cdot h)$ 或并用其他阿片类药物则影响更为显著。尤其非去极化肌松药的应用剂量、时效和肌松是否已完全反转都是极其重要的因素,如术中应用阿曲库铵>0.25 $mg/(kg \cdot h)$,则将增加发生低氧血症的危险。至于术前,患者一般情况(ASA 分级)对此的影响无明显的差异。

2.发生低氧血症的主要原因

在全麻后发生低氧血症的原因是多因素的,也较为复杂,主要有以下几点。

(1)由于供氧浓度的低下或因设备的故障引起吸入氧浓度<0.21。尽管发生此意外并不多见,但发生误接电源或混合气体装置的失灵可能性仍然存在,是不能大意的。

(2)通气不足。

(3)术后肺内右至左的分流增加,如术后发生肺不张、急性气胸或急性肺梗死等,使经肺的静脉血得不到充分的氧合,提高了动脉内静脉血的掺杂,造成动脉低氧血症是必然的结果。

(4)肺通气/灌流(V/Q)的失衡,如因麻醉药的影响损害了低氧下肺血管收缩的补偿,V/Q的失衡加重。同时,术后患者的心排血量低下也促进了这种失衡。

(5)采用不正确的吸痰方法,是易被忽视的原因。应用过高的吸引负压、过粗的吸痰管和超时限的吸引,可以引起患者SaO_2的显著下降,尤其是危重和大手术后患者。

(6)其他:术后患者的寒战可使氧耗量增高500%,对存在肺内分流患者,通过混合静脉血氧张力,使氧分压(PaO_2)下降。

(四)通气不足

通气不足系指因肺泡通气的降低引起二氧化碳分压($PaCO_2$)的增高。手术后通气不足的原因如下。

(1)中枢性呼吸驱动的削弱。

(2)呼吸肌功能恢复的不足。

(3)体内产生CO_2增多。

(4)受到呼吸系统急性或慢性疾病的影响。

(五)处理方法

(1)削弱中枢性呼吸驱动:事实上,应用任何麻醉药对呼吸中枢都具有抑制的效应,尤其是麻醉性镇痛药。这种呼吸的抑制,可以通过对CO_2曲线的向下、向右的移位来加以证实。又如芬太尼或芬太尼-氟哌利多混合剂的应用,可呈双相性呼吸抑制,在手术终末可用较小剂量的拮抗剂来消除其呼吸抑制。

(2)呼吸肌功能的障碍:包括手术切口部位、疼痛均影响到深呼吸的进行。如上腹部手术后,患者是以胸式呼吸为主,呼吸浅快,肺活量(Vc)和功能余气量(FRC)均呈降低,直至术后第$2\sim$3天才开始逐渐恢复。Vc在手术当天可降至术前的$40\%\sim50\%$,术后第$5\sim7$天才恢复至术前$60\%\sim70\%$。Vc的下降使术后患者有效的咳嗽能力受限,为肺部并发症发生提供有利条件。FRC的下降,使FRC与闭合容量(CC)的比率发生了改变,CC/FRC相对升高具有重要的临床意义。即小气道易于闭合,局部通气/血灌流比率失调,导致肺泡气体交换障碍,则发生低氧血症和通气不足是必然的结果。

目前认为膈肌功能障碍是造成术后肺功能异常的一个重要原因。用麻醉药、镇静药或疼痛等对膈肌功能虽有一定的影响。但对膈肌功能障碍的原因不能全面加以说明。如今较能为人们所接受的观点是,由于手术创伤通过多渠道传入神经途径减弱了中枢神经系统的驱动,对膈神经传出冲动减少,而引起术后膈肌功能障碍。

应用非去极化肌松药的残留效应。长效肌松药应用、拮抗肌松的效应不足和肾功能障碍等均可使肌松药的作用残留,而影响了术后呼吸肌功能的恢复,也是造成术后患者通气不足的常见原因。有报告指出,在术后发生呼吸系统问题的患者中,有25%是与肌松药的应用有关,其中8.3%的患者需要进一步反转肌松药的残留效应。

(3)肥胖患者、胃胀气、胸腹部的敷料包扎过紧也会影响到呼吸肌功能。

(六)监护与预防

临床上不能忽视肉眼的观察,如呼吸的深度、呼吸肌的协调和呼吸模式等,监测方面包括脉搏血氧饱和度的持续、呼气末二氧化碳分压($PETCO_2$)和$PaCO_2$的监测。

一般认为对如下患者应加强术后的呼吸功能监测和氧的支持:①胸腹部手术后;②显著超重的患者,如 $BMI > 27 \ kg/m^2$;③用过大剂量阿片类药物;④存在急性或慢性呼吸系统疾病。

以下患者即使其 PaO_2 处于正常范围,但仍有发生组织低氧或缺氧的可能:①低血容量(低中心静脉压、少尿);②低血压;③贫血,血红蛋白 $< 70 \ g/L$;④心血管或脑血管缺血患者;⑤氧耗增高,如发热的患者。

一般要求这些患者可以增强氧的支持,直到呼吸空气时的 $SpO_2 > 90\%$ 或恢复至手术前的水平。对有气道慢性阻塞的患者,其呼吸功能有赖于 CO_2 或低氧的驱动,所以谨慎调节供氧的浓度,经常进行动脉血气分析是必要的措施。

四、心血管系统稳定性

(一)低血压

以往血压正常者以麻醉中血压 $< 10.7/6.7 \ kPa(80/50 \ mmHg)$、有高血压史者以血压下降超过术前血压的 30% 为低血压的标准。麻醉中引起低血压的原因,包括麻醉药引起的血管扩张、术中脏器牵拉所致的迷走神经反射、大血管破裂引起的大失血,以及术中长时间容量补充不足或不及时等。

(二)高血压

高血压是全身麻醉中最常见的并发症。除原发性高血压外,多与麻醉浅、镇痛药用量不足、未能及时控制手术刺激引起的强烈应激反应有关。故术中应加强观察、记录,当患者血压大于 $18.7/12.0 \ kPa(140/90 \ mmHg)$ 时,即应处理;包括加深麻醉,应用降压药和其他心血管药物。

1.原因

(1)疼痛:除手术切口刺激外,其他造成不适感还来自于胃肠减压管、手术引流和输液的静脉通路等,同时还伴有恐惧、焦虑等精神因素的影响。疼痛的刺激是与麻醉前后和麻醉维持过程处理有关。

(2)低氧血症与高碳酸血症:轻度低氧血症所引起的循环系统反应是心率增快与血压升高,以高动力的血流动力学来补偿血氧含量的不足。血内 CO_2 分压的升高,可直接刺激颈动脉和主动脉化学感受器,以及交感-肾上腺素系统反应,则呈现心动过速和血压升高。

(3)术中补充液体超负荷和升压药用量不当。

(4)吸痰的刺激,吸痰管对口咽、气管隆嵴的刺激,尤其操作粗暴或超时限吸引更易引起患者的呛咳和躁动、挣扎,则使循环系统更趋显著。

(5)其他:如术后寒战,尿潴留,膀胱高度膨胀也会引起血压的升高。

对术后持续重度高血压,若不能及时消除其发生原因和必要的处理,则可因心肌氧耗量的增高,而导致左室心力衰竭、心肌梗死或心律失常,高血压危象则可发生急性肺水肿或脑卒中。

2.预防和处理

(1)首先要发现和了解引起高血压的原因,并给予相应的处理,如施行镇痛术,呼吸支持以纠正低氧血症及计算液体的出入量以减缓输液的速率或输入量。

(2)减少不必要的刺激,使患者处于安静状态。当患者呼吸功能恢复和血流动力学稳定时,应尽早拔除导管,为了减少拔管时的刺激和心血管不良反应,可在操作前 3～5 分钟给予地西泮 0.1 mg/kg 或美达唑仑 1～2 mg 和 1％利多卡因(1 mg/kg)。有报告在拔管前 20 分钟用 0.02％硝酸甘油 4 μg/kg。经鼻孔给药,可防止拔管刺激引起高血压。

(3)药物治疗:由于多数患者并无高血压病史,且在术后 4 小时内高血压能缓解,故不必应用长效抗高血压药物。值得选用的药物:①硝普钠的优点在于发挥药效迅速,且停止用药即可反转。对动脉、静脉壁均有直接的扩张效应。一般多采用持续静脉滴注给药,开始可以 0.5～1.0 μg/(kg·min)给药达到可以接受的血压水平。但应密切监测动脉的动态,适时调整给药速率。②盐酸乌拉地尔若在拔管时给予 0.5 mg/kg,可有效预防当时高血压反应和维持循环功能的稳定。③β受体阻滞剂如拉贝洛尔和艾司洛尔,前者兼有α和β受体阻滞的作用,常用来治疗术后高血压。但对β受体阻滞更为突出,由于负性变力效应使血压降低。艾司洛尔为超短效β受体阻滞药,对处理术后高血压和心动过速有效。但因半衰期短应予持续静脉滴注给药,依据血压的反应调节给药速率,相当于 25～300 mg/(kg·min)。④对高龄、体弱或心脏功能差的患者,则可采用硝酸甘油降压。它对心脏无抑制作用,可扩张冠脉血管,改善心肌供血和提高心排血量。停药后血压恢复较缓,且较少发生反跳性血压升高。

(三)急性心肌梗死

麻醉期间和手术后发生急性心肌梗死,多与术前有冠心病,或潜在有冠脉供血不足有关。同时又遭受疾病、疼痛和精神紧张的刺激,以及手术和麻醉等的应激反应,都将进一步累及心肌耗氧和供氧间的平衡,任何导致耗氧量增加的症状或心肌缺氧都可使心肌功能受损,特别是心内膜下区。有资料表明,非心脏手术的手术患者围术期心肌缺血的发生率可高达 24％～39％,冠心病患者中可高达 40％。如果发生心肌梗死的范围较广,势必影响到心肌功能,排血量锐减,终因心泵衰竭而死亡。尤其是新近(6 个月以内)发生过心肌梗死的患者,更易于出现再次心肌梗死。

1.病因

(1)诱发心肌梗死的危险因素:①冠心病;②高龄;③外周血管疾病,如存在外周血管狭窄或粥样硬化,则提示冠脉也有相同的病变;④高血压(收缩压≥21.3 kPa(160 mmHg),舒张压≥12.4 kPa(95 mmHg)患者,其心肌梗死发生率为正常人的 2 倍;⑤手术期间有较长时间的低血压;⑥手术时间长短,据文献报道,手术时间 1 小时的发生率为 1.6％,6 小时以上则可达 16.7％;⑦手术的大小,心血管手术的发生率为 16％,胸部手术的发生率为 13％,上腹部手术的发生率为 8％;⑧手术后贫血。

(2)麻醉期间易于引起心肌氧耗量增加或缺氧的因素:①患者精神紧张、焦虑和疼痛、失眠,均可致体内儿茶酚胺释放和血内水平升高,周围血管阻力增加,从而提高心脏后负荷、心率增速和心肌氧耗量增加。②血压过低或过高均可影响到心肌的供血、供氧。若在麻醉过程中发生低血压,比基础水平低 30％并持续 10 分钟以上者,其心肌梗死发生率,特别是透壁性心肌梗死明显增加。另外,高血压动脉硬化的患者,多伴有心肌肥厚,其发生心内膜下(非 Q 波型)心梗的机会较多,即使未出现过低血压,也可发生心肌缺血性损伤。③麻醉药物对心肌收缩力均有抑制的效应,如氟烷、甲氧氟烷、恩氟烷、异氟烷,且抑制程度随吸入浓度而递增。曾报告当恩氟烷的呼气末浓度为 1.4％时,使动脉压降低 50％,11 例中有 4 例呈心肌缺血。同时,还应该注意药物对整个心血管和机体代偿机制的影响。④麻醉期间供氧不足或缺氧,势必使原冠状动脉供血不全的心肌供氧进一步恶化。⑤因麻醉过浅或其他用药引起了心率增快或心律失常。

2.诊断

在全身麻醉药物作用下,掩盖了临床上急性心梗的症状和体征。在全麻期间,如发生心律失常尤其是室性期外收缩,左心衰竭(如急性肺水肿),或不能以低血容量或麻醉来解释的持续性低血压时,都应及时地追查原因。直至排除急性心肌梗死的可能。

心电图的记录仍然是诊断急性心肌梗死(急性心梗)的主要依据,尤其是用 12 导联心电图检查,诊断心梗的依据是Q波的出现(即所谓透壁性心梗),以及 ST 段和 T 波的异常,非透壁性则可不伴有 Q 波的出现。同时应进行血清酶的检查,如谷草转氨酶(GOT)、乳酸脱氢酶(LDH)和磷酸肌酸激酶(CPK),尤其是 CPK-MM;但酶水平的升高多出现在前 24 小时,对即时的诊断仍帮助不大。近年提出的测定血内心肌肌钙蛋白 T,肌钙蛋白包括 3 个亚单位,即肌钙蛋白 C(TnC)、肌钙蛋白 I(TnI)和肌钙蛋白 T(TnT)。当心肌细胞缺血时,细胞内 pH 值下降,激活蛋白溶解酶使心肌肌钙蛋白透过细胞膜进入循环。测定 TnT 的优点在于:在心肌梗死 3 小时左右开始升高,12～24 小时呈峰值,可持续 5 天以上,对诊断急性心肌梗死的敏感度高达 98%～100%。

3.预防

对手术患者,特别是有高血压或冠状动脉供血不足的患者,要力求心肌氧供求的平衡,在降低氧耗的同时,还要提高供氧,如减轻心脏做功(高血压的治疗),改善和保持满意的血流动力学效应(如麻醉方法选择,纠正心律失常,应用洋地黄等);提高供氧如纠正贫血以提高携氧能力,保持满意的冠状动脉灌注压和心肌舒张间期。术前对患有心肌供血不足应给予必要药物治疗和镇静药。对心肌梗死患者的择期手术,尽量延迟到 4～6 个月以后再施行,如此可把再梗死的发生率降至 15%,两者相距的时间越短,则再发率越高。再发心肌梗死患者的病死率可高达 50%～70%。

4.处理

(1)麻醉期间或手术后心肌梗死的临床表现很不典型,主要依据心电图的提示和血流动力学的改变,宜及时请心血管专科医师会诊和协同处理。

(2)必不可少的血流动力学监测如平均动脉压、中心静脉压、体温、尿量,以及漂浮导管置入,以便进一步了解肺动脉压(PAP)、肺毛细血管楔压(PCWP)和左室舒张末压(LVEDP)等。

(3)充分供氧,必要时行机械性辅助呼吸。

(4)暂停手术,或尽快结束手术操作。

(5)应用变力性药物,如多巴胺、去甲肾上腺素以保持冠状动脉血液灌注。近年有推荐用多巴酚丁胺具有较强的变力性效应,对变时性和诱发心律失常要比异丙肾上腺素少见。变力性药物可使心肌氧耗量增加,如并用血管扩张药硝酸甘油或硝普钠,不仅可降低心肌氧供量,且将提高心脏指数和降低已升高的 LVEDP。

(6)应用辅助循环装置——主动脉内囊辅助,即反搏系统,通过降低收缩压,减少左室做功,使心肌氧耗量随之下降,同时还增加舒张压,有利于冠状动脉血流和心肌供氧。

(7)其他对症治疗,如应用镇静和镇痛药(罂粟碱或吗啡)。

五、胃肠反应

(一)反流、误吸

1.原因

麻醉过程中,易于引起呕吐或胃内容物反流的情况包括以下几种。

（1）麻醉诱导时发生气道梗阻，在用力吸气时使胸膜腔内压明显下降；同时受头低位的重力影响。

（2）胃膨胀除与术前进食有关外，麻醉前用药，麻醉和手术也将削弱胃肠道蠕动，胃内存积大量的空气和胃液或内容物，胃肠道张力下降。

（3）用肌松药后，在气管插管前用面罩正压吹氧，不适当的高压气流不仅使环咽括约肌开放，使胃迅速胀气而促其发生反流；同时喉镜对咽部组织的牵扯，又进一步使环咽括约肌功能丧失。

（4）患者咳嗽或用力挣扎，以及晚期妊娠的孕妇，由于血内高水平的黄体酮也影响到括约肌的功能。

（5）胃食管交界处解剖缺陷而影响正常的生理功能，如膈疝患者、置有胃管的患者也易于发生呕吐或反流；带有套囊的气管导管，在套囊的上部蓄积着大量的分泌物也易于引起误吸。

（6）药物对食管括约肌功能的影响，如抗胆碱能药物阿托品、东莨菪碱和格隆溴铵对括约肌的松弛作用，吗啡、哌替啶和地西泮则可降低括约肌的张力。琥珀胆碱因肌颤，使胃内压增高，引起胃内容物反流。易致反流与误吸的危险因素如下：①胃内容物增多，增加反流的倾向，喉功能不全；②胃排空延迟，食管下端括约肌，全身麻醉；③张力低下，急症手术；④无经验麻醉医师；⑤胃液分泌增多，胃-食管反流，夜间手术；⑥头部创伤；⑦脑梗死/出血；⑧神经肌肉疾病；⑨过饱，食管狭窄/食管癌，多发性硬化；⑩没有禁食，食管内压性，帕金森病；⑪食管内压性失弛症；⑫肌肉营养不良；⑬大脑性麻痹；⑭高龄患者，颅脑神经病；⑮创伤、灼伤；⑯糖尿病性自主神经性疾病。

口咽部或胃内大量出血，胃食管反流或衰竭的患者都易发生误吸。临产的孕妇因麻醉发生误吸窒息而致死者，国外报告的较多。国内对孕妇施行剖宫产术或其他手术采用硬膜外阻滞麻醉，保持神志清醒和吞咽、咳嗽反射，是减少误吸发生的重要原因。当然，当孕妇具有施行全身麻醉的适应证，或手术过程中改行全麻，此时更应谨慎保护气道，严密防止误吸的发生。

2.误吸胃内容物的性质

麻醉过程中发生误吸会使患者发生急性肺损伤，而急性肺损伤的严重程度与误吸入胃内容物的理化性质（如 pH 值、含脂碎块及其大小）、误吸量及细菌污染程度直接相关。动物实验结果显示，误吸引起急性肺损伤的胃内容物 pH 临界值为 2.5，而误吸量临界值约为 0.4 mL/kg（相当于 25 mL）。Schwartz 等进行的动物实验（实验对象为狗）结果显示，当误吸的内容物 pH 值为 5.9、误吸量达到 2 mL/kg 时可引起严重肺内分流和低氧血症，若伴有食物残渣的吸入则可导致高二氧化碳血症、酸中毒及肺炎的发生，但是在 42 小时内并未引起实验动物死亡。另有实验表明，当对猴子进行气管盐酸滴入时，盐酸容量达到 0.4～0.6 mL/kg 时，仅仅会产生轻度X线改变和轻微临床表现，其 LD 50 为 1.0 mL/kg。若以此参数推算成人误吸量的临界值，结果约为 50 mL。

（1）高酸性（pH<2.5）胃液：误吸后，即时（3～5 分钟）出现斑状乃至广泛肺不张，肺泡毛细血管破裂，肺泡壁显著充血，还可见到间质水肿和肺泡内积水，但肺组织结构仍比较完整，未见坏死。患者迅速出现低氧血症，这可能与继发的反射机制，肺表面活性物质失活或缺失，以及肺泡水肿、肺不张有关。由于缺氧性血管收缩而出现肺高压症。

（2）低酸性（pH≥2.5）胃液：肺损伤较轻，偶见广泛斑状炎症灶，为多型核白细胞和巨噬细胞所浸润。迅速出现 PaO_2 下降和肺血分流率（Qs/Qt）的增加；除非吸入量较多，此改变一般在 24 小时内可恢复，且对 $PaCO_2$ 和 pH 值影响较小。

酸性胃内容物吸入肺内，低 pH 可被迅速中和，但却因导致促炎症细胞因子如 TNF、IL-8 的释放,并将激活中性粒细胞趋集于受损的肺内。隐匿于肺微循环内的中性粒细胞,则与广泛的肺毛细血管内皮和肺泡上皮细胞黏附和移行,引起肺毛细血管壁和上皮细胞通透性改变和损害,以致出现含蛋白质的肺间质水肿。在此过程中,将涉及一系列黏附分子(如选择素、整合素)及细胞间黏附分子(如 IACM-1)的活化与参与。有理由认为,在误吸引起的急性肺损伤过程中,中性粒细胞的趋化、激活和黏附是发挥着重要作用的环节。

(3)非酸性食物碎块:炎症主要反映在细支气管和肺泡管的周围,可呈斑状或融合成片,还可见到肺泡水肿和出血。炎症特点是对异物的反应,以淋巴细胞和巨噬细胞浸润为主,在食物碎屑周围可呈肉芽肿。实际上小气道梗阻,而低氧血症远比酸性胃液的误吸更为严重,且呈升高 $PaCO_2$ 和 pH 值下降。多存在肺高压症。

(4)酸性实物碎块:此类食物的误吸,患者的病死率不但高,且早期就可发生死亡。引起肺组织的严重损害,呈广泛的出血性肺水肿和肺泡隔坏死,肺组织结构完全被破坏。患者呈严重的低氧血症、高碳酸血症和酸中毒,多伴有低血压和肺高压症。晚期肺组织仍以异物反应为主,或有肉芽肿和纤维化。

总之,误吸胃内容物引起的肺生理学紊乱、病理生理学改变,早期除与反射的机制有关外,细胞因子和递质的释放是引起肺急性损伤不可忽视的重要环节。晚期肺组织仍以异物反应为主,出现肉芽肿和纤维化。

3.误吸的临床表现

(1)急性呼吸道梗阻:无论固体或液体的胃内容物,均可引起气道机械性梗阻而造成缺氧和高碳酸血症。如果当时患者的肌肉没有麻痹,则可见到用力的呼吸,尤以呼气时更为明显,随之出现窒息。同时血压骤升、脉速;若仍未能解除梗阻,则两者均呈下降。由于缺氧使心肌收缩减弱、心室扩张,终致室颤。有的患者因吸入物对喉或气管的刺激而出现反射性心脏停搏。

(2)哮喘样综合征:在误吸发生不久或 2~4 小时后出现,患者呈发绀、心动过速、支气管痉挛和呼吸困难。在受累的肺野可听到哮鸣音或啰音。肺组织损害的程度与胃内容物的 pH 值直接相关外,还与消化酶活性有关。胸部 X 线的特点是受累的肺野呈不规则、边缘模糊的斑状阴影,一般多在误吸发生后 24 小时才出现。

(3)吸入性肺不张:大量吸入物可使气道在瞬间出现堵塞,而完全无法进行通气,则后果严重。若只堵塞支气管,又由于支气管分泌物的增多,可使不完全性梗阻成为完全性梗阻,远侧肺泡气被吸收后发生肺不张。肺受累面积的大小和部位,取决于发生误吸时患者的体位和吸入物容量,平卧位时最易受累的部位是右下叶的尖段。

(4)吸入性肺炎:气道梗阻和肺不张导致肺内感染。有的气道内异物是可以排出的,但由于全身麻醉导致咳嗽反射的抑制和纤毛运动的障碍,使气道梗阻不能尽快地解除,随着致病菌的感染,势必引起肺炎,甚至发生肺脓肿。

4.预防

主要是针对构成误吸和肺损害的原因采取以下措施。

(1)禁食和胃的排空。对刚进食不久的患者,若病情许可,理应推迟其手术时间。其所需延迟的时间,可依据食物性质、数量、病情、患者情绪和给药的情况等因素综合加以考虑。过去临床上多以手术前天晚餐后开始禁食禁饮。事实上如此长时间禁食,特别是禁饮会增加患者的水和电解质紊乱。有的患者由于饥饿或口渴难忍而佯装已禁食禁饮,反而增加医疗上困难。对饱胃患者尽可能采用局部麻醉或椎管内阻滞麻醉。若是全身麻醉适应证,又不允许推迟手术时间,则可采取的措施:①置入硬质的粗胃管(直径为 7 mm),通过吸引以排空胃内容物,细而软的胃管是难以吸出固体食物的碎块。要检查吸引的效果,切不可置而不顾。②采用机械性堵塞呕吐的通道,如带有套囊的 Macintoch 管或 Miller-Abbott 管等,但因食管壁有高度的可扩张性,故对其确切的效果尚有疑问。③过去在临床上曾用不同的药物以求达到抗恶心呕吐、抗酸和抑制胃液量和减少误吸的危险。事实上用药未必都能达到预期的效果,不同药物各有其适应证,而不作为常规的应用。依据 ASA 专家小组提出的建议,可作为参考。用药提高 pH 值和减少胃液的分泌,如口服 0.3 M 枸橼酸钠 30 mL 于手术前 15~20 分钟,作用可持续 1~3 小时。近年来主张用组胺 H_2 受体拮抗药,如西咪替丁 300 mg 于术前 1 小时口服或肌内注射,儿童的剂量为 7.5 mg/kg,提高 pH>2.5 的有效率可达 90%,但对胃液容量影响较差。西咪替丁的峰效应在给药后 60~90 分钟,持续 4 小时。雷尼替丁在术前 1 小时静脉注射,不仅可提高 pH 值,且能降低胃液容量,作用可持续 8 小时左右。若为降低误吸的危险,不推荐应用抗胆碱能药物如阿托品和东莨菪碱,因这两种药物可使食管下括约肌能力减弱,导致胃内容物反流至食管。

(2)麻醉的诱导。麻醉诱导过程更易于发生呕吐和反流,对饱胃患者可采用的方法有如下内容:①清醒气管内插管,可用 1%~2%丁卡因或 2%~4%利多卡因溶液进行表面麻醉和经环甲膜气管内注射,一旦气管插管成功,即将气管导管的套囊充气,此法较为有效。②处平卧位的患者,在诱导时可把环状软骨向后施压于颈椎体上,为了闭合食管来防止误吸。③采用头高足低进行诱导,当足较平卧位低于 40°时,此时咽的位置较食管贲门交界处高 19 cm。一般认为,即使在胃膨胀情况下,胃内压的增高也不超过 18 cmH$_2$O,因此可以防止反流。但在此体位下一旦发生胃内容物反流,则发生误吸是难以避免的,特别是心血管功能差的患者,不宜采用此体位。另一体位,是轻度头低足高位。虽然由于胃内压增高而易致反流,但头低位使反流的胃内容物大部滞留于咽部,迅速予以吸引可避免误吸入气管,故临床上可采用此体位。④恰当选用诱导药物,如应用氧化亚氮-氧-氟烷诱导,让患者保持自主呼吸和咽反射,直至麻醉深度足以插管,则发生呕吐和反流的机会较少。至于硫喷妥钠-琥珀胆碱快速诱导插管,因大剂量可迅速抑制呕吐中枢,同时琥珀胆碱对膈肌和腹肌麻痹作用,故在短暂时间内不至于发生呕吐,但要求具有很熟练的插管技巧。无论采用何种方法进行麻醉诱导,都应准备好有效的吸引器具。⑤应完全清醒时才能拔气管内导管。患者呕吐、吞咽或咳嗽并非神志完全清醒的标志,所以拔管时患者不仅能睁眼,应具有定向能力、能作出相应表情的应答。否则仍有误吸之可能。

(3)采用附有低压、高容量套囊的气管导管,通过染料进行误吸,实验表明,用普通高压低容量套囊的导管,其误吸率可达 56%;若改用前一种导管,则其发生率可降至 20%。

5.处理

处理的关键在于及时发现和采取有效的措施,以免发生气道梗阻窒息和减轻急性肺损伤。

(1)重建通气道:①使患者处于头低足高位,并转为右侧卧位,因受累的多为右侧肺叶,如此则可保持左侧肺有效的通气和引流。②迅速用喉镜检查口腔,以便在明视下进行吸收清除胃内容物。如为固体物可用手法直接清除,咽部异物则宜用 Magil 钳夹取。若气道仅呈部分梗阻,当患者牙关紧闭时,可通过面罩给氧,经鼻腔反复进行吸引,清除反流物。亦可采用开口器打开口腔,或纤维光导支气管镜经鼻腔导入进行吸引。此时不宜应用肌松药,因喉反射的消失有进一步扩大误吸的危险。

(2)支气管冲洗:适用于气管内有黏稠性分泌物,或为特殊物质所堵塞。在气管内插管后用生理盐水 5~10 mL 注入气管内,边注边吸和反复冲洗,或用双腔导管分别冲洗两侧支气管。

（3）纠正低氧血症：大量酸性胃液吸入肺泡，不仅造成肺泡表面活性物质的破坏，而且导致肺泡Ⅱ型细胞的广泛损害和透明膜形成，使肺泡萎陷，并增加肺内分流和静脉血掺杂。用一般方式吸氧，不足以纠正低氧血症和肺泡-动脉血氧分压差的增大，需应用机械性通气以呼气末正压通气 $0.49\sim0.98\ kPa\ (5\sim10\ cmH_2O)$，或持续气道正压（CPAP）以恢复 FRC 和肺内分流接近生理学水平，避免或减轻肺损害的严重性。

（4）激素：至今为止，对误吸后患者应用类固醇类药物的认识不一，仍有争议。早期应用激素有可能减轻炎症反应，改善毛细血管通透性和缓解支气管痉挛的作用；虽不能改变其病程，也难以确切的说明激素对预后的最终影响，但在临床上仍多有应用。一般要早期应用并早期停药，如静脉内给予氢化可的松或地塞米松。

（5）气管镜检查：可待病情许可后进行，其目的在于检查并清除支气管内残留的异物，以减少和预防肺不张和感染的发生。

（6）其他支持疗法：如保持水和电解质的平衡，纠正酸中毒。进行血流动力学、呼末 CO_2、SpO_2 和动脉血气分析，及心电图的监测，必要时给予变力性药物和利尿药。

（7）抗生素的应用：以治疗肺部继发性感染。

（二）术后恶心与呕吐

术后的恶心与呕吐（postoperation nausea and vomiting，PONV）是全麻后很常见的问题，尽管不是严重的并发症，但仍造成患者的不安和不适而影响休息，甚至延迟出院的时间，尤其是非住院患者的手术。PONV 发生率为 20%～30%。

1.易于发生 PONV 的危险因素

（1）倾向性因素：包括年轻患者，妇女，早期妊娠，月经周期的天数（与排卵和血内黄体酮的水平有关），以及糖尿病和焦虑的患者。

（2）胃容量增加：如肥胖、过度焦虑等。

（3）麻醉用药与方法：全麻远比区域性麻醉或局部麻醉多见，用药以氧化亚氮、乙醚酯和氯胺酮，以及新斯的明为多见。

（4）手术部位与方式：如手术时间、牵拉卵巢和宫颈扩张术，以及腹腔镜手术，斜视纠正术，中耳的手术等为多见。

（5）手术后的因素：如疼痛，应用阿片类药物、运动、低血压和大量饮水等。胃肠减压导管刺激也常引起呕吐。

对术前有明显发生 PONV 倾向的患者，才考虑采用药物预防，一般不需预防性用药。

2.治疗

用来预防和治疗恶心、呕吐的药物主要有以下几类。

（1）丁酰苯类：常用的药物为氟哌利多，是强效神经安定药。通过对中枢多巴胺受体的拮抗而发挥镇吐效应，又不影响住院患者的出院时间，当 $>20\ \mu g/kg$ 时将呈明显的镇静作用可延长出院时间。有报告指出，小剂量氟哌利多与甲氧氯普胺并用时，对腹腔镜胆囊切除术的镇吐作用要比恩丹西酮效果好。但剂量过大时则可出现不良反应，包括运动障碍、好动和烦躁不安的反应。

（2）吩噻嗪类：此类药物抗呕吐的作用，可能是通过阻断中枢化学触发带多巴胺受体所致。如多年来应用氯丙嗪和异丙嗪来拮抗阿片类药物引起的恶心、呕吐。但有可能发生低血压、强度镇静而影响出院时间，特别是可能发生椎体系统的症状如烦躁不安和眼球旋动等。

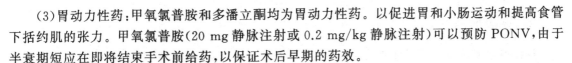

(3)胃动力性药:甲氧氯普胺和多潘立酮均为胃动力性药。以促进胃和小肠运动和提高食管下括约肌的张力。甲氧氯普胺(20 mg 静脉注射或 0.2 mg/kg 静脉注射)可以预防 PONV,由于半衰期短应在即将结束手术前给药,以保证术后早期的药效。

(4)抗胆碱能药:传统的抗胆碱能药物有阿托品、格隆溴铵和东莨菪碱,因它们具有止涎和解迷走神经效应。但由于这些药物不良反应较为突出,如口干、谵妄、瞳孔扩大和眩晕等而限制了应用。

(5)抗组胺药:茶苯醇胺和羟嗪主要作用于呕吐中枢和前庭通路,可用于预防 PONV 的发生。尤其用于治疗运动病和中耳手术后的患者。

(6)5-羟色胺拮抗剂:由于发现 5-羟色胺(5-HT)在细胞毒药物引起呕吐中所发生的病理生理作用,因此启发人们用 5-HT 拮抗剂如恩丹西酮等对 5-HT 受体有高度选择性的药物,能有效预防和治疗 PONV,且无多巴胺受体拮抗剂、毒蕈碱或组胺拮抗剂的不良反应。但偶尔可出现镇静、焦虑、肌张力失常,视力紊乱和尿潴留等不良反应,对呼吸和血流动力学无明显的影响。静脉输注时,可发生无症状性 QRS,PR 间期的延长。预防性用量为 0.05～0.20 mg/kg 静脉注射或口服。由于目前此类药物的耗费高昂,所以影响其广泛常规的应用。

六、神经系统问题

近来,全身麻醉逐渐增加,老年患者手术也越来越多,全麻后并发症防治受到重视,以往认为全麻后中枢神经系统的并发症并不常见,但随着临床研究的深入和监测技术的发展,麻醉医师知识面的扩展及患者对医疗要求的提高,对全麻后中枢神经系统并发症更加关注。全麻后中枢神经系统损伤的范畴包括行为和认知功能的变化,也可有严重的甚至是致命的脑损伤,如脑出血和脑梗死。

(一)脑梗死与脑出血

脑梗死与脑出血可由很多原因引起,包括如下内容:①患者本身存在的心脑血管疾病。②手术麻醉方法或药物引起的血栓或气栓造成的脑梗死。③围术期血压异常升高而导致脑出血。④长时间低血压引起脑血栓形成,导致脑梗死。在手术结束停止麻醉后,患者苏醒延迟或有异常神经系统表现,如偏瘫、截瘫、单瘫、偏身感觉障碍、偏盲、象限盲、皮质盲等时,应按神经系统体格检查纲要进行检查,同时应及时与神经专科医师联系会诊。

(二)术后谵妄和认知功能障碍

术后谵妄指在术后数天内发生的一种可逆的,波动性的急性精神紊乱综合征,包括注意、定向、感知、精神运动行为及睡眠等方面的紊乱。根据临床表现,术后精神障碍可分为 3 种类型:①躁狂型,表现为交感神经过度兴奋,对刺激的警觉性增高,以及精神运动极度增强;②抑郁型,表现为对刺激的反应下降和退却行为;③混合型,在躁狂和抑郁状态间摆动。

术后认知功能障碍按照北美精神障碍诊断和统计手册对认知障碍的分类,术后认知功能障碍属于轻度神经认知障碍,其特征是由一般的医疗处理引起而又不属于谵妄、痴呆、遗忘等临床类型,最重要的是其诊断需神经心理学测试。认知功能障碍在临床上较常见,表现为患者在麻醉、手术后出现记忆力,集中力等智力功能的损害,在老年患者易被误诊为痴呆恶化,它可能是某些严重基础疾病(如急性心肌梗死、肺梗死、肺炎、感染等)的最初或唯一表现。

七、体温调节

体温是监测患者状态的重要生命体征之一,麻醉可以打破机体产热散热的平衡,继而会引起体温上升或降低,这种体温变化常可以导致极为有害的后果。

(一)低体温

当中心体温低于 36 ℃时,即为低体温,低体温是麻醉和手术中常见的体温失调。

1.原因

(1)低室温:当室温低于 21 ℃时,皮肤和呼吸道散热明显增多,患者体温易下降,体温下降幅度和手术时间长短、患者体表面积大小与体重有关。经研究证实,手术室温度低于 21 ℃时,一般患者均有体温降低,室温在 21~24 ℃,70%的患者可保持体温正常,若室温在 24~26 ℃,患者均能维持体温稳定。故手术室温度应该控制在 24~26 ℃,相对湿度维持在 40%~50%。

(2)室内通风:对流散热是在空气流动情况下实现的,手术室内使用层流通气设备,可以使对流散热由正常的 12%上升到 61%,而使蒸发散热由正常的 25%下降到 19%。

(3)术中大量输注较冷液体,特别是输入 4 ℃的冷藏库血,可使体温下降 0.5~1.0 ℃,输血量越大,体温下降明显。为防止体温下降过多,宜将输入的液体或库血用 40 ℃温水加温或输血、输液加温器加温后再输入。

(4)术中内脏暴露时间长及用冷溶液冲洗腹腔或胸腔,可使体温明显降低。

(5)全身麻醉药有抑制体温调节中枢的作用,此种情况下如使用肌松剂,使体热产生减少(肌肉活动是体热产生的来源),致使体温降低。

2.低体温的影响

(1)使麻醉药及辅助麻醉药作用时间延长。

(2)出血时间延长。

(3)使血流黏稠性增高,影响组织灌流。

(二)体温升高

当中心体温高于 37.5 ℃即为体温升高,体温升高也称为发热。临床常按发热程度将发热分为:低热、高热、超高热。

1.诱发原因

(1)室温超过 28 ℃,湿度过高。

(2)无菌单覆盖过于严密妨碍散热。

(3)开颅手术在下视丘附近操作。

(4)麻醉前用药给阿托品量大,抑制出汗。

(5)输血输液反应。

(6)采用循环紧闭法麻醉,钠石灰可以产热,通过呼吸道使体温升高。

(7)恶性高热。

2.体温升高的影响

(1)体温升高 1 ℃,基础代谢增加 10%,需氧量也随之增加。

(2)高热时常伴有代谢性酸中毒、高血钾及高血糖症状。

(3)体温升高至 40 ℃以上时,常导致惊厥。

（陈　萃）

第五节　麻醉术后监护病房工作常规和离室标准

一、工作常规

麻醉术后患者在麻醉术后监护病房,虽然仅有短暂的停留,但因在此期间对其生命的支持等同于手术中的麻醉管理,所以麻醉后监测治疗室(PACU)是保证麻醉手术后患者的生命安全重要的一个监护治疗环节;在PACU期间主要的管理工作是由护理人员完成的。当患者的病情出现变化时,护士首先给予初步的处理;当发生严重并发症时,护士会迅速汇报医师进行急救,稍有贻误便可发生不可逆转的后果。患者从手术室至PACU及从PACU返回病房的二次转运,也都存在着很大的风险,所以必须严格按照统一可行的制度和流程去执行,才能确保PACU患者的生命安全。

(一)PACU医护人员的基本素质和工作要求

(1)PACU是个相对封闭并与外界隔离的治疗环境,对医护人员基本素质要求更高,医护人员首先具备较高的业务素质,熟练的专业护理技能,同时还必须具备高尚的医德品质、优良的医德修养,更需具备能够处处严于律己、踏实工作、慎独工作的敬业精神;对患者实施人文护理关怀及优质的护理服务。

(2)PACU医务人员需具备熟练使用苏醒室内的呼吸机、监护仪、除颤器、简易呼吸器、负压吸引器等设备的能力,在患者进入前需确保这些设备均处于良好的备用状态(图9-1、图9-2)。

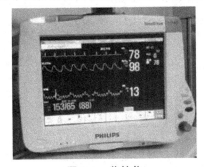

图9-1　监护仪

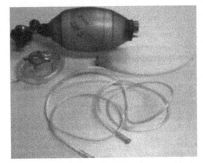

图9-2　简易呼吸器与加压吸氧面罩

(3)熟知常规必备物品,如喉镜、气管插管、氧气袋、手电、吸痰管、口咽通气管、鼻咽通气管、加压面罩、听诊器、血压计及抢救药品的放置位置,随手便可触及(图9-3、图9-4、图9-5)。

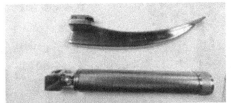

图9-3　麻醉用喉镜

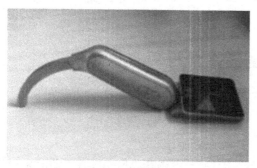

图 9-4　电子喉镜

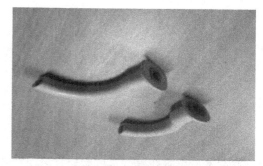

图 9-5　口咽通气道

(4)保证吸痰管、注射器、吸氧管、电极片、消毒剂、洗手液、手消毒液、无菌手套等一次性用品充足供应。

(5)保证供给氧气的准确性,防止吸入混合气体而致意外低氧血症甚至是死亡的情况发生;保障用电不可间断,专人负责管理。

(6)感染控制制度:为预防医院患者间发生交叉感染,入室前需要穿着隔离服,除苏醒室工作人员、相关麻醉及手术医师外,减少其他人员出入;与患者接触的医护人员须佩戴口罩帽子;传染病及感染患者需要专用病室监护,并在其使用呼吸机时配用人工鼻;患者出 PACU 后做空气及用物消毒处理;苏醒室内严格执行无菌技术操作原则及操作前洗手制度,执行物体表面、地面、空气消毒制度,避免医源性感染的发生。

(二)PACU 入室的标准

麻醉术后的患者,都有一个恢复的过程,为确保患者术后安全,避免术后意外情况或并发症的发生,同时减少医疗工作不必要的重复性工作,术后进入 PACU 按如下标准执行。

(1)凡是全麻患者麻醉后清醒不完全,自主呼吸未完全恢复者、肌肉张力差或因某些原因气管导管未拔除者,均应送入恢复室。

(2)各种神经阻滞麻醉术后生命体征不稳定、术中发生意外情况、术中使用大量镇痛镇静药物、有迟发性呼吸抑制危险者。

(3)特殊病情手术后,需要在手术室环境短暂监测、治疗者。

(三)进入 PACU 的交接流程和内容

1.交接流程

负责患者的麻醉医师、巡回护士与恢复室医师护士交接,护士还需在"手术患者签字单"三联单上签字备案。

2.交接内容

(1)麻醉医师与 PACU 医师交接内容。①一般资料:手术名称、时间、麻醉方法;②药物使用:镇痛药、肌松药、心血管活性药等;③特殊情况:失血量、输血量、液体量、尿量、牙齿松动等情况;拔管特殊注意事件、病情特殊注意事项。

(2)手术巡回护士与 PACU 护士交接内容。①核对资料:病历、患者身份(腕带)、物品、记录单、病号服、药品、X 线等各种片子;②输液管路通畅及固定情况、皮肤情况、各种引流管通畅情况、妥善安置固定情况;③安全检查:输液用药性质、血液制品、腕带、病历核对。

(四)患者入苏醒室的转运

麻醉术后患者,多数转运过程都是很常规的工作,但是有部分患者因手术间面临紧急的接台手术,或手术结束过快而麻醉药物还需要时间代谢,或是呼吸功能恢复不完全需要简易呼吸器辅助呼吸,或术后已苏醒出现躁动,甚至还有因血压低用升压药物持续维持等情况出现,所以术后转运过程要根据病情不同而有侧重,存在一定的风险,应该重视并要严格按工作流程执行。

(1)由麻醉医师负责把患者送入 PACU,或由 PACU 护士从手术间接患者至 PACU。

(2)将患者从手术台移至苏醒室平车上,给予患者头低脚高位或头低位。

(3)妥善固定好各种管路,维持各管路通畅,生命支持药物正常输入,防治各种管路被刮碰或被患者自行拔除。

(4)转运途中有气道阻塞或呕吐误吸发生的危险,注意让患者保持侧卧位(图 9-6)。

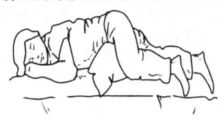

图 9-6　拔管后防止误吸的体位

(5)病情重者,途中应不间断给予吸氧或辅助呼吸,以防发生低氧血症,并适当加快转运速度。

(6)转运中负责的麻醉医师或苏醒护士,应在患者头部位置严密观察患者面色、呼吸状态等,防止发生病情突变以急救。

(五)PACU 评估及监测处理

常规工作是对术后患者进行呼吸功能恢复的正确评估,选择有效的给氧方式,降低低氧血症发生概率;给予术后患者保温,以提高患者舒适度并加快复苏。病情发生变化时,护士首先要快速进行初步处理,有困难时需立即通知医师。

(1)常规监测血氧饱和度、心电及无创血压,评估气道通畅程度;少数患者因病情的需要给予监测呼气末二氧化碳浓度($ETCO_2$)、有创动脉压力及体温,至少 15 分钟一次并记录。

(2)实时对患者意识、疼痛、恶心、呕吐、手术切口出血等进行评估和初步的处理,必要时按医嘱执行用药并记录。

(3)气管插管者等待呼吸完全恢复,血气分析正常,患者清醒,循环功能基本稳定及无特殊情况即可拔除插管。

(4)全麻后苏醒期间重点注意:①保持呼吸道通畅,插管患者注意保持插管固定的牢靠性,防止脱出。及时负压吸引清除气道内分泌物,保持插管气囊压力在 15~25 cmH_2O,检查插管深度并记录,拔管后清醒者去枕平卧,头偏向一侧,有效方式为吸氧。加强对呼吸频率、呼吸幅度、皮肤颜色的观察,对缺氧及二氧化碳蓄积应做出确切诊断并汇报给医师治疗处理。②保持循环稳定,密切观察血压、脉搏、中心静脉压,如有血压下降、高血压、心律失常,立刻汇报医师查明原因并及时处理。③监测心电,观察尿量、引流情况,若有继发出血立即报告医师,做好二次手术准备。④意识恢复评估:全麻后 2 小时意识未恢复即认为麻醉苏醒延迟,应考虑麻醉药物的影响,回顾手术麻醉中有无严重低血压与低氧血症;严重贫血,低温,糖代谢紊乱,水、电解质失衡及中枢神经系统本身疾病影响,均应及早防治,除加强呼吸循环管理,查明原因对症处理外,必要时遵照医嘱给相应麻醉药拮抗如纳洛酮、毒扁豆碱、氨茶碱、贝美格、哌甲酯等药物处理。⑤实时评估患者肢体活动情况,区域麻醉肢体活动及感觉运动功能情况,全麻后四肢能否自主活动及清醒后对握力的评估。

(5)拔管指征的评估及实施拔管。①拔管指征:呼吸空气的情况下,血氧饱和度达 92% 以上;呼吸方式正常,患者自主呼吸不费力,每分钟呼吸频率<30 次,潮气量>300 mL;患者意识恢复,可以合作;保护性吞咽、咳嗽反射恢复;肌张力恢复,持续握拳有力,抬头试验阳性(无支撑抬头坚持 10 秒钟)。②实施拔除插管:患者已经符合拔管指征即拔管,或是病情需要可提前拔管,但拔管后要严密监测血氧情况。拔管前要了解气道情况,充分吸氧,清理气道内、口腔内分泌物;放出气囊气体;加大吸氧流量,监测血氧饱和度达 95% 以上;嘱患者张嘴,边吸引边将吸痰管连同插管一起拔出,头偏向一侧,继续用面罩给氧,现在也有主张拔管同时不做气道吸痰,气道吸痰负压下有可能导致肺泡塌陷,拔管瞬间导致误吸,可在拔管前先做膨肺吸痰后即刻拔管,气道里即使有分泌物也可被肺内气体吹出;监测血氧饱和度,评估是否存在气道梗阻或通气不足的征象,若发生低氧血症应迅速处理,积极纠正处理诱发因素。

二、离室标准

(一)PACU 离室标准

1.全麻患者离室标准

(1)全麻患者需完全清醒,恢复知觉,能正确辨别时间和地点。

(2)呼吸道通畅,呼吸交换满意,无呕吐及误吸危险。

(3)全麻后四肢能自主活动。

(4)循环功能稳定。

2.患者离室的其他标准

(1)中枢神经系统标准:术前神志正常者,神志恢复,有指定性动作;定向能力恢复,能辨认时间和地点;肌张力恢复,平卧抬头能持续 10 秒钟以上。

(2)呼吸系统标准:能自行保持呼吸道通畅,吞咽及咳嗽反射恢复,通气功能正常,呼吸频率为 12～30 次/分,能自行咳嗽排除呼吸道分泌物,$PaCO_2$ 在正常范围,或达到术前水平,呼吸空气条件下 5 分钟后血氧饱和度仍能高于 95%。

(3)循环系统标准:心率、血压不超过术前值的 20% 并稳定 30 分钟。

(4)椎管内麻醉后,呼吸循环稳定,麻醉平面在 T_6 以下,最后一次椎管内给予局麻药 1 小时以后,感觉及运动神经功能已有恢复,交感神经功能已恢复,循环功能稳定不需要升压药。

(5)术后麻醉性镇痛药或镇静药用后观察 30 分钟无异常反应。凡是术中术后使用了镇静镇痛药物,出室前均由麻醉医师根据 Steward 评分对患者进行评价,≥4 分方可离开恢复室。

(6)没有麻醉或手术并发症,如气胸、活动性出血等。

(7)如果病情危重,需进一步加强监测和治疗的患者则直接转入 ICU。

(二)PACU 转出流程及交接内容

患者达到转出标准,由 PACU 护士提出,麻醉医师确认签字转送原来病房。

1.转出流程

测定 Steward 评分在 4 分以上,特殊患者血气指标正常;由麻醉医师签字;填写记录单小结,通知护工电梯等待;告知患者,患者整理衣物;根据病情,必要时备好氧气袋及急救用品;妥善固定各种管道,摆放合适体位,护送者位于患者头部;一般由护士与护工陪送患者回病房,与病区护

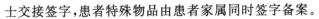

士交接签字,患者特殊物品由患者家属同时签字备案。

2.与病房护士交接内容

(1)与病房护士交接病情,监护仪显示患者生命体征正常且平稳,在护理记录单上双方签字。

(2)交接内容包括:简要病史、诊断、麻醉及手术经过,术中用药、生命体征变化、输血情况、输液情况、麻醉药及拮抗剂使用情况、恢复苏醒经过、仍有可能发生的问题、下一步需要注意观察和处理事项,及皮肤完好情况等,并将患者随身携带的病服、活动义齿、药品、各种检查资料等一并交予护士及家属,签字备案。

(3)转运工作应由 PACU 护士及护工护送;危重患者应由麻醉医师或与手术医师共同护送,转运流程参见患者入苏醒室的转运;并向病房医师详细交接病情,移交病历与治疗记录。

(三)PACU 患者转入 ICU 的流程及交接

凡是需要转入 ICU 的患者,均是因为在 PACU 短时间内其意识不能恢复、需要长时间带气管插管、需长时间循环支持、术中或术后发生过严重并发症等患者,这些患者的转运过程都存在着生命危险,有的需要辅助呼吸,有的需要升压药维持,必须重视转运过程中的安全。

(1)对较为复杂的大手术,评估生理功能在 1~2 天内难以稳定,患者随时可能出现严重并发症者,手术后直接转至 ICU。

(2)对已经进入恢复室的患者,术后已 2 小时以上生理功能不稳定或出现比较严重并发症,由 PACU 室护士提出,麻醉医师下达医嘱,与患者家属沟通后转入 ICU 继续监测治疗。

(3)首先电话联系 ICU 做好准备,呼叫电梯等候,以缩短患者等待时间。

(4)苏醒室进行病情记录小结,对患者现在的状态、下一步加强观察护理问题总结并记录。

(5)各种管路妥善放置,需要泵入的药物要保证连续不间断;需要使用简易呼吸器辅助呼吸的患者途中不可间断,必要时携带氧气袋等急救物品。

(6)由麻醉医师、苏醒室护士和手术医师同时参加患者 ICU 的转运。外科医师和护士在转运车前方,麻醉医师在转运车后方(患者头部位置处)保证充分通气,必要时用简易呼吸器辅助呼吸。

(7)途中密切观察患者的呼吸、血压,心率及面色等,以维持途中的治疗和应对病情突变。

(8)至 ICU 后,与护士交接内容同病房交接,并签字。

（陈　萃）

第十章 介入护理

第一节 冠状动脉粥样硬化性心脏病的介入护理

一、基本操作

(一)动脉入路

动脉入路包括股动脉入路和桡动脉入路两种。

(二)指引导管

指引导管是冠脉内治疗的输送管道,一般由3层构成,最内层为润滑的聚四氟乙烯,中层为钢丝或其他编织材料,外层为聚乙烯。为适合不同冠脉的解剖特点,有很多种构形的指引导管,常用的有①Judkins系列,包括 JL 和 JR,可以用于大多数正常形态且病变较为简单的冠脉;②Amplatz系列,包括 AL 和 AR,主要用于开口异常的冠脉和需要强支撑的病变;③XB 和EBU,支撑力强,用于困难的左冠病变。另外,指引导管还有不同的外径,常用的为 6 F 和 7 F。在经冠状动脉介入术(PCI)时,需根据冠脉形态、病变特征和操作者熟练程度等方面来选择指引导管,选择合适的指引导管可以起到事半功倍的效果。

(三)指引导丝

冠脉内指引导丝为球囊、支架和其他器械到达病变提供轨道,由导丝头、中心钢丝和润滑涂层组成,其直径现多为 0.036 cm,长度有 175～180 cm 和 300 cm 两种,有不同的硬度、表面涂层和尖端构形,以适用于不同的病变。导丝功能的优劣主要体现在其调节力、柔顺性、推送力和支撑力 4 个方面,需根据不同病变选择不同的特性导丝。对普通病变应选择既具有良好的支持力,又具备优异的操纵性和顺应性、尖端柔软的导丝;对于扭曲成角病变要求导丝具有易于通过扭曲血管的柔软尖端,还应具备良好的血管跟踪性及顺应性,同时应有较强的拉伸扭曲血管的能力,以使球囊、支架能够顺利通过扭曲、成角血管到达病变处;对于冠状动脉分叉病变,特别是边支血管粗大、供血范围广泛的血管,在对主支血管进行介入治疗时,往往需要对边支血管送入导丝进行保护,另外当主支血管置入支架影响边支血流或主、边支血管以特殊的术式进行支架置入治疗

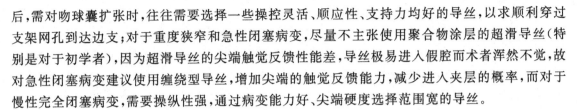

后,需对吻球囊扩张时,往往需要选择一些操控灵活、顺应性、支持力均好的导丝,以求顺利穿过支架网孔到达边支;对于重度狭窄和急性闭塞病变,尽量不主张使用聚合物涂层的超滑导丝(特别是对于初学者),因为超滑导丝的尖端触觉反馈性能差,导丝极易进入假腔而术者浑然不觉,故对急性闭塞病变建议使用缠绕型导丝,增加尖端的触觉反馈能力,减少进入夹层的概率,而对于慢性完全闭塞病变,需要操纵性强,通过病变能力好、尖端硬度选择范围宽的导丝。

(四)球囊导管

目前最常用的球囊导管是快速交换球囊,包括球囊、导管杆部、抽吸和加压口、导丝腔 4 部分,其主要作用就是对血管病变进行扩张。

根据其顺应性可分为预扩张球囊(高顺应性)和后扩张球囊(低顺应性),前者在置入支架前对病变进行预扩张,而后者一般是在置入支架后对支架进行再次扩张以使其贴壁良好。球囊导管根据球囊的扩张后外径和长度有多种型号,应根据病变的情况来进行具体选择。

(五)支架

单纯球囊扩张(PTCA)有可能造成血管急性闭塞,而且扩张效果往往不理想,再狭窄比例过高,而冠脉内支架的应用可以有效地避免这些问题的发生。目前使用的支架绝大多数是球囊扩张支架,主要有金属裸支架和药物洗脱支架两大类。金属裸支架的优点是血栓发生率较低、双联抗血小板药物治疗时程短、价格相对便宜,但是再狭窄发生率较高;药物洗脱支架的优点是再狭窄发生率低,但需要一年以上的双联抗血小板治疗,并有一定的血栓发生率。

二、适应证

(一)稳定性冠心病的介入治疗

(1)具有下列特征的患者进行血运重建可以改善预后:左主干病变直径狭窄>50%(ⅠA);前降支近段狭窄≥70%(ⅠA);伴左心室功能减低的 2 支或 3 支病变(ⅠB);大面积心肌缺血(心肌核素等检测方法证实缺血面积大于左心室面积的 10%,ⅠB)。非前降支近段的单支病变,且缺血面积小于左心室面积 10%者,则对预后改善无助(ⅢA)。

(2)具有下列特征的患者进行血运重建可以改善症状:任何血管狭窄≥70%伴心绞痛,且优化药物治疗无效者(ⅠA);有呼吸困难或慢性心力衰竭,且缺血面积大于左心室的 10%,或存活心肌的供血由狭窄≥70%的罪犯血管提供者(ⅡaB)。优化药物治疗下无明显限制性缺血症状者则对改善症状无助(ⅢC)。

(二)非 ST 段抬高型急性冠脉综合征(NSTE-ACS)的介入治疗

对 NSTE-ACS 患者应当进行危险分层,根据危险分层决定是否行早期血运重建治疗。推荐采用全球急性冠状动脉事件注册(GRACE)危险评分作为危险分层的首选评分方法。

冠状动脉造影若显示适合冠状动脉介入术,应根据冠状动脉影像特点和心电图来识别罪犯血管并实施介入治疗;若显示为多支血管病变且难以判断罪犯血管,最好行血流储备分数检测以决定治疗策略。建议根据 GRACE 评分是否>140 及高危因素的多少,作为选择紧急(<2 小时)、早期(<24 小时)及延迟(72 小时内)有创治疗策略的依据。

需要行紧急冠状动脉造影的情况:①持续或反复发作的缺血症状;②自发的 ST 段动态演变(压低>0.1 mV 或短暂抬高);③前壁导联 $V_2 \sim V_4$ 深的 ST 段压低,提示后壁透壁性缺血;④血流动力学不稳定;⑤严重室性心律失常。

(三)急性 ST 段抬高型心肌梗死(STEMI)的介入治疗

对 STEMI 的再灌注策略的主要建议如下:建立院前诊断和转送网络,将患者快速转至可行直接冠脉介入术的中心(ⅠA)。若患者被送到有急诊冠脉介入术设施但缺乏足够有资质医师的医疗机构,也可考虑上级医院的医师(事先已建立好固定联系者)迅速到该医疗机构进行直接冠脉介入术(ⅡbC);急诊冠脉介入术中心须建立每天 24 小时、每周 7 天的应急系统,并能在接诊 90 分钟内开始直接冠脉介入术(ⅠB);如无直接冠脉介入术条件,患者无溶栓禁忌者应尽快溶栓治疗,并考虑给予全量溶栓剂(ⅡaA);除心源性休克外,冠脉介入术(直接、补救或溶栓后)应仅限于开通罪犯病变(ⅡaB);在可行直接冠脉介入术的中心,应避免将患者在急诊科或监护病房进行不必要的转运(ⅢA);对无血流动力学障碍的患者,应避免常规应用主动脉球囊反搏(ⅢB)。

(四)心源性休克

对 STEMI 合并心源性休克患者,不论发病时间也不论是否曾溶栓治疗,均应紧急做冠状动脉造影,若病变适宜,立即直接冠脉介入术(ⅠB),建议处理所有主要血管的严重病变,达到完全血管重建;药物治疗后血流动力学不能迅速稳定者应用主动脉内球囊反搏支持(ⅠB)。

(五)特殊人群血运重建治疗

1.糖尿病

冠心病合并糖尿病患者无论接受何种血运重建治疗,预后都较非糖尿病患者差,再狭窄率也高。对于 STEMI 患者,在推荐时间限内冠脉介入术优于溶栓(ⅠA);对于稳定的、缺血范围大的冠心病患者,建议行血运重建以增加无主要不良心脑血管事件生存率(ⅠA);使用药物洗脱支架以减少再狭窄及靶血管再次血运重建(ⅠA);对于服用二甲双胍的患者,冠状动脉造影/冠脉介入术术后应密切监测肾功能(ⅠC);缺血范围大者适合行冠脉搭桥术(特别是多支病变),如果患者手术风险评分在可接受的范围内,推荐行冠脉搭桥术而不是冠脉介入术;对已有肾功能损害的患者行冠脉介入术,应在术前停用二甲双胍(ⅡbC),服用二甲双胍的患者冠状动脉造影或冠脉介入术术后复查发现肾功能有损害者,亦应停用二甲双胍。

2.慢性肾病

慢性肾病患者心血管病死率增高,特别是合并糖尿病者。若适应证选择正确,心肌血运重建可以提高这类患者的生存率。建议术前应用估算的肾小球滤过率(eGFR)评价患者的肾功能。对于轻、中度慢性肾病,冠状动脉病变复杂且可以耐受冠脉搭桥术的患者,建议首选冠脉搭桥术(ⅡaB);若实施冠脉介入术应评估对比剂加重肾损害的风险,术中尽量严格控制对比剂的用量,且考虑应用药物洗脱支架,而不推荐用裸金属支架(ⅡbC)。

3.合并心力衰竭

冠心病是心力衰竭的主要原因。合并心衰者行血运重建的围术期死亡风险增加 30%~50%。对于心力衰竭合并心绞痛的患者,推荐冠脉搭桥术应用于明显的左主干狭窄、左主干等病变(前降支和回旋支的近段狭窄)及前降支近段狭窄合并 2 支或 3 支血管病变患者(ⅠB)。左心室收缩末期容积指数>60 mL/m^{2}和前降支供血区域存在瘢痕的患者,可考虑行冠脉搭桥术,必要时行左心室重建术(ⅡbB)。如冠状动脉解剖适合,预计冠脉搭桥术围术期病死率较高或不能耐受外科手术者,可考虑行冠脉介入术(ⅡbC)。

4.再次血运重建

对于冠脉搭桥术或冠脉介入术后出现桥血管失败或支架内再狭窄、支架内血栓形成的患者,可能需要再次冠脉搭桥术或冠脉介入术。选择再次冠脉搭桥术或冠脉介入术应由心脏团队或心

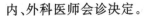

内、外科医师会诊决定。

(六)特殊病变的冠脉介入治疗

1.慢性完全闭塞病变(CTO)的冠脉介入术

CTO 定义为＞3 个月的血管闭塞。疑诊冠心病的患者约1/3造影可见≥1 条冠状动脉 CTO 病变。虽然这部分患者大多数(即使存在侧支循环)负荷试验阳性,但是仅有 8％～15％的患者接受冠脉介入术。这种 CTO 发病率和接受冠脉介入术的比例呈明显反差的原因,一方面是开通 CTO 病变技术要求高、难度大,另一方面是因为开通 CTO 后患者获益程度有争议。因此目前认为,若患者存在临床缺血症状,血管解剖条件合适,由经验丰富的术者(成功率＞80％)开通 CTO 是合理的(ⅡaB)。CTO 开通后,与置入金属裸支架或球囊扩张对比,置入药物洗脱支架能显著降低靶血管重建率(ⅠB)。

2.分叉病变的介入治疗

如果边支血管不大且边支开口仅有轻中度的局限性病变,主支置入支架、必要时边支置入支架的策略应作为分叉病变治疗的首选策略(ⅠA)。若边支血管粗大、边支闭塞风险高或预计再次送入导丝困难,选择双支架置入策略是合理的(ⅡaB)。

3.左主干病变 PCI

冠状动脉左主干病变占全部冠脉造影病例的 3％～5％,一般认为左主干狭窄＞50％需行血运重建。冠脉搭桥术(CABG)一直被认为是左主干病变的首选治疗方法。球囊扩张治疗无保护左主干病变在技术上是可行的,但手术中和术后 3 年的病死率很高,不推荐使用。支架的应用有效解决了冠状动脉弹性回缩和急性闭塞的问题,使手术即刻成功率大幅提高,但是术后再狭窄依然是一个重要问题。在药物洗脱支架时代,PCI 的结果和风险得到改善,可以明显减少再狭窄的发生率,有关试验显示左主干 PCI 具有与 CABG 相当的近中期甚至远期疗效。多中心注册资料显示:心功能障碍时预测是无保护左主干病变 PCI 不良临床事件的主要危险因素,因而绝大多数学者主张对无保护左主干病变的患者行 PCI 宜选择 LVEF＞40％的患者。由于左主干病变多合并其他血管病变,应尽可能达到完全血运重建。此外,左主干病变的其他特征如病变位于体部、开口抑或末端分叉、左主干直径、右冠脉情况等同样是决定能否进行 PCI 的重要因素。血管内超声(intravas-cular ultrasound,IVUS)能准确提供病变的信息,判断支架是否贴壁良好,故在左主干 PCI 时是必须的手段。

三、围手术期药物治疗

(一)阿司匹林

术前已接受长期阿司匹林治疗的患者应在冠脉介入术前服用阿司匹林 100～300 mg。以往未服用阿司匹林的患者应在冠脉介入术术前至少 2 小时,最好 24 小时前给予阿司匹林 300 mg 口服。

(二)氯吡格雷

冠脉介入术术前应给予负荷剂量氯吡格雷,术前 6 小时或更早服用者,通常给予氯吡格雷 300 mg 负荷剂量。如果术前 6 小时未服用氯吡格雷,可给予氯吡格雷 600 mg 负荷剂量,此后给予 75 mg/d 维持。冠状动脉造影阴性或病变不需要进行介入治疗可停用氯吡格雷。

(三)肝素

肝素是目前标准的术中抗凝药物。与血小板糖蛋白(GP)Ⅱb/Ⅲa 受体拮抗药合用者,围术

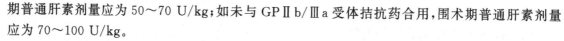

期普通肝素剂量应为 50～70 U/kg；如未与 GPⅡb/Ⅲa 受体拮抗药合用，围术期普通肝素剂量应为 70～100 U/kg。

(四)双联抗血小板药物应用持续时间

术后阿司匹林 100 mg/d 长期维持。接受金属裸支架的患者术后合用氯吡格雷的双联抗血小板药物治疗至少 1 个月，最好持续应用 12 个月（ⅠB）。置入药物洗脱支架的患者双联抗血小板治疗至少 12 个月（ⅠB）。但对 ACS 患者，无论置入金属裸支架或药物洗脱支架，双联抗血小板药物治疗至少持续应用12 个月（ⅠB）。

四、常见并发症及处理

(一)急性冠状动脉闭塞

急性冠状动脉闭塞指 PCI 时或 PCI 后靶血管急性闭塞或血流减慢至 TIMI 0～2 级。急性冠状动脉闭塞常由冠状动脉夹层、痉挛或血栓形成所致。某些临床情况下，冠状动脉解剖和 PCI 操作技术因素可增加急性冠状动脉闭塞发生的危险性。明确潜在夹层存在，及时应用支架植入术，通常是处理急性冠状动脉闭塞的关键。高危患者（病变）PCI 前和术中应用血小板糖蛋白Ⅱb/Ⅲa受体拮抗药有助于预防血栓形成导致的急性冠状动脉闭塞。

(二)慢血流或无复流

慢血流或无复流指冠状动脉狭窄解除，但远端前向血流明显减慢（TIMI 2 级，慢血流）或丧失（TIMI 0～1 级，无复流）。多见于急性心肌梗死、血栓性病变、退行性大隐静脉旁路血管 PCI、斑块旋磨或旋切时，或将空气误推入冠状动脉。目前认为，无复流的治疗包括冠状动脉内注射硝酸甘油、钙通道阻滞药（维拉帕米或地尔硫草）、腺苷、硝普钠、肾上腺素等，必要时循环支持（包括多巴胺和主动脉内球囊反搏）以维持血流动力学稳定。若为气栓所致，则自引导导管内注入动脉血，以加快微气栓的清除。行大隐静脉旁路血管 PCI 时，应用远端保护装置可有效预防无复流的发生，改善临床预后。对慢血流或无复流的处理原则应是预防重于治疗。

(三)冠状动脉穿孔

冠状动脉穿孔可引起心包积血，严重时产生心脏压塞。慢性完全闭塞性病变 PCI 时使用中度、硬度导引钢丝或亲水涂层导引钢丝，钙化病变支架术时高压扩张，球囊（支架）直径与血管大小不匹配，可能增加冠状动脉穿孔、破裂的危险性。一旦发生冠状动脉穿孔，先用球囊长时间扩张封堵破口，必要时应用适量鱼精蛋白中和肝素，这些对堵闭小穿孔常有效。对破口大、出血快、心脏压塞者，应立即行心包穿刺引流，置入冠状动脉带膜支架（大血管）或栓塞剂（小血管或血管末梢）。必要时行紧急外科手术。

(四)支架血栓形成

支架血栓形成是一种少见但严重的并发症，常伴急性心肌梗死或死亡。学术研究联合会建议对支架血栓形成采用新的定义：①肯定的支架血栓形成，即有急性冠脉综合征并经冠脉造影证实存在血流受阻的血栓形成或病理证实的血栓形成。②可能的支架血栓形成，即冠脉介入治疗后 30 天内不能解释的死亡，或未经冠脉造影证实靶血管重建区域的心肌梗死。③不能排除的支架血栓形成，即冠脉介入治疗30 天后不能解释的死亡。同时，根据支架血栓形成发生的时间分为 4 类：急性，发生于介入治疗后24 小时内；亚急性，发生于介入治疗后 24 小时至 30 天；晚期，发生于介入治疗后 30 天至 1 年；极晚期，发生于 1 年以后。

支架血栓形成可能与临床情况、冠状动脉病变和介入操作等因素有关。急性冠脉综合征、合并糖尿病、肾功能减退、心功能障碍或凝血功能亢进及血小板活性增高患者,支架血栓形成危险性增高。弥散性小血管病变、分叉病变、严重坏死或富含脂质斑块靶病变,是支架血栓形成的危险因素。介入治疗时,支架扩张不充分、支架贴壁不良或明显残余狭窄,导致血流对支架及血管壁造成的剪切力可能是造成支架血栓形成的原因。介入治疗后持续夹层及药物洗脱支架长期抑制内膜修复,使晚期和极晚期支架血栓形成发生率增高。一旦发生支架血栓形成,应立即行冠脉造影,对血栓负荷大者,可用血栓抽吸导管做负压抽吸。PCI 时,常选用软头导引钢丝跨越血栓性阻塞病变,并行球囊扩张至残余狭窄＜20％,必要时可再次植入支架。通常在 PCI 同时静脉应用血小板糖蛋白Ⅱb/Ⅲa 受体拮抗药(如替罗非班)。对反复、难治性支架血栓形成者,则需外科手术治疗。

支架血栓形成的预防包括控制临床情况(如控制血糖,纠正肾功能和心功能障碍)、充分抗血小板和抗凝治疗,除阿司匹林和肝素外,对高危患者、复杂病变(尤其是左主干病变)PCI 术前、术中或术后应用血小板糖蛋白Ⅱb/Ⅲa 受体拮抗药(如替罗非班)。某些血栓负荷增高病变 PCI 后可皮下注射低分子肝素治疗。PCI 时,选择合适的支架,覆盖全部病变节段,避免和处理好夹层撕裂。同时,支架应充分扩张,使其贴壁良好;在避免夹层撕裂的情况下,减低残余狭窄。必要时在 IVUS 指导下行药物洗脱支架植入术。长期和有效的双重抗血小板治疗对预防介入术后晚期和极晚期支架血栓形成十分重要。

(五)支架脱载

较少发生,多见于以下情况:病变未经充分预扩张(或直接支架术);近端血管扭曲(或已植入支架);支架跨越狭窄或钙化病变阻力过大且推送支架过于用力;支架植入失败回撤支架至导引导管时,因管腔内径小、支架与导引导管同轴性不佳、支架与球囊装载不牢,导致支架脱落。仔细选择器械和严格操作规范,可预防支架脱落。一旦发生支架脱落,可操作取出,但需防止原位冠状动脉撕裂。也可沿引导钢丝送入小剖面球囊将支架原位扩张或植入另一支架将其在原位贴壁。

五、介入护理

(一)护理评估

1.评估患者的心理

急性心肌梗死来势都比较急,大多数患者是在清醒的精神状态下,是非常紧张的;处于心源性休克的患者只要有意识也是非常恐惧的。护理人员必须对患者的心理状态和配合能力给予客观的评估。

2.了解患者的病史

了解患者的既往史、现病史、药物过敏史、家族史及治疗情况,根据患者的一般情况,评估介入手术的风险、并发症的发生概率、对比剂的使用种类。尤其要了解本次心肌梗死的部位,以评估再灌注心律失常的种类。

3.了解社会的支持系统

急性心肌梗死的介入治疗虽然风险很高,但患者的受益比溶栓得到的更快且彻底,不能忽略的是患者的家属虽然也是非常着急和恐惧,但他们来自社会的不同阶层,对介入治疗和疾病的认识程度不一,经济承受能力不同,承担风险的意识也不同,需给予正确的评估,并注意观察患者及家属签署知情同意书等相关医疗文件时有无疑虑。

4.身体评估

观察患者的一般状态及生命体征等是否符合手术要求。

5.实验室检查及其他检查结果

了解心电图及心肌酶等情况,评估介入手术的风险、发生再灌注心律失常的种类、心肺复苏的发生概率及术中备药情况。了解患者肝脏、肾脏的功能和血糖情况,选择合适的对比剂。

6.术中评估

了解穿刺入路、麻醉方式、介入医师的操作技能,根据心肌梗死发病到数字减影血管造影术(DSA)的时间,评估血管再通后再灌注心律失常的发生概率,根据心电图上的变化和造影的情况评估病变的部位和再灌注心律失常的种类,以及相关的备用药品、物品是否齐全。

7.物品和材料

急性心肌梗死的导管材料同冠状动脉的介入治疗。所需评估的是通过造影了解病变的部位,冠状动脉开口的情况。药品和抢救物品的评估,要根据患者的一般情况、术前诊断或造影的结果,进行整体的评估。

(二)护理措施

1.术前护理干预

(1)患者的心理干预:护理人员必须对患者的心理状态有针对性地给予个体认知干预、情绪干预及行为干预。具体做法:根据患者的意识、生命指征的情况,有针对性地提供心理疏导,解除患者焦虑、恐惧的心理,让患者树立起信心,保证患者以最佳的心理状态接受治疗。调整导管室内的温度,安排患者平卧于 DSA 床上,保证体位舒适,解开患者的上衣,暴露患者的胸部和需要穿刺的部位,注意保暖。保持环境舒适、整洁、安静,为舒适护理创造条件。

(2)根据病史给予相关的护理干预:造影是发现病变的重要手段,根据冠状动脉介入治疗指南与标准,结合患者的造影情况,给予相关的护理干预。首先限定对比剂的使用种类,在做好细化护理准备的同时,进行有序地护理;其次随时观察患者的状态和感觉,注视生命指征的变化,保持输液通路的通畅,及时做好再灌注心律失常等并发症的准备。

(3)物品的准备:①导管材料除按冠状动脉介入治疗的物品准备外,还要备好抽吸导管等材料,并根据造影的结果、介入治疗的顺序,将所需导管材料(常用的和不常用的都需备全)有序地摆放好,用后要做好登记,贵重材料要将条形码一份粘贴在耗材登记本上,一份要粘贴在患者巡回治疗单上。②设备急救设备必须在备用状态并放在靠近患者左侧但不能影响球管转动的位置上,电极贴导联连线必须安放在不影响影像质量的位置上,氧饱和感应器,有无创压力连线传感器,微量输液泵的连线要有序,不能影响球管的转动,整个环境应该是紧张、安静、有序、整洁,并做好心肺复苏的准备。

(4)药品的准备:急性心肌梗死的介入治疗的药物准备,主要是及时有效地处理再灌注心律失常和心肺复苏的用药,常用药物都要精确配备,阿托品、多巴胺、硝酸甘油等按要求稀释好,并注明每毫升所含的浓度。需要替罗非班治疗时,配药要精确,给药要及时。

2.术中护理要点

(1)时间的重要性:根据时间就是心肌的理念,急患者所急,因为能挽救心肌的时间窗很窄,必须把握每一个环节争取时间。

(2)掌握再灌注心律失常的规律:术前不管从心电图还是医师的诊断中必须了解心肌梗死的部位,便于血管再通后再灌注心律失常的处理。因为直接 PTCA 与再灌注心律失常的危险和获

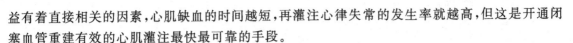

益有着直接相关的因素,心肌缺血的时间越短,再灌注心律失常的发生率就越高,但这是开通闭塞血管重建有效的心肌灌注最快最可靠的手段。

一般情况下右冠状动脉或左冠状动脉的回旋支闭塞,血运再通后通常出现的心律失常是缓慢心律失常,高度房室传导阻滞较常见。可能是窦房结缺血或迷走神经过度兴奋所致,阿托品是一种 M 胆碱受体阻滞药,能拮抗迷走神经过度兴奋所致的传导阻滞和心律失常,必要时置入临时起搏器,但起搏器电极常常可以诱发快速室性心律失常,导致心室颤动(室颤),其发生率统计在 35.3%,并且起搏器电极还可以导致心脏穿孔,必须谨慎使用。

前降支闭塞或广泛前壁心肌梗死的患者血运重建后的再灌注心律失常,多以室性心律失常常见,出现室性心动过速的机制包括跨膜静息电位降低,梗死组织与非梗死组织间不应期差异造成的折返和局灶性自律性增高。自主节律可能只是一种再灌注心律失常,并不提示室颤发生的危险会增加。非持续性心动过速持续时间<30秒,最佳处理应该是先观察几分钟,血流动力学稳定后心律可恢复正常,持续性心动过速持续时间>30秒,发作时迅速引起血流动力学改变,应立即处理,尤其室性心动过速为多源性发作>5次搏动应给予高度重视。利多卡因有抗室颤的作用,必要时可直接静脉注射,或静脉注射胺碘酮,出现室颤时如果室颤波较细,直接除颤效果可能不好,可首先选择心前区叩击或使用副肾上腺素让室颤波由细变粗,此时采取非同步除颤。

(3)静脉通路及要求:不管患者是从急诊室带来的输液通路,还是医护人员建立的,其原则都必须保证其通畅,如果通路在患者的右侧,必须用连接管延长到患者的左侧并连接三通,这是患者的生命线,是决定能否及时给药抢救患者生命的关键。

(4)护士站立的位置:跟台护士一般都是安排一人,尤其在夜间所有的护理工作都由一个护士来承担,这样护士很难固定自己的位置,患者和医师的需要会给护理工作带来非常烦琐和忙碌的场面。首先,护士要分清主次并给予有序的护理干预。传递完医师相关的材料后,马上站到患者的左侧,将除颤仪调试好,并排放在与患者胸部接近的位置,术前配置好的药物随身携带到患者的左侧,检查患者的输液通路、血氧饱和度及有创压力的衔接情况,随时观察患者的生命征象。

(5)备好抽吸导管:如 FFCA 后,罪犯血管无血流,有可能是患者血管内有大量的血栓,在备好抽吸导管的同时,将替罗非班12.5 mg 稀释成 10 mL,让台上的医师抽吸 1.25 mg 再稀释到 10 mL 经导管直接注入冠状动脉,剩余的 11.25 mg 再稀释到 50 mL 的空针中,用微量输液泵以 2 mL/h 的速度给患者输入,如是夹层的原因应立即植入支架。

(6)给予全方位的评估:当急性心肌梗死的患者造影结果与患者的症状不相符合时,应给予全方位的评估,在患者血压及生命指征相对稳定的情况下,将硝酸甘油 $100 \sim 200 \ \mu g$ 经导管直接注入冠状动脉,避免因血管痉挛或血栓的形成导致冠状动脉某支血管的阙如或不显影,尤其在主支与分支分叉的位置,容易将显影的分支误认为是主支,而错过了真正的主支最佳血管再通的时机甚至延误了治疗。

(郝园园)

第二节 心脏瓣膜病的介入护理

一、二尖瓣狭窄的介入治疗

(一)病因

绝大多数二尖瓣狭窄是风湿热的后遗症,极少数为先天性狭窄或老年性二尖瓣环或环下钙化。好发于 20～40 岁的青壮年,其中 2/3 为女性,约 40% 的风湿性心脏病患者为单纯性二尖瓣狭窄。

(二)病理

由于瓣膜交界处和基底部炎症水肿和赘生物形成,纤维化和(或)钙质沉着,瓣叶广泛粘连,腱索融合缩短,瓣叶僵硬,导致瓣口变形和狭窄,狭窄显著时成为一个裂隙样的孔。按病变进程分为隔膜型和漏斗型。隔膜型主瓣体无病变或病变较轻,活动尚可;漏斗型瓣叶明显增厚和纤维化,腱索和乳头肌粘连和缩短,整个瓣膜变硬呈漏斗状,活动明显受限,常伴有不同程度的关闭不全。瓣叶钙化进一步加重狭窄,并可引起血栓形成和栓塞。

(三)临床症状与体征

1.症状

通常情况下,从初次风湿性心肌炎到出现明显二尖瓣狭窄的症状可长达 10 年,此后 10～20 年逐渐丧失活动能力。常见的症状有呼吸困难、咳嗽、咯血、疲乏无力等。左心房扩大和左肺动脉扩张压迫喉返神经可引起声音嘶哑,左心房明显扩大可压迫食管引起吞咽困难,右心衰竭时可出现食欲缺乏、腹胀、恶心等症状。

2.体征

(1)心尖区舒张中晚期低调的隆隆样杂音是其最重要的体征。

(2)心尖区第 1 心音亢进及开瓣音常见于隔膜型,高度提示狭窄的瓣膜仍有一定的柔顺性和活动力,有助于隔膜型二尖瓣狭窄的诊断,对决定手术治疗的方法有一定意义。

(3)肺动脉瓣区第 2 心音亢进、分裂,是肺动脉高压的表现。

(4)其他,二尖瓣面容,表现为面颊、口唇及耳垂发绀,这是心排血量降低、末梢血氧饱和度降低的结果,是中重度的表现。右心室扩大时可产生三尖瓣相对关闭不全的体征,右心功能不全时可出现体循环淤血的体征。

(四)影像学检查

1.心电图检查

左心房显著扩大时,可出现二尖瓣型 P 波。当合并肺动脉高压时,则显示右心室增大,电轴亦可右偏。

2.X 线检查

X 线所见与二尖瓣狭窄的程度和疾病的发展阶段有关。仅中度以上狭窄病例在检查时方可发现左心房增大,肺动脉段突出,左支气管抬高,并可有右心室增大等。后前位心影呈梨状,右前斜位显示左心房向后增大,充钡的食管向后移位。其他尚有肺淤血、间质性肺水肿等征象。

3.超声心动图

超声心动图为定性和定量诊断二尖瓣狭窄的可靠方法。二维超声心动图可显示狭窄瓣膜的形态和活动度,测绘二尖瓣口面积。用连续和脉冲多普勒可测定二尖瓣口血流速度,计算跨瓣压差和二尖瓣口面积,还可提供房室大小、室壁厚度和运动、心功能、肺动脉压等信息。

(五)诊断与鉴别诊断

1.诊断

中青年患者有风湿热史,心尖区舒张期隆隆样杂音伴 X 线、心电图及食管钡餐检查显示左心房扩大,一般可做出诊断,确诊有赖于超声心动图。

2.鉴别诊断

(1)可引起心尖区舒张期杂音的疾病:如重度主动脉瓣关闭不全产生的 Austin-Flint 杂音、风湿性心瓣膜炎产生的 Carey-Coombs 杂音等,应结合各特点加以鉴别。

(2)左心房黏液瘤,可产生类似二尖瓣狭窄的症状和体征,但其杂音往往间歇出现,随体位而改变。超声心动图可见二尖瓣前叶后方的云团状肿瘤反射回声,在收缩期退入左心房。

(六)经皮穿刺球囊二尖瓣成形术(PBMV)

PBMV 是一种非外科手术治疗二尖瓣狭窄的新技术,于 1982 年由 Inoue 等首先报道,方法为经静脉穿刺房间隔后进行二尖瓣球囊扩张术。迄今,PBMV 已积累了不少临床经验,取得了较满意的近期临床疗效。

1.适应证

有症状的二尖瓣狭窄患者,心功能在Ⅱ～Ⅲ级,二尖瓣口面积 0.5～1.5 cm²,瓣叶较柔软、有弹性、无明显增厚及钙化,左心房内无血栓是理想的病例。

2.禁忌证

(1)合并中度或中度以上二尖瓣关闭不全者。

(2)二尖瓣有显著的钙化或硬化者。

(3)右心房巨大者。

(4)心房内有血栓形成或最近 6 个月内有体循环栓塞者。

(5)有严重心脏或大血管转位者。

(6)升主动脉明显扩张者。

(7)脊柱畸形者。

(8)进行抗凝治疗的患者。

(9)有风湿活动者。

(10)全身情况差、不能耐受心导管手术者。

3.操作要点

患者仰卧位,右股静脉穿刺,将直径为 0.081 mm 的导丝送至上腔静脉,沿导丝将心房间隔穿刺导管送至上腔静脉,退出指引导丝,在透视下行房间隔穿刺。房间隔穿刺成功的标志:穿刺针的压力监测显示心房压力增高,波形变为左心房压力波形曲线;从穿刺针腔抽出的血流为动脉血,颜色鲜红;从穿刺针注射对比剂时在左心房中弥散。退出穿刺针,注射肝素抗凝,插入专用导丝,扩张股静脉及房间隔穿刺孔,选择Inoue球囊导管,一般选 26～29 mm 直径的球囊,送球囊进入左心房,再进入左心室,向球囊注入稀释的对比剂充盈球囊前半部,并在心室内来回移动 2～3 次以防球囊卡在腱索间。然后将球囊导管回拉致使球囊中央正好嵌在二尖瓣口,助手迅速将事先准备好的稀释对比剂推进球囊,使之完全充盈,充盈后立即回抽排空球囊,一次扩张即告完成。球囊在充盈初期因受狭窄的二尖瓣口挤压而呈腰状征,在扩张后期随球囊膨胀力的增加,使二尖瓣口扩大而显示腰状征消失。如一次扩张不满意,可如上反复扩张4~8次。在整个操作过程中需持续监测血压和心电,同时应有心外科医师做好紧急开胸的手术准备,以协助处理可能发生的严重并发症。

4.并发症

(1)心脏压塞:多由于房间隔穿刺所引起。

(2)二尖瓣反流:多因球囊过大、钙化的联合部扩张后不能对合所引起。如有严重二尖瓣反流者,应及时进行二尖瓣置换术。

(3)栓塞:术前通过食管超声心动图检查观察心房内有无血栓,有助于减少并发症。

(4)心律失常:可能发生多种心律失常,一般不需特殊处理。

(5)其他:短暂低血压、胸痛、短暂意识障碍、血肿和感染等。

二、主动脉瓣狭窄的介入治疗

(一)病因和病理

1.风湿性心脏病

风湿性炎症导致瓣膜交界处粘连融合,瓣叶纤维化、僵硬、钙化和挛缩畸形,因而瓣口狭窄。几乎无单纯的风湿性主动脉瓣狭窄,大多伴有关闭不全和二尖瓣损害。

2.先天性畸形

先天性二叶瓣畸形为最常见的先天性主动脉瓣狭窄的病因。单叶、四叶主动脉瓣畸形偶有发生。

3.退行性老年性主动脉瓣狭窄

为65岁以上老年人单纯性主动脉瓣狭窄的常见原因。无交界处融合,瓣叶主动脉面有钙化结节限制瓣叶活动,常伴有二尖瓣环钙化。

(二)临床症状与体征

1.症状

大多数狭窄较轻的病例无症状。但如果瓣膜口足够的狭窄,则可发生心绞痛、眩晕、昏厥,并可引起心力衰竭。左心衰竭表现为活动后气促、阵发性呼吸困难、端坐呼吸及肺水肿,随后出现右心衰竭的症状。

2.体征

最主要的体征是主动脉瓣区粗糙的喷射性Ⅲ级以上收缩期杂音,常伴有收缩期震颤;杂音沿动脉传导,甚至达肱动脉;一般杂音越长、越响,收缩高峰出现越迟,狭窄越严重;动脉血压差缩小。

(三)影像学与实验检查

1.心电图

可有左心室肥厚、劳损。

2.X线检查

显示不同程度的左心室增大,在侧位透视下可见主动脉瓣钙化。

3.超声心动图

超声心动图为定性和定量主动脉瓣狭窄的重要方法。二维超声心动图可探测主动脉瓣异常,有助于确定狭窄和病因;借助于连续多普勒可计算出跨瓣压差和瓣口面积。

(四)诊断及鉴别诊断

1.诊断

根据主动脉瓣区收缩期杂音的特点及伴有的震颤,不难做出诊断。确诊有赖于超声心动图。

2.鉴别诊断

(1)先天性主动脉瓣狭窄:本病于幼年便可发现,超声心动图可发现畸形。

(2)肥厚型梗阻性心肌病:由于收缩期二尖瓣前叶前移至左心室流出道梗阻,产生收缩中期或晚期喷射性杂音,最响部位在胸骨左缘,不向颈部传导,有快速上升的重搏脉。超声心动图可助诊断。

(五)经皮腔内球囊主动脉瓣成形术(PBAV)

PBAV虽然已经成为常规介入治疗手段,但仍然存在许多重要限制,例如,多数患者术后仍有较明显的残余狭窄、主动脉瓣口面积增加幅度有限、远期再狭窄率和病死率相对较高。但对于一些经过慎重选择的病例,仍然是一种可以选择的有效治疗手段。

1.适应证

(1)主动脉瓣明显狭窄但存在主动脉瓣置换术禁忌证,如高龄、一般情况差或伴有其他重要脏器疾病。

(2)需优先进行非心脏手术,可以先进行PBAV改善心功能,保证非心脏手术的安全进行,术后再酌情保守治疗或行主动脉瓣置换术。

(3)重度主动脉狭窄引发严重心力衰竭或心源性休克,对这种患者可行急诊PBAV稳定血流动力学,为择期主动脉瓣置换术创造条件。

(4)主动脉瓣狭窄合并的充血性心力衰竭原因不明,对这种患者可先行PBAV,如果术后心功能明显改善,说明主动脉瓣狭窄是充血性心力衰竭的主要原因。如果术后瓣口面积扩大,但心功能却改善不明显,则表明充血性心力衰竭是由其他原因所致。

2.禁忌证

主动脉瓣狭窄合并中度以上主动脉瓣关闭不全,或合并严重的冠心病及有一般心导管手术禁忌证者,则不能行PBAV。

3.操作步骤(经动脉逆行法)

(1)进行左心导管检查和升主动脉造影,测量主动脉跨瓣压差、瓣环直径,计算瓣口面积。

(2)进行冠状动脉造影,检查冠状动脉供血情况。

(3)经猪尾导管将导丝送入左心室,退出猪尾导管,保留导丝。

(4)根据主动脉瓣环直径选择球囊导管,球囊直径与主动脉瓣环直径的比值为1.1~1.2较为合适。多数患者选用直径为15~23 mm的球囊。

(5)多数术者习惯选用Inoue球囊导管,因为其球囊导管直径能准确控制,扩张时球囊能良好固定于主动脉瓣口。如果单球囊扩张效果不满意,可换用双球囊技术进行扩张。

(6)沿导丝将球囊导管送至主动脉瓣口,注射少量对比剂确定球囊位置合适。

(7)手推注射器充盈球囊,扩张3~5秒后排空球囊。扩张中透视观察球囊最大充盈时腰部凹陷消失的程度。一般扩张2~3次后球囊腰部凹陷即完全消失。

(8)如果单球囊扩张效果不满意,可换用双球囊技术扩张。第二根球囊导管可经对侧股动脉或肱动脉送入,两个球囊直径之和应等于主动脉瓣环直径的 1.2～1.3 倍。通常双球囊技术仅限于单球囊扩张后主动脉瓣压力阶差下降不满意的病例。

4.并发症

(1)血管损伤最常见,主要是由于穿刺和扩张动脉引起。其中 9%～15%需行血管修补术或输血处理。近年来,随着球囊外径减小,其发生率已明显下降。

(2)严重主动脉瓣反流,发生率为 1%～2%,主要原因是球囊直径过大,尤其是当球囊直径大于主动脉瓣环直径 1.3 倍时更易发生。

(3)猝死发生率 4%～5%,手术病死率 1%。死因包括难治性心力衰竭、严重主动脉瓣反流、心脏压塞、脑栓塞、内出血及感染等。心功能差、重度主动脉瓣狭窄及合并严重冠状动脉病变者病死率较高。

三、肺动脉瓣狭窄的介入治疗

(一)病因及病理

肺动脉瓣狭窄最常见的病因为先天性畸形,风湿性极少见。本病的主要病理变化在肺动脉瓣及其上下,分为三型:瓣膜型表现为瓣膜肥厚、瓣口狭窄,重者瓣叶可融合成圆锥状;瓣下型为右心室流出道漏斗部肌肉肥厚造成梗阻;瓣上型指肺动脉主干或主要分支有单发或多发性狭窄,此型较少见。

(二)临床症状与体征

轻中度肺动脉瓣狭窄一般无明显症状,其平均寿命与常人相似;重度狭窄运动耐力差,可有胸痛、头晕、晕厥等症状。主要体征是肺动脉瓣区响亮、粗糙、吹风样收缩期杂音,肺动脉瓣区第 2 心音减弱伴分裂,吸气后更明显。

(三)影像学及实验室检查

1.心电图

轻度狭窄时可正常,中度以上狭窄可出现右心室肥大、右心房增大。也可见不完全性右束支传导阻滞。

2.X 线检查

X 线检查可见肺动脉段突出,此为狭窄后扩张所致。肺血管影细小,肺野异常清晰;心尖左移上翘为右心室肥大的表现。

3.超声心动图

可见肺动脉瓣增厚,可定量测定瓣口面积;瓣下型漏斗状狭窄也可清楚判定其范围;应用多普勒技术可计算出跨瓣或狭窄上下压力阶差。

(四)诊断及鉴别诊断

典型的杂音、X 线表现及超声心动图检查可以确诊。鉴别诊断应考虑原发性肺动脉扩张,房间隔、室间隔缺损等。

(五)经皮穿刺球囊肺动脉瓣成形术(PBPV)

1.适应证

凡先天性肺动脉瓣膜型狭窄且需进行治疗者,均可采用本法作为首选的治疗方案。若其跨瓣膜收缩期压力阶差＞4.0 kPa(30 mmHg)或右心室收缩压＞6.7 kPa(50 mmHg),均有做

PBPV 的指征。

2.禁忌证

如果患者的全身情况很差,有严重肝功能、肾功能损害及对碘过敏者,不宜行 PBPV。

3.操作步骤

(1)常规右心导管检查和右心造影,测定血流动力学参数,计算跨瓣压差,测量肺动脉瓣环直径等,为选择球囊和判断成形效果提供参考。

(2)经股静脉送入右心导管,经下腔静脉、右心房、右心室、跨越肺动脉瓣进入左上肺动脉。

(3)通过右心导管送入 0.081 mm 或 0.097 mm 的 J 形交换导丝,进入左上肺动脉末端。

(4)保留导丝,撤出右心导管。间断透视防止导丝移位。

(5)根据肺动脉瓣环直径选择球囊,原则是球囊直径与瓣环直径比值为 1.1～1.3。

(6)经导丝送入球囊导管,根据球囊导管的透视影像或标志将球囊中部定位在狭窄的瓣膜处。

(7)术者固定球囊导管,助手快速推注对比剂使球囊充盈,5 秒后迅速排空。一般扩张 3～5 次,直到球囊中部的凹陷消失。撤出球囊导管,重复肺动脉造影和血流动力学参数测量,评价成形效果。

4.注意事项

对于心脏显著扩大和严重肺动脉瓣狭窄的患者,有时右心导管难以跨越肺动脉瓣,此时可采取以下几种方法。

(1)将右心导管送到肺动脉瓣下,再经右心导管送入直导丝,协调配合操作导管和导丝跨越肺动脉瓣。

(2)先将漂浮导管漂至肺动脉瓣下,然后迅速排空气囊,使导管随血流进入肺动脉。

(3)将右冠状动脉指引导管送至肺动脉瓣下,使其顶端开口指向肺动脉瓣口,再沿指引导管送入直导丝,协调操作指引导管和导丝跨越肺动脉瓣。

四、心脏瓣膜疾病的介入护理

(一)护理要点

(1)向患者介绍介入治疗的目的、方法、注意事项,消除顾虑,使其积极配合治疗。

(2)执行术前常规准备。

(3)注意观察听诊心脏杂音的变化,以利于术中、术后对照。

(4)行股动脉穿刺者,穿刺侧肢体制动 12 小时,穿刺点沙袋压迫 6 小时;行股静脉穿刺者,穿刺侧肢体制动 6 小时,穿刺点沙袋压迫 2 小时。观察穿刺点有无渗血、出血及足背动脉搏动和皮肤颜色等情况。

(5)遵医嘱应用药物。

(6)术后注意观察有无二尖瓣反流、瓣叶撕裂或穿孔等并发症。一旦穿刺心房间隔引起心包积血而造成心脏压塞时,需做紧急处理。

(7)注意观察心电监护和心电图的变化,以便及时发现各种类型的心律失常。

(二)健康教育

(1)根据患者的情况指导活动,预防感冒。

(2)遵医嘱应用抗凝药物。

（3）饮食以清淡、低盐、易消化为宜，避免过饱。

（4）定期门诊复查心电图、心脏彩色多普勒、出凝血试验等。

（郝园园）

第三节　先天性心脏病的介入护理

先天性心脏病为胎儿心脏在母体内发育缺陷所造成。患者出生后即有心脏血管病变，部分发育至成人才开始出现临床症状。本节主要介绍房间隔缺损、室间隔缺损及动脉导管未闭三种常见的心脏病。常见的病因如下：①遗传。患先心病的母亲和父亲的子女先心病的患病率分别为3‰～16‰和1‰～3‰，远高于普通人群的患病率。先心病中5%伴有染色体异常，3%伴有单基因突变。②子宫内环境变化，子宫内病毒感染，以风疹病毒感染最为突出。③其他如药物、接触放射线、高原环境、早产、营养不良、糖尿病、苯丙酮尿症和高钙血症等因素。

一、房间隔缺损的介入治疗

房间隔缺损（ASD）是成人中最常见的先天性心脏病，女性多于男性，男女之比为1：2。

（一）病理

房间隔缺损一般分为原发孔缺损和继发孔缺损，前者实际上属于部分心内膜垫缺损，常同时合并二尖瓣和三尖瓣发育不良。后者为单纯房间隔缺损（包括卵圆窝型、卵圆窝上型、卵圆窝后下型和单心房）。房间隔缺损对血流动力学的影响主要取决于分流量的大小，由于左心房压力高于右心房，所以形成左向右的分流。持续的肺血流量增加导致肺淤血，肺血管顺应性下降，从功能性肺动脉高压发展为器质性肺动脉高压，最终使原来的左向右分流逆转为右向左分流而出现发绀。

（二）临床症状与体征

1.症状

症状轻重不一，缺损小者可无症状，仅在检查时被发现。缺损大者的主要症状为劳累后气急、心悸、乏力、咳嗽和咯血。可发生室上性心律失常、房扑和房颤等。有些患者可因右心室容量负荷加重而发生右心衰竭。晚期部分患者因重度肺动脉高压出现右向左分流而有发绀，形成艾森曼格综合征。

2.体征

心脏浊音界扩大，肺动脉瓣区第二心音亢进，呈固定性分裂，并可闻及Ⅱ～Ⅲ级收缩期喷射性杂音，此系肺动脉血流量增加、肺动脉瓣关闭延迟并相对性狭窄所致。

（三）影像学及实验室检查

1.X线检查

肺野充血，肺动脉增粗，肺动脉段明显突出，肺门血管影粗而搏动强烈，形成所谓肺门舞蹈，右心房及右心室增大，主动脉弓缩小。

2.心电图检查

右束支传导阻滞和右心室增大，电轴右偏，P-R间期延长。

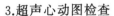

3.超声心动图检查

超声心动图检查可见右心房、右心室增大,肺动脉增宽,剑突下心脏四腔图显示房间隔缺损的部位和大小,彩色多普勒可显示分流的方向和部位。

4.心导管检查

右心导管检查可发现从右心房开始至右心室和肺动脉的血氧含量均高出腔静脉血的氧含量达1.9Vol%以上,说明在心房水平存在由左至右分流。

(四)诊断与鉴别诊断

典型的心脏听诊、心电图和 X 线表现可提示房间隔缺损的存在,超声心动图的典型表现可确诊。本病需与下列疾病相鉴别。

1.室间隔缺损

室间隔缺损患者在胸骨左缘可闻及收缩期杂音,但室缺的杂音位置较低,常在胸骨左缘第3、4肋间,多伴有震颤,左心室常增大。超声心动图有助于确诊。

2.单纯肺动脉瓣狭窄

单纯肺动脉瓣狭窄在肺动脉瓣区可听到收缩期杂音,较房间隔缺损的杂音粗糙,且常可扪及收缩期震颤,P_2减弱甚至消失;右心导管检查可发现右心室压明显高于肺动脉压。超声心动图能明确诊断。

(五)介入治疗要点

尽管外科手术治疗房间隔缺损已经非常成熟,但近年来影像学及导管技术的飞速发展,介入治疗在一定范围内取代了手术治疗,目前多数医院用 Amplatzer 双面伞对房间隔缺损进行封堵。

(六)适应证

(1)年龄>3 岁,<60 岁,体重>5 kg。

(2)继发孔房间隔缺损,其局部解剖结构必须满足以下条件:最大伸展直径<40 mm;继发孔房间隔缺损边缘至少 4 mm,特别是离上腔静脉、下腔静脉、冠状静脉窦口和肺静脉开口;房间隔直径大于房间隔缺损 14~16 mm。

(3)复杂先天性心脏病功能矫治术后遗留的房间隔缺损。

(4)继发孔房间隔缺损经外科手术修补后残余分流或再通。

(5)二尖瓣球囊扩张术后明显的心房水平左向右分流。

(6)临床有右心室容量负荷过重的表现,如右心室扩大等。

(七)禁忌证

(1)有明显发绀并自右向左分流,肺动脉高压。

(2)部分或完全肺静脉畸形引流;多发性房间隔缺损;左心房发育不良,复杂先天性心脏病伴房间隔缺损。

(3)左心房隔膜或超声提示心脏内有明显血栓,特别是左右心耳内。

(4)其他情况:存在没有完全控制的全身感染,有出凝血功能障碍、未治疗的溃疡、阿司匹林应用禁忌等。

(八)操作技术

(1)穿刺股静脉,行常规右心导管检查。将右心导管送至左心房,并在导丝的引导下到达左上肺静脉。

(2)通过右心导管将加硬的置换导丝放置在左上肺静脉,撤出右心导管及血管鞘,并通过静脉输液通道对患者进行肝素化处理。

(3)将测量球囊在体外进行注水(含对比剂的生理盐水)、排气。当其内气体完全排空后,抽成负压状态,沿交换导丝送达房间隔缺损(ASD)处,注入稀释后的对比剂。在 X 线及超声心动图的监测下,观察球囊对 ASD 的封堵情况,然后将球囊撤出体外,根据测量板了解 ASD 的直径,并与 X 线及超声测得的结果对比,选择封堵 ASD 的封堵器的大小。

(4)沿交换导丝将输送鞘管送至左心房,特别要注意这一过程,切勿将气体带入体内,以免引起冠状动脉气栓。

(5)在体外将输送导丝穿过装载器,并沿顺时针方向将封堵器安装在输送导丝顶端,反复磨合 3～4 次后拧紧,但切勿安装过紧。

(6)将封堵器及装载器浸入生理盐水中,反复排气,将封堵器完全拉进装载器里。

(7)将装载器连接输送鞘管,推送输送导丝,使封堵器通过输送鞘管送至左心房,推动过程中不要随意旋转输送导丝。在透视或超声心动图监测下张开封堵器的左心房侧,然后轻柔地回拉使其紧贴,固定输送导丝轻轻回撤输送鞘管,张开封堵器的右心房部。

(8)在超声心动图的监测下反复拉动输送导丝,以确保封堵器安全到位,如发现不合适,可将封堵器重新收回,或再行释放或更换封堵器。

(9)按逆时针方向旋转输送导丝的尾端,将封堵器释放。

(10)术后 3 天内对患者进行肝素化处理,术后半年内使用抗凝血药物(阿司匹林)。

(九)并发症

1.封堵器脱落

封堵器脱落是放置 Amplatzer 双面伞后的严重并发症,发生率<0.1%。一旦发生封堵器脱落,一般需开胸手术处理或通过介入的方法取出封堵器。

2.血管栓塞

若操作过程中将气体带到左心系统或手术中肝素化不够、器械用肝素水冲洗不完全,各种器械表面的细小血栓脱落可导致动脉系统特别是冠状动脉或脑动脉栓塞。术后未服用阿司匹林等抗凝药也可导致动脉栓塞。

3.急性心脏压塞

急性心脏压塞常见的原因为心房穿孔(左心房或右心房),其次为肺静脉破裂,均与手术操作有关。一旦发生上述情况,应尽快行心包穿刺引流。

4.心律失常

手术操作过程中可出现一过性心律失常,如房性期前收缩、房性心动过速、房室传导阻滞,均可在术中自动终止。

二、室间隔缺损的介入治疗

室间隔是分隔左、右心室的心内结构,由膜部、漏斗部和肌部三部分组成。室间隔缺损(VSD)是指左、右心室室间隔缺损导致了左、右心室的异常通道,本病男性较多见。

(一)病理

(1)室间隔缺损分为:①嵴上型,缺损在肺动脉瓣下,常合并主动脉瓣关闭不全;②嵴下型或膜部缺损,为最常见的类型;③房室通道型;④肌型缺损。

(2)室间隔缺损导致心室水平的左向右分流,其血流动力学改变如下:肺循环血流量增多;左心室容量负荷增大;体循环血量下降。

(二)临床症状与体征

1.症状

缺损小、分流量小的患者可无症状;缺损大者可有发育不良、劳力后气急、心悸、咳嗽和肺部感染等症状;后期可有心力衰竭。肺动脉高压由右向左分流者出现发绀。本病易发生感染性心内膜炎。

2.体征

胸骨左缘第3~4肋间有响亮而粗糙的全收缩期杂音,伴有震颤。分流量较大的缺损者,于肺动脉瓣区可闻及第二心音增强或亢进。随着病情的发展,肺血管阻力增高,左向右分流减少,收缩期杂音也随之减弱甚至消失,而肺动脉瓣区第二心音则明显亢进。

(三)影像学检查

1.X线检查

心室内分流量小时,心肺基本正常或肺纹理稍增多。大量分流者肺纹理明显增粗,肺动脉段突出,肺门动脉扩张,搏动增强,甚至呈"肺门舞蹈"征。

2.超声心动图检查

超声心动图检查可见室间隔回声中断征象。脉冲多普勒和彩色多普勒血流显像可明确心室内分流的存在,并可间接测量肺动脉的压力。

3.心电图检查

心电图检查室间隔缺损(VSD)缺损小者心电图正常;缺损大者以右心室肥厚为主,左、右心室肥厚及右束支传导阻滞等改变。

4.右心导管检查

右心导管检查对室间隔缺损的诊断和选择手术适应证具有重要的参考意义。右心室平均血氧含量超过右心房平均血氧含量1Vol%以上,或右心室内某一标本血氧含量突出增多,均表明心室水平有由左向右的分流,且肺动脉压不高或轻度增高的患者,其分流量常与缺损的大小相一致。

(四)诊断与鉴别要点

根据典型的心脏杂音、X线和心电图改变,可提示室间隔缺损,超声心动图及右心导管检查可确定诊断。本病需与下列疾病相鉴别。

1.房间隔缺损

通常ASD的杂音位置较高,较柔和,较少伴有震颤。心电图及胸部X线均示右心扩大,超声心动图可帮助确诊。

2.肺动脉瓣狭窄

肺动脉瓣狭窄者的杂音呈喷射性,P_2减弱,心电图显示右心优势,而胸部X线则呈肺血减少。右心导管检查可测到跨瓣压差。

(五)介入治疗要点

室间隔缺损的介入治疗是近年来发展迅速的一项经导管介入技术。由于其创伤小、并发症低、康复快,已经得到了医师和患者的接受;但介入治疗室间隔缺损也有其固有的缺陷。介入治疗只能治疗60%~70%的膜部VSD,部分患者膜部VSD的局部解剖仍然不适合介入方法治疗,外科开胸是唯一的选择。肌部VSD由于其发生率低,因而积累的病例数还不够多。本节仅介绍

333

用 Amplatzer 封堵器关闭膜部室间隔缺损。

(六)适应证

(1)年龄＞3 岁,＜60 岁,体重＞5 kg。

(2)有外科手术适应证的膜部室间隔缺损。

(3)膜部室间隔缺损的上缘离主动脉瓣至少 1 mm,离三尖瓣隔瓣至少 3 mm,室间隔缺损的最窄直径＜14 mm。

(4)伴膜部室间隔瘤形成时,瘤体未影响右心室流出道。

(5)轻到中等度肺动脉高压,而无右向左分流。

(6)外科手术关闭膜部室间隔缺损后遗留的 VSD,且对心脏的血流动力学有影响。

(七)禁忌证

(1)膜部室间隔缺损自然闭合趋势者。

(2)膜部室间隔缺损合并严重肺动脉高压和右向左分流而发绀者。

(3)膜部 VSD 的局部解剖结构缺损过大(＞16 mm)。

(4)膜部 VSD 合并其他先天性心脏畸形不能进行介入治疗者。

(八)操作技术

(1)穿刺股动脉、股静脉,行常规左、右心导管检查。用猪尾导管行左室造影(左室长轴斜位),了解 VSD 的大小、形态、部位及距主动脉瓣的距离。

(2)以右冠导管或其他特型导管在左室面寻找 VSD,并通过 VSD 将导管送至右心室,将260 cm泥鳅导丝或面条导丝通过该导管送右心室并达肺动脉。

(3)放置右心导管至肺动脉,通过网篮状异物钳寻找上述泥鳅导丝,并将该导丝通过右心导管拉出体外,以建立主动脉-左心室-VSD-右心室-右心房-下腔静脉轨道。撤除右心导管及血管鞘,将封堵器输送鞘管通过上述轨道,经下腔静脉-右心房-右心室-VSD 达到左心室,此时鞘管前端应尽量送至左心室心尖部。

(4)在体外将输送导丝穿过装载器,并沿顺时针方向将封堵器安装在输送导丝的顶端,反复磨合3～4 次后拧紧。将封堵器及装载器浸入生理盐水中,反复排气,将封堵器完全拉进装载器里。将装载器连接输送鞘管,推送输送导丝将封堵器通过输送鞘管至左心室。在透视或超声监测下张开封堵器的左室侧,然后轻柔地回拉使其紧贴 VSD(这可通过输送系统传导感觉,通过超声心动图观察到);固定输送导丝,轻轻回撤输送导管,张开封堵器的右心室部。

(5)以猪尾导管在左心室重复左心室造影,观察封堵器对 VSD 的封堵效果、位置及是否影响主动脉瓣。

(6)认真进行超声心动图检查,了解封堵器与主动脉瓣及三尖瓣的位置关系,是否对以上结构造成损伤。

(7)观察心电图,了解有无心律失常,以判断封堵器是否可以释放。

(8)如发现不合适,可将封堵器重新收回到输送鞘管内,或再行释放或更换封堵器。

(9)将输送导丝逆时针方向旋转,释放封堵器。

(九)并发症

1.一过性心律失常

大多数患者在手术操作过程中会出现一过性心律失常,如室性期前收缩、室性心动过速等,一般不需处理。因为一旦停止心导管操作,这些心律失常多会自然终止。

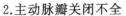

2.主动脉瓣关闭不全

如果因放置膜部室间隔缺损封堵器后造成了主动脉瓣关闭不全,应当立即取出封堵器。

3.三尖瓣关闭不全

三尖瓣关闭不全发生率约为1%。在选择膜部室间隔缺损的治疗方法中,膜部室间隔缺损离三尖瓣的距离是非常重要的,一般要求膜部室间隔缺损离三尖瓣在3 mm或以上,才能采用经导管法关闭膜部室间隔缺损。

三、动脉导管未闭的介入治疗

动脉导管未闭(PDA)是指主动脉和肺动脉之间的一种先天性异常通道,多位于主动脉峡部和肺动脉根部之间,是常见的先心病之一,发病率女多于男,约为3:1。

(一)病理

动脉导管连接肺动脉与降主动脉,是胎儿期血液循环的主要渠道。出生后一般在数月内因废用而闭塞,如1岁后仍未闭塞即为动脉导管未闭。病理生理改变为主动脉血流通过未闭的动脉导管进入肺动脉,使肺循环血流量增多,肺动脉及其分支扩张,回流至左心系统的血流量也相应增加,左心室增大。

(二)临床症状与体征

1.症状

分流量小者可无临床症状,分流量大者常有乏力、劳累后心悸、气喘胸闷等。

2.体征

胸骨左缘第2肋间及左锁骨下方可闻及连续性机器样杂音,可伴有震颤,脉压轻度增大。周围血管征阳性。后期因继发性严重肺动脉高压可导致右向左分流,此时上述杂音的舒张期成分减轻或消失。

(三)影像学检查

1.心电图检查

心电图检查常见的有左心室大、左心房大的改变,有肺动脉高压时,可出现右心房大、右心室肥大。

2.X线检查

透视下所见"肺门舞蹈"征是本病的特征性变化。胸片上可见肺动脉凸出,肺血增多,左心房及左心室增大。

3.超声心动图检查

二维超声心动图可显示动脉导管未闭,左心室内径增大。彩色多普勒可测得主动脉与肺动脉之间的分流。

4.心导管检查及造影

右心导管检查显示肺动脉血氧含量比右心室的血氧含量高出0.5Vol%以上,肺血流量增多。心导管可由肺动脉通过未闭的动脉导管进入降主动脉,肺动脉压显著增高者可有双向性或右向左分流。选择性主动脉造影可见主动脉弓显影的同时肺动脉也显影。

(四)诊断与鉴别要点

根据典型的心脏杂音、X线及超声心动图表现,大部分可做出正确诊断,右心导管检查可进一步确定病情。本病应与下列疾病鉴别。

1.单纯肺动脉瓣狭窄

单纯肺动脉瓣狭窄在肺动脉瓣区可闻及收缩期杂音,扪及收缩期震颤,P₂减弱甚至消失。胸部 X 线示肺动脉段凸出,肺血少,而动脉导管未闭(PDA)患者则肺血多。右心导管检查显示右心室压明显高于肺动脉压。

2.室间隔缺损继发主动脉瓣关闭不全

室间隔缺损的收缩期杂音与主动脉反流的舒张期杂音同时存在,产生类似连续性杂音,可与PDA 的杂音相混淆,同时也有脉压增大的表现。

(五)介入治疗要点

介入治疗应用 Amplatzer 封堵器,封堵 PDA 疗效好、安全性高、并发症少,有适应证的 PDA患者应首选该方法治疗。

(六)适应证

(1)确诊为 PDA 的患者,PDA 内径<1.2 cm。

(2)体重≥5 kg。

(七)禁忌证

(1)髂静脉或下腔静脉血栓形成;超声心动图确诊心腔内有血栓,特别是右心房内的血栓。

(2)败血症未治愈。

(3)反复的肺部感染病史,而近期肺部感染未得到控制。

(4)生存希望小于 3 年的恶性肿瘤患者。

(5)肺动脉压力超过 8 Woods 单位。

(6)合并需要进行心外科手术的先天性心脏病。

(7)PDA 是某些复杂先天性心脏病的生命通道时,如主动脉缩窄合并的 PDA 则是关闭未闭动脉导管的绝对禁忌证。

(8)体重<5 kg。

(八)操作技术

(1)穿刺股动脉、股静脉,行常规左、右心导管检查。

(2)用猪尾导管在主动脉弓降部进行造影,了解 PDA 的大小、形态、部位。

(3)将右心导管通过 PDA 送至主动脉侧,经该导管送入交换导丝,撤出右心导管及血管鞘,再将输送鞘管经交换导丝送达降主动脉。

(4)根据主动脉造影结果测量 PDA 的大小,选择一个较 PDA 直径长 2~4 mm 的封堵器,在体外进行安装。

(5)将输送导丝穿过装载器,并沿顺时针方向将封堵器安装在输送导丝的顶端。

(6)将封堵器及装载器浸入生理盐水中反复排气,将封堵器完全拉进装载器里。

(7)将装载器连接于输送鞘管,然后将封堵器通过输送鞘管送至降主动脉。

(8)在降主动脉先张开封堵器的裙状结构,并拉回使其牢固地卡在 PDA 上(这可以通过透视观察、听心脏杂音、同步的主动脉搏动等方式清楚地感觉到),固定输送导丝,轻轻回撤输送鞘管,使封堵器的腰部张开,安全置于 PDA 上。

(9)再次进行主动脉弓降部造影,以观察封堵器的封堵效果,有无残余分流。如不满意可将封堵器重新收回到输送鞘管内,或再行释放或更换封堵器。

(10)将输送导丝尾端按逆时针方向旋转,将封堵器释放。

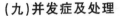

(九)并发症及处理

1.残余分流

手术可有极少数患者存在少量残余分流,随着时间的推移,一般 2~3 个月后残余分流可以消失,这种情况属于正常现象。如果术后半年仍有残余分流,可考虑在第一次手术后一年左右再次进行介入治疗。

2.封堵器脱落

封堵器脱落发生率低于 0.1%。一旦发生封堵器脱落,可通过网篮道导管将其套出体外,如不成功则需外科手术将其取出。

3.溶血

溶血主要由封堵术后残余分流过大或封堵器过大突入主动脉所造成,发生率为 0.3%。轻度溶血时在严密观察下,保守治疗(应用降压、激素等药物)可治愈。残余分流较大者,药物治疗控制无效时,可再置入一个封堵器,封堵残余缺口后溶血可治愈。如置入封堵器失败或置入封堵器后仍有难以控制的溶血,则需外科手术将封堵器取出。

四、先天心脏病的介入护理

(一)护理要点

1.术前准备

(1)做好患儿及家属的心理指导,以解除患儿的紧张情绪,使其配合治疗。

(2)协助医师做好各种检查 测定血常规、尿常规、血型、出凝血时间、肝功能、肾功能及心脏彩色多普勒等检查。

(3)术前 3 天口服血小板抑制药,如阿司匹林 3~5 mg/(kg·d)。

(4)术前 1 天双侧腹股沟区备皮,并观察股动脉和足背动脉的搏动情况。

(5)了解药物过敏史,做好青霉素皮试、碘试验。

(6)对较大的患儿训练床上大小便,术前禁饮食 6 小时;年龄较小的准备行全麻的患儿禁食禁饮12 小时。

(7)术前 30 分钟肌内注射氯丙嗪 1.5~2.0 mg/kg 体重,以达到镇静、止痛的目的,或根据患儿的情况术前半小时肌内注射阿托品0.02 mg/kg体重。

2.术后护理

(1)将全麻的患儿术后放置在监护室,准备好各种抢救物品,如吸引器、氧气、气管插管用物及抢救药品,给患者进行心电监护、血压监测,将神志不清或半清醒的患儿头偏向一侧,避免误吸导致吸入性肺炎或窒息,严密观察病情变化,每 15~30 分钟观察并记录一次,应严密监测血氧饱和度,如低于 95%应查找原因,及时报告医师。禁食期间注意保持静脉输液通畅。神志完全清醒后给予少量流质饮食。

(2)行右心导管检查的患儿术后卧床 12 小时,术侧肢体伸直并制动 6 小时,行左心导管检查的患儿术后卧床 24 小时,术侧肢体伸直并制动 12 小时,穿刺点用 0.5 kg 沙袋压迫 6 小时,避免咳嗽、打喷嚏、用力排便、憋尿等增加动脉压及腹压的因素,还要注意观察穿刺侧肢体的颜色、温度、感觉、足背动脉搏动是否对称有力,下床活动后注意患儿的步态,不会行走的婴幼儿停止制动后注意观察穿刺侧肢体是否活动自如。若发现穿刺侧肢体疼痛、肤色苍白或发绀、肢体发凉、足背动脉搏动减弱或消失,应考虑动脉血运不良或血栓形成。

(3)并发症的观察及护理:①封堵器脱落及异位栓塞是 PDA 封堵术的严重并发症,由封堵器型号选择不当或放置位置不合适所引起。脱落的封堵器常常进入肺循环,患儿可出现胸痛、呼吸困难、发绀等症状。因此,术后应密切观察患者有无胸闷、气促、呼吸困难、胸痛、发绀等症状,注意心脏杂音的变化。②机械性溶血的观察及护理,机械性溶血是 PDA 封堵术罕见的严重并发症。一般认为溶血与残余分流有关,通过已封堵 PDA 的血流速度越快,越易发生机械性溶血。因此,术后要密切观察心脏杂音的变化、小便的颜色,必要时送检尿常规。注意皮肤有无黄染。当发现溶血时,要做好再次封堵的准备工作。③对比剂反应的观察及护理,心血管造影时大量对比剂的快速注入,部分患儿有头痛、头晕、恶心、呕吐、荨麻疹等反应,严重者可出现心律失常、休克、虚脱、发绀、喉黏膜水肿、呼吸困难。如果心腔造影时对比剂进入心肌内或心壁穿孔,可引起急性心脏压塞。术后要密切观察对比剂的不良反应,监测呼吸、心率、心律、血压,注意有无心脏压塞、心包摩擦音等。④感染性心内膜炎的预防及护理,为预防感染,术中应严格执行无菌操作,术后按医嘱使用抗生素 3～5 天,术后注意监测体温的变化。

(4)房间隔缺损患者的护理:①注意遵医嘱抗凝,因左心房压力低,血流恢复慢,在封堵器周围内皮细胞未完全覆盖之前,极易导致血栓形成。护理人员要将抗凝的重要性告诉患者及家属,以引起足够的重视,使其严格按医嘱用药。②由于左心房压力大于右心房,封堵器脱落时一般脱落在右心房,然后到达右心室进入肺动脉分叉处,会出现一系列右心功能不全的症状。如果有右心循环障碍的临床表现,应立即通知医师寻找原因及时处理。③房间隔缺损的患者常会合并有房性心律失常,加上血液黏稠度高和心房内有一异物,易导致血栓形成或栓子脱落,因此术后患者如有呼吸困难,应立即采取有力措施进一步检查,明确是否有肺栓塞等并发症,并及时处理。

(5)室间隔缺损患者的护理:因室间隔部位的传导系统组织丰富,术中的导管刺激及封堵器的存在。一旦封堵影响三尖瓣的血流或压迫甚至机械损伤房室传导系统,会出现房室传导阻滞或束支传导阻滞,应严密观察心电监护和心电图的变化,及时报告医师进行处理。术后还可能出现急性主动脉瓣关闭不全。术后应询问患者有无心前区不适、头部动脉搏动感等,并动态观察患者的血压,特别注意脉压的大小及外周血管征,并及时通知医师。

(6)动脉导管未闭患者的护理:实行封堵术的患者,由于残余分流会导致溶血,系高速血流通过网状封堵器所致,因此,72 小时内应严密观察患者的面色,有无贫血貌,定时查血尿常规、血红蛋白,如患者面色苍白,尿常规检查有红细胞,血红蛋白下降至 70 g/L 以下,则表明严重溶血,应告知医师有关情况,并及时诊断处理。如为管状动脉导管未闭的患者,术后 3 个月内避免剧烈活动,防止封堵器脱落。3 个月后血管内皮细胞完全封盖封堵器,封堵器不会脱落,运动不受限制。

(二)健康教育

(1)指导患儿及家长近期内避免剧烈活动,穿刺处 1 周之内避免洗澡,防止出血。

(2)预防感冒及其他感染。

(3)遵医嘱应用药物,并于术后 1 个月、3 个月、6 个月、1 年定期来院随访,行心脏超声、心电图、X 线检查,了解手术疗效及有无并发症,观察肺血流改变和封堵器的形态、结构有无变化等。

(郝园园)

第十一章 社区护理

第一节 社区老年人的保健与护理

一、社区老年人的健康管理

(一)服务对象

辖区内 65 岁及以上的常住居民。

(二)服务内容

每年为老年人提供 1 次健康管理服务,包括生活方式、健康状况评估、体格检查、辅助检查和健康指导。

(1)生活方式和健康状况评估:通过问诊及老年人健康状态自评了解其基本健康状况、体育锻炼、饮食、吸烟、饮酒、慢性疾病常见症状、既往所患疾病、治疗及目前用药和生活自理能力等情况。

(2)体格检查:包括体温、脉搏、呼吸、血压、身高、体重、腰围、皮肤、浅表淋巴结、心脏、肺部、腹部等常规体格检查,并对口腔、视力、听力和运动功能等进行初步测量、判断。

(3)辅助检查:包括血常规、尿常规、肝功能(血清谷草转氨酶、血清谷丙转氨酶和总胆红素)、肾功能(血清肌酐和血尿素氮)、空腹血糖、血脂和心电图检查。

(4)健康指导:根据体检情况,告知健康体检结果并进行相应健康指导,主要指导如下:①对发现已确诊的原发性高血压和 2 型糖尿病等患者纳入相应的慢性病患者健康管理;②对体检中发现有异常的老年人建议定期复查;③进行健康生活方式及疫苗接种、骨质疏松预防、防跌倒措施、意外伤害预防和自救等健康指导;④告知或预约下一次健康管理服务的时间。

(三)服务流程

社区老年人健康管理服务的流程示意如图 11-1。

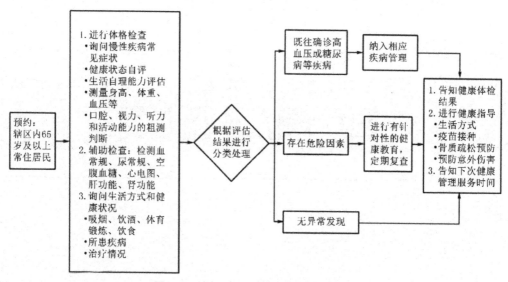

图 11-1 社区老年人健康管理服务流程

二、老年人居家安全问题及护理

跌倒、误吸、噎食是老年人常见的意外事件,可导致老年人骨折、吸入性肺炎,甚至危及老年人生命,是老年人居家的重要安全问题。

(一)临床特征

卫健委《老年人跌倒干预技术指南》中指出,跌倒是指突然的、不自主的、非故意的体位改变,倒在地上或更低的平面上。据报道,65岁以上的老年人中有1/3的人、80岁以上的有1/2的人每年有过一次跌倒,在这些跌倒的人中,约有一半发生反复跌倒,其中约1/10的人发生严重后果,如髋关节骨折、其他骨折、软组织损伤、头颅损伤等。跌倒是活动受限、日常生活活动能力下降和入住机构或医院的独立危险因素。虽然跌倒频繁发生并有潜在的严重后果,但却往往被人们忽视,因此,社区护士在社区健康护理中需要强调跌倒的预防。

老年人易发生误吸、噎食,尤其是脑卒中、帕金森病、老年痴呆等慢性病患者更易发生。误吸是指进食时在吞咽过程中有数量不一的液体或固体食物进入到声门以下的气道。误吸可引起剧烈咳嗽、吸入性肺炎,甚至窒息死亡。噎食通常是指食物堵塞咽喉部或卡在食道的第一狭窄处,引起窒息。发生噎食主要表现为:①进食突然中断;②不能说话;③呼吸停止而迅速发生缺氧症状;④用手按住喉部并用手指指向口腔。

(二)护理措施

1.预防跌倒

(1)评估老人跌倒的危险因素:对老人身体状况如视力、平衡能力、活动能力、疾病、用药及居住环境中外在影响因素(如照明不良、地面不平或有障碍物、桌椅家具不稳、设施不全或有缺陷等)进行评估,根据具体情况跟进措施,改善环境,尽量减少跌倒的影响因素,避免老人跌倒。

(2)做好心理护理:老年人常有不服老和不愿麻烦别人的心理,对一些力所不能及的事情,也要自己尝试去做,如爬高、搬重物等,这会增加老年人跌倒等意外事件发生的可能性。因此,要做好心理疏导工作,使老年人正确掌握自己的健康状况和活动能力。

(3)嘱托老年人要活动柔和:老年人日常活动或体育锻炼时动作要柔和,避免突然转身、闪

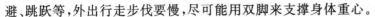

避、跳跃等,外出行走步伐要慢,尽可能用双脚来支撑身体重心。

(4)防止直立性低血压:老年人从卧位或蹲位站立时,动作要慢,平时避免长时间站立。

(5)消除环境中的危险因素:如地板防滑,桌椅不摇晃,照明设施良好且方便,衣、裤、鞋大小合适,拐杖、轮椅等设施完好。

(6)提供必要的帮助:如提供拐杖,专人扶持,在浴盆、便池边安装扶手,高龄老人外出有人陪伴。

(7)坚持锻炼:坚持有规律的锻炼活动,保持良好的骨骼、关节和肌肉功能,提升机体的平衡能力。

2.跌倒应急处理

(1)不急于搬动老人:老人跌倒不首先扶起老人,以免不当措施导致二次损伤。

(2)迅速检查伤情:检查意识是否清楚,询问跌倒过程、受伤部位、是否有口角歪斜、偏瘫等;检查局部组织是否有瘀血、出血、肿胀、压痛、畸形;检查肢体活动,注意有无骨折和脊柱受伤;检查有无头痛、胸痛、腹痛等。

(3)求救并保持呼吸道通畅:有意识不清或疑有骨折、内脏损伤的情况,迅速拨打急救电话。对意识不清的老人,注意清理老人口腔的分泌物、呕吐物,将老人头侧转,解开衣服领扣,保持呼吸道通畅。对心跳、呼吸停止者迅速进行心肺复苏。

(4)正确处理局部伤情:有骨折者予以固定;出血者予以止血;扭伤、挫伤者局部制动、冷敷;脊柱有压痛疑有骨折者,避免搬运时脊柱扭曲。在初步的处理后,迅速送往医院医治。

(5)做好病情观察:对无明显组织损伤的老人,扶老人起来,并观察血压、脉搏等情况。

3.预防噎食、误吸

(1)尽量坐位进食:老年人宜坐立、上身略前倾位进食。尽量协助卧床老人坐位进食,不能坐位者抬高床头,头转向一侧进食。

(2)细嚼慢咽:小口进食,细嚼慢咽,不催促或限制老人进食时间。

(3)养成良好的进食习惯:进食期间集中注意力,勿谈笑,避免边看电视边进食。咳嗽、多痰、喘息的患者,进食前协助排痰、吸氧,减少喘息,避免进食中咳嗽。

(4)合理加工和选择食物:老人食物宜细、软,避免食用过于干燥、粗糙及大块的食物,食物去刺、剔除骨头。喝稀食易呛咳者,可将食物加工成糊状。

4.噎食急救

如患者坐位或立位,抢救者站在患者身后,一手握拳顶住上腹部,另一手握在拳头外,用力向后、向上冲击。如患者意识不清,则行卧位上腹部冲击法,患者平卧头侧转,施救者双手置患者上腹部,向下、向上冲击。

（石礼梅）

第二节　社区慢性病患者的护理

一、概述

现代医学模式的转变,使人们认识到疾病的发生不仅仅由单纯的生物病原体引起,还与许多社会环境因素、个人行为、生活方式等有关。慢性病为多因素长期影响所致。人类疾病谱由传染病逐渐转向慢性病,是当代疾病发展的总趋势。慢性病的危害主要是造成脑、心、肾等重要脏器的损害,易造成伤残,影响劳动能力和生活质量,且医疗费用极其昂贵,增加了社会和家庭的经济负担。因此慢性病的防治显得尤为重要。

二、社区慢性病患者的健康管理

健康管理是一种对个人及人群的健康危险因素进行全面监测、分析、评估、预测、预防、维护和发展个人技能的全过程。其实质是发现和排查个人和群体中存在的健康危险因素,提出有针对性的个性化的个体或全体健康处方,帮助其保持或恢复健康。实践证明,开展社区健康管理有利于对社区慢性病重点人群的监控,利于开展慢性病的双向转诊服务,从而调整基层卫生服务模式,真正落实"三级预防"。

(一)社区慢性病患者健康管理的方法

1.筛检

(1)筛检的定义:筛检是运用快速简便的实验室检查方法或其他手段,主动的自表面健康的人群中发现无症状患者的措施。其目的主要包括:①发现某病的可疑患者,并进一步进行确诊,达到早期治疗的目的。以此延缓疾病的发展,改善预后,降低死亡率。②确定高危人群,并从病因学的角度采取措施,延缓疾病的发生,实现一级预防。③了解疾病的自然史,开展疾病流行病学监测。

(2)筛检的分类:按照筛检对象的范围分为整群筛检和选择性筛检。①整群筛检是指在疾病患病率很高的情况下,对一定范围内人群的全体对象进行普遍筛查,也称普查。②选择性筛检是根据流行病学特征选择高危人群进行筛检,如对矿工进行硅肺筛检。按筛检项目的多少分为单项筛检和多项筛检。单项筛检是指用一种筛检试验检查某一疾病。多项筛检是指同时使用多项筛检试验方法筛查多个疾病。

(3)筛检的实施原则:1968年,Wilse和Junger提出了实施筛检计划的10条标准。概括起来包含3个方面,即合适的疾病、合适的筛检试验与合适的筛检计划,具体如下。①所筛检疾病或状态应是该地区当前重大的公共卫生问题。②所筛检疾病或状态经确诊后有可行的治疗方法。③所筛检疾病或状态应有可识别的早期临床症状和体征。④对所筛检疾病的自然史,从潜伏期到临床期的全部过程有比较清楚的了解。⑤用于筛检的试验必须具备特异性和敏感性较高的特点。⑥所用筛检技术快速、经济、有效、完全或相对无痛,易于被群众接受。⑦对筛检试验阳性者,保证能提供进一步的诊断和治疗。⑧对患者的治疗标准应有统一规定。⑨必须考虑整个筛检、诊断与治疗的成本与效益问题。⑩筛检计划是一连续过程,应定期进行。筛检最基本的条件是适当的筛检方法、确诊方法和有效的治疗手段,三者缺一不可。

(4)筛检的伦理学问题:实施时,必须遵守个人意愿、有益无害、公正等一般伦理学原则。①尊重个人意愿原则。作为计划的受试者,有权利对将要参与计划所涉及的问题"知情",并且研究人员也有义务向受试者提供足够的信息。②有益无害原则。如筛检试验必须安全可靠,无创伤性、易于被群众接受,不会给被检者带来肉体和精神上的伤害。③公正原则。要求公平、合理地对待每一个社会成员。使利益分配更合理,更符合大多数人的利益。

2.随访评估

(1)随访的定义:随访是医院或社区卫生服务中心等医疗机构对曾在本机构就诊的患者在一定时间范围内的追踪观察,以便及时了解其病情的变化,合理调整治疗方案,提高社区慢性病患

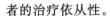

者的治疗依从性。

（2）随访的方式：①门诊随访。是患者在病情稳定出院后的规定时间内回到医院或社区卫生服务中心进行专科复查，以观察疾病愈后专项指标，通过定期的门诊复查，及时评估发现早期并发症，了解化验检查数据的变化，重新审视治疗方案是否合理。一旦发现问题可以及时处理，减少并发症的发生并将其导致的损害控制在最低限度。②远程随访。是指医护人员以电话、信函、网络等方式与出院后的社区患者进行沟通，根据患者在其他医院做的检查结果在治疗方案及生活细节上给予指导，同时收集术后信息。这种方式适用于在外省市或省内偏远地区久居的患者。常用的远程随访方法有电话随访与信函调查，其他的方法还有入户随访、电子邮件等，但因各自的局限性只能作为前两种方法的补充。

（3）随访的步骤。包括建立随防卡、评估慢性疾病患者等步骤。

1）建立随访卡：患者的基本信息如姓名、性别、年龄、出生日期、居住地址、联系方式、疾病诊断、诊断日期、诊断单位、诊断依据、诊断时分期、组织（细胞）学类型、入院日期、出院日期、治疗方案、死亡日期、死亡原因、随访结果日期等。

2）评估慢性病患者：①身体方面包括专科生化指标、饮食情况、用药情况、疾病危险因素、日常生活自理能力、个人行为和生活方式等方面的评估。②心理方面，慢性病患者是否存在控制感消失、自尊心受伤害、负罪感等情况，是否有不良情绪反应（焦虑、抑郁、易怒等）。③社会方面，疾病对患者家庭造成的影响，如经济负担。对照顾者的躯体影响，因照顾与被照顾关系而产生的情感矛盾。患者因病被迫休息或能力的下降，参与工作和社会活动减少，对事业的影响等。

3）评估医疗服务可及性：包括本地医疗保险覆盖率、儿童计划免疫接种率、政府预算卫生费用等。

4）计算发病率或患病率：包括慢性病的患病率和知晓率等。

5）评估环境：包括空气质量达到二级以上的天数、生活饮用水抽样检测合格率、食品卫生抽样检测合格率、高等教育人口率及人均住房面积等。

3.分类干预

做好卫生资源的信息收集，包括疾病监测及卫生人力监测，进行分类干预。包括用药、控烟、限酒、加强体育锻炼、合理膳食及保持适宜的体重等，从而降低患病率、提高知晓率，加强疾病的控制。同时，进行社会不良卫生行为调查，为卫生行政部门提供决策依据。

4.健康体检

（1）健康体检的定义：健康体检是在现有的检查手段下开展的对主动体检人群所做的系统全面检查，是社会的健康人群和亚健康人群采取个体预防措施的重要手段。健康体检是以人群的健康需求为基础，基于早发现、早干预的原则设计体检项目，并可根据个体年龄段、性别、工作特点、已存在和可能存在的健康问题而进行调整。其目的包括：①早期发现潜在的致病因子，及时有效地治疗。②观察身体各项功能反应，予以适时调整改善。③加强对自我身体功能的了解，改变不良的生活习惯。避免危险因子的产生，达到预防保健和养生的目的。

（2）健康体检的内容：主要包括一般状况、躯体症状、生活方式、脏器功能、查体、辅助检查、中医体质辨识、现存主要健康问题、住院治疗情况、主要用药情况、非免疫规划预防接种史、健康评价及健康指导等。

（二）社区慢性病患者健康管理的考核

对社区居民进行健康管理，其宗旨是进行三级预防，对一般人群，通过监控教育和监控维护，进行危险因素的控制,促进身体健康而不发生慢性病。对于高危人群,通过体检等早期发现、早期诊断和早期治疗,并进行治疗性生活方式干预等阻止或延缓慢性病的发生。对于已患慢性病的患者,应进行规范化管理和疾病综合治疗,阻止慢性病的恶化或急性发作,维持和最大限度发挥其残存功能。

1.社区慢性病患者患病率

社区慢性病患者患病率:慢性病患者患病率＝某时期的慢性患者数/同时期平均人数(患病包括新旧病例,常通过调查获得)。

2.社区慢性病患者健康管理率

慢性病患者健康管理率＝年内已管理慢性病患者人数/年内辖区内慢性病患者总人数×100％。

注:辖区慢性病患者患病总人数估算＝辖区常住成年人口总数×慢性病患者患病率(通过当地流行病学调查、社区卫生诊断获得或是选用本省(区、市)或全国近期该慢性病患者患病率指标)。

3.社区慢性病患者规范管理率

社区慢性病患者规范管理率:慢性病患者规范管理率＝按照规范要求进行慢性病患者管理的人数/年内管理慢性病患者人数×100％。

（石礼梅）

第十二章 血站护理

第一节 血液采集

血液采集是血站最基本也是最重要的业务之一。经过对健康人员的宣传、教育、动员、招募、健康征询、献血前一般项目体格检查和血液初筛检测后,选出符合《献血者健康检查要求》的献血者。由具有相关资格的医务人员在合适的献血场所对献血者进行血液采集。

随着输血医学的发展,血液采集已有全血采集、成分血采集、外周血造血干细胞采集、治疗性单采等技术得到广泛应用。

一、血液采集的基本要求

血液采集必须在具备一定条件的场所进行,对医务人员及合格的献血者也有相应的要求。

(一)对献血场所的要求

献血场所是为献血者提供献血前宣传、健康征询、健康检查和血液采集、休息观察等献血服务的场所。

1.献血场所的类型

我国常见的献血场所分为固定献血场所、临时献血场所和献血车3种类型。

(1)固定献血场所:是设立在建筑物内部的专用献血场所,包括血站住所内的献血室和血站住所以外的献血屋。

(2)临时献血场所:指在机关、企事业单位和社会团体等的住所内临时设立的献血场所。

(3)献血车:是指提供车上献血服务的专业特种车辆。

固定献血场所多为血站专门设计的血液采集场所,其大小、布局、流程等均可按要求设计。临时献血场所或献血车多设在人流量大的繁华市区,位置、大小、布局、流程等均受到各方面因素的制约,环境条件与前者相比有一定的差距。3种采血场所均应满足血液采集场所的基本要求,确保献血者和员工感到安全、干净和舒适。

2.献血场所的基本要求

(1)献血场所选址。宜选择附近没有污染源、交通便利、人流量大、方便献血者、适宜血液采集的地点。①献血场所设置应远离污染源,采光、通风良好,便于清洁和消毒。②献血场所距离献血人群应尽可能得近,采血车应尽可能停在距离人员入口或出口处非常近的地方。③献血场所有条件者现场可使用的空间最好不要利用楼梯或设备运输通道;要考虑献血者的安全通道,方便献血者停车;员工搬运设备所经过的路面应该平坦、明亮。

(2)献血场所布局。献血场所应布局合理、流程明晰、功能齐全,符合规范要求。

1)宜分别设置献血者健康征询与检查区、初筛区、血液采集区和休息区。①设置满足献血者登记、征询、体检、等候,献血前化验、采血,献血前后休息、献血不良反应和应急处理等业务需要的区域。②献血者征询区和体检区能满足对献血者隐私和相关信息的保密需求。③血液采集区设有专门的容器放置区,以安全安置和弃置所有一次性采血耗材,确保避免重复使用、污染和差错。④献血后休息区,能保证献血者得到适当的休息。⑤应有空间储存设备、试剂和耗材,采血耗材、试剂、储血设施、饮料、点心及纪念品等相对固定存放区域,以方便安全使用。

2)工作区域采血流程设计。①确保采血工作流程流畅合理,方便巡查。有明显的标识牌,一目了然,献血者可根据标识牌有秩序地流动。②采血场所应确保可以在没有污染或尽可能小的差错风险的情况下抽取献血者的血液。③为献血者和员工提供点心、饮料的设施应该与其他活动的区域分隔开来,应尽量降低这一区域的设备可能给献血者带来的危险。④采血场所可进行献血者登记和所有必要的数据处理工作,方便对献血者进行人道的和医学方面的照顾;应尽可能提供给献血者和工作人员足够的座椅。⑤采血场所内的家具和设备应该布置得松紧恰当,地板最好防滑,以避免事故和意外。

(3)献血场所设施。①供电保障设施:应有电力故障时应急设施(发电机和不间断电源)及紧急照明措施;照明设施必须足够用于所有的采血现场活动,应保证献血环境的明亮和光线的柔和、舒适;血液成分单采机应配备不间断电力供应设施,当外接电源中断后应保证血液成分单采机至少能继续运行 30 分钟。②室内温度调节与消毒设施:采暖、降温设施应配备有足够功率的空调设备,以确保无论是酷暑或是严寒天气,都能保持献血环境的室温状态,努力为献血者提供舒适的温度和湿度环境;配备空气交换设施,为献血环境提供流动清新的空气,即使流动采血车也要努力确保采血场所不要太热、太冷或空气太污浊,让献血者和工作人员不会感觉到空气的沉闷。应安装有消毒、灭菌装置,如紫外线灯等,工作人员必须对献血环境和相关设施及采血用具等进行消毒和清洁,具体执行《采供血工作环境消毒清洁操作规程》。③采血设施:每个采血工作位应具备独立的采血、留样、记录及贴标签的操作设施,防止采血过程中献血者记录或标识错误。④给排水设施:固定献血场所应配备给供、排水设施;临时献血场所、献血车附近宜有水源供应,方便献血者和工作人员洗手、清洁等。⑤消防设施:应根据实际需要配备相应的灭火器材、装备和个人防护器材;需给采血车辆或发电机加油时,首先必须要把车辆或发电机停机,完全熄火,做好安全防护后,方可进行加油操作,严防意外事故的发生;所有的现场工作人员必须知道灭火器的位置并会使用灭火器,牢记紧急出口位置并明确紧急情况下疏散的通道。⑥信息设施:固定献血场所应配备固定电话,临时献血场所和献血车应配备移动电话;应配备计算机网络设施,对既往可经输血传播感染检测结果为确证阳性的献血者实施屏蔽。⑦处理献血不良反应的急救设施:应配备医用给氧设施和简易急救箱,包括急救的药品和仪器设备等,以确保献血者一旦发生献血不良反应时能及时有效地进行救治,以确保采血工作的顺利进行。⑧医疗废物处理设施:应配备有利器盒,医疗废物专用垃圾袋等,医疗废物应分类存放;有防尘、防鼠、防蚊蝇等设施,保证献血环境的安全与卫生。⑨无偿献血宣传设施:献血场所设置宣传标语、宣传画、宣传栏,安装音像设备播放有关献血的科教片和影片等。

(4)献血场所的安全与卫生。①保证献血场所采血工作用电、用水、消防等安全,严格执行《安全与卫生管理程序》和《职业暴露预防和控制管理程序》;献血场所所有设施设备、耗材和一切用具、物品等,都应摆放安全有序,整洁卫生。②应设置献血者和员工使用的卫生间;应有独立的洗手设施,供需要清洁操作的员工使用。③流动采血的场所,也应满足采血和献血者所关注的健康和安全的一般要求,如果采血场所是永久或是在血站可控制范围之内的话,还可额外提供一些适当清洁的条件,如可清洗的不留死角的地板材料等;空气交换、温湿度控制应该考虑到该区域的最大人员数量和所使用设备产生的热量;应有高低温温度计,并每天监测。

3.献血场所设备及器具

(1)基本设备及器具。①采血设备及器具:采血床或采血椅、采血计量秤(电子秤或天平秤)、血压计、听诊器、体重秤、体温计、热合机、条形码阅读器、干式生化仪等。②贮血设备:主要是指贮血冰箱(或血液保存箱),确保血液在正确的条件下存放;其数量和性能应满足献血工作要求。

(2)特殊设备。根据工作需要配备生化仪、血细胞计数仪、血小板振荡保存箱、血细胞分离机、离心机、移液器等。

4.献血场所关键物料

(1)献血场所要配备饮料和点心:保证献血者献血前后均能食用饮料和点心,避免空腹献血,减少献血不良反应。

(2)献血场所需配备采血耗材及试剂:血袋(单袋或联袋)、血型检测试剂(血型纸或血型板)、血红蛋白检测试剂及检测设备、医用消毒剂(2.0%碘酒、75%酒精或0.5%络合碘等其他消毒剂)、医用手套、一次性采血针、一次性注射器及输液器、止血带、标本管、献血条形码、无菌纱布、医用胶布、无菌棉签、绷带、末梢采血针、末梢血收集用毛细管、创可贴、止血钳、橡皮球或布袋(献血者松握拳用)、剪刀、血液检测标本留样管、试管架、各种标签、手垫、口罩、帽子、接触血源性病原体个人防护用品、急救药品、医疗废物专用包装袋和容器等。

(3)根据工作需要配备耗材和试剂:血细胞分离机专用耗材、离心管及乙型肝炎病毒表面抗原、丙氨酸氨基转移酶、血常规等检测试剂和耗材。

以上关键物料根据需要量准备,列出采血器材的种类和数量制作成卡片清单。有功能的设备应事先检查功能是否完好,外出流动采血准备工作更加复杂,应更细致,若不慎遗漏任何器材都将影响工作。外出采血还要对血液的暂时冷藏、保存及运输事先做好安排。

(二)对采血工作人员及献血者的要求

1.对采血工作人员的要求

(1)资质要求:采血人员应由具有相应执业资质、接受过培训并评估合格的医护人员担任。

(2)心理素质:采血人员调整好心理与情绪,进入献血者服务工作状态,情绪稳定,工作热情,说话和气,态度和蔼,耐心细致。

(3)技术要求:熟悉采血技术操作规程,尤其应注意关键控制点和近期变更的操作步骤。

(4)着装与配饰:着工作制服,佩戴工作牌,戴工作帽和口罩;不佩带戒指、手镯(链)等饰物。

(5)手部卫生:采血者应修剪指甲,洗手时应使用肥皂等清洁用品,流动水冲洗,然后用有效消毒水浸泡2~3分钟。采血者的手是血液污染的重要途径之一。

2.对献血者的要求

献血者献血前的准备要充分,特别是精神状态对于顺利采血,减少献血不良反应的发生和保证血液质量都十分重要。

(1)献血前一天可阅读献血宣传单或献血知识小册子,了解献血的一般知识,解除思想顾虑;晚上进食不要过饱,不饮酒,睡眠要充足,避免疲劳,保证有良好的精神状态;有条件时可淋浴,清洁全身,减少污染机会。

(2)献血当日正常饮食,避免空腹献血,但不要吃油腻食物,不能饮酒;献血前适当饮些糖水或温开水,进采血室前应清洗手臂特别是肘部,等候献血。

(三)采血器材的检查和安放

1.检查采血器材

(1)采血器材必须准备齐全,缺乏任何一种器材都会影响工作的正常进行;采血使用的所有器材在采血者上岗之前准备就绪,采血者采血前要再次检查是否齐全,有无遗漏,所放位置是否适宜自己操作。

(2)急救设备应邻近采血处,以便于处理献血不良反应。

(3)为保证器材准备无误,每次按卡片清单准备并进行清点和复核,以免遗漏。准备工作应两人进行。

2.特别需要注意的事项

(1)采血袋应符合国家有关标准并经管理部门批准生产使用,应标识有血袋名称,生产商名称和地址,生产日期,标明抗凝剂种类和数量及容量,确保无破损、无渗漏、无污染,抗凝剂和保养液无变色,在有效期内使用。

(2)所用消毒剂应当符合相应的国家标准要求,在有效期内使用。一次性使用物品在有效期内且包装完好。

(3)采血仪(秤)、热合机、储血冰箱等应提前开启并进行检查,保证正常稳定运行。

二、全血采集

良好的献血服务和熟练的全血采集技术直接关系到献血者安全及血液质量。全血采集工作的基本流程包括献血者核对评估→血液采集→血液的贴签和留样、热合→献血告知→血液的暂存→交接核对→献血现场整理等。

(一)献血者核对与评估

1.核对

(1)采血前需核对献血者身份证或其他有效证件包括姓名、性别、年龄、体检日期及结果、初筛结果、上次献血时间、血型、采血量、献血码和检验结果等。

(2)为保证献血者在有效的间隔期内献血,采血前还应该检查献血者双侧肘窝部是否有新穿刺痕迹,有条件的还应该进行献血间隔期的实时查询,全部合格者方可献血。

2.评估

(1)与献血者沟通:在血液采集过程中应当加强与献血者的沟通,尤其是进行每一项主要操作之前,应当与献血者沟通并取得配合。

(2)献血评估:询问献血者的既往献血经历、近日休息等情况,评估出现献血不良反应的可能性和不适合献血的情况。

（3）观察献血者面色是否苍白,观察面部表情和肢体语言是否处于紧张、害怕甚至恐惧状态。如发现这些不利情况,则不急于采血,做好宽慰工作,待献血者解除思想顾虑,充分放松后开始准备采血。

（4）采血护士在采血前需认真检查血袋的质量,内容包括有无破损、霉变、是否在有效期内、血液保存液外观是否正常等。

（5）献血量的评估:通过体检咨询,结合献血者意愿确定献血量。①我国每次献全血量为200～400 mL,允许误差值为±10%。②塑料血袋血量难以用容积计算,故采用称重法计算采血量,全血相对密度按1.050计算。

（二）静脉穿刺部位的选择及消毒

为保证采血顺利,应选择合适的穿刺静脉及其部位。

1.采血静脉选择

采血均选择上肢肘窝部静脉,采血者应熟练掌握其解剖特点。选择时注意以下几点。

（1）选择清晰可见、粗大、充盈饱满、弹性好、较固定、不易滑动的静脉。

（2）肘正中静脉和贵要静脉符合上述特点,是经常选用的静脉;头静脉也是肘窝部较大的静脉,但易滑动,在前两支静脉不易触及时选用。

（3）献血者较肥胖或静脉处于较深部位时,静脉不显露,这时可用手指触摸其准确位置,或用止血带在肘窝上方5 cm处系紧,使静脉充盈可触及。

2.穿刺部位的选择及消毒

（1）要选择皮肤无损伤、炎症、皮疹、皮癣、瘢痕的区域为穿刺部位。

（2）使用有效的消毒剂(2.0%碘酒和75%乙醇溶液等)对穿刺部位进行消毒;必要时可先用肥皂水清洗双臂和手,重点清洗肘窝部位,然后用清水冲洗干净并拭干,再用有效的消毒剂消毒;消毒时用无菌棉拭子蘸取适量2.0%碘酒,以穿刺点为中心,自内向外螺旋式旋转涂拭,切忌往返涂拭;消毒面积不小于6 cm×8 cm,作用1～3分钟后,再用75%乙醇溶液以同样方式脱碘,宜消毒两遍。

（3）消毒溶液涂抹后要充分干燥(至少需要30秒)才能进行静脉穿刺;消毒后的部位,在进针前禁止用手指再次触摸;不应靠近已消毒的皮肤讲话;若必须再次确认穿刺部位或不慎触碰,触摸后要按操作规程再次消毒。

（4）对碘酒和酒精过敏的献血者应采用其他有效的消毒剂进行消毒。

（三）采血步骤

1.采血静脉穿刺

选择好静脉穿刺部位并做好消毒,即可进行采血操作,其过程如下。

（1）在上肢静脉穿刺部位消毒区上方6～10 cm处系止血带或用血压计袖带系紧并加压至5.3～8.0 kPa(40～60 mmHg),以能阻断静脉回流而不阻断动脉血流为宜,此时表浅静脉充盈,显露清楚。

（2）移动采血管上的滑动夹在距针头15 cm处夹住采血管,防止空气进入血袋;脱去护针帽;采血者以一只手绷紧采血部位皮肤,另一只手拇指、示指、中指持采血针柄,针头斜面向上或稍侧斜,减少皮肤阻力,针与皮肤成30°～50°角刺入皮肤;当针头刺入皮肤后改变角度呈10°,沿静脉走行方向平稳刺入静脉,针尖进入静脉后,可见血液流出,阻力明显减少时须沿静脉方向向前推进0.5～1.0 cm,使针头斜面全部处于静脉内,有血液从采血针流入采血管道内,穿刺成功。

2.采集血液并混匀

(1)静脉穿刺成功后,保持针头位置稳定,松开夹子,观察血流通畅,使血液直接流入采血袋;然后用胶布固定针头位置,并用创可贴覆盖穿刺部位;血液开始流入采血袋时将血袋摇动后放于采血秤(摇摆器)上,将血液与抗凝剂充分混合;嘱献血者做松握拳动作,10~12秒1次。

(2)密切观察血流情况,并有规律地摇动血袋,宜采用连续混合采血秤,如果采用手工混合,应当至少每90秒混合1次,使血液与保存液充分均匀混合;遇有血流不畅时,应及时分析原因并作相应处理,校正针头位置,以防采血中断;当不易观察血流时,则注意观察穿刺部位有无异常及血袋重量是否增加。

(3)采集过程中,观察献血者有无精神不安、面色苍白、出冷汗等表现;一旦发现异常或发生献血不良反应应立即停止采血,对献血者进行及时护理及处置。

(4)如果出现穿刺不成功、血肿、血流不畅等情况,不必惊慌,要分析原因并采取相应措施并及时纠正。①检查是否有血肿,若无血肿,征求献血者同意后可以适当调整针头,观察血流情况。②若调整针头后仍无法恢复正常血流,则必须停止采血。③避免过度抽动针头或挤压献血者血管以防止形成小凝块并释放入血液循环。④禁止向同侧手臂的其他血管穿刺。⑤向献血者耐心解释血流慢的原因,告知献血者可能出现穿刺处青紫,取得献血者的理解和支持。⑥需第二次穿刺时,应当在征得献血者同意后,在另一手臂选择穿刺部位和静脉,消毒,使用新采血袋的采血针进行穿刺。⑦必要时请其他医护人员帮助处理。

3.采血结束

(1)采血量达到要求时,嘱献血者松拳,松开止血带,合闭止流夹,用创可贴或消毒棉球、纱布轻按静脉穿刺点,拔出针头后即加重按压。

(2)嘱献血者用3个手指用力压住针眼10分钟或用弹力绷带包扎穿刺点20分钟。

(四)血袋及血液标本标识

血液采集过程中,采血者可完成血袋及血液标本贴献血条形码标识、采血记录等工作。

1.标识

(1)一次只能对来源于同一献血者的一份血袋、标本管和献血记录进行标识。

(2)经核对后,正确将唯一性条形码标识牢固粘贴在采血袋、转移袋、留样标本管、血袋辫子样导管、献血记录单、无偿献血证上;贴完后需再次核对条形码是否一致。

(3)不再使用的献血条形码应当遵循管理程序进行收回、销毁,防误用。

2.现场记录献血信息

献血者登记卡除包括献血者个人资料、身体检查记录外,还应包括献血者献血记录。一般可记30次以上的献血记录,包括所献血液情况、联系方式和有无献血反应等。

(五)献血后护理和健康指导

采血后对献血者进行及时、正确的护理,不仅是对献血者精神上的安慰和体贴,也可减少或避免献血不良反应的发生。采血后的护理应包括医护人员对献血者的现场护理及健康指导。

1.献血者现场护理

(1)可用创可贴、消毒棉球等敷料覆盖穿刺后的针眼,并将敷料位置固定。

(2)检查静脉穿刺孔部位有无渗血或出血等异常现象,如有,则应抬高手臂,并用手指继续压迫渗血或出血部位,并更换被血污染的创可贴或棉球。

(3)献血后献血者应在原座椅(床)上休息5~10分钟,然后慢慢起来,无不适后到休息室处继续休息 10~15 分钟,并饮用适量饮料,其间医务人员应密切观察献血者情况,无异常反应并得到医务人员许可后方可离开。

(4)注意观察献血者,若发现献血者有不良反应,则按《献血不良反应》处理。如献血者出现头晕、面色苍白、出冷汗等现象,应立即送入邻近的急救室平卧,取头低位,饮一些糖水,稍加休息,一般即可恢复;若未能恢复则应请医师进行紧急治疗。

(5)所有医务人员均应对献血者表示感谢,并鼓励其在法定间隔期之后再次来献血;所有医务人员都有责任观察献血者的反应,并且能够解答献血者的问题。

2.献血后注意事项和健康指导

将主要内容印制成书面材料,当面告知并将其发给每位献血者。

(1)保护好穿刺部位上的敷料至少 4 小时不脱落,以防穿刺部位被擦伤或污染引起感染。

(2)献血后 24 小时内不要做剧烈运动或重体力劳动及高空作业和过度疲劳,以防发生意外。

(3)献血后半小时内不要吸烟。

(4)献血后 4 小时内多饮些水或其他饮料,在随后的几天内也应多摄入液体,有助于血容量恢复。

(5)献血后当日避免饮酒,避免暴饮暴食,食用易消化的食物和水果。

(6)部分献血者献血后有疲劳或困倦感,这属于正常的生理反应,或因情绪波动所致,不必担心;献血者应保持冷静,情绪稳定,要保证有充足的睡眠。

(7)若发现采血部位局部或全身自觉症状异常,应及时与采血机构取得联系,必要时采血机构应访视,根据具体情况作适当处理。

(六)留取血液检测标本

1.标本留取时间和方法

(1)检测结果用于判定血液能否放行的标本只能在献血时同步留取,不得在献血者健康检查时提前留取。

(2)采血完毕拔出针头后单手持针将静脉穿刺针插入真空采血管,握持血袋的手抬高,松开止血钳,留取 5 mL(核酸检测需留取 8 mL 或 10 mL)血样;上下颠倒均匀摇动血液检测标本留样管 5~8 次,以使抗凝剂与试管内血液充分混匀,样品应无溶血、无凝集。

(3)如果使用带有留样袋的采血袋,可在血液流入采血袋前完成标本留取。静脉穿刺成功后,松开留样袋夹子,使最先流出的血液流入留样袋,留取量为 15~20 mL,然后夹闭留样袋夹子,松开阻塞件下端止流夹,使血液流入采血袋;将留样袋的留样针插入真空采血管,留取血样用作血液检测标本。

2.热合辫子样管

(1)采血完毕留取检测标本后保持采血管道注满全血,按封管热合器操作规程用热合方式分离针头。①在距离采血针头近端 5 cm 处热合离断,针头连带血液标本一起辫掉,放入试管架;然后在血袋塑料导管上自离血袋远端至近端顺序用热合机封为 4 段辫子样管,每段 15~20 cm,最后一个热合点距离血袋应有 15~20 cm 的距离。②核对辫子样管条码与血袋条码是否一致,然后剪下远端第一段辫子样管,该段辫子样管需交接给检验科作留样保存;余下三段辫子样管则按热合处折成三折,用胶圈捆好,并绑在该血袋的导管上,留作临床配血或血型复检用。

(2)注意在热合过程中不能用力牵拉或扭转导管,应待封口颚松开 1~2 秒后,方可取出已封口的导管。

（3）若使用血袋导管内血液作为检测标本,应在完成采血后,立即将血袋导管末端进行热合,确保血袋导管内充满抗凝全血。

（4）若为滤白全血袋则只需热合一段保留至少 15 cm 掰下保存,其余三段辫子样管在去白后的红细胞袋塑料导管热合留取。

（5）拔出标本管上针头,从血液标本试管上轻轻把针头拔出,放入利器盒内。

3.血液、血液检测标本管存放

（1）采集后的血液、血液检测标本应立即放入(4±2)℃冷藏箱或已预冷的贮血箱中进行降温、冷藏。

（2）用于制备浓缩血小板的全血应放置在(22±2)℃环境下保存。

（七）献血结束后的工作

1.献血证、纪念品发放和致谢

（1）发给献血者无偿献血证和纪念品,并表示感谢,同时鼓励其定期献血。

（2）告知无偿献血后的优惠政策、待遇及办理程序。

（3）在适当时机回访或召开无偿献血者联谊会。

2.献血现场整理

本班献血工作结束时,整理献血现场。

（1）献血相关信息应及时录入计算机管理信息系统。

（2）清点采集血液、标本、献血登记表数量,应当一一对应,保证准确无误。

（3）做好血液暂存、运输和交接工作。

（4）清点记录物料消耗。

（5）做好医疗废物的封装、标识、运输及交接等工作。

（6）关闭采血秤和热合机,切断电源。

（7）整理清洁现场,用消毒剂擦拭操作台及采血器材,清洁地面。

3.填写记录和核查工作

（1）填写相关记录。

（2）记录采血时间。①全血采集时间:200 mL＞5 分钟,300 mL＞7 分钟或 400 mL＞10 分钟,所采集的全血不可用于制备血小板,应给予特殊标识。②全血采集时间:200 mL＞7 分钟,300 mL＞10 分钟或 400 mL＞13 分钟,所采集的全血不可用于制备新鲜冰冻血浆。②再次核查献血者身份、血袋、血液标本和相关记录,确保无误。

三、成分血采集

随着输血医学及相关科学技术的发展,血液的采集已不限于只采集全血,已能进行多种细胞成分和血浆的采集。常见的是用血细胞分离机采集血小板、血浆、白细胞、红细胞和造血干细胞等。

血细胞分离机基本工作原理大同小异,即通过特制的封闭管路设施,使献血者的部分全血通过血细胞分离机进行体外循环,从献血者的全血中提取相应的血液成分,再将剩余血液成分回输给献血者的闭环过程。由于采用的是全封闭式一次性管路,同时提取的血细胞量也有严格的控制,对于献血者来说是安全的。

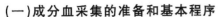

(一)成分血采集的准备和基本程序

任何一种成分血采集,不管使用的是哪一种品牌型号的血细胞分离机,医务工作人员必须接受相关知识及操作培训并取得相应资格,熟练掌握采血技术及技巧,并严格按相应的操作程序进行操作,以确保献血者安全及血液质量。成分血采集工作的基本流程包括献血者的招募和征询→体格检查→血液初筛检测→献血者核对评估→血细胞分离机开机装耗材、预冲→献血者静脉穿刺连接机器→血液成分采集、回输→血液产品收集→贴签、热合和留样→成分血暂存→献血告知→交接核对→献血现场整理等。

1.成分血采集前准备

(1)选择献血者及穿刺静脉:①献血者捐献成分血,献血时间较长,在献血过程中,有一定的血液离开献血者身体在管道内循环,需使用枸橼酸盐抗凝,所以在用机器进行成分血采集时会有一定量的抗凝剂进入体内,可能对献血者产生一定的影响。②成分血采集,对穿刺静脉的要求也较高。献机采血小板时,献血者一侧肘部至少应有一条以上较粗的、充盈的、弹性好的、易固定的静脉;做双针机采血小板、白细胞和机采年轻红细胞时,献血者双侧肘部都应至少有一条以上较粗的、充盈的、弹性好的、易固定的静脉。③在对献血者进行动员、征询、体检、检验,确定符合捐献相应的成分血条件后,仍需对献血者进一步核对,并对献血者进行深入的沟通与评估,使献血者愉快地捐献成分血。④献血前一天,献血者不宜吃油腻食物,应以低脂肪饮食为宜;不宜饮酒;献血前不要空腹、不宜熬夜,睡眠要充足;献血者做好自己的工作安排,以便有充足的时间完成成分血捐献及献血后休息。

(2)选择耗材:①必须使用符合国家食品药品监督管理总局批准注册的一次性血液成分分离管路。②检查一次性耗材外包装有无破损,需检查耗材管路上的密封保护帽,针头是否脱落、管路内是否有异物,检查 ACD-A、氯化钠溶液是否有浑浊、异物及霉变现象;如发现异常按程序报废,不能使用。

(3)安装管路:①工作人员必须根据仪器设备的操作手册要求操作,正确安装管路。②管路安装正确与否直接影响单采成分血的过程能否顺利进行,以及采集的血液成分质量。

2.成分血采集基本程序

(1)开启血细胞分离机并进行初始化。

(2)静脉穿刺前按照血细胞分离机操作说明,选择拟单采的血液成分的采集程序并设定相应的参数;同时为了预防献血者发生枸橼酸盐中毒反应,采血前可选择补充钙剂。

(3)机采医务人员应严格执行《静脉穿刺和血液采集操作规程》和《血液标本采集(留取)、暂存、运送操作规程》进行静脉穿刺和留取血液检测标本,避免穿刺不顺或血肿等。

(4)静脉穿刺成功后,按照血细胞分离机操作手册操作,采集成分血。

(5)采集过程中,医师和机采工作人员应持续观察机器的工作状态、抗凝剂的滴速,并对献血者进行监护,以确保献血者的献血安全和产品的质量。

(6)做好采集过程的各项关键指标的记录,包括采集时间、品种、体外循环的血量、抗凝剂的使用量、交换溶液的量、血液成分的质量及献血者的状态等。

(7)机采工作人员认真正确做好各血液成分的标识和贴签工作,同时,做好各血液成分的暂存和移交工作。

(8)如果单采的是血小板,则按照不同的血细胞分离机的要求使血小板充分解聚并混匀,在(22±2)℃的环境下振荡保存;其他成分血也应在采集后立即置入相应的贮存温度中保存。

3.成分血采集注意事项

(1)由于单采成分血的过程是依靠血细胞分离机的管路和转动泵将血液回输入献血者体内,因此理论上有发生空气进入血管造成空气栓塞的风险。为避免发生空气栓塞,穿刺前必须清除进血管路和返血管路的气体。目前使用的血液分离机都有预处理或初始化程序排除管路内气体,常见有两种形式:一种为使用液体预充管路排除气体,如抗凝剂或盐水;另一种形式为采取真空抽压排气的方式排除气体。

(2)运行过程中仪器设备报警应立即停止采血并查找原因;发现采血耗材有漏液现象,所采成分血报废。

(3)应按不同的全血流速调整抗凝剂滴速,抗凝剂过多会引起中毒造成低钙血症;而抗凝剂过少,又会引起血小板的聚集形成凝血块。

(4)机采工作全过程必须有经培训合格的医护工作人员负责全程的监护。

(二)红细胞采集(机采年轻红细胞)

年轻红细胞是指网织红细胞与成熟红细胞之间的红细胞,其存活期明显长于成熟红细胞,年轻红细胞的半存活期为44.9天,而成熟红细胞仅为29天。

1.机采年轻红细胞献血者要求

机采年轻红细胞时,除符合献血标准外,双针采集要求献血者双臂肘窝静脉暴露良好,血常规检查需符合:红细胞比容(HCT)$\geqslant$40%,血红蛋白:男$\geqslant$120 g/L,女$\geqslant$115 g/L,白细胞计数为$(4\sim10)\times10^9$/L,血小板计数为$(150\sim350)\times10^9$/L。

2.血细胞分离机采集年轻红细胞程序(以COBE 2991血细胞分离机为例)

(1)选择好献血员,开启血细胞分离机并进行初始化;按血细胞分离机操作手册要求步骤安装一次性管路耗材。

(2)静脉穿刺前按照血细胞分离机操作说明,选择采集年轻红细胞的程序并设定相应的参数和预冲管路。

(3)机采护士进行静脉穿刺和留取血液标本,避免穿刺不顺或血肿等。

(4)静脉穿刺成功后,按照血细胞分离机操作显示屏提示操作,采集成分血。①如选择全血流速50 mL/min,血浆流速85%,离心速度为1 000转/分,IDO-6等,一般每个献血者需处理5 000~7 000 mL全血。运行程序中,根据屏幕提示调整参数,例如,血浆流速由85%调到97%,离心速度由1 000转/分调至750转/分,当处理全血2 800~3 000 mL后,离心速度降至600转/分。②医师和机采工作人员应持续观察机器的工作状态、抗凝剂的滴速,并对献血者进行监护。③收集袋充满后需腾空收集袋,继续采集至设定的年轻红细胞终点量,收集年轻红细胞,回输血浆给献血者。

(5)记录:包括采集时间、品种、体外循环的血量、抗凝剂的使用量、交换溶液的量、血液成分的质量及献血者的状态等。

(6)采集结束,拆卸管路,关机。

(7)产品及血液标本贴签标识、核对、交接。

(8)年轻红细胞保存于(4±2)℃储血冰箱中。

(9)献血者护理及健康指导。

(10)发放献血证及纪念品,告知下次可献血时间。

(11)血液检验结束后将检验结果告知献血者。

(三)白细胞(粒细胞)采集

白细胞采集是通过采用血细胞分离机在全封闭条件下自动将全血中的粒细胞分离出并悬浮在一定量血浆内,制成浓缩白细胞。

1.献血者要求

除符合捐献全血要求外,尚需具备以下条件。①血常规检查:白细胞计数为$(6\sim10)\times10^9/L$,$HCT\geqslant36\%$,血红蛋白:男$\geqslant120$ g/L,女$\geqslant115$ g/L,血小板计数为$(150\sim350)\times10^9/L$。②双上肢肘窝静脉暴露良好。

2.以 Spectra Optia 血细胞分离机粒细胞采集操作为例

(1)装入一次性管路。开机,系统初始化;按提示安装一次性耗材管路。

(2)灌注一次性耗材管路。①在屏幕中选择白细胞(WBC)设定程序。②在白细胞程序中选择粒细胞(PMN)采集。③关闭输入和回输管线上 Luer 接头旁的开关,关闭生理盐水输入和回输管线上的滚动夹。④将抗凝剂管线(橘黄色针)连接到抗凝剂容器,将抗凝剂管线放在抗凝剂水平探测器中,将白细胞去除管路连接到液体容器。⑤将生理盐水输入和回输管线连接到0.9%的氯化钠容器上。取下帽盖,将塑料长针放在长针端口里。在插入金属长针前,用酒精消毒注射端口。⑥将滴室注满一半。⑦打开生理盐水输入及回输管线上的滚动夹,按下"CONTINUE"键进行灌注。⑧确保在屏幕的右下角显示"PMN",灌注抗凝剂的管线,灌注 PMN 管路。⑨打开输入和回输管线上的弹簧夹,使得生理盐水在重力作用下充满 Luer 锁接头,关闭弹簧夹;灌注输入、回输接头等。⑩关闭生理盐水输入管线上的滚动夹,按下"CONTINUE"键以检测抗凝剂比率,当系统进行一系列的自检时,抗凝剂和输入泵启动和停止。⑪警告:在进行报警测试前,请不要连接献血者/患者进行报警测试。

(3)输入献血者/患者资料。①输入献血者/患者性别、身高、体重,按"ENTER"键。②系统显示估计的总血容量和供血者/患者资料:总血容量=(_____)mL。(_____ cm,_____ kg,男/女性)。OK(是/否)?③以整数形式输入供血者/患者操作当天测得的血细胞比容后,按"ENTER"。④机器系统利用供者/患者资料来计算并在目标运行结果屏幕上显示如下信息:输入容量=_____ mL,输入流速=_____,时间=_____分钟,采集=_____。OK(是/否)?

(4)连接献血者/患者。

1)输入献血者/患者和实验室检查值,根据标准操作程序验证顺序。

2)当屏幕显示如下,请进行步骤①到步骤④的操作:连接输入和回输管线。关闭生理盐水输入管线。按"CONTINUE"键以运行。①在献血者上肢部位进行输入及回输针头静脉穿刺,或者根据标准操作程序,将输入及回输管线连接到血管接入装置,留取血液标本。②打开输入及回输管线上的弹簧夹。③调整生理盐水回输管线上的滚动夹,保证回输管线内有生理盐水滴注。这样可以防止回输管线发生血液凝集。④关闭生理盐水输入管线上的滚动夹。

(5)开始运行。①按"CONTINUE"键,检查运行屏幕以确保泵流速适合于该操作程序。机器系统将灌注生理盐水分流到废物袋。②关闭回输生理盐水线路上的滚动夹(界面显示:关闭生理盐水回输管线)。

(6)快速开始。①在快速开始过程中,机器系统自动调整血浆泵流速以建立界面,快速开始需要精确的献血者/患者血细胞比容,以正确建立界面。②快速开始完成后,采集阀会移动到采集位置(系统处理200 mL红细胞后快速开始完成)。③快速开始完成后需要更改流速到3 mL/min和处理血量到8 000 mL。

(7)使用白细胞色标监测界面,在色标上 7.5% 的血细胞比容范围内实施 PMN 采集操作程序。①将色标插在最细的透明采集管下,位于在其自离心舱引出处,正好在多腔管接头的下面。②将色标上的有色长方形与采集管上的颜色相比较:如果采集管的颜色对于所采集细胞类型来说太深,每隔 3～5 分钟将血浆泵流速降低 0.3～1.0 mL/min;如果采集管的颜色太浅,以同样的方法增加血浆泵流速。③一旦建立了最佳界面,继续用色标监测采集管里的产品及调整血浆泵流速。

(8)结束采集。当 PMN 采集达到设定目标结果时,采集结束。

(9)开始回洗。①按"回洗"键:关闭输入管线上的弹簧夹。打开输入生理盐水管线上的滚动夹,按"CONTINUE"键进行回洗。②重要提示:密封采集管线,夹闭并断开采集袋,取下采集袋和血浆袋。③根据标准操作程序,从血管通路装置上断开输入针头或断开输入管线,拔出输入针头。

(10)断开献血者/患者连接。①当回洗完成后,关闭回输管线上的弹簧夹、断开回输管线。拔出回输针头。②确保夹闭所有的液体管线,这样当您卸下一次性管路的时候液体不会渗漏。③按"CONTINUE"键。④系统暂停,记录最终值。当泵卸载时,系统则删除最终值。按"CONTINUE"键进行卸载。⑤记录采集物中的抗凝剂量。

(11)卸下一次性管路。夹闭并断开采集袋,按"CLEAR"键结束。

(12)采集结束,粒细胞产品收集,献血者处理与采集血小板相同。

(13)粒细胞产品。①本制品平均含有中性粒细胞含量 1.0×10^{10} 个,每单位(一个治疗量)容量 150～200 mL。②血细胞分离机采集的粒细胞中会污染一些红细胞,粒细胞制备后应尽快输用,一般于 $(22\pm2)℃$ 静置保存,保存时间为 8～24 小时,因粒细胞离体后功能很快降低。③浓缩白细胞制品内含有一定量的淋巴细胞,输前必须经 γ 或 X 射线辐照杀灭淋巴细胞。

(四)血小板采集

血小板采集是血站最主要的成分血采集工作。血小板捐献者多为固定献血者,机采血小板 1 个单位(1 个治疗量)含血小板 2.5×10^{11} 个,保存期为 5 天。为保证临床血小板使用需求和防止过期报废,应按计划采集,最好提前 1～2 天预约和确认参加机采的献血者。

1.设备、材料

(1)血细胞分离机及配套专用血小板耗材。

(2)ACD-A 抗凝剂、生理盐水、10% 葡萄糖酸钙等。

(3)试管、口罩、帽子、无菌棉枝、无菌棉球、皮肤消毒剂、速干手消毒剂、医用胶布、创可贴、直通针、插针套座、弹力绷带、手垫、垫手纸等。

2.献血小板者要求

(1)捐献血小板的献血者首先要符合采全血的全部体检要求,包括血液化验检测指标;另外根据机采血小板的特点,献血者还要符合以下要求:血常规检查中血细胞比容≥36%;血红蛋白:男≥120g/L,女≥115g/L;白细胞计数 $(4～10)\times10^9/L$;血小板计数:采单份时为 $(150～450)\times10^9/L$,采双份时为 $(250～450)\times10^9/L$,预测采后血小板计数应≥ $100\times10^9/L$。

献血者血小板计数是主要参数,但不是唯一参数。因为献血者捐献 1 份血小板,将失去大约 250×10^9 个血小板,而献血者血小板总数与身高体重(血容量)等因素有关。新型的血细胞分离机可自动测算出采集血小板后机体剩余血小板计数。

(2)献血者静脉充盈良好:血小板采集过程需要 40～90 分钟,在此期间不间断采血,而且有一定的血液流速,所以要求献血者静脉充盈良好;依据血细胞分离机机型不同,对选择献血者静脉要求也不同;单针采集要求选择良好的单侧上肢静脉;而双针采集一般要求双侧静脉都良好。

(3)献血前饮食、休息:为防止机采期间乳糜血的发生,要求献血者在献血前不得进食高脂肪食物,如肉类、蛋类、牛奶、豆浆、花生和瓜子类食物。献血前一天最好多饮水,当日必须吃早餐,但不得食用上述高脂食品,也不要空腹献血,以减少献血不良反应的发生。献血前应保证充足的睡眠和稳定的情绪,避免精神紧张,全身放松,以减少献血不良反应。

(4)献血前不能服用的药物:有一些抗血小板聚集或抑制血小板代谢的药物,如阿司匹林、吲哚美辛、保泰松、布洛芬、维生素E、双嘧达莫、氨茶碱、青霉素及抗过敏类药物等可影响血小板的功能,在献血前一周不得服用此类药物。

(5)献血间隔:单采血小板献血间隔不少于2周,不大于24次/年;献全血3个月后可献血小板,献血小板4周后可献全血;因特殊配型需要,由医师批准,最短间隔时间不少于1周,但血小板计数应$>150\times10^9/L$。

3.血小板采集程序

不同机器型号的血细胞分离机采集血小板的基本程序类似,但细节不同。机采操作人员必须熟练掌握所使用的机器型号的性能及操作,并严格按操作规程要求进行血液采集,严密监护献血者。

由经培训合格的机采工作人员负责机器的具体操作,在经过健康征询、体检、血液初筛检验合格、献血者身份核对、献血者沟通与评估,确定捐献血小板的数量等程序,准备就绪后进行血小板采集。

(1)开机:选择血小板采集程序,开机后机器完成自检,屏幕显示相应界面。①触摸"献血者信息"界面,按要求输入献血者的性别、身高和体重后,系统会自动计算出该献血者的总血量。②进入要求输入该献血者的血型、血细胞比容及血小板计数等数据的界面;正确输入相关数据。③选择采集操作程序,进入"操作程序选择"的界面,触摸框中的箭头选择所需的血小板采集操作程序,触摸"确认程序"。

(2)安装管路:触摸"装载系统",参照"操作手册"安装管路。①打开管路包装并检查。打开配套专用的一次性管路的包装,检查有无破损、霉变等;检查血液保存液有无异物,沉淀等;拿出排气袋及产品袋,将它们悬挂在挂液架上,同时将连接袋子的管路置于显示器屏幕之后;将献血者管路从其包装取出后放在机器左上方的凹槽内。②装载管路。按正确步骤逐步安装管路各部件。③检查安装情况。确保管路及泵、阀门及传感器正确安装到位;确保针头管路及样品袋管路上的夹子没有夹闭。④系统启动回输泵以排除袋中的空气。

(3)管路测试及抗凝剂连接、灌注。①按照提示,夹闭献血者管路和样品袋管路上的夹子,确定后系统进行配套管路测试;并测试抗凝、回输及采血泵;这时一定不要连接抗凝剂。②抗凝剂连接。测试完成,系统提示连接抗凝剂;这时请把抗凝剂连接到抗凝剂管路上(有一个橙色的针头的管路);通过用手指对滴液室进行挤压及松开,将滴液室灌注到其刻度线位置;通过上下"拉线"动作,使抗凝剂管道置于抗凝剂传感器中;请确保抗凝剂过滤器在抗凝剂传感器的下方。③抗凝剂灌注。触按"继续"按钮,进行抗凝剂灌注;灌注结束后,显示"开始献血者准备"。

(4)连接献血者、抽取血样及预冲系统:①确定献血者及输入的资料信息。献血者性别、身高、体重、血型、血细胞比容、血小板计数等,进入血小板采集量选择界面。双份单采血小板选择5.5×10^{11},单份单采血小板选择3.0×10^{11},血浆200 mL;输入无误后,点击"开始献血者准备"。

②静脉穿刺。献血者准备充分后在献血椅上舒适躺(坐)好,护士选择充盈有弹性的上肢肘部静脉,按《静脉穿刺和血液采集操作规程》进行穿刺部位皮肤消毒、静脉穿刺,成功后固定好针头。③留取血液检测样本。松开针头管道夹子和留样袋管道夹子,使 15~20 mL 的血液流入留样袋,然后夹闭留样袋夹子,将留样袋的针头(或另备的留样针)刺入负压标本试管留样 5 mL 并摇匀(若做核酸检测多留 1 管,Rh 阴性者另留 1 管);针头管道夹子保持开着。④开始采血、血液预冲灌注系统。再次确定信息输入无误后,再触摸屏幕下方的"开始采血",献血者的血液灌注管路套件(抽取管路、离心机和回输管路);此分离机自动采集血小板,在最初 2~3 个采血和回输周期后开始采集血小板。

(5)血小板采集、监护献血者。

1)血小板的采集需要经过多个采血和回输的周期完成。

2)监护献血者及操作过程:①采集过程中密切、频繁观察献血者情况,监护献血者的抗凝剂反应(如刺痛感或其他反应)并按需要调整抗凝剂进入体内的量,确保献血者的舒适及安全,确保血小板产品的质量及产量。②监视在操作过程中屏幕上的采集时间、采血压力和回输压力、已采集到的血小板量和要采集的总量等数值,观察管路和血小板袋子里的血小板凝聚情况以调整抗凝剂量。③当机器发出警铃声时必须查明原因并及时处理。

3)操作程序参数及献血者信息更改及调整:如果需要,可对操作程序参数及献血者信息进行相应的改变及调整;一旦机器开始回输血液,就不能够再改变献血者信息。

4)预防并及时处理可能发生的献血反应:血小板采集开始及采集中可口服 10%葡萄糖酸钙10 mL,有口唇麻木时可重复服用,可进食物、饮料等。

(6)采集结束,收取血小板、拆卸管路。

1)当血小板采集达到设定的数量后,采集结束,回输其他血液成分给献血者。

2)断开献血者连接:回输完毕后,用止血钳夹紧产品管路及抗凝剂管路,夹闭采血针管夹子,从献血者手臂上迅速拔下采血针,敷料覆盖并按压穿刺部位 15 分钟;小心热合并分离针头,放入利器收集容器。

3)收集(混匀)血小板:①排尽产品袋中的气体,用热合(或止血钳)分离产品收集袋。有的机型采集浓缩血小板后需将血浆加入并混匀:双手持血小板收集袋两端上下摇动,把贴壁的血小板与血浆充分混匀至无肉眼可见的聚集血小板颗粒为止;如持续摇动 5 分钟仍无法解聚,将产品放置于血小板振荡箱中继续解聚;严禁捏搓血小板。②在血小板袋采集管上热合出一段 20~30 cm长的血浆标本(交检验科冻存)。③若采集的是 2 U 血小板,则将血小板平分入 2 个血小板袋中(利用天平称量),热合离断连接管,分为 2 袋1 U 的血小板。④正确粘贴好标签,确保同一献血者的血袋、标本管、献血记录一一对应。血小板及标本按规定移交相关部门。

4)点击确定脱离献血者后,机器提示退出管路。按照装管道时的相反顺序拆卸管道。

5)将废血袋及管路等放入医疗废物专用容器中,按规定移交。

(7)关机:①将屏幕显示的单采信息记录到《单采献血表》上,包括处理的血量、血液保存液的用量、血小板量、血浆量、抗凝剂量、生理盐水量、采集时间、循环数,血小板的外观,献血者有无献血反应等,并签名。②触摸屏幕下方的"重置机器",机器自检并重新启动,进行下一例采集或关机断开电源。

4.献血后护理和健康指导

因机采献血时间较长,除参照献全血者的献血后护理和健康指导外,还要结合机采的特点给予护理和指导。

(1)献血者现场护理:①正确指导献血者按压针眼处15分钟后松开,医务人员除再次检查静脉穿刺孔部位有无渗血或出血等异常现象外,尚要检查绷袖带处有无异常情况。②机采结束后应主动为献血者提供点心、牛奶等食品;医务人员监护在休息区的献血者,休息至少15分钟后经医务人员确认许可方可离开,以防止献血不良反应的发生。③告诉献血者捐献机采血小板和捐献全血的具体间隔时间,并询问和记录献血者是否可参加应急献血及下次可以参加捐献的时间,同时告诉献血者下次献血前应注意的事项。

(2)机采献血后献血者注意事项:将主要内容包括联系电话印制成书面材料,当面告知并将其发给每位献血者。①保护好穿刺部位上的敷料至少4小时不脱落,但不要超过24小时,以防穿刺孔被擦伤或污染引起感染。②献血后24小时内不要做剧烈运动或重体力劳动及高空作业和过度疲劳,以防发生意外,要有充足的睡眠。③献血后半小时内不要吸烟,多饮些水或其他饮料,在随后的几天内也应多摄入液体,有助于血容量恢复。④献血后当日正常饮食,避免饮酒,避免暴饮暴食,食用易消化的食物和水果。⑤部分献血者献血后有疲劳或困倦感,这属正常的生理反应,或因情绪波动所致,不必担心。调整情绪,注意休息。⑥若发觉采血部位或全身异常、不适,应及时与采血机构取得联系,必要时采血机构应派专业人员上门访视,根据具体情况作适当处理。

(3)献血证、纪念品发放和致谢:①发给献血者无偿献血证和纪念品,并请其核对内容是否有误;表示感谢,同时鼓励其参加再次献血。②告知无偿献血后的优惠政策、待遇及办理程序。③回访,定期召开无偿献血者联谊会,听取意见及建议。

5.机器的维护和保养

(1)每天工作完毕,用清水湿润干净的抹布清洁机器表面。

(2)每周清洁机器前面板上的传感器和阀门。

(3)定期清洁泵罩和泵转子,定期清洁填充器。如有渗漏,可用0.25%次氯酸钠漂白溶液消毒,然后用清水清洁干净。

(4)每年至少由厂家工程师对机器进行一次全面的维护服务。

(五)血浆采集

用血细胞分离机采集血浆(机采血浆),在我国多局限于单采血浆站使用,主要用于血浆蛋白制品如白蛋白、免疫球蛋白、Ⅷ因子浓缩剂等的制备。国内每次采血浆量600 mL,每次采血浆间隔为两周,参考采浆量为每人每年不超过10 L。血站单采血浆可用于采集特殊传染病治愈后的抗体血浆用于特殊患者的免疫治疗。

1.采集原理

机器将定量的抗凝血液用一定的速度离心后,根据血液中不同成分的比重,可以快速、高效地分离出血浆成分,而将红细胞回输给供血浆者。经过多次自动循环,可以收集到规定量的血浆。

2.单采血浆机采集血浆程序

(1)开机:升高抗凝剂支杆→将秤臂转向机器的前方→接通电源开机;进入准备工作菜单→校正电子秤、对时→按键进入采浆工作菜单。

(2)设备自检、设置参数。

(3)安装耗材→管路→安全项目自检,连接抗凝剂、充液排气。

(4)采血准备:①在献血浆者手臂上缠上袖带,袖带下缘与针眼的距离要>9 cm(注:袖带头向下在献血浆员臂上缠绕,袖带的管路向上从臂部过来,袖带缠好后一直保留到操作结束);按袖带键给袖带加压,灯亮时袖带加压,至达到预设袖带压力值。②静脉穿刺:严格执行《静脉穿刺和血液采集操作规程》和《血液标本采集(留取)、暂存、运送操作规程》进行单臂静脉穿刺和留取血液标本。

(5)采集血浆:①静脉穿刺成功后,按"采血"键,这时血浆袋重量为零,自动采血浆机开始运行。"采集血浆",开始对离心杯内进行充液(全血),同时将离心杯内消毒的空气排放到血浆袋。在采全血模式中,注意观察全血流量,有必要时调节全血泵转速或者改变袖袋压力值,使之与流量相匹配;当流量不畅时,操作人员应找原因解决,注意观察献血浆者的反应。观察血浆颜色,注意有无异色血浆、脂浆、溶血。②细胞回输,上一循环时自动设定的收集量已达到,或血浆管路探测到空气,屏幕显示"回输准备",离心机停止后将自动进入红细胞回输阶段;回输开始,显示"回输细胞",将离心杯内液体排空,然后仪器到抽血状态/模式,下一个采血程序将自动开始,直到血浆量达到设定值时全部程序结束(注意:若收集的血浆颜色偏红,说明有红细胞进入血浆,要随时调整程序,降低采浆量,再观察血浆颜色是否正常)。③当血浆采集量达到预定量时,回输终止后,自动采浆结束。

(6)记录:血浆采集量、盐水补充量、抗凝剂使用量、全液量统计、循环次数及持续时间如实记录于《采血浆记录单》上。

(7)移开献浆员袖袋。

(8)用夹片夹住采血管路,退出针头。

(9)在离心杯出口处10 cm左右先用止血钳夹住血浆管道,以免血浆受污染或倒流,然后与离心杯分离。

(10)取下血浆袋,送热合室。

(11)拆下用过的一次性耗材置入医疗废物桶,采浆程序结束。

(12)关闭采浆机。

3.全自动血细胞分离机单采血浆操作程序

(1)开启电源。

(2)进入"配置"选择"血浆",设置要采集的目标血浆量(最多设置6种目标血浆量),然后选择"程序优先次序"设置所要采集的目标产品组合;如果只采集血浆产品,则只要设置目标血浆量,同时将血小板设为最小量(如0.5 U),红细胞设置为0。

(3)安装管路:按说明安装耗材管路并灌注。

(4)输入献血员信息:包括性别、身高(cm)、体重(kg)、血型、HCT(%)及血小板计数。

(5)静脉穿刺:触按"开始献血员准备"按钮,根据屏幕出现的画面进行静脉穿刺。

(6)采集血浆:穿刺完成处理好后,按"开始运行"进入采集过程;采集运行过程中,机器将所需采集血浆收集入血浆产品袋,其他血液成分同时回输给献血者。

(7)血液成分回输:设定采集目标血浆量达到后,机器自动提示进入最后回冲,将管路中剩余血液成分回输给献血者后运行结束。

(8)卸载管路。

(六)外周血造血干细胞采集

外周血造血干细胞捐献也是利用血细胞分离机进行血液成分采集的一种。一般需要经过外周血造血干细胞的动员,才能进行采集。

1.外周血造血干细胞的动员

正常人外周血中干细胞只有骨髓中造血干细胞量的 1/10,为保证外周血造血干细胞(PBSC)移植的有效剂量,必须把造血干细胞从造血部位动员到循环池中。常用的动员剂主要有抗肿瘤药物如环磷酰胺(CY)、柔红霉素等,各种重组的人造血生长因子如粒系集落刺激因子(G-CSF)、粒细胞-巨噬细胞集落刺激因子(GM-CSF)、白细胞介素-3、干细胞因子(SCF)等,其他类动员剂如硫酸葡聚糖、皮质激素等。《非血缘造血干细胞采集技术规范》(卫医发〔2006〕253 号)规定,外周血动员剂及用量是粒细胞集落刺激因子(G-CSF)5 μg/(kg·d),4～6 天。

2.外周血造血干细胞的采集

用上述动员方法有效地诱导动员后进行干细胞采集。造血干细胞悬液50～200 mL/(人·次),每次循环处理血量(150～200 mL/kg)不多于 15 000 mL。5～7 天内可重复采集单个核细胞 2～4 次。

根据不同型号血细胞分离机的要求,选择外周血造血干细胞采集程序并设定相应的参数,按照屏幕提示进行操作。

(1)外周血干细胞采集(MNC)操作程序。①选择程序:开机,选择 MNC(单个核细胞)采集程序。②安装消耗品管路:连接盐水、抗凝剂,按继续键;打开盐水、抗凝剂夹子,造液面,按继续键。③消耗品管路检测及初始化:检测消耗品管路安装、消耗品密闭性,用盐水预充消耗品管路。④输入参数:在选择程序后、初始化过程中均可输入参数,按输入参数键输入参数,按保存键传输数据。⑤采集程序建立:初始化完成后进入程序建立屏;按开始针头初始化键实施针头排气,待开始采集键变绿,准备双臂静脉穿刺建立进血管路、返血管路;穿刺完成后按开始采集键;(袖带充气功能:将袖带绑在采血端上臂上,按袖带压键,充气加压)。按程序显示键返回程序建立屏。⑥干细胞采集:注意观察进血管路、返血管路压力情况,调整血流速度;采集过程中,可根据需要按下暂停/终止键,选择滴注盐水、执行还输或终止程序;按恢复程序键可恢复采集程序。用于出现采集反应、重新穿刺或提前终止程序。⑦采集结束,执行还输:当处理血量达到终点量值时,提示执行还输,按接受键确认。⑧采集过程完成,拔掉采血管路针头。⑨转输血浆:血浆转输完成,提示拔针,按接受键。拔除返血管路针头。⑩拆卸消耗品管路,关机,拆卸管路前关闭所有夹子。⑪记录程序报告:ACD 用量、全血采出循环量、采集时间、盐水用量等。

(2)外周血干细胞采集注意事项。①由于干细胞采集需要处理大量的血液,因此抗凝剂用量较大,需要预防枸橼酸钠中毒;可在采集前、中预防性口服葡萄糖酸钙。②采集过程中密切观察献血者血压、脉搏、神志,询问有无头晕、口唇和手足麻木等症状,有任何不良反应时应及时处理。

四、献血不良反应

献血不良反应是因献血者因素或医护人员的服务、操作因素引起的献血者局部不适、损伤或全身以血容量急剧下降及自主神经功能障碍为特征的综合征。发生献血不良反应时,应采取积极有效的处理措施,使献血者尽快恢复正常,保护献血者健康与安全,从而保证无偿献血工作顺利进行。

(一)献血不良反应的发生原因

1.献血不良反应的发生率和时间

(1)发生率：符合献血条件的健康人的献血不良反应发生率文献报道为 0.2%～4.0%，首次献血比两次以上献血者高，女性比男性高，其他职业比军人、医务人员高；发生的献血不良反应大多数并不严重，大部分经休息即可自行恢复。

(2)发生时间：大多数献血不良发生在献血时及献血后离开献血场所前，少数发生在献血前及献血结束 30 分钟以后。

2.献血不良反应的原因

(1)精神因素：这是发生献血不良反应的最重要的因素；初次献血者或多或少都有些恐惧感，主要原因是对献血的生理知识了解很少，有思想顾虑，怕疼痛，焦虑，心理恐惧；看到他人有献血反应自己也出现不良反应，晕针、晕血等都是由精神因素引起。

(2)献血前身体状态不佳：如过度疲劳、睡眠不足、饥饿等。

(3)献血环境不理想：拥挤、声音嘈杂、空气污浊、酷热，献血等候时间过长等。

(4)医务人员服务质量欠佳：不恰当的宣传解释用词、态度差，语言生硬、不热情，穿刺技术不够熟练及穿刺疼痛等。

(二)献血不良反应的分类

1.根据献血不良反应的范围分类

献血不良反应可以分为局部不良反应和全身不良反应两大类。

2.根据献血不良反应的严重程度分类

献血不良反应可分为轻度、中度、重度献血反应。

3.根据献血不良反应发生的时间分类

根据献血不良反应发生的时间可分为速发性和迟发性献血不良反应。

(1)在献血 30 分钟内(或在献血场所)发生的为速发性献血反应。

(2)在献血后 30 分钟(或离开献血场所)至 24 小时内发生的称迟发性献血反应。

(三)献血不良反应的表现及处理

1.献血不良反应处理原则

(1)为了保障献血者安全，保证无偿献血工作的顺利进行，必须设置环境卫生整洁，能为献血者提供隐私保护的献血不良反应处理场所。

(2)专人处置献血不良反应并全程监护，防止献血者发生意外伤害；无论是在采血大厅或献血车工作现场，都必须安排受过专业技术及急救知识培训，并有资质的医护人员在场。

(3)发生献血不良反应时，医护人员要沉着冷静、忙而不乱地处理发生的事情，避免连锁反应发生，使其他采血工作顺利进行。

(4)应对所有献血不良反应有完整、准确的记录，包括症状、体征、处置、转归，并作为以后能否献血的依据。

(5)对献血不良反应进行定期评估，采取措施，不断提高预防、处理献血不良反应的能力。

2.局部献血不良反应及处理

局部献血不良反应包括局部血管损伤、神经损伤、肌腱损伤、感染等。

(1)血肿：是较常见的急性献血不良反应。血液从血管穿刺损伤处流到周围软组织形成血肿，局部变色、肿胀、疼痛。血肿压迫周围组织的强度与血肿的肿胀程度及周围组织的硬度有关。

深部的血肿有时并不明显。压迫神经时可出现神经刺激或受损表现如上肢放射痛、麻木感、活动受限等。如血肿处于深层肌肉与筋膜之间,则更易发生神经压迫损伤甚至会造成骨筋膜室综合征。

血肿的处理:①立即停止采血,拔出针头;采集成分血时可更换手臂,使用无菌接管机接合新的针头,重新穿刺采集。②用无菌棉球紧压穿刺孔,持续按压至少15分钟,用弹力绷带固定,以减少血肿;静脉穿刺造成的血肿应出血停止后用弹力绷带包扎穿刺点至少4小时;动脉穿刺造成的血肿出血停止后用弹力绷带包扎穿刺点至少6小时。③解释原因,使献血者放心,并向其致歉。④要求献血者保留创可贴4小时。⑤嘱献血者可以正常使用手臂,但是不能搬重物。⑥嘱献血者24小时内应局部冷敷,24小时后应局部热敷。⑦血肿大、疼痛严重、神经受压损伤症状体征明显,或出现骨筋膜室综合征时需尽快到医院诊疗。

(2)误穿动脉:采血针误穿肱动脉或其分支。采集的血液较静脉血鲜红、血液流速很快,血袋充盈快,穿刺针随脉搏跳动,出现血肿的可能性增加。不严重时可没有血肿出现,严重时血肿迅速增大,增加造成骨筋膜室综合征、假性动脉瘤或动静脉瘘的概率。

处理方法:①应立即停止采血,紧紧压住穿刺部位,并将手臂举至心脏水平位置以上。②用力压住针刺位置至少15分钟,出血停止后使用弹力绷带压迫30分钟。③安顿好献血者,给予耐心的解释并道歉。④如果出现血肿,则按血肿处理。⑤如对诊断处理有任何担心,应带献血者到就近医院进行检查治疗。

(3)迟发性出血:多因拔针后穿刺点按压时间不足或按压部位不对引起,表现为针眼出血或血肿。处理方法:继续按压穿刺点10~15分钟,若出现血肿,则按血肿处理。

(4)局部感染:脓肿、蜂窝织炎等。表现为局部红、肿、热、痛。处理方法:到医院处理。

(5)神经损伤:采血穿刺进针或拔针时刺伤神经,表现为进针或拔针时出现放射性疼痛,常伴感觉异常。

处理方法:24小时内应局部冷敷,24小时后应局部热敷。如不好转,应送到医院处理。

(6)腱膜损伤:穿刺后立即发生的严重局部疼痛,无放射性。处理方法:24小时内应局部冷敷,24小时后应局部热敷。若不好转到医院处理。

(7)非特异性手臂疼痛:献血过程中或献血后逐渐发生的手臂局部的放射性疼痛,未能将此类疼痛细分纳入上述类别不良反应中。处理方法:24小时内应局部冷敷,24小时后应局部热敷。如不好转,应送到医院处理。

(8)血栓性静脉炎:偶可发生在献血后数小时或几天,局部表现为红、肿、热、痛。浅表性血栓性静脉炎表现为静脉呈条索状,发红、发热。深部血栓性静脉炎更为严重,会伴有发热症状。处理方法:到医院处理。

(9)局部过敏:由消毒液或穿刺针头上的变应原导致的过敏反应,表现为穿刺部位的皮疹、肿胀、发痒。处理方法:局部涂可的松抗过敏药膏,口服氯雷他啶等抗过敏药。

3.全身性献血不良反应及处理

(1)血管迷走神经反应:血管迷走神经反应是最常见的献血不良反应,是献血者的生理、心理,采血环境及采血护士、巡视医师的工作态度和操作技术等各种因素引起的以血容量急剧下降及自主神经功能障碍为特征的综合征。主要表现有不适、虚弱、焦虑、头晕、恶心、出汗、呕吐、面色苍白、呼吸过快、大小便失禁、意识丧失、晕厥、惊厥、抽搐等。

发生全身献血反应必须立即停止采血,首先要防止献血者摔倒,采取头低脚高位平卧,并根据献血反应的严重程度采取相应的处理措施。

1)轻度献血反应:献血时或献血后出现面色苍白、头脑昏沉、恍惚、头晕目眩、胸闷、恶心、呕吐、皮肤湿冷、心悸等。

处理方法:保暖并在空气流通处充分休息。献血者自我感觉舒服时,提供温浓糖水及点心。献血者出现头脑昏沉、恍惚或晕眩时容易倒下,轻度献血不良反应除对症处理防止发展为晕厥、惊厥外,重要的还在于防止献血者因倒下而导致的其他损伤。

2)中度献血反应:轻度献血反应症状逐渐加重、大汗淋漓、脉搏减慢、浅快呼吸。

处理方法:保暖,防止呕吐窒息,并在处置床边放一容器用于收集呕吐物。如献血者出汗较多,脸色苍白、眩晕等症状较严重,可静脉缓慢注射或口服50%葡萄糖注射液40 mL。大汗淋漓虚脱严重者,可静脉滴注0.9%氯化钠或5%葡萄糖生理盐水注射液500 mL,开始以约100滴/分较快速度滴注,后减慢,视血压、脉搏恢复情况来调节滴注速度和输液量。症状减轻后按轻度献血不良反应处置。

3)重度献血反应。除上述症状外,还有明显的脑缺血症状:晕厥(较常见,俗称昏倒)、惊厥(极少见)、抽搐、持续性低血压、心动过缓等。诊断上要和癔症、癫痫进行鉴别。

处理方法:头侧向一方,松开衣领,保暖,保持呼吸畅通。在采用低流量给氧及中、轻度反应处理方法的同时,采取以下的措施。①确保有专人守护。②每5分钟检查脉搏和血压1次,随时观察神志、呼吸等。③呕吐较严重者,可肌内注射甲氧氯普胺10 mg。④晕厥是一过性的意识丧失,大多数晕厥呈自限性。晕厥治疗的主要目的应包括预防晕厥再发和相关的损伤(如头部外伤或肢体骨折等)。用拇指掐人中或合谷穴使其苏醒,用凉水擦面部和额头上置湿凉毛巾刺激也可以帮助清醒。注意保暖,不喂食物。清醒后不要马上站起避免再次晕厥或跌倒摔伤。⑤惊厥的处理:惊厥发作的典型临床表现是意识突然丧失,同时急骤发生全身性或局限性、强直性或阵挛性面部、四肢肌肉抽搐,多伴有双眼上翻、凝视或斜视。不同部位肌肉的抽搐可导致不同的临床表现,咽喉肌抽搐可致口吐白沫、喉头痰响,甚至窒息;呼吸肌抽搐可致屏气、发绀,导致缺氧;膀胱、直肠肌、腹肌抽搐可致大小便失禁;严重的抽搐可致舌咬伤、肌肉关节损害、跌倒外伤等;发生痉挛性抽搐应在其上下齿间放置缠有纱布的压舌板以防将自己的舌头咬伤;强直期适度对抗下颌过张和颈部过伸,防止下颌脱臼和颈椎压缩性骨折,阵挛期适度按压大关节处,限制抽动幅度,防止四肢关节脱臼和擦伤;地西泮注射液10 mg肌内注射或加入生理盐水注射液100 mL中静脉滴注;如惊厥超过5分钟或严重献血反应经处理未见明显好转;或出现外伤等其他损伤,马上拨打120急救电话求援或送附近医院,并通知科长和分管领导。⑥在处理的整个过程中始终让献血者放心,并给予解释,说明这种反应是献血引起的,并非他们的身体状况有问题。⑦在确保献血者已经完全恢复准备离开前,应让医师或资深护士再检查脉搏和血压平稳才准许献血者离开(不平稳者继续观察),并把脉搏和血压记录于献血登记表。⑧对严重献血不良反应的献血者,经处理症状缓解后要专人护送回家或嘱其乘车返回。

4)处理献血反应结束后,及时填写《献血不良反应处理记录》并移交献血后服务科。

(2)精神紧张综合征:由于过度换气产生精神紧张、恐惧。采血刺激等引起呼吸加快、快速过度呼吸降低了血液中CO_2的含量,可导致呼吸性碱中毒,出现心慌、头晕、晕厥、肌肉痉挛等表现。

处理方法:过度换气的处理措施首先是稳定献血者情绪,向其解释发生的事情。采取减少二氧化碳的呼出,增加吸入气体中二氧化碳浓度的措施。①指导献血者平稳、缓慢地呼吸,但不要深呼吸。②如果不能解除肌肉痉挛,则指导献血者用长纸筒呼吸,有条件者可面罩吸氧。③与献血者谈话,使其消除顾虑,解除焦虑,防止加重过度换气。④若出现其他不适及症状,参照血管迷走神经反应处理措施处理。

4.与成分血采集相关的其他献血不良反应

(1)枸橼酸盐抗凝剂引起的过敏及中毒。

1)发病机制及表现。①枸橼酸盐所致过敏反应:是献血者在受到枸橼酸盐或一次性采血耗材灭菌的环氧乙烷等抗原刺激时发生了组织损伤或功能紊乱的变态反应,出现皮疹、唇麻、全身瘙痒、泪腺液分泌多、清水样鼻涕、打喷嚏、声嘶、咳嗽、腹痛呕吐、腹部压痛。严重者出现呼吸困难、喉头水肿、气管痉挛、休克等症状。②枸橼酸盐中毒:是因捐献机采成分血时进入体内的抗凝剂枸橼酸钠过多过快导致低钙血症。进入献血者离体血液中的枸橼酸根离子与血液中钙离子生成难解离的可溶性络合物枸橼酸钠钙,起抗凝作用。血液返回献血者体内时,一定数量的枸橼酸盐进入体内,与钙离子结合。当进入机体内的枸橼酸盐过多过快,超过了骨钙动员入血能力和肝脏代谢清除枸橼酸盐能力,就会发生血液中钙离子浓度降低和代谢性碱中毒,神经细胞膜自动除极化,神经肌肉兴奋性升高。导致出现口唇及面部麻木、畏寒、骨骼肌震颤、手足抽搐、烦躁不安,甚至出血倾向、血压下降、心室颤动或停搏等。

2)反应程度。①轻度:发生皮疹,口唇及面部麻木、面色苍白、腹痛等症状;②中度:局部抽搐、意识模糊、低血容量等症状;③重度:全身瘙痒、荨麻疹、喉头水肿、呼吸困难、不自主震颤、烦躁不安、休克等症状。

3)枸橼酸盐抗凝剂过敏的处理,分述如下。

一般过敏反应的处理:终止采血,立即给予抗过敏类药物,可选用以下药物。口服氯苯那敏,每次4 mg,每天3次;口服氯雷他定,每次 10 mg,每天 1 次;10%葡萄糖酸钙 10 mL 及维生素 C 500 mg 加入 5%葡萄糖液 100 mL 静脉滴注;静脉注射地塞米松 5 mg。

中、重度过敏反应及过敏性休克的处理:立即停止采血,马上就地做抢救工作。①脱离变应原。②保持呼吸道通畅,如有喉头水肿、明显支气管痉挛者,可予氨茶碱 0.25g 加入 50%葡萄糖液 20~40 mL 缓慢推注(>10 分钟),可选用沙丁胺醇气雾剂吸入治疗。③给氧。④立即给予 0.1%肾上腺素 0.5~1.0 mL 皮下注射,必要时再用 0.1~0.2 mL 加生理盐水 5~10 mL 静脉注射,此剂量每 20~30 分钟可重复使用,维持收缩压>10.7 kPa(80 mmHg),心搏骤停者立即静脉或皮下注射肾上腺素 1 mg,并行心肺复苏术。⑤尽早应用地塞米松 5~10 mg 静脉注射或琥珀酸氢化可的松 200~400 mg 静脉滴注。⑥快速输晶体液,首剂补液 5%葡萄糖生理盐水 500 mL。⑦使用血管活性药物,缩血管药首选间羟胺,10~20 mg 肌内注射,必要时 50~100 mg加入 500 mL 生理盐水静脉滴注。微循环痉挛期,选用扩血管药物,如阿托品、山莨菪碱,但一定要补足血容量。⑧使用钙剂,10%葡萄糖酸钙 10 mL 稀释后缓慢静脉注射。⑨在做上述抢救工作的同时,打120急救电话求援,报告科室主管。120 急救车不能及时到达时应尽快送往附近医院就医。

4)枸橼酸盐抗凝剂中毒的处理。①轻度:给予献血者平躺或头低脚高位;口唇麻木时,给予 1 支 10%葡萄糖酸钙口服液,并调低回输速度。面色苍白者,口服 50%葡萄糖后食用点心等,以防止出现低血糖。②中度:立即予献血者头低脚高位,暂停采集,测其血压,口服 10%葡萄糖酸钙口服液,并口服 50%葡萄糖溶液,食用点心等,根据其恢复情况,决定是否继续采集。③重度:立即停止采集。在另一只手建立静脉通道,缓慢静脉滴注 5%葡萄糖氯化钠溶液;缓慢静脉推注 10%葡萄糖酸钙注射液 10 mL,同时送往附近医院。

5)如在采集过程中出现脂血、红细胞混入量增多、献血不良反应症状经过处理未能缓解时,为了尽快恢复血容量,可立即回输献血者的全血。

(2)空气栓塞:严格按照正确的规程操作及监护采血,是防止空气栓塞的唯一措施。

1)原因:空气经采血、回输血管道进入献血者穿刺静脉。①某些机型单针、双针采集成分血在静脉穿刺之后,当采样袋中未充满液体之前,而不谨慎地将采样袋针头开关卡子打开,会导致空气栓塞。②在采集之前用盐水灌注血路管,或穿刺之后滴盐水的时候,如果将 ACD 关闭,都会导致空气栓塞。③排气装置不通畅或回输血管有裂缝、连接不严,当通过重力向献血者输注盐水、进行手动再输注液体或者血液从机器回输献血者时,管道中有空气存在会导致空气栓塞。④某些机型还输器内的调节液面过低,采血浆前空气未排出而进入静脉。

2)发病机制及表现:①气体从管道进入静脉、右心房,引起血液循环障碍;如果少量气体进入血管,可分散到肺泡毛细血管,与血红蛋白结合,或弥散至肺泡,随呼吸排出体外,虽不会形成泡沫状血液,造成重大损害,但仍有可能形成气泡而阻塞局部细小血管;当进入空气量大且比较迅速,则由于心脏的搏动,将空气和心腔内的血液搅拌形成大量泡沫,心脏收缩时不被排出或阻塞肺动脉可导致猝死。一般迅速进入血液循环的空气在 100 mL 左右时,即可导致心力衰竭。②清醒者有胸痛、咳嗽、呼吸困难和呼吸急促、发绀、头晕、目眩等不适症状。典型的症状是早期的神志丧失,可以伴有或不伴有抽搐或其他中枢神经系统症状。可有颈静脉怒张,心前区可闻及车轮转动样杂音。

3)处理方法:①一旦出现空气栓塞,应该立即停机,关闭采血、输血管道,防止气体继续进入体内。②取左侧半卧位,头偏低,使右心室流出道位于右心室最低处,使气体离开右心室流出道;吸氧;快速叩拍胸背部使气体变为分散的微小气泡利于吸收、排出。③监测生命指征。④防治休克。⑤病情严重者在抢救的同时向急救中心求救或送医院诊疗。

(3)急性溶血反应:溶血是因红细胞膜破坏,或出现多数小孔,或由于极度伸展致使血红蛋白从红细胞流出的反应。血细胞分离机的设计原则不会出现红细胞溶血现象,并且得到了证实。但是由于机械的作用(离心、管道的挤压、摩擦等)可引起红细胞破坏导致非特异性溶血,血红蛋白的释放也可以发生机体变态反应。所以,操作机器的医务人员还是应该按着正常的实践经验,避免出现任何溶血现象。如果观察到红细胞溶血,应该在回输之前立即结束步骤,不得再回输其体内。

1)引起急性溶血反应原因:血液回输时误输离心造成的破裂红细胞,血红蛋白释放引发机体变态反应。

2)主要表现:①发热、寒战、头痛、胸闷、胸痛、脊椎痛、面红、恶心、脸色苍白、烦躁不安、脉搏细速、呼吸困难等。②低血压、休克。③全身异常出血、瘀血、穿刺处出血、渗血等。④血红蛋白尿(第一次即可出现),少尿、无尿、最后肾衰竭和尿毒症。⑤出现黄疸。

3)急性溶血反应的预防:注意观察收集到的血浆是否出现溶血现象。若怀疑有溶血反应时,应立即停止回输血液。

4)急性溶血反应处理原则:及早发现、早期诊断、及时处置。①立即停止"还输血"。②扩容抗休克,防治 DIC:静脉输入晶体液、低分子右旋糖酐扩容以纠正休克,改善肾血流灌注。③保护肾功能:血压稳定时静脉输注 20%甘露醇(0.5~1.0 g/kg)或呋塞米 40~60 mg,必要时每 4 小时重复 1 次,直到血红蛋白尿基本消失为止;静脉滴注 5%碳酸氢钠 250 mL 以碱化尿液,促进血红蛋白结晶溶解,防止肾小管阻塞。④维持水电解质与酸碱平衡。⑤如果回输入的溶血血量较大

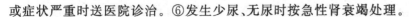

或症状严重时送医院诊治。⑥发生少尿、无尿时按急性肾衰竭处理。

5)护理:①安慰献血者;②双侧腰部封闭或用热水袋热敷双侧肾区,防止肾血管痉挛,保护肾脏;③密切观察生命体征和尿量,并记录。

5.严重献血不良反应的后续处理

(1)献血后服务科工作人员接到采血科的报告后迅速赶往相关医院或现场,与相关人员交接班。

(2)了解献血者情况,安慰献血者,解释发生献血反应的原因(如有家属,需向其做相关解释)。

(3)与医院主管医师取得联系,协助医院医护人员做好陪护工作。

(4)解决献血者的饮食和医疗费用。

(5)通知献血者家属及向血站领导报告并汇报处理情况。

(6)经主管医师同意,办理出院手续,收集病历簿、检验报告单等资料。

(7)待完全恢复后护送献血者回家,并互留联系方式,保持联系。

(8)对献血者进行跟踪服务,包括电话问候、上门回访,直至献血者身体康复。

(9)办理承诺报销的后续治疗产生的所有费用。

(10)做好全过程的记录及资料存档。

6.献血期间出现的其他意外事故的处理

献血时偶然会出现一些意外事故,如献血者跌倒、摔伤;突发心、脑血管意外、甚至死亡等。应采取如下措施。

(1)在献血时告知献血者献血后注意休息,上下台阶及转弯拐角时小心,如有不适就近扶物或坐下,可减少晕倒、跌倒、摔伤等意外的发生。

(2)确保医务人员或资深护士对出现跌倒、摔伤等意外的献血者进行检查;及时检查并准确判断献血者的受伤情况;若受伤轻微,则安抚献血者,确保献血者休息充分,待完全恢复后方可离开;若受伤情况需要到医院诊治,则陪同前往,病情重者在抢救同时呼叫 120 急救前来处理。

(3)如果对献血者的情况有任何疑虑,或出现心、脑血管意外,需由医师或有经验的护士护送去医院诊疗。

(4)若献血者发生突发心绞痛或心肌梗死,要立即让献血者平卧,吸氧,硝酸异山梨酯 5 mg 舌下含服,密切监测血压心率,并立即转送医院诊治;对心搏骤停者施行心肺复苏术,并马上向 120 急救中心求救或送去医院诊治。

(5)告知献血者回去后如果他们感到不适,必须及时和血站或医院联系诊疗。

(6)献血相关死亡:是指伴随献血不良反应发生的死亡,且与献血的相关行为疑似、可能或明确。应积极协助相关部门处理善后事宜。在献血后 1 周内出现因其他原因导致的死亡时,虽能明确排除与献血有关,或没有证据表明与献血有因果关系时,仍需做力所能及的工作,以获得理解与支持。

(四)献血不良反应的预防

(1)为献血者创造舒适、安全、安静、卫生的献血环境。

(2)做好献血前的宣传解释工作,特别是对年轻和首次献血者,应告知相关的献血知识,特别是血液生理知识,营造亲切、愉快的气氛消除献血者焦虑紧张的情绪。

(3)采血前询问献血者是否已经喝水,若没有,饮温水或饮料 1 杯,机采成分血前口服 10% 葡萄糖酸钙 10～20 mL。

（4）用鼓励性语言主动与献血者亲切交谈，进行心理疏导，给献血者以心理安慰，分散其注意力，教会放松的技巧；使他们对献血充满信心。

（5）了解献血者基本情况，劝他们不要在饥饿、劳累疲倦、剧烈运动或下夜班后献血，应鼓励他们经过休息、进餐后再来献血。

（6）若献血者既往有晕针史、晕血史、精神紧张、血压接近正常低值或体重较轻，建议献血者卧位献血。

（7）熟练掌握操作技术，进针动作轻柔，一针见血，以减轻献血者的紧张心理。

（8）进针后注意观察献血者的脸色有无苍白、出冷汗等情况，如果有，要及时观察和询问献血者，一旦发现不良反应要及时处理。

（五）常备急救药品与器材

为了确保及时、有效地处理献血不良反应，应配备处理献血不良反应的急救药品与器材，急救药品及器械应集中存放于专用的药箱内或指定的地方，药箱有明显的标识，箱内有急救药品及器械配备清单。并定期检查，保证在有效期内。

1.基本急救药品

强心、升压、呼吸兴奋、抗过敏、镇静、扩容等药品，常备的药品有去乙酰毛花苷注射液、重酒石酸间羟胺注射液、尼可刹米注射液、地塞米松注射液、琥珀酸氢化可的松、盐酸肾上腺素注射液、低分子右旋糖酐注射液、葡萄糖酸钙口服液、葡萄糖酸钙注射液、盐酸异丙嗪注射液、地西泮注射液、10％葡萄糖注射液、5％葡萄糖氯化钠注射液、呋塞米注射液、盐酸消旋山莨菪碱注射液、阿托品注射液、碳酸氢钠注射液、甘露醇注射液及硝酸异山梨酯片等。

2.基本急救器材

听诊器、血压计、开口器、氧气瓶、输氧套管（面罩）、各种规格的一次性注射器，一次性无菌静脉输液器及输液针头、压舌板，无菌纱布等。

（武欢欢）

第二节　血液成分制备

血液成分制备是指用物理或化学的方法把全血分离制备成各种较浓和较纯的血液成分制品（血细胞成分和血浆成分）。

根据全血中不同血液成分比重的差异，通过重力离心、分离制备的各种血液成分包括红细胞、白细胞、血小板、血浆和冷沉淀等各类血液成分制品。

一、血液成分制备概述

随着科学技术的发展和进步，血液成分制备方法将能制备更多的血液成分品种。新型血液分离制备技术和设备的研究应用、高质量血液成分的制备、白细胞滤器的广泛应用及病毒灭活技术的完善等，都将保证临床输血最大限度地获得输血的疗效，最大限度地减少输血不良反应。

(一)血液成分制备原理

1.不同血液成分的比重

全血中红细胞、血小板和血浆的比重各不相同,分别为红细胞 1.090～1.111、粒细胞 1.080～1.095、淋巴细胞 1.050～1.078、血小板 1.030～1.060、血浆 1.025～1.030。这是重力离心、分离制备各种血液成分的基础。

2.离心、分离

通过控制离心机的离心转速、时间、温度等因素,利用离心力将全血的各种成分离心、分离成不同的层面:血浆比重最小,在最上层,呈浅黄色;红细胞比重最大,在最下层,呈红色;白细胞和血小板介于两者之间,为一灰白色的膜层,称白膜。利用虹吸或挤压的方法,将它们一一分离到与血袋首袋密闭相连的其他血袋中,得到较纯、较浓缩的单一血液成分。

(二)血液成分制备方法

血液成分制备方法可分为两种。

1.手工法离心制备

以献血者捐献的全血为原料,通过离心的方法分离制备各种血液成分。

2.血细胞分离机采集(机采)制备

随着科学的发展和技术的进步,血液成分制备方法越来越多,制备的成分种类也越来越多,而且制备的血液成分的浓度更浓、纯度更高,因此疗效更好,输血不良反应更少。

(三)血液成分制备的种类

血液成分包括血细胞成分和血浆成分等。血细胞成分有红细胞、白细胞、血小板类制品;血浆成分有血浆和血浆衍生物制品(冷沉淀、清蛋白、免疫球蛋白及其他凝血因子等)。随着血液分离设备的发展和制备技术的进步,新的血液成分品种将越来越多。血液成分品种见 GB18469-2012《全血及成分血质量要求》。

1.红细胞类成分

浓缩红细胞、悬浮红细胞(红细胞悬液、添加剂红细胞)、洗涤红细胞、去白细胞红细胞、冰冻红细胞、年轻红细胞及辐照红细胞等。

2.白细胞类成分

浓缩白细胞(机器单采粒细胞)。

3.血小板类成分

单采血小板、浓缩血小板(手工血小板)、混合血小板、去白细胞单采血小板、洗涤血小板及辐照血小板等。

4.血浆类成分

新鲜冰冻血浆、冰冻血浆(普通冰冻血浆)、新鲜液体血浆、液体血浆、病毒灭活血浆、冷沉淀、血浆蛋白组分等。

5.其他血液成分

外周血造血干细胞、基因重组产品(如各种造血生长因子、凝血因子)等。

(四)血液成分制备的基本要求

1.制备环境

(1)制备环境应卫生整洁,定期消毒。

(2)应尽可能以密闭系统制备血液成分。

(3)用于制备血液成分的开放系统,制备室环境应达到 10 000 级、操作台局部应达到 100 级(或在超净台中进行)。

(4)制备需要冷藏的血液成分时,应尽可能缩短室温下的制备时间。

2.设备

(1)设备数量及功能应能满足制备工作的要求。

(2)应建立和实施设备的确认、维护、校准和持续监控等管理制度,实施唯一性标识及使用状态标识,以确保设备符合预期使用要求。

3.物料

(1)物料应能满足制备工作的需要。

(2)物料质量及其生产和供应方的资质应符合相关法规的要求。

(3)物料使用前,应检查有效期、外观质量等,确认符合质量要求后方可使用。对不合格物料应进行标识、隔离,防止误用。

4.制备方法确认

制备新的血液成分品种或制备条件发生明显改变时,应对血液制备方法进行确认。

5.原料血液

(1)用于制备血液成分的原料血液应符合 GB18469-2012《全血及成分血质量要求》的要求。

(2)原料血液的保存和运输应当符合国家有关规定的要求。

(3)接收原料血液时,应核对数量,检查外观、血袋标签等内容,确认符合质量要求后方可用于血液成分制备。

(五)大容量冷冻离心机的使用

根据不同血液成分的比重差异,用大容量冷冻离心机,利用重力离心法分离不同比重的血液成分。为有效保护各种血液成分的生理功能,除制备血小板、粒细胞的离心温度为 (22 ± 2) ℃外,其他血液的离心必须在较低温[一般为 (4 ± 2) ℃]环境进行。因血袋容量一般为 200～400 mL,因此须使用大容量冷冻离心机。

1.离心机运行参数

根据所制备血液成分要求和离心机操作手册,确定离心力(用离心转速换算)、加速和减速强度、离心时间和温度等离心参数,编制离心程序。离心机的每分钟转数、离心时间直接影响各种成分的分离效果,必须定期给予校正和确认。

2.血液离心操作步骤

(1)离心机预运转:开启离心机,设置离心工作温度(4 ℃或 22 ℃),转速 3 600 转/分,预运转 10～30 分钟,使离心机达到工作要求。

(2)血液放置:将要离心的血袋,直立放置于离心内杯内,用柔软的塑料片调配平衡,避免血袋折叠;将对应的离心内杯对称位放于大容量冷冻离心机的离心杯内,外露过多的联袋或塑料管道都要放入离心杯内,不要超过离心内杯的高度,防止离心机开启后因塑料管缠绕而损坏;盖上内、外盖并压到底。

(3)设置离心参数:根据所需分离制备血液成分的类型选择不同的离心力,设置不同的离心转速、时间及温度(或按照预设程序输入程序编号)。

(4)启动离心机离心血液:要注意观察转速、时间及温度变化,观察有无异常现象,确保离心机达到设定的参数运转。

（5）离心结束：离心机转速显示为结束后，打开外、内盖，将离心内杯连同血液轻轻从离心机取出，避免振动。

3.大容量冷冻离心机使用注意事项

（1）在使用过程中如遇到异常，请立即按"STOP"键让离心机停止运行，状态屏 SPEED 处显示 END 后，即可打开离心腔门，并在科室交接记录上记录所发生的情况及故障信息，最后关闭离心机电源。

（2）如果离心机长时间不再使用，必须关闭机器电源并保持离心腔门为敞开状态，擦干冷凝水。

（3）必须安排人员定期清洁、检查、保养和维护离心机。

（4）定期校准、确认离心机转速、温度等参数，根据血液成分的离心效果，调整离心参数。

二、红细胞的制备

红细胞是临床输血最常用的血液成分。红细胞制品的种类很多，目前主要的红细胞制品包括悬浮红细胞、浓缩红细胞、去白细胞红细胞、洗涤红细胞、年轻红细胞、冷冻解冻去甘油红细胞和辐照红细胞等。

各种红细胞的制备一般是采集全血于多联塑料采血袋中，利用重力离心法分离制备而获得。如果临床有特殊需要也可以通过血细胞分离机单采红细胞。本节描述用采集的全血制备各种红细胞的方法。

（一）悬浮红细胞制备

悬浮红细胞制备的方法有手工法及仪器（血液成分分离机）法，在制备悬浮红细胞的过程中也同时制备液体血浆产品。

1.制备悬浮红细胞所需要的基本设备及材料

（1）二层结构：分浆架、分浆夹、天平或电子秤、塑料夹、止血钳、大容量冷冻离心机（有条件的可配备全自动血液成分分离机）。

（2）原料血液：用塑料血袋（多联袋）采集的全血。

2.手工法制备

（1）接收原料全血。

（2）信息录入和选择分离方案。

（3）血液离心：①装有全血的血袋规整装入离心内杯，加入塑料软片利用天平配平；将对应的离心内杯对称放入已预冷［温度（4±2）℃］的大容量冰冻离心机对称位的离心杯中，外露过多的联袋或塑料管道要放入离心内杯，不要超过离心内杯提柄的高度；盖上内盖、外盖并压到底。②重离心。离心力 4 303 g，时间 10～12 分钟（200 mL/袋全血离心 10 分钟，400 mL/袋全血离心 12 分钟）；启动离心机离心。③离心完成后，从离心机中轻轻取出离心内杯，并从离心杯中取出血袋，避免震动，观察离心效果、血袋及导管有无渗漏、离心杯中有无血迹；如有破损应查找渗漏点，血袋破漏的，应做好消毒和报废处理，并填写《成分制备破袋原始记录》。

（4）分离红细胞和血浆：①离心后将血液轻轻取出置于分浆夹中，红细胞保存液袋挂于分浆架上层。②目视检查血袋条码是否一致，血浆和红细胞分层是否清楚，是否有溶血、气泡、重度乳糜、色泽异常，血袋和管道是否完好。③折断红细胞袋阻塞管，轻轻挤压将采血袋上层血浆引入转移空血袋，利用虹吸原理分离血浆；将血浆袋放在电子秤上，达到设定重量，血浆液面距红细胞平面约 1 cm 即用止血钳夹住血浆袋转移管或关闭夹子。

重度乳糜血浆尽量排尽,红细胞套好包装袋,并注明"重度乳糜血留作洗涤"及日期,血浆报废。

(5)收取悬浮红细胞及液体血浆。①加入红细胞保存液:把红细胞袋从分浆夹内取下松开止血钳或夹子,折断红细胞保存液阻塞管,让红细胞保存液流入红细胞袋内。保存液流尽后,轻轻将红细胞与保存液混匀,即为悬浮红细胞。②排净血浆袋内的空气,使血浆袋管道内充满血浆;应避免残留的红细胞流入成品血浆中。③将成分分离后的红细胞袋热合分离,分别获得 1 袋悬浮红细胞和 1 袋液体血浆产品。

(6)处理血浆袋:①如血浆袋中红细胞混入量少(目视观察)即可将血浆袋热合断离。②如血浆袋内红细胞混入量较多,颜色偏红则需要二次离心,然后将二次离心好的血浆袋挂于分浆架,小心去除塑料夹,让血浆流入空袋内,排气,血浆袋管道内充满血浆;用止血钳钳住残留红细胞的废袋管道末端或关闭夹子(二次离心血浆颜色异常未达到报废的,做好"二次离心"标识)。③如欲用制备的新鲜血浆制备冷沉淀,则不热合断离血浆袋。

(7)热合导管。

(8)信息录入。

(9)血浆速冻。

(10)血液成分移交,待检库保存:①成分制备组工作人员双人核对血液的数量、品种、血型等无误后,先将血液放置待检冰箱保存后,由待检组通过计算机管理信息系统完成交接记录。②悬浮红细胞直立放置于塑料筐,双人核对无误后,转至(4±2)℃冰箱内保存。③血浆平放入塑料筐内,转至−20℃低温冰柜内保存。④不合格血液的处理:执行不合格血液控制程序,并按规程进行报废,移交待检组处置。

3.仪器法制备

以 LMB-SEPAMATIC-SL 全自动血液成分分离机为例进行介绍。

(1)开机:首先打开空气压缩机电源开关,压缩机自动启动;然后打开设备背部的电源开关,按红色键开启设备;启动设备后,请等待,直到显示屏出现初始化提示;确保设备上没有任何血袋或导管后,点击确定进入设备初始化。注意:确定所有的自检项目都通过才能使用设备,否则重新自检。

(2)将离心后的血液轻轻取出,避免振荡,依次将母袋、红细胞保养液袋及转移袋挂入相应的挂杆上,并确保所有导管完全卡入相应的卡钳内,注意:母袋标签朝外挂放,血浆袋位置导管保持宽松,防止在流入血浆时导管拉扯称重装置影响定量准确性。

(3)点击屏幕上的"程序"键,进入程序选择界面后,选择相应的血液分离程序;折断母袋及红细胞保养液袋上的易折二通。

(4)点击屏幕上的"开始"键,用扫描枪依次扫描操作人员工号条形码、产品条形码及献血条形码,并按屏幕提示,点击"下一步"进行操作。

操作时注意事项:①程序开始时,手指不要接触挤压板,避免挤伤手指。②程序执行过程中不要触碰血浆袋位置,防止误操作。

(5)程序结束时,先将导管上所有卡夹夹闭,再根据提示进行导管热合,如不需要热合导管,按"完成"打开卡钳;在热合两个以上导管时不要同时多次重复点击"热合",操作时需等待设备自动执行热合完毕。

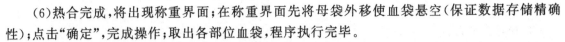

(6)热合完成,将出现称重界面;在称重界面先将母袋外移使血袋悬空(保证数据存储精确性);点击"确定",完成操作;取出各部位血袋,程序执行完毕。

(7)与红细胞分离后的血浆进行目视检查,有严重乳糜,血浆溶血应拣出与其他血浆隔离,并做不合格品标识;合格血浆称重制作成各种规格(0.5 U、1 U、1.5 U、2 U、2.5 U)的血浆;对于混入红细胞较多的血浆需进行二次离心。

(8)需二次离心的血浆平衡后置于离心机内,离心参数为:离心力 3690 g,时间 8 分钟,温度(4±2)℃;离心完成后目视检查有无标签脱落、渗漏;如发现破损应查找渗漏点;血浆袋破漏的血浆,应做好消毒和报废处理,并填写成分制备破袋原始记录。

(9)将二次离心后的血浆及空转移带置于成分分离机上,血浆袋及导管置于 A 卡钳及相应的挂杆上,空转移袋及导管置于 D 卡钳及相应的挂杆上。

(10)点击屏幕上的"程序"键,进入程序选择界面后,选择"新浆"血液分离程序,打开卡夹。

(11)点击屏幕上的"开始",用扫描枪依次扫描操作人员工号条形码、产品条形码及献血条形码,并按屏幕提示,点击"下一步"进行操作。

(12)程序结束时,根据提示进行导管热合,如不需要热合导管,按"完成"打开卡钳;热合完成,将出现称重界面;在称重界面先将母袋外移使血袋悬空(保证数据存储精确性);点击"确定",完成操作;取出各部位血袋,程序执行完毕。称重制作成各种规格(0.5 U、1 U、1.5 U、2 U)的血浆。

(二)浓缩红细胞制备

在有效保存期内的全血经过离心,分离出大部分血浆,剩余血液成分即为浓缩红细胞(具体制备过程参见悬浮红细胞的制备)。一般推荐用三联袋或四联袋采集的全血分离、制备浓缩红细胞。浓缩红细胞已基本被悬浮红细胞取代,临床已很少使用。

(三)洗涤红细胞制备

洗涤红细胞是通过使用大量等渗溶液反复洗涤红细胞,离心去掉上清液,使红细胞中残留的血浆蛋白含量显著降低,从而预防输血过敏反应。在洗涤去血浆蛋白的同时,可以使白细胞和血小板残留量降低。洗涤方法有手工联袋洗涤法和全自动细胞洗涤机洗涤法。

1.四联洗涤袋盐水洗涤法

(1)设备、材料:红细胞悬液、四联洗涤袋、分浆夹、天平、塑料夹、止血钳、无菌接管机、离心机等。

(2)待用四联洗涤生理盐水袋提前放置冷藏保存,检查有无破损渗漏、霉点和有效期。

(3)检查红细胞悬液:合格、无破损渗漏,血液外观正常,在有效期内。

(4)用计算机扫描、核对血液血型、血量、数量是否与制备计划相符,无误后签收。

(5)使用无菌接管机将红细胞悬液袋导管与盐水联袋导管进行无菌接合连通。

(6)把第 1 袋盐水移至红细胞袋内,液体量约为每单位 100 mL,袋口管道上塑料夹,摇匀。

(7)离心:5 个袋子分别装于 2 个离心套桶中(一侧为血袋与第 1 袋,另一侧为 3 个盐水袋)平衡后,对称放入离心机内,在(4±2)℃以 4 500 g 的离心力离心 3 分钟。

(8)第 1 次离心后,血袋置分浆夹上,去塑料夹,上清液与白膜层挤入第 1 空袋后,把第 2 袋盐水移至红细胞袋,管道上塑料夹,摇匀。

(9)重复 6、7、8 三个步骤,依次洗涤 3 次后,转移管上止血钳。

(10)将适量血液保存液(生理盐水或红细胞保存液)移入已完成洗涤的红细胞袋中称重,

摇匀。

（11）热合导管。

（12）信息录入。

（13）移交待检组签收入库后，打印标签后送交供血科；最后以生理盐水混悬的洗涤红细胞保存期为 24 小时，以红细胞保存液混悬的洗涤红细胞保存期与洗涤前的红细胞悬液相同。

2.三联洗涤袋盐水洗涤法

（1）保存期内的悬浮红细胞、浓缩红细胞或全血均可以用作洗涤红细胞的原料细胞，在洗涤前从冰箱内取出置室温 30～60 分钟。

（2）将三联袋盐水袋主袋与红细胞袋进行无菌接合连通；把主袋内 200 mL 盐水加入红细胞袋内，充分混匀后，倒流入三联袋主袋内。

（3）离心：4 个袋子分别装于 2 个离心杯中（一侧为血袋与空袋，另一侧为两个盐水袋）平衡后，对称放入离心机内，在（4±2）℃以 4 500 g 的离心力离心 3 分钟。

（4）分离：离心后将装有血液的血袋悬挂于支架上，把上清和白膜分入空袋内，热合切断与废液袋的导管，移除废液袋。

（5）重复 2、3、4 步骤，依次洗涤红细胞 3 次。

（6）洗涤红细胞在三联袋的末袋内，将与末袋相连的塑料管内充满红细胞。

（7）分段热合留样本。

（8）信息录入。

（四）年轻红细胞制备（手工制备方法）

年轻红细胞是 20 世纪 80 年代国外研究出的新的红细胞制品，是一种具有较多的网织红细胞、酶活性相对增高、细胞年龄较小的红细胞成分。年轻红细胞主要由网织红细胞和年龄较轻的红细胞组成，平均年龄为（30±10）天。大多用血细胞分离机制备。手工制备方法有两种。

1.特制挤压板法

采集 2 U 全血，离心，离心力可选择 1 670 g、1 960 g、2 280 g 3 种，分别离心 5 分钟；将离心后的主袋放入特制挤压板上，先分出上层血浆，再分离红细胞袋上层约 100 g 的红细胞至转移袋，即可获得 2 U 年轻红细胞。

2.离心、分离钳法

采集 2 U 全血，于 24 小时内分离；将全血于 3 000 转/分离心 10 分钟，分出上层 200 mL 血浆，其余部分充分混匀，移入长形无菌空袋，并置于离心杯内以 3 500 转/分离心 30 分钟；用分离钳将红细胞层上部 45% 和底部 55% 分开，将上部的红细胞与白膜和部分血浆混匀，移入另一无菌空袋即为 2 U 年轻红细胞。

（五）冰冻红细胞制备及解冻

冰冻红细胞制备及解冻包括红细胞甘油化、冰冻保存和解冻洗涤去甘油 3 个过程。目前冰冻红细胞常用的冰冻保护剂为甘油。将红细胞与甘油充分混合均匀（甘油化），置于－80～－65 ℃低温冰箱或－196 ℃液氮中保存，需要使用时取出，解冻复苏，洗涤去除甘油，再用生理盐水悬浮，得到解冻去甘油红细胞。

1.冰冻红细胞制备

冰冻红细胞的制备及保存应在采血后 6 天内进行。

（1）设备、材料：全自动血细胞处理仪、无菌接管机、水浴箱、速冻机；加甘油耗材、800 mL 冻存袋、57％甘油（规格：160 mL/1 U、240 mL/1.5 U、320 mL/2 U）红细胞保存纸盒、转移空袋、悬浮红细胞。

（2）操作步骤。

1）核对拟冰冻保存的悬浮红细胞血型、血量、数量与制备计划是否相符，无误后签收。

2）检查转移袋、冰冻袋的有效期和有无破损、霉点等。

3）制备浓缩红细胞：无菌接合悬浮红细胞血袋和转移空袋，离心（离心力 2 495 g，5 分钟，4 ℃），分去上清液（如果以检验合格的全血为起始血液原料，参照本节"浓缩红细胞制备"）。

4）热合分离红细胞袋和转移袋。

5）无菌接合红细胞袋和 800 mL 冻存袋，将红细胞转移至冻存袋内；同时转移献血码，热合弃掉原红细胞袋。

6）加甘油。仪器法加甘油：①检查要使用的加甘油耗材包装是否有裂缝或漏洞，拆开单包装，检查是否有管路扭转、部件缺损等影响正常操作的情况；②无菌接合冻存袋和加甘油耗材导管。

甘油化：①打开全自动血细胞处理仪电源、开机自检，开启离心机，选择加甘油程序；②安装加甘油耗材并确认后连接甘油袋（1 U 红细胞使用 160 mL 甘油，1.5 U 红细胞使用 240 mL 甘油，2 U 红细胞连接使用 320 mL 甘油），预冲甘油入滴壶，安装完毕后按"YES"键；③红细胞冻存袋固定在设备的摇床平台上，放开无菌接合的管路，穿刺 57％甘油袋；④设置红细胞重量及甘油标准量参数：设定 1 U 红细胞重量 130 g，甘油标准量 160 mL；1.5 U 红细胞重量为 140 g，甘油标准量 240 mL；2 U 红细胞重量为 185 g，甘油标准量 320 mL；⑤运行：确认无误，确保管路所有夹子打开后按"START"键开始自动运行（运行时，程序参数不能再修改），当屏幕显示真实数值与设定数值一致时，加甘油自动停止；⑥加甘油结束，拆卸管路。

手工法加甘油：无菌接合冰冻袋与输血器及 57％甘油袋，以 4 mL/min 的速度缓慢滴加甘油液（每单位红细胞 160 mL）至红细胞冰冻袋内，加甘油时需先慢后快，15 分钟左右加完，并不断振荡，振荡频率以 50～60 次/分钟为宜。

7）制备信息录入。

8）速冻保存：将冰冻红细胞袋室温静置 30 分钟后，贴标签，速冻成型、置于－80～－65℃以下保存。

2.冰冻解冻去甘油红细胞制备

（1）设备、材料：全自动血细胞处理仪、无菌接管机、水浴箱。冰冻甘油保存红细胞、去甘油耗材、9％浓氯化钠溶液（规格：80 mL/1 U、160 mL/1.5 U、160 mL/2 U）、0.9％氯化钠溶液 1 000 mL、羟乙基淀粉-40 氯化钠溶液（规格：500 mL/1 U）、空白血袋等。

（2）操作步骤，分述如下。

1）接收供血科送交的冰冻红细胞，核对进一步加工出库单与实物是否相符并确认签收。

2）将冰冻红细胞放入 37～40 ℃水浴箱中摇动快速融化，直至完成解冻（5 分钟内）；在冰冻红细胞袋右上角标明容量；红细胞解冻时，一次制备一袋，其余放置在－25℃以下保存。

3）仪器法去甘油：以 ACP215 全自动血细胞处理仪为例。①检查使用的耗材是否完好、在有效期，有无霉点等。去甘油耗材包装是否有裂缝或漏洞，拆开单包装，肉眼检查是否有管路扭转、部件缺损等。②关闭耗材上的所有活动夹，无菌接合冰冻红细胞袋与去甘油耗材的红色管路。③去甘油，具体操作见《APC215 全自动血细胞处理仪使用手册》。主要步骤如下。a.开机自检，按图示安装耗材连接各种管路。b.红细胞成品袋悬挂,离心杯安装后关闭锁定离心机盖;管路转入泵内;DPM滤器安装。c.将各种颜色的管路装入相应颜色的阀门,夹闭橙色管路;黄色为洗涤液(0.9%生理盐水)管路;蓝色为高渗液(9%浓盐水)管路。d.解冻红细胞制剂固定在设备的摇床平台上,按"YES"键,设备耗材完全装妥,6个阀门全部关闭,放开无菌接合管路和耗材上的所有滑动夹。e.蓝色管路穿刺9%浓氯化钠溶液、黄色管路穿刺羟乙基淀粉-40氯化钠溶液、橙色管路夹闭。f.洗涤去甘油。安装完毕,按"YES"键,按屏幕相继显示的提示操作,确认流出管路、离心杯、保存液是否已拆封、无菌接合的冻融红细胞袋与红色管路接通、红细胞袋置于摇床上固定好等;设置/修改参数,确认无误后按"START"键开始自动运行(运行时,程序参数不能再修改);经多次生理盐水洗涤结束后,将黄色管路移出,穿刺0.9%氯化钠溶液作为红细胞保存液。g.结束程序:程序结束,把所有夹关闭。h.卸除耗材,转贴献血码至成品袋称重。i.工作结束后,关闭所有仪器电源。④去甘油完毕后,1 U去甘油红细胞需用无菌接管机连接空袋,离心后移除多余的上清液(1 U=200 mL±20 mL+袋重30 g);1.5 U、2 U去甘油红细胞(1.5 U=300 mL±30 mL,2 U=400 mL±40 mL)无须此操作。

4)手工法去甘油:以1 U冰冻红细胞为例(盐水洗涤法)。①无菌接合冰冻红细胞血袋与输血器及80 mL 9%氯化钠袋,加入9%氯化钠,水平静置5分钟,热合去掉9%氯化钠袋。②无菌接合冰冻红细胞血袋与输血器,用皮肤消毒剂消毒0.9%氯化钠溶液胶管,无菌插入输血器和排气针;加入0.9%氯化钠溶液250 mL,混匀。③离心,移除上清液,热合去掉废液袋。④同法加入400 mL 0.9%氯化钠溶液,离心,弃去上层液体,热合去掉废液袋。⑤同法加入0.9%氯化钠溶液100 mL混匀,离心,弃去上层液体,热合去掉废液袋。⑥同法加入0.9% NaCl溶液100 mL,制成冰冻解冻去甘油红细胞。容量标准,1 U:(200 mL±20 mL);1.5 U:(300 mL±30 mL);2 U:(400 mL±40 mL)。⑦热合导管、录入信息。⑧冰冻解冻去甘油红细胞送供血科。

三、血小板的制备

血小板是血液有形成分中比重最轻的一种血细胞,利用较大的比重差,用离心法可以从全血中分离提取较浓、较纯的血小板制品。主要品种有浓缩血小板、去白细胞血小板、混合血小板、洗涤血小板和辐照血小板等。

目前有两种方法制备血小板:手工从献血者采集的全血中分离制备及用全自动血细胞分离机单采血小板。本段主要介绍手工法制备各种血小板制剂。

(一)浓缩血小板制备

手工制备的浓缩血小板是从已采集的全血中经离心分离制成,也称随机供者血小板。

1.设备、材料

分浆夹、塑料夹、止血钳、分离架、离心机、血液成分分离机。

2.原料全血要求

(1)多联袋采集后在室温保存和运输6小时内的全血,或采集后在(22±2)℃保存和运输24小时内的全血。

(2)以下全血不可制备血小板:①200 mL全血采集时间>5分钟,300 mL全血采集时间>7分钟,或400 mL全血采集时间>10分钟,所采集的全血不可用于制备血小板。②去除白细胞的全血。③保存于(4±2)℃的全血。

3.手工分离法

(1)富含血小板血浆法。

1)全血"轻离心":离心力 1 220 g 离心 5 分钟或 700g 离心 10 分钟,(22±2)℃,使红细胞下沉,血小板因比重较小而绝大部分保留于血浆中,为富含血小板血浆层。

2)富含血小板血浆分离转移:①从离心杯中取出血液,避免振动,挂在分浆架上,静置 30 分钟以上;用胶圈将配血导管捆扎在第 1 转移空袋;在第 2 空袋的转移管上塑料夹。②目视血浆和红细胞分层是否清楚、有无溶血、气泡、重度乳糜、色泽异常,血袋和管道是否完好;如符合要求则将固定在转移袋的配血导管掰断。③把血液置于分浆夹上分离富含血小板血浆入第 1 转移空袋;在富板浆袋管道上止血钳;松开止血钳,将血浆袋内的空气排入红细胞袋内。④悬浮红细胞,折断红细胞保存液阻塞管,将红细胞保存液转移至红细胞袋内,在红细胞袋出口管约 1/3 处上止血钳,轻轻摇动使红细胞与保存液混匀。⑤在富含血小板血浆袋出口处加上塑料夹。⑥导管热合。

3)富含血小板血浆"重"离心:温度(22±2)℃,以离心力 4 305 g 离心 8 分钟,使血小板下沉于底部形成沉淀。

4)分离血小板:上清血浆可制备冰冻血浆,沉淀物即为浓缩血小板。将离心后的富板浆袋置于分浆夹,将上层的血浆转移至已空转移袋,留取适量血浆及沉淀物即为浓缩血小板;制成 1 袋浓缩血小板和 1 袋血浆。

5)称量浓缩血小板、血浆。①血小板容量标准:来源于 400 mL 全血,容量为 50～76 mL;来源于 200 mL 全血,容量为 20～30 mL。②血浆容量标准:标示量±10%。

6)热合导管,信息录入。

7)血浆速冻为冰冻血浆,血小板(22±2)℃振荡保存。

(2)多联袋白膜法制备浓缩血小板。①将全血采集于四联袋主袋内,(22±2)℃保存。②全血"重"离心:将采血后的四联袋,置(22±2)℃温度离心,以离心力 4 305g 离心 10 分钟。③把离心后的主袋置于分浆夹内,先将大部分血浆分入第 2 袋,然后将白膜层(含有血小板、白细胞和少量红细胞层)挤入第 3 袋,再从第 2 袋分出适量血浆至第 3 袋;夹住第 2、3 袋间的塑料管。④将第 4 袋内红细胞保存液加入主袋内,使之与主袋内红细胞混匀,热合主袋与第 4 袋间的塑料管,为悬浮红细胞。⑤白膜"轻"离心:将第 3、4 袋置于(22±2)℃下,以离心力 1 140 g 离心 10 分钟。⑥第 3 袋上层悬液分入第 4 袋即得浓缩血小板。单位及容量同富血小板血浆(PRP)法。⑦信息录入。

4.仪器分离法

以 LMB-SEPAMATIC-SL 全自动血液成分分离机为例。开机时,确保成分分离机设备上没有任何血袋或导管,按提示点击确定进入设备初始化;以 400 mL 全血为例,根据不同的制备方法选择相应操作。

(1)白膜法。①全血"重"离心:离心力 2 100 g、时间 14 分钟、温度 20～24 ℃、刹车 9.4。②离心后轻轻将全血袋挂上已初始化的全自动血液成分分离机,点击"程序"→"程序选择",选择"悬红＋新浆＋白膜"程序,点击"开始",出现执行分离程序,按照挂袋导航提示挂好血袋及导管。操作员和献血员条码扫描完成后程序自动开始执行分离红细胞、血浆及白膜(目视有脂肪血、溶血、渗血等情况均停止下一步加工);程序结束时,提示进行导管热合、断袋(根据实际情况选择热合卡钳),如不需要热合导管,按"完成"打开卡钳(注意:在点击"完成"打开卡钳之前,请使用卡子将血浆导管卡好)。③保存数据完成操作:取出红细胞、血浆和白膜血袋,程序执行完毕。④白膜

"轻"离心：离心力 280 g、时间 10 分钟、温度 20～24 ℃、刹车 9.4。⑤分离血小板：将白膜的血袋轻放于分浆夹上，然后松开导管卡钳，分离上层血小板血浆至空袋，血小板约 70 mL（2 U 血小板），含空袋重量范围应在 80～100 g 之间。⑥断开血小板袋与残留红细胞袋，同时将其配管（至少 15 cm）粘贴至注满血小板的导管上，导管至少保留 15 cm；再一次核对配管与血小板袋上的献血条形码，确保其一致。⑦成品粘贴标签，信息录入，交库。

（2）富含血小板血浆法。①全血"轻"离心：离心参数为离心力 1 140 g，时间 8 分钟，温度 20～24 ℃。②上机分离：将离心后的血液轻轻取出（目视有脂肪血、溶血、渗血情况均停止下一步加工），避免振荡，依次将母袋、红细胞保养液袋及转移袋挂入全自动血液成分分离机相应的挂杆上，并确保所有导管完全卡入相应的卡钳内。点击"程序"键进入程序选择界面后，选择"悬浮红细胞＋富含血小板血浆"的血液分离程序；折断母袋及红细胞保养液袋上的易折二通。点击屏幕上的"开始"，用扫描枪依次扫描操作人员工号条形码、产品条形码及献血条形码，按提示点击"下一步"进行操作，直至分离程序完成。程序结束时，先将导管上所有卡夹夹闭，再根据提示进行导管热合，如不需要热合导管，按"完成"打开卡钳。热合完成，将出现称重界面。点击"确定"，完成操作。取出各部位血袋，程序执行完毕。③将分离完成的悬浮红细胞及血浆从成分分离机中取出，断开红细胞袋，即为 2 U 悬浮红细胞。④将血浆袋与空转移袋进行二次离心，离心参数为离心力 4 305 g，时间 8 分钟，温度 20～24 ℃。⑤离心后，将血小板袋及空袋重新挂在成分分离机上，血浆袋及导管置于 A 卡钳及相应的挂杆上，空转移袋及其导管置于 D 卡钳及相应的挂杆上。⑥点击屏幕上的"程序"键，进入程序选择界面后选择"血小板第二次离心"的血液分离程序；打开卡夹。⑦点击屏幕上的"开始"，用扫描枪依次扫描操作人员工号条形码、产品条形码及献血条形码，并按提示点击"下一步"进行操作。⑧程序结束时，再根据提示进行导管热合，热合完成，将出现称重界面；点击"确定"，完成操作；取出各部位血袋，程序执行完毕。⑨断开血小板袋与血浆袋，同时将其配管（至少 15 cm）粘贴至注满血小板的导管上，导管至少保留15 cm；再一次核对配管与血小板袋上的献血条形码，确保其一致。⑩成品贴签、录入信息、交库。

5.浓缩血小板制备后处理

（1）浓缩血小板解聚、保存：由于制备中离心力的作用，血小板沉淀聚集成团，所以制备好的浓缩血小板置室温（22±2）℃静置 1～2 小时，待自然解聚后，轻轻摇匀血袋，制成浓缩血小板悬液，保存于（22±2）℃的血小板振荡器里。

（2）将制备好的血浆速冻，保存于−20 ℃以下的冰柜中。

（3）做好产品交接记录。

（4）不合格血液的管理：按照规程进行报废处置。

（二）混合浓缩血小板制备

混合浓缩血小板是采用特定的方法将 2 袋或者 2 袋以上的浓缩血小板汇合在同一血袋内。主要汇集方法有 2 种。

1.多袋浓缩血小板混合法

主要用于富含血小板血浆（PRP）法制备的浓缩血小板汇集，基本步骤如下。

（1）浓缩血小板分类：将检验合格的浓缩血小板按血型分类放置。

（2）同血型的浓缩血小板汇集：使用无菌接驳机将同一血型的浓缩血小板若干袋（如 6 袋 400 mL 全血制备的血小板）无菌接驳连接，将血小板汇集在一个血袋内。

（3）混合血小板：将已汇集在同一血袋中的血小板混合摇匀。

(4)标识留样:热合充满血液的血袋导管留取血样,血袋标识中注明汇集血小板的容量及汇集单位数。

(5)信息录入,成品移交。

2.白膜混合法制备

用白膜法制备混合浓缩血小板时,可使用此方法。

(1)全血离心后分离出白膜。

(2)将若干袋同一血型白膜汇入一个血袋中,加入适当血浆混匀后轻离心,将上清液分入血小板袋,即获得混合浓缩血小板。

(3)按规程标识留血样。

(三)洗涤血小板制备

一般用生理盐水、盐缓冲液加 ACD-A 或枸橼酸盐组成的洗涤液洗涤血小板。国外推荐用手工或机械洗涤法。洗涤后血小板回收率为 90%,血浆去除达 95%,洗涤后血小板中的白细胞无显著性改变。洗涤后的血小板必须在 4 小时内输注。应注意血小板需解聚良好方能输注。洗涤血小板主要去除血浆中对患者有害的抗体和引起输血小板不良反应的物质。

(四)辐照血小板制备

将血小板放入血液辐照仪,通过 γ 射线辐射血小板。

(五)冰冻血小板的制备

虽然目前我国还没有制定冰冻血小板的质量标准,但是有一部分血站,特别是一些边远地区血站仍在应用,对于基层医院抢救治疗具有较大的帮助。现将我国大部分血站使用的冰冻血小板制备方法介绍如下,供参考使用。

1.仪器和设备

(1)大容量低温离心机,要求离心机性能稳定,600~1 000 转时不出现明显共振。

(2)超净工作台(100 级)、−80 ℃超低温冰箱、血细胞计数仪、全自动生化分析仪、pH 计、分浆夹、热合机、血液称量仪、37 ℃循环式水浴箱和深低温冰箱等。

2.原料选择

(1)ACD 抗凝剂保存的全血要求:①献血者符合健康标准,献血前一天没有饮含酒精饮料、两周内没有服用阿司匹林和其他抗血小板及抗凝血的任何相关药物。②没有出血、凝血疾病。③外周血小板计数>$150×10^9/L$;全血采血时间<3 分钟,无明显脂血或溶血。

(2)机采血小板未能及时发出时也可以制备成冰冻血小板。

3.制备方法

(1)符合上述要求的全血在 6 小时内分离制备血小板混悬液:①将采集的全血在(22±2)℃,离心力 480 g 条件下离心 7~10 分钟;②轻轻分离上层,得到血小板混悬液。

(2)将放置在−70~−40 ℃冰箱内事先配好的 75%二甲基亚砜(DMSO)取出,采用无菌技术加入血小板混悬液中,使 DMSO 在血小板混悬液中的最终浓度为 5%。

(3)将血小板混悬液装盒后直接放入−80 ℃冰箱,在梯式金属架上进行冰冻降温,避免叠放,盒子之间保持 3~5 cm 的空隙;在 1.5~2.0 小时内完成冰冻降温过程,冰冻降温过程中各温度段、各部位都禁止温度回升。

(4)待冰冻血小板的温度恒定后可以叠放,储运温度不得高于−40 ℃。

(5)冰冻血小板有效期为 1 年。

(6)输注前从-80 ℃冰箱中取出,在37 ℃循环式水浴箱中融化后尽快输注;如需要短时间保存,应置于(22±2)℃环境中,并适当振摇。

四、血浆及冷沉淀凝血因子的制备

目前常用的血浆制品,根据血浆来源和制备方法的不同分为新鲜冰冻血浆、普通冰冻血浆、新鲜液体血浆、普通液体血浆、经隔离延迟复检的新鲜冰冻血浆和灭活病毒血浆、冷沉淀凝血因子等。

本节主要描述以全血为原料、经离心分离制备血浆的方法,以及用新鲜冰冻血浆为原料,低温融化后分离制备冷沉淀凝血因子的方法。用全血细胞分离机单采血浆在血站目前极少用,主要应用于单采血浆站采集制备血浆蛋白制品的原料血浆。

(一)新鲜冰冻血浆制备

新鲜冰冻血浆是采集后储存于冷藏环境中的全血,最好在6小时(保养液为 ACD)或8小时(保养液为 CPD 或 CPDA-1)内,但不超过18小时将血浆分离出并速冻呈固态的成分血。或使用血细胞分离机在全封闭的条件下自动将符合要求的献血者血液中的血浆分离出并在6小时内速冻呈固态的单采成分血。

根据《血站技术操作规程(2012 版)》的要求,全血采集时间200 mL>7 分钟,300 mL>10 分钟,400 mL>13 分钟,所采集的全血不可用于制备新鲜冰冻血浆。

1.新鲜液体血浆制备

新鲜液体血浆可以通过对全血"重离心"一次后分离而获得,也可以对全血离心一次后分离出的血浆二次离心而制备获得。通过二次离心分离制备获得的血浆产品残余血细胞成分更少,纯度更高。

(1)将符合制备新鲜冰冻血浆条件的全血按《悬浮红细胞制备》的操作程序分离红细胞后获得新鲜液体血浆。

(2)用自动血细胞分离机从献血者单采制备的新鲜血浆。

2.新鲜冰冻血浆制备

将新鲜液体血浆立即平放入-50 ℃以下的速冻机,在最短时间内迅速冷冻成型即为新鲜冰冻血浆,移入-20 ℃以下冰库贮存。

(二)冰冻血浆制备

冰冻血浆是采用特定的方法在全血的有效期内,将血浆分离出并冰冻呈固态的成分血,或从新鲜冰冻血浆中分离出冷沉淀凝血因子后将剩余部分冰冻呈固态的成分血。

1.液体血浆制备

(1)在全血保存有效期内的全血按本节"悬浮红细胞制备"的操作程序制备液体血浆。

(2)将采集时间过长(200 mL>7 分钟,300 mL>10 分钟,400 mL>13 分钟)的全血分离制备所得的血浆。

(3)制备冷沉淀后所得的少冷沉淀血浆。

2.冰冻血浆制备

(1)液体血浆平放入-50 ℃以下的速冻机,在最短时间内迅速冷冻成型即为冰冻血浆;在-18 ℃以下冰箱冰冻保存。

(2)新鲜冰冻血浆保存1年以后未使用,也成为冰冻血浆。

(三)特殊血浆制备

(1)含有特殊抗体的血浆:根据上级卫生行政部门的要求采集制备。

(2)经病原体去除/灭活处理的血浆制备。

(四)冷沉淀凝血因子制备

冷沉淀凝血因子是以新鲜冰冻血浆为原料,经低温融化后分离而获得的在温度1~4 ℃条件下不溶解的白色沉淀物。冷沉淀凝血因子主要含有浓缩的第Ⅷ因子、纤维蛋白原、血管性血友病因子等凝血因子成分。

制备冷沉淀凝血因子的方法有离心法及虹吸法。应保证在制备过程血浆处于(4±2)℃的环境,尽可能减少血浆及冷沉淀在室温停留的时间。

制备的基本程序是制备新鲜冰冻血浆→新鲜冰冻血浆融化→分离收取冷沉淀→速冻。

1.制备合格的新鲜冰冻血浆

(1)用多联塑料血袋采集的全血,在分离制备成分血时,如计划用成品新鲜冰冻血浆制备冷沉淀,则在热合离断红细胞袋后,在收取血浆时不热合断离与血浆袋相通的1个空血袋(预分离收取冷沉淀用)。

(2)严格按技术操作规程制备新鲜冰冻血浆;防止因血细胞破裂释放促凝血活性物质和血浆温度高于6 ℃而影响新鲜冰冻血浆中凝血Ⅷ因子的活性。

2.离心法制备冷沉淀凝血因子

(1)接收原料新鲜冰冻血浆。

(2)新鲜冰冻血浆融化:有4 ℃冷藏箱融化及水浴融化法。

1)4℃冷藏箱法:将原料新鲜冰冻血浆从-20 ℃冰箱内取出,置于储血冰箱(4±2)℃冷藏箱内缓慢融化(需10~14小时)成带小冰碴的糊状半流质,取出离心。

2)水浴融化法。①水浴槽融化:将原料新鲜冰冻血浆从冰箱取出,置室温5分钟,待双联袋间连接的塑料管变软;用金属棒把原料浆袋上端小孔串在一起,10袋(或20袋)为一组,悬吊在水浴槽的摇摆架上(空袋用金属钩悬挂在水浴槽的上方);水浴槽用自来水和相应量的温水或冰块调至16 ℃;当加入原料浆袋后,启动摇摆装置,使原料浆袋在水浴中摆动约30分钟后温度调至4 ℃;若发现温度降至3 ℃以下,加适量温水,使其维持在4 ℃;当原料血浆袋内血浆全部融化至留留少许冰碴时(60~90分钟),加足够量的冰块,使水浴温度降至0~2 ℃,血浆取出离心。②自动低温水浴融化箱融化:以CT.6C型低温水浴融化箱为例,启动外接电源,检查水箱内是否有异物,如有则清除;无则往水箱内加水,水位线距水槽上缘8 cm处;开机,打开冷凝器开关;水温达到8~10 ℃时,放入新鲜冰冻血浆;按"开始"键后机器开始在(4±2)℃水温自动摇摆融化血浆,血浆融化至残有少许冰碴(需60~120分钟),取出离心。关闭冷凝器,关闭主机电源,排空水槽水。

(3)血浆离心:将融化血浆放入大容量冷冻离心机,在(2±2)℃,离心力4 303 g的条件下离心10分钟,使冷沉淀凝血因子下沉于血浆袋底部。

(4)分离冷沉淀凝血因子:有手工法及仪器法分离。

1)手工法分离冷沉淀凝血因子:①将离心后血浆挂于分浆架,除去塑料夹,视分离情况酌情分批取出血浆,尽量减少血浆在室温的停放时间。②将上清血浆排入空袋中,100 mL血浆中余下的20~30 mL血浆和不溶解白色沉淀物混匀,即为冷沉淀凝血因子。③分离出的上清血浆即为普通血浆。④热合导管。⑤信息录入。

2)仪器法分离冷沉淀凝血因子:用全自动血液成分分离机分离制备冷沉淀和普通血浆。①选择分离程序:开启自动分浆机分离制备冷沉淀凝血因子,选择程序"冷沉淀＋血浆"。②从离心机内杯中轻轻取出离心后的血浆袋挂于母袋位置挂钩上,导管卡入A卡钳中;将空袋放于顶部排气装置中,将导管卡入D卡钳中;点击"开始",刷取母袋献血员条码、空袋献血员条码、操作员条码,分离程序开始。③分离程序结束:点击完成保存分离数据,自动热合血浆袋和冷沉淀袋。检查冷沉淀袋和血浆袋是否有渗漏。

3.虹吸法制备冷沉淀凝血因子

(1)接收新鲜冰冻血浆,核对无误。

(2)将新鲜冰冻血浆袋置于(4±2)℃自动水浴融化箱中,另一空血袋悬于水浴箱外,位置低于血浆袋,两袋之间形成一定的高度落差。

(3)血浆融化后,随时被虹吸至空袋中,当100 mL血浆融化至剩下20～30 mL血浆与沉淀物时,闭合导管,阻断虹吸;将余下血浆与沉淀物混合,即制成冷沉淀凝血因子。

(4)将冰冻血浆袋和冷沉淀袋热合断离。

(5)产品标识、信息录入。

4.冷沉淀凝血因子和血浆的称量

100 mL新鲜冰冻血浆制备的冷沉淀为1 U,称量标准为20～30 mL;血浆称量标准同冰冻血浆。

5.速冻

制备后的冷沉淀凝血因子和血浆分别进行速冻(在1小时内完成)。

6.交接保存

将制备好的冷沉淀凝血因子和血浆分别装管,移至－20 ℃低温冰柜内保存,并与待检组做好交接记录。

五、去白细胞血液制备

在血液制备时去除白细胞能有效阻止绝大多数白细胞在输血时进入受血者体内,可显著降低FNHTR和HLA同种免疫的发生率,显著减少输血CMV及相关病毒的传播,从而显著降低输血风险。

去除血液成分中的白细胞有多种方法。主要产品有去白细胞全血、去白细胞红细胞和去细胞血小板。根据《血站技术操作规程(2012版)》的要求,应当使用白细胞过滤技术在采血后2天内(采血次日为第1天)完成白细胞过滤。

(一)去白细胞全血制备

在三联或四联塑料血袋管路上配置过滤器,根据白细胞过滤器生产厂家说明书的要求进行过滤操作,在血液成分制备时将白细胞滤除。

1.联袋滤器式(过滤法)去白细胞全血制备的原理

血液通过连接好的白细胞过滤器,依靠重力作用自然过滤白细胞。现在的滤器利用滤过和吸附技术能滤除血液中99.99%的白细胞。此方法不打开原血袋的封闭系统,无菌、无热源、安全、有效、是目前采供血机构常用的去除血液中白细胞的制备技术。

2.所需材料和设备要求

采集在一次性去白细胞滤器联袋的全血,应当在采血后2天内过滤。预先开启恒温过滤柜、热合器。

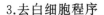

3.去白细胞程序

(1)接收原料全血,检查一次性去白细胞过滤器联袋滤器完好,血袋无破漏,在有效期内;扫描献血码录入信息。

(2)将全血轻轻摇匀后垂直倒挂在经过预冷[温度(4±2)℃]的恒温过滤柜上,关闭旁路夹子,折断母袋上的阻塞件,血液在自身重力作用下自然过滤,调节流速(80～120滴/分),以避免红细胞溶血;血液自动经白细胞滤器向下流入转移血袋中。

(3)过滤完毕,将转移血袋中的空气排除。

(4)热合:按《热合器操作规程》热合转移血袋充满血液的导管血样辫三段(第一段距转移血袋最少20 cm,其余两段各长15～20 cm),或将采血时已热合的原血袋三段导管血样辫转移到转移血袋上用松紧带捆绑牢固。

(5)若过滤全血过程中,白细胞滤器堵塞,则开放旁路夹子,让血液从旁路流入转移血袋,血液按未去白细胞处理。

(6)如果在进行白细胞过滤操作前,血液已经处于保存温度(4±2)℃,需要在室温进行过滤时,室温应≤26 ℃,而且应当尽快放回至既定保存温度的环境中,从取出到放回的时间应＜3 小时。

(7)按《医疗废物管理程序》处理医疗废物。

(8)信息录入。

(9)血液交接。

(二)去白细胞红细胞制备

血液成分中白细胞的去除方法较多,其效果各异。目前去除红细胞制品中白细胞的方法有联袋滤器(过滤法)、离心去白膜法、冰冻融化法、洗涤法等。

1.联袋滤器式(过滤法)去白红细胞制备

(1)原理:血液通过连接好的白细胞过滤器,依靠重力作用自然过滤,滤除血液中的白细胞,是目前采供血机构常用的去除红细胞中白细胞的制备技术。

(2)所需材料和设备:采集在一次性去白细胞滤器联袋的全血,应当在采血后48小时内过滤。恒温过滤柜、封管热合器。

(3)准备工作:各种仪器处于正常状态。一次性去白细胞过滤器联袋滤器完好,血袋无破漏,在有效期内。

(4)将全血轻轻摇匀后垂直倒挂在经过预冷[温度(4±2)℃]的恒温过滤柜上,关闭旁路夹子,折断母袋上的阻塞件,血液在自身重力作用下自然过滤,调节流速(80～120滴/分),以避免红细胞溶血;血液自动经白细胞滤器向下流入转移袋中。

(5)过滤完毕,将转移袋中的空气排除,按《热合器操作规程》热合;按《医疗废物管理程序》处理污物。

(6)将配血导管血样辫转移到转移袋上用松紧带捆绑牢固。

(7)按本节《悬浮红细胞制备》操作即获得去白红细胞。

2.其他去白细胞红细胞的制备方法

(1)离心去白膜法:依据红细胞与白细胞比重不同而分离、去除白细胞,是简单、经济易于操作的制备少白细胞的方法。

在全封闭的多联塑料血袋内通过二次离心去除全血中的白细胞,制成少白细胞红细胞。具体做法:第一次重离心分离出红细胞和血浆,含白细胞和血小板的白膜层经再次轻离心,分离出血小板,剩余的则为白细胞,弃去。该法可去除红细胞制剂中65%～85%的白细胞,红细胞回收率83%～92%。

(2)冰冻融化法:将红细胞从全血中分离出来,加入甘油作为冷冻保护剂,然后置于低温下冷冻保存。需要使用时复温、融化并通过洗涤的方法去除甘油。在反复洗涤过程中可去除绝大多数白细胞,白细胞去除率可达90%～98%。目前该法主要用于制备稀有血型的红细胞。

(3)洗涤法:用无菌生理盐水将红细胞洗涤3～6次(常规洗涤3次),最后用生理盐水悬浮红细胞,制成的洗涤红细胞用于有临床适应证的患者;由于反复洗涤不仅去除了98%以上的血浆蛋白,也去除了80%以上的白细胞。

(三)去白细胞血小板制备

血小板输注无效的主要原因是患者体内产生了HLA抗体。HLA抗体的产生很少由血小板本身引起,多数是由浓缩血小板中污染的白细胞所致,输注去除白细胞的血小板,是减少血小板输注无效的输血治疗方法。

1.白细胞滤器过滤法

专用于滤除血小板中白细胞的白细胞滤器具有操作简便、白细胞滤除率高、血小板回收率高等优点,是一种比较理想的去除血小板中白细胞的方法。

(1)将一次性白细胞滤器与血小板袋无菌接合,轻轻摇动血小板袋使其混匀,垂直倒挂在(22±2)℃的恒温过滤柜上使过滤器自然下垂,关闭旁路夹子,打开过滤器上方止流夹,血小板在自身重力作用下自然过滤,调节流速使血小板在15～20分钟全部流入转移袋中。

(2)关闭夹子,取下血袋,热合断开。

(3)录入信息,成品交库。

2.离心法去除浓缩血小板中的白细胞

(1)单一单位离心法:①用四联袋以PRP法制备的浓缩血小板(2U全血制备1袋浓缩血小板)收集于第3袋中,携同第4(空)袋,放于振荡器上保存,待其完全解聚。②于(22±2)℃以离心力450g离心10分钟,沉淀血小板中污染的白细胞和红细胞。③将第3袋内上清血小板悬液倾入第4袋内,热合封闭袋间的塑料管,少白细胞的血小板位于第4袋内。

(2)多个单位浓缩血小板混合离心法:采用特制的下端有一凸出2 mL容量的小袋的转移袋,将4袋解聚后的血小板转移入特制的转移袋中。以390 g的离心力离心10分钟,分出上层悬液即为少白细胞血小板。

3.血细胞分离机采集血小板

目前的血细胞分离机采用了涡旋减少白细胞的方法去除白细胞。有的血细胞分离机(如MCS⁺)也于最近在血小板收集管路安装了白细胞过滤器,获得去白细胞血小板。

六、辐照血液成分制备

部分受血者输入含有免疫活性的淋巴细胞(主要是T淋巴细胞)的血液或血液成分输注后可能发生输血相关性移植物抗宿主病(transfusion associated graft-versus-host disease, TAGVHD)。使用照射强度为25～30 Gy的γ射线对血液制剂进行照射,可使血液制剂中的T淋巴细胞失去活性,所制成的成分血即为辐照血液,可以有效预防输血相关性移植物抗宿主病。

(一)血液成分辐照的原理

1.电离辐射作用

放射性核素衰变中产生射线常以电子粒子或次级电子的形式产生电离辐射作用,穿透有核细胞,直接损伤细胞核的 DNA 或间接依靠产生离子或自由基的生物损伤作用造成淋巴细胞丧失有丝分裂的活性和停止增殖。辐射作用只发生于辐照的瞬间,在辐照完成后这种杀伤作用就不存在了。所以,采用辐照仪射线辐照后的血液及成分并没有放射活性,因此输给受血者无任何放射杀伤作用。由于辐照血液中淋巴细胞被灭活,输入受体后丧失了分化增殖及植活能力,从而成为预防 TACVHD 的一种有效可靠的方法。

2.发生 TAGVHD 的条件

正常情况下,受血者把输入的淋巴细胞视为异物加以排斥,使献血者的淋巴细胞在受血者体内不能生存、增殖或分化。因此,通常输血不会发生 TAGVHD。TAGVHD 发生必须同时具备以下 3 个条件:①供、受者 HLA 不相合;②输入的血液中含有免疫活性淋巴细胞;③受血者不能清除献血者的免疫活性淋巴细胞。

因为输血时不做 HLA 配型,所以受血者和献血者的 HLA 绝对不相合,具有 TA-GVHD 的发病条件。TAGVHD 是献血者 T 淋巴细胞介导的免疫反应,即献血者的免疫活性淋巴细胞在处于免疫功能低下或受损的受血者体内植活、增殖,进而攻击和破坏受血者体内的细胞和组织,引起一系列病理综合征。TAGVHD 的发病主要与受血者的免疫状态,献血者的 HLA 抗原及输入的淋巴细胞数量有关。

3.血液辐照的设备

目前用于血液辐照的设备主要是血液辐照仪。γ 射线的放射源一般是放射性核素 ^{137}Cs 和 ^{60}Co。常用的血液辐照仪大多数放射源为 ^{137}Cs。

血液辐照仪是专用于血液制品或小动物辐照的设备,辐照仪主要由三部分构成:放射源、放射防护罩(厚重的铅板)和机械转动装置(使血液或血液成分适当均匀辐照)。把血液制品放于一个可旋转转盘上的金属罐内,连续旋转使放射源的 γ 射线由周边辐射到制品的各部位。

(二)血液的辐照品种及辐照的操作步骤

1.辐照的血液品种

(1)免疫功能低下人群所输注的全血、红细胞、血小板及粒细胞都必须辐照。

(2)冰冻解冻去甘油红细胞和血浆成分不需辐照处理。

2.血液辐照的操作步骤

将需要辐照的血液放入血液辐照仪,按说明书操作(以 BIOBEAM 2000/8000 型血液辐照仪为例)。

(1)血液辐照仪的操作人员,必须经环保部门进行辐射安全和防护及相关法律法规培训和设备生产厂家(销售商)的设备使用培训,具有培训合格上岗证。

(2)用钥匙打开辐照仪开关,并打开打印机电源,在辐照仪屏幕界面上点击"USER"键进入相应程序,点击准备"PREPAIATION"键。

(3)扫描使用者条码确认使用者。

(4)扫描血液成品的献血码和成分码使相关信息显示在屏幕上并确认。

(5)把要辐照的血液放入合适的圆筒内(一个小圆筒,一个大圆筒分别有不同型号代码)。

(6)将血液袋平放,放均匀,将圆筒盖盖好。

(7)打开辐照机器仓门,将装有血液的圆筒放在相应转盘的位置并卡住,用手转动圆筒检查确定已放平稳,关闭辐照机器仓门。

(8)选择相应圆筒型号辐照开始键:选择 25 Gy。

(9)辐照标志显示在机器界面后,表示开始辐照,照射时间持续 10 分钟左右。

(10)辐照结束后,电脑自动打印《血液辐照单》,辐照操作者在单上签名及日期。

(11)打开仓门,取出圆筒,打开圆桶盖,取出血液,贴上已辐照标签。

(12)辐照结束后,关闭辐照机器仓门,关闭辐照机器的电源,关闭打印机电源。

(三)血液辐照的质量控制

1.严格遵守操作规程

操作人员应严格按规程进行操作,不得擅自改变操作程序,按照辐照仪使用说明书设置辐照参数。

(1)血液辐照最低剂量为 25 Gy,血液任何位点的辐照剂量不宜超过 50 Gy。

(2)在辐照过程中应严格区分未辐照和已辐照血液的标识。

2.血液辐照的时机及辐照后保存时间

(1)红细胞在采集后 14 天内可辐照,辐照后可再储存 14 天。

(2)血小板在保存期内均可辐照,辐照后可保存至从采集算起的正常保存期限。

(3)粒细胞宜在采集后尽快辐照,辐照后应尽快输注。

3.血液辐照仪校验

(1)血液辐照仪旋转盘的旋转情况必须定期校正:因为血液辐照仪的旋转盘旋转与否和围绕放射源的旋转速度直接影响血液制品各部位辐照剂量的均一程度,是辐照质量的重要保证。

(2)辐照仪计时器的校正:因为放射性核素是处在不停的衰变中,随着衰变的加强,其单位时间内放射剂量下降,辐照时间相对延长,因此必须定期对辐照仪计时器校正,^{137}Cs 为每年一次,^{60}Co 为每季度一次。

(3)辐照仪放射剂量分布图检测:在购置辐射仪时必须由生产厂家提供相关的辐照剂量分布图;放射剂量分布直接影响着血液制品吸收剂量的均一性,^{137}Cs 每年做一次剂量分布图检测,^{60}Co 每半年做一次剂量分布图检测;用于辐照仪剂量检测的设备能反映被辐照物质各部位的吸收剂量。应注意模拟检测介质空间不能是空气,应是水或聚苯乙烯类物质,因不同介质射线传导剂量不一致。

(四)血液辐照的安全防护

1.辐照室的要求

辐照室应符合《电离辐射防护与辐射源安全基本标准》的要求。

(1)尽管辐照仪放射源局限在一个辐射防护罩所遮盖得非常狭小的区域,基本没有辐射危险,但为尽可能保证辐射安全,辐照仪应放置于具有防射线的单独加厚墙壁房间,并有环境保护部门的检测和授权使用。

(2)血液辐照仪检修、放射源的更换或移动必须由生产厂家进行,避免造成污染。

(3)辐照室安装剂量监测仪,对辐照剂量和辐照累计总剂量进行 24 小时监测;如有异常情况,应有声光报警。

(4)在血液辐照室门上必须设置电离辐射警示标志及防火标志,提醒无关人员切勿靠近辐照仪;血液辐照仪表面必须设置标志标明放射性核素名称、活度、出厂日期及生产单位。

（5）做好血液辐照仪运行状况和安全记录；建立放射源的档案，对新购或退役的放射源及时进行登记。

2.工作人员安全防护

（1）工作人员进行辐照血液操作时，必须佩带个人剂量卡和个人剂量报警仪，以便记录操作期间接受的射线总量；定期对剂量仪表、报警设施进行检测，并做好记录。

（2）工作人员不得擅自拆开辐照仪的辐射防护屏蔽体。

（3）工作人员每半年进行系统健康体检，特别是血液检验、白细胞计数。

3.血液辐照仪监测和评估

（1）每月监测1次辐射空气吸收剂量，填写《辐射场所及周围环境监测记录表》。

（2）每年委托有资质的辐射监测部门定期监测1次。

（3）请有资质的部门对血液辐照仪安全和防护状况进行年度评估，并形成《放射性同位素与射线装置安全和防护状况年度评估报告》上交环保局。

4.辐射事故应急预案

制订包括工作人员受到意外超量暴露、放射源被窃遗失或泄漏、火警发生等内容的辐射事故应急预案，并组织相关科室演练。

（武欢欢）

参 考 文 献

[1] 张苹蓉,卢东英.护理基本技能[M].西安:陕西科学技术出版社,2020.

[2] 黄俊蕾,赵娜,李丽沙.新编实用临床与护理[M].青岛:中国海洋大学出版社,2019.

[3] 王婷,王美灵,董红岩.实用临床护理技术与护理管理[M].北京:科学技术文献出版社,2020.

[4] 方习红,赵春苗,高莹.临床护理实践[M].长春:吉林科学技术出版社,2019.

[5] 赵安芝.新编临床护理理论与实践[M].北京:中国纺织出版社,2020.

[6] 蒙黎.现代临床护理实践[M].北京:科学技术文献出版社,2018.

[7] 王林霞.临床常见病的防治与护理[M].北京:中国纺织出版社,2020.

[8] 沈燕.实用临床护理实践[M].北京:科学技术文献出版社,2019.

[9] 程娟.临床专科护理理论与实践[M].开封:河南大学出版社,2020.

[10] 王艳.常见病护理实践与操作常规[M].长春:吉林科学技术出版社,2020.

[11] 彭旭玲.现代临床护理要点[M].长春:吉林科学技术出版社,2019.

[12] 尹玉梅.实用临床常见疾病护理常规[M].青岛:中国海洋大学出版社,2020.

[13] 姜永杰.常见疾病临床护理[M].长春:吉林科学技术出版社,2019.

[14] 管清芬.基础护理与护理实践[M].长春:吉林科学技术出版社,2020.

[15] 孙彩粉,李亚兰.临床护理理论与实践[M].南昌:江西科学技术出版社,2018.

[16] 张世叶.临床护理与护理管理[M].哈尔滨:黑龙江科学技术出版社,2020.

[17] 刘有林.实用临床护理实践[M].哈尔滨:黑龙江科学技术出版社,2018.

[18] 王海媛,刘霞,王媛媛.实用临床护理规范[M].长春:吉林科学技术出版社,2019.

[19] 吴欣娟.临床护理常规[M].北京:中国医药科技出版社,2020.

[20] 孙平.实用临床护理实践[M].天津:天津科学技术出版社,2018.

[21] 吕巧英.医学临床护理实践[M].开封:河南大学出版社,2020.

[22] 徐宁.实用临床护理常规[M].长春:吉林科学技术出版社,2019.

[23] 宋海燕.新编临床护理实践[M].北京:科学技术文献出版社,2020.

[24] 赵倩.现代临床护理实践[M].北京:科学技术文献出版社,2019.

[25] 池末珍,刘晓敏,王朝.临床护理实践[M].武汉:湖北科学技术出版社,2018.

［26］张铁晶.现代临床护理常规［M］.汕头：汕头大学出版社,2019.

［27］周英,赵静,孙欣.实用临床护理［M］.长春：吉林科学技术出版社,2019.

［28］高正春.社区护理［M］.武汉：华中科技大学出版社,2020.

［29］张宏.现代内科临床护理［M］.天津：天津科学技术出版社,2018.

［30］伍海燕,贺大菊,金丹.临床护理技术实践［M］.武汉：湖北科学技术出版社,2018.

［31］许家明.实用临床护理实践［M］.北京：中国纺织出版社,2019.

［32］沈燕.现代临床护理精要［M］.北京：科学技术文献出版社,2018.

［33］王绍利.临床护理新进展［M］.长春：吉林科学技术出版社,2019.

［34］刘淑芹.综合临床护理实践［M］.北京：科学技术文献出版社,2020.

［35］明艳.临床护理实践［M］.北京：科学技术文献出版社,2019.

［36］李婧.护理干预对老年高血压脑出血患者术中压力性损伤发生率的影响［J］.内蒙古医学杂志,2020,52(12)：1530-1531.

［37］黄文雅,史国俊.舒适护理在急性心肌梗死患者中的应用研究［J］.实用心脑肺血管病杂志,2020,28(S2)：228-229.

［38］沈馨,沈艳君.个性化护理在慢性胃炎及消化性溃疡患者中的应用［J］.医学食疗与健康,2020,18(24)：110-111.

［39］卢素珠.综合护理在原发性肝癌破裂出血急诊介入栓塞中的应用价值［J］.慢性病学杂志,2020,21(10)：1520-1522.

［40］何亚美.康复护理对腰椎间盘突出症的影响分析［J］.黑龙江中医药,2020,49(06)：220-221.